手术室护士分级培训指南

杨美玲　李国宏　主编

东南大学出版社

南　京

图书在版编目(CIP)数据

手术室护士分级培训指南 / 杨美玲,李国宏主编.
—南京:东南大学出版社,2016.3(2022.10 重印)
ISBN 978-7-5641-6143-9

Ⅰ.①手… Ⅱ.①杨… ②李… Ⅲ.①手术室—护理
—指南 Ⅳ.①R472.3—62

中国版本图书馆 CIP 数据核字(2015)第 266156 号

手术室护士分级培训指南

主　　编　杨美玲　李国宏
出 版 人　江建中
责任编辑　张　慧
出版发行　东南大学出版社
　　　　　(江苏省南京市四牌楼 2 号东南大学校内　邮政编码 210096)
网　　址　http://www.seupress.com
印　　刷　江苏凤凰数码印务有限公司
开　　本　787mm×1096mm　1/16
印　　张　23.75
字　　数　590 千字
版　　次　2016 年 3 月第 1 版　2022 年 10 月第 3 次印刷
书　　号　ISBN 978-7-5641-6143-9
定　　价　70.00 元

(＊东大版图书若有印装质量问题,请直接与营销部联系,电话 025—83791830。)

《手术室护士分级培训指南》
编委会名单

主　编：杨美玲　李国宏

主　审：张镇静　霍孝蓉

编　委：（按姓氏笔画为序）

马建中	王巧桂	王　荣	王俏丽	王　艳
王　健	王　维	王　琰	韦金翠	冯建萍
朱　琳	乔　玫	孙　杰	杨美玲	李彤来
李国宏	宋兰岭	张剑英	张海伟	张　萍
张　梅	张镇静	陆云花	陈　宇	陈肖敏
林　征	季　萍	周小平	周亚昭	周钦海
姜　云	夏仲玲	顾　平	顾则娟	钱蒨健
徐海英	曹建萍	韩小云	掌孝荣	谢晓峰
鲍　洁	霍孝蓉	穆　燕	戴荣兄	魏　民
瞿　蓉				

前　言

护理能级管理是医院管理的重要内容之一。手术室护士能级进阶管理不仅有效促进了手术室护士学习热情和工作主动性，使手术室护理专业水平和技能得到提高，而且为具有临床专业能力的护士更好的发挥专业特长，提供了一个非行政体系的升迁机会，为加强手术室护理学科建设、为个人业务发展提供了空间和平台。

能级培训是根据护理人员的临床能级进行培训，每一能级设有不同的培训计划、目标，不同能级护理人员接受对应的培训内容，使护理人员掌握与其能级对应的专业知识，具备相应的临床工作能力，使其专业水平不断提高，从而促进护理人员职业生涯发展。因此，每位护理人员都必须参加相应能级的培训。

手术室护理专业性强，护理学历教育阶段手术室专业知识和内容的设置几乎没有，手术室护士的专业培养是从走上手术室护理岗位时才真正开始，规范和完善手术室各级护士的培训内容，通过岗位培训和临床实践，提高手术室各级护士的专业知识和技能，是规范手术室护士专业成长，保证手术室护理专业水平的关键，也是手术室护理管理者的共同目标。

我们总结多年来手术室护士专科培训的实践经验，组织人员编写了《手术室护士分级培训指南》，本书就手术室护士分级管理方法、如何规范手术室护士培训工作、如何完善手术室护士培训内容、如何按岗位分级培训手术室护士等内容做了详细阐述，是各级医院手术室护士业务学习的重要手册，也是手术室护理管理者开展业务培训的重要参考用书。

希望该书的出版能为各级医院手术室护士的培训提供指导和帮助！

本书的编印承蒙华东六省一市各位手术室护理专家的大力支持，在此表示衷心的感谢！由于我们水平有限，加之时间仓促，不足和疏漏之处在所难免，敬请读者斧正，以便将来进一步完善。

编者

2015 年 9 月

目　录

第一篇　总　论
手术室护士能级进阶管理

第二篇 各 论

手术室护士分级培训教程

第一篇　总　论

手术室护士能级进阶管理

第一章 手术室各能级护士履职要求

随着医学模式的转变及诊疗技术的发展,人们对健康的需求不断提高,护理理念与模式随之发生变化,工作范畴得到拓展,对护理人员的专业知识、业务技术及工作能力等诸多方面均提出了更新、更高的要求。护理工作的作用与功能更加凸显。为了适应医学模式及医疗发展对护理工作的要求,更好的开发和利用现有的护理人力资源,充分发挥各级护理人员的主观能动性和创造性,增强各级护士的岗位竞争意识、激发内在潜力,实行护理人员能级管理势在必行。

第一节 护理人员能级管理的目的意义

能级不仅是一种管理能源,也是一种制约因素。护理能级管理是医院管理的重要内容之一。按能级将护士安排在相应的岗位和职位上,量才使用。同时建立各级不同的工作规范和标准,使管理内容能动态地处于相应的能级中,进行有效的管理,可促进护士不断学习和钻研业务,增加职业自豪感。手术室护士能级管理是手术室护士专科化管理的深化,有利于提高护理质量和护理水平。

在我国,有严格的护士执业准入制度和完善的职称评审体系,现有职称评审体系重视护理人员的学术能力,包括学历、工作年限、英语、论文发表情况,但对护理人员的临床专业能力缺乏客观的定义和评价标准。《中国护理事业发展规划纲要(2005—2010年)》中提出:"根据临床护理岗位的工作职责和技术水平要求,调整护士队伍结构。将护理岗位工作职责、技术要求与护士的分层次管理有机结合,充分发挥不同层次护士的作用"。因此,实行护士能级管理,给护理人员提供了一个非行政体系的升迁机会,增加了专科护士工作的自主性,为具有临床专业能力的护士提供了业务发展空间和平台。对充分发挥各级护理人员的工作积极性和能动性具有十分重要的意义。

在手术室实行护士能级管理,可使各级护理人员能够明确各级别不同工作任务及要求,使护士能级管理和手术分级分类管理相适应,让最合适的护理人员出现在最需要的岗位上,增强护理人员自我肯定及工作上的成就感。有利于培养一支能适应现代外科学发展需要的高素质手术室护理队伍。

第二节　手术室护理人员能力分级

根据护理人员的临床能力分为 5 个层级,每一层级设有不同的发展计划与培训计划、目标,并赋予不同的工作职责和能力要求。

N0 级(初级):在高年资护士带教下,完成Ⅰ～Ⅱ级手术的配合及操作。

N1 级(基本级):在高年资护士督导下,独立完成Ⅲ～Ⅳ级手术的配合及操作,参与实习生带教。

N2 级(胜任级):熟练完成Ⅲ～Ⅳ级手术的配合及操作。在高年资护士督导下,完成疑难、危重、新开展手术的配合,参与新护士带教及科室质量管理,可以择优选送专科护士的培训。

N3 级(骨干级):熟练完成疑难、危重、新开展手术的配合,参与进修护士带教及科室质量管理,可承担专科组长工作,协助科室管理。可以择优选择聘任护士长。

N4 级(专家级):解决本专科复杂疑难护理问题,指导专业护士有效开展各种专科手术护理,结合专科实践进行护理研究设计。可以择优选择聘任科护士长、护理部主任。

第三节　手术室各级护士履职要求

一、N0 级护士

【年资】　手术室工作第一年,见习期护士。

【知识和能力】

1. 临床工作能力:能严格履行本岗级职责。在上级护士的指导下,具有Ⅰ～Ⅱ级手术配合相关理论知识和操作技能。能按流程和标准完成常规手术的配合及护理基础操作,能为手术患者提供基本的安全护理,掌握运用一般消毒隔离知识和技能,能独立进行术前评估,在常规手术配合中,能和手术团队建立良好的沟通协作关系。

2. 参加所有的岗前培训课程并考核合格。

3. 参加相应的规范化培训并考核合格。

4. 按规定一次通过注册护士考试并注册有效。

【个人特征】　具有慎独精神,了解及遵守医院及科室各项规章制度,能调控情绪不影响工作,学习自觉性较强,工作有条理,责任心强、能够判断自己的能力和职责范围,服从安排。

二、N1 级护士

【年资】　手术室工作 1 年及以上,护士及以上职称。

【知识和能力】

1. 能严格履行本岗级职责。熟悉本科室各岗位流程和要求。熟练掌握Ⅰ～Ⅱ级手术配合及相关理论知识和操作技能。熟悉Ⅲ～Ⅳ级手术的配合及操作。熟悉手术室规章制度,能按流程和标准独立完成职责内的工作,对手术患者的护理问题能进行初步评估,能胜任夜班工作,任职内无严重差错事故,无责任事件。

2. 修满 N1 级人员的课程学分,相应考核合格。

3. 护理部、科室三基理论及操作考核达标。年终考核合格。

4. 能完成与本护理专业相关高质量的综述 1 篇,并能在临床工作中应用。

5. 通过科室独立护理工作能力考核。

【个人特征】　具有慎独精神,遵守医院及科室各项规章制度,能调控情绪不影响工作,学习自觉性较强,工作有条理,责任心强,能够判断自己的能力和职责范围,服从安排。

【工作时间】　任职内出全勤。不出全勤,但病事假累计超过 1 个月者,顺延 1 年;病事假累计超过 2 个月者,顺延 2 年,依次类推。对离开护理岗位重新回岗的护理人员(除正常产假外),须在岗位工作满相应年限。

三、N2 级护士

【年资】　手术室工作 5 年及以上,护师及以上职称。

【知识和能力】

1. 能严格履行本岗级职责。胜任本科室各岗位流程和要求。熟练掌握Ⅲ～Ⅳ级手术配合相关理论知识和操作技能。熟悉手术室规章制度,能按流程和标准独立完成职责内的工作,对手术患者的护理问题能进行全面评估,具有一般沟通协调能力,能胜任实习护士的带教工作。能胜任夜班工作,任职内无严重差错事故,无责任事件。

2. 修满 N2 级人员的课程学分,手术室各专科操作及理论考核达标。

3. 护理部、科室三基理论及操作考核达标。年终考核合格。

4. 在学术期刊发表护理论文至少 1 篇。

【个人特征】　具有慎独精神,遵守医院及科室各项规章制度,能调控情绪不影响工作,学习自觉性较强,工作有条理,责任心强,能够判断自己的能力和职责范围,服从安排。

【工作时间】　任职内出全勤。不出全勤,但病事假累计超过 1 个月者,顺延 1 年;病事假累计超过 2 个月者,顺延 2 年,依次类推。对离开护理岗位重新回岗的护理人员(除正常产假外),须在岗位工作满相应年限。

四、N3 级护士

【年资】　手术室工作 10 年及以上,主管护师及以上职称。

【知识和能力】

1. 能严格履行本岗级职责及对外支援、突发事件的任务。在临床工作中,除担任常规手术护理配合外。还具有熟练配合疑难、复杂、新开展手术及急诊抢救等手术的能力,能用护理程序的方法,对手术患者进行科学全面的评估,发现围术期患者存在的问题,并采取针对性的护理措施,能制定和开展具有专科特点的各项护理工作。具有良好的沟通协调能力。任职内无严重差错事故,无责任事件。

2. 能辅助专科组长及护士长完成科室护理管理工作。

3. 手术室专科理论及操作考核达标。

4. 修满 N3 级人员的课程学分,相应考核合格。

5. 能独立带教所分管的年轻护士及进修护士,并每年在科内理论讲课 1 次。

6. 在核心学术期刊发表护理论文 1 篇以上。

7. 能独立完成护理个案查房。

8. 参与或独立开展护理科研。

【个人特征】 具有慎独精神,遵守医院及科室各项规章制度,能调控情绪不影响工作,学习自觉性较强,工作有条理,责任心强,能够判断自己的能力和职责范围,服从安排。

【工作时间】 任职内出全勤。不出全勤,但病事假累计超过 1 个月者,顺延 1 年;病事假累计超过 2 个月者,顺延 2 年,依次类推。对离开护理岗位重新回岗的护理人员(除正常产假外),须在岗位工作满相应年限。

五、N4 级护士

【年资】 手术室工作 15 年及以上,副主任护师及以上职称。

【知识和能力】

1. 临床护理工作中业绩特别突出,在疑难复杂手术护理配合、危重患者抢救、科室持续质量改进、上级检查及科室重点工作推进中表现突出。能严格履行本岗级职责。具有所在工作岗位常用护理知识及技能,具有专科手术配合护理知识和解决疑难护理问题的能力,具有根据手术发展不断改进和完善技术内涵、技术流程,满足手术配合需要的能力,能与其他医务人员进行默契合作。任职内无严重差错事故,无责任事件。

2. 手术室专科理论及操作考核达标。

3. 能独立完成较高质量的护理个案查房。

4. 能在科室承担理论培训任务。

5. 修满 N4 级人员的课程学分,相应考核合格。

6. 能独立带教所分管的年轻护士,并每年在科内理论讲课 2 次及以上,大科内至少 1 次,全院性至少 1 次。

7. 能独立完成护理专案 1 篇,在核心期刊发表研究性护理论文 1 篇以上。

8. 年终考核合格。

【个人特征】 具有慎独精神,遵守医院及科室各项规章制度,能调控情绪不影响工作,学习自觉性较强,工作有条理,责任心强,能够判断自己的能力和职责范围,服从安排。

【工作时间】 任职内出全勤。不出全勤,但病事假累计超过 1 个月者,顺延 1 年;病事假累计超过 2 个月者,顺延 2 年,依次类推。对离开护理岗位重新回岗的护理人员(除正常产假外),须在岗位工作满相应年限。

第二章 手术室护士能级评定

第一节 手术室护士能级评定方法

一、能级认定的方法

手术室护士能级的认定不完全拘泥于护士现有的职称、学历及工作年限。注重实际工作能力,结合平时工作表现及各种考核结果,有无突出的贡献等工作业绩,提出能级晋阶申请者必须提供所有证明能力的材料。凡未一次通过注册护士考试者;履行岗位职责评分90分以下者;任职内有严重差错事故者;任职内有责任事件者均实行一票否决。总分为100分制,合格分为80分。N0为新进手术室护理人员,自动进入无需申请。N0级护士要晋阶N1级护士,需完成规范化培训课程并考核合格。申请跨级晋阶者,除年资外,其他基本条件和能力必须达到所申请级别的要求。

二、能级认定的组织

1. N4的认定机构:由护理部组织能级认定小组认定。小组成员由护理部人员、科护士长及部分正高职称护士长组成。

2. N3的认定机构:由大科组织能级认定小组认定。小组成员由科护士长及部分高级职称以上的护士长组成。

3. N1、N2的认定机构:由各所在科室护士长、总带教老师、带教导师认定。

三、能级认定的审核程序

N1级N2级由科室认定后,必须将所有材料交科护士长,由科护士长负责审核并签署意见。N3级N4级由科护士长认定后,必须将所有材料交护理部,由护理部负责审核并签署意见。

经护理部、科护士长会议审核通过名单。通过者由护理部发给证书。各级认定小组在认定时必须以客观证据为依据,实事求是地评估。

能级认定采取打分制。护士在确定能级后,在相应的岗位工作,履行和能级对应的职责,完成该级别的专业能力培训计划。未通过考核评价的护士,按原级别履行相应的岗位职责,同时接受能力培训,考核合格后方可晋级。

第二节　手术室护士能力评定具体内容

一、N0～N2 级护士

1. 日常工作评定：额定的岗位工作完成情况；工作质量达标情况；业务技术水平达标情况；手术医生满意度达标情况。

2. 职业道德评定：护士尊重关心爱护患者，保护患者隐私，注重沟通，体现人文关怀，维护患者权益的情况。

3. 业务水平评定：护士规范执业，正确执行手术配合护理常规及专科护理技术操作规范，为患者提供整体护理服务和解决实际问题的能力。

二、N3～N4 级护士

除以上内容外，还包括所作出的贡献、解决问题的能力等。

第三节　能级认定评价表

表 2 - 1　N0 级护士晋升 N1 级护士认定评价表

考评内容		分　值	考评方法
工作实绩（50分）	1. 遵守规章制度、服从工作安排（扣分均不封顶）	5分	(1) 违反规章一次扣 1 分 (2) 不出满勤，1 天扣 1 分，超过 1 月以上 1 票否决 (3) 一次不服从工作安排扣 2 分 (4) 在上级检查中递交病假或请假外出 1 次扣 1 分
	2. 护理工作绩效	20分	计算方法：任职内绩效的平均分折算（先将科室中所得的最高分按 100 分折算计算出比例，再将被评价人的分值乘以该比例得出实际得分）-要求与电子档案中相符
	3. 晚夜班	5分	能在老师的督导下值夜班
	4. 护理工作基本职责履行情况	15分	(1) 工作中体现以患者为中心理念，在老师的督导下能独立完成分配的护理工作任务，有良好工作习惯，条理性强，得 5 分 (2) 医生满意度大于 90%，得 5 分 (3) 关键流程、标准无扣分得 5 分，1 条扣 1 分
	5. 事故、过失、投诉（扣分不封顶）	5分	(1) 任期内无事故、差错者得满分 (2) 有 1 次一般过失不晋级 (3) 有 1 次服务投诉(经查实的)扣 2 分

考评内容		分 值	考评方法
实际工作能力（20分）	临床能力评估 临床护理能力	5分	能发现患者的主要问题,按流程进行正确的操作,有良好的病情观察和处理问题能力
	沟通合作能力	5分	与护理对象及其他专业人员沟通良好
	理论知识水平	5分	回答问题条理清晰,理论基础扎实
	综合	5分	科室进行独立护理工作的考核成绩
业务培训考核（30分）	理论知识	5分	参加岗前培训课程的考核成绩
		4分	参加相应的N0级培训的考核成绩
		4分	年终考核成绩
		4分	其他能力考核的成绩,如检查中的表现等
	操作技能	5分	参加岗前培训课程的操作考核成绩
		4分	年终操作考核成绩、参加相应的N0级培训的操作考核成绩
	完成规范化培训	4分	规范化培训工作量化未完成不聘任

表 2 - 2　N1 级护士晋升 N2 级护士认定评价表

考评内容		分 值	考评方法
工作实绩（55分）	1. 遵守规章制度、服从工作安排(扣分均不封顶)	5分	(1) 违反规章1次扣1分 (2) 任期内不出满勤,1天扣1分,超过1月以上顺延1年 (3) 一次不服从工作安排扣2分 (4) 在上级检查中递交病假或请假外出1次扣1分
	2. 护理工作绩效	15分	计算方法:任职内绩效的平均分折算(先将科室中所得的最高分按100分折算计算出比例,再将被评价人的分值乘以该比例得出实际得分-要求与电子档案中相符)
	3. 晚夜班	5分	任期内年夜班数超过年天数的30天以上得5分;超过40天得4分;超过20天以上得3分;超过10个以上得1分
	4. 护理工作基本职责履行情况	20分	(1) 工作中体现以患者为中心理念,能独立完成职责范围内临床护理工作任务,有良好工作习惯,条理性强,得4分 (2) 医生满意度大于90%,得6分 (3) 关键流程、标准无扣分得6分,1条扣1分 (4) 所在科室类别4分:1类科室得4分,2类科室得3分,3类科室得2分,4类科室得1分

续表

考评内容		分值	考评方法
工作实绩（55分）	5. 事故、过失、投诉（扣分不封顶）	5分	（1）任期内无事故、差错者得满分 （2）有1次一般过失不晋级 （3）有1次服务投诉(经查实的)扣2分
	6. 工作突出（以任期内计算，不封顶）该项如有得分均需提供原始材料或证明材料或案例	5分	全院性工作突出 （1）杜绝严重差错事故1起,得2分 （2）参与全院性突发事件,视情况1次加0.5～1分 （3）任期内接受部厅检查中现场表现或日常工作受到专家现场表扬得3分 （4）参加院外突发事件中伤员抢救,根据贡献程度,外出抢救得2～6分,院内得1～4分
实际工作能力（25分）	临床能力评估 · 临床护理	5分	能发现患者的主要问题,按流程进行正确的操作,有良好的病情观察和处理问题能力
	临床能力评估 · 沟通合作	5分	与护理对象及其他专业人员沟通良好
	临床能力评估 · 理论知识	5分	回答问题条理清晰,理论基础扎实
	临床能力评估 · 综合	5分	科室进行临床工作能力考核的成绩
	临床能力评估 · 综述	5分	根据提供的综述打分
业务培训考核（20分）	理论知识	5分	参加相应的N1级培训的考核成绩
	理论知识	5分	任期内参加护理部考核平均成绩折算
	理论知识	5分	其他能力考核的成绩,如检查中的表现等
	操作技能完成规范化培训	5分	任期内参加护理部考核平均成绩折算
	操作技能完成规范化培训	5分	规范化培训课程未完成者不晋级

表 2-3　N2 级护士晋升 N3 级护士认定评价表

考评内容		分值	考评方法
工作实绩（55分）	遵守规章制度、服从工作安排（扣分均不封顶）	5分	（1）违反规章1次扣1分
			（2）任期内不出满勤,1天扣1分,超过1月以上顺延1年
			（3）一次不服从工作安排扣2分
			（4）在上级检查中递交病假或请假外出1次扣1分
	护理工作绩效	12分	计算方法:以任职期间绩效的平均分折算(先将科室中所得的最高分按100分折算计算出比例,再将被评价人的分值乘以该比例得出实际得分)
	晚夜班	8分	任期内年平均夜班数超过年天数的30以上得8分;超过20得6分;超过10个以上得4分;10个以下得2分,不上夜班不得分

续表

考评内容		分　值	考评方法
工作实绩（55分）	护理工作基本职责履行情况	15分	(1) 工作中体现以患者为中心理念,能用护理程序的方法,全面评估患者问题,采取针对性的护理措施完成手术护理工作任务,据考核得1~8分
			(2) 承担急、危重、疑难患者的手术护理,完成质量据考核得1~5分
			(3) 所在科室类别6分:1类科室得6分,2类科室得5分,3类科室得3分,4类科室得1分
	事故、过失、投诉（扣分不封顶）	5分	(1) 任期内工作无事故、差错者得满分
			(2) 有1次事故、严重过失当年不晋级
			(3) 有1次一般过失扣3分,3次以上不晋级,隐瞒不报1次不晋级
			(4) 有1次服务投诉(经查实的)扣2分
	全院性工作突出	5分	(1) 杜绝严重差错事故1起,得2分
			(2) 院学组成员并能在科室开展相应工作加1~2分
			(3) 参与全院性突发事件,视情况1次加0.5~1分
			(4) 任期内接受部厅检查中现场表现或日常工作受到专家现场提名表扬得3分
			(5) 参加院外突发事件中伤员抢救,根据贡献程度,外出抢救得2~6分,院内得1~4分
	任期内院内院外护理工作相关的奖项	5分	(1) 全国性:所在科室集体奖按贡献大小加1~5分,个人奖加5分
			(2) 省内:所在科室集体奖按贡献大小加1~4分,个人奖加3分
			(3) 市内:所在科室集体奖按贡献大小加1~3分,个人奖加3分
			(4) 院内:所在科室集体奖按贡献大小加1~2分,个人奖加3分
	承担科室管理工作		在完成本职工作之余,承担部分科室管理工作,根据实际完成情况及考核得0~4分
	参与护理部及科室重点工作推进		(1) 持续质量改进项目主要参与者得1~3分
			(2) 积极参与科室重点工作,表现突出者得1~3分
临床实际工作能力（25分）	专业业务能力	10分	(1) 组织护理教学查房,根据查房质量标准1次加1~5分
			(2) 提交个人独立完成与本专业相关的护理个案1份,根据评价标准得1~5分
	专科知识、考核	5分	(1) 了解专科新技术、新知识进展,专业知识回答完整、正确,且有相应的直接护理工作经验
			(2) 了解护理专业的最新发展
	临床护理能力	10分	能较全面评估患者情况,有敏锐的病情观察能力及较好的沟通能力,能有针对性的采取手术配合及护理措施,适时进行效果评价,过程熟练
知识技能（10分）	三基理论知识	5分	护理部组织的理论考试成绩合格,以应考次数的平均分值折算。任期内2次不合格(包括操作和理论)或厅考成绩1次不合格者不晋级
	三基操作技能	5分	护理部组织的专科技能操作成绩,以应考次数的平均值折算。任期内2次不合格或厅考成绩1次不合格者不晋级

考评内容		分 值	考评方法
科研 (5 分)	获奖及论文	5分	(1) 在核心期刊发表1篇论文得3分 (2) 有专题报告根据评价标准得1～2分
	教学及培训(5分)	5分	(1) 承担科室总带教1年以上,视考核情况加0.5～3分 (2) 承担科室带教得5分,学生不满意老师1次扣1分 (3) 完成N2培训课程并考核合格

表2-4　N3级护士晋升N4级护士认定评价表

考评内容		分 值	考评方法
工作实绩（60分）	遵守规章制度、服从工作安排(扣分均不封顶)	5分	(1) 违反规章一次扣1分
			(2) 任期内不出满勤,1天扣1分,超过1月以上顺延1年
			(3) 1次不服从工作安排扣2分
			(4) 在上级检查中递交病假或请假外出1次扣1分
	护理工作绩效	12分	计算方法:以任期间绩效的平均分折算(先将科室中所得的最高分按100分折算计算出比例,再将被评价人的分值乘以该比例得出实际得分)
	晚夜班	8分	任期内年平均夜班数超过年天数的30以上得8分;超过20得6分;超过10个以上得4分;10个以下得2分,不上夜班不得分
	护理工作基本职责履行情况	15分	(1) 工作中体现以患者为中心理念,能用护理程序的方法,全面评估患者问题,采取针对性的护理措施完成手术配合及护理工作任务,据考核得1～8分
			(2) 承担急、危重、疑难患者的手术护理,完成质量据考核得1～5分
			(3) 所在科室类别6分:1类科室得6分,2类科室得5分,3类科室得3分,4类科室得1分
	事故、过失、投诉(扣分不封顶)	5分	(1) 任期内工作无事故、差错者得满分
			(2) 有1次事故、严重过失当年不晋级
			(3) 有1次一般过失扣3分,3次以上不晋级,隐瞒不报1次不晋级
			(4) 有1次服务投诉(经查实的)扣2分
	全院性工作突出	5分	(1) 杜绝严重差错事故1起,得2分
			(2) 院学组成员并能在科室开展相应工作加1～2分
			(3) 参与全院性突发事件,视情况1次加0.5～1分
			(4) 任期内接受部厅检查中现场表现或日常工作受到专家现场提名表扬得3分
			(5) 参加院外突发事件中伤员抢救,根据贡献程度,外出抢救得2～6分,院内得1～4分

续表

考评内容		分 值	考评方法
工作实绩（60分）	任期内院内院外护理工作相关的奖项	10分	（1）全国性：所在科室集体奖按贡献大小加1～5分，个人奖加5分
			（2）省内：所在科室集体奖按贡献大小加1～4分，个人奖加3分
			（3）市内：所在科室集体奖按贡献大小加1～3分，个人奖加3分
			（4）院内：所在科室集体奖按贡献大小加1～2分，个人奖加3分
	承担科室管理工作		在完成本职工作之余，承担部分科室管理工作，根据实际完成情况及考核得0～4分
	参与护理部及科室重点工作推进		（1）持续质量改进项目主要参与者得1～3分
			（2）积极参与科室重点工作，表现突出者得1～3分
临床实际工作能力（25分）	专业业务能力	10分	（1）组织护理教学查房，根据查房质量标准1次加1～5分
			（2）提交个人独立完成与本专业相关的护理专题报告1份，根据评价标准得1～5分
	专科知识、考核	5分	（1）了解专科新技术、新知识进展，专业知识回答完整、正确，且有相应的直接护理工作经验
			（2）了解护理专业的最新发展
	临床护理能力	10分	能较全面评估患者情况，有敏锐的病情观察能力及较好的沟通能力，能有针对性的采取手术配合及护理措施，适时进行效果评价，过程熟练
科研（5分）	获奖及论文	5分	（1）在核心期刊发表护理论文1篇得3分 （2）护理科研立项1项或成果1项得5分
教学及培训		10分	（1）承担继续教育项目：1次项目负责人加4分，项目授课1次得1分 （2）承担科室总带教1年以上，视考核情况加0.5～2分 （3）承担新护士导师工作，视考核情况，1人次加0.5～2分，承担科室带教得5分，学生不满意老师1次扣1分 （4）承担全院性培训课程，据测评结果，授课1次得0.5～1分 （5）承担大科内培训课程，据测评结果，1次得0.5～1分 （6）承担科内业务学习授课，据测评结果，1次得0.5～1分 （7）完成N3级培训课程并考核合格

第三章 各专科手术配合能力分级达标要求

第一节 骨科手术配合能力分级达标要求

表 3-1 骨科手术配合能力分级达标要求

手术名称	N0	N1	N2	N3	N4
四肢损伤术后内固定取出术	掌握	掌握	掌握	掌握	掌握
腘窝囊肿摘除	掌握	掌握	掌握	掌握	掌握
臀肌挛缩松解	掌握	掌握	掌握	掌握	掌握
手外伤清创缝合	掌握	掌握	掌握	掌握	掌握
膝关节镜(半月板切除,关节腔清理)	熟悉	掌握	掌握	掌握	掌握
内外踝(三踝)骨折切复内固定	熟悉	掌握	掌握	掌握	掌握
髌骨骨折切复内固定	熟悉	掌握	掌握	掌握	掌握
股骨颈骨折(三枚空心钉内固定)	熟悉	掌握	掌握	掌握	掌握
尺骨鹰嘴骨折	熟悉	掌握	掌握	掌握	掌握
腰椎间盘髓核摘除术	熟悉	掌握	掌握	掌握	掌握
膝关节镜下前后交叉韧带重建	了解	熟悉	掌握	掌握	掌握
股骨干骨折(钢板内固定)	了解	掌握	掌握	掌握	掌握
胫腓骨骨折(钢板内固定)	了解	掌握	掌握	掌握	掌握
截肢术	了解	掌握	掌握	掌握	掌握
断肢再植	了解	掌握	掌握	掌握	掌握
开放性创伤的急救与处置	了解	熟悉	掌握	掌握	掌握
经皮穿刺椎体成形术	了解	掌握	掌握	掌握	掌握
骨肿瘤切除与重建术	了解	掌握	掌握	掌握	掌握
踝关节镜	了解	熟悉	掌握	掌握	掌握
髋关节离断术	了解	熟悉	掌握	掌握	掌握
肩关节镜	了解	熟悉	掌握	掌握	掌握

续表

手术名称	N0	N1	N2	N3	N4
腰椎管后路减压	了解	熟悉	掌握	掌握	掌握
股骨粗隆骨折［髋部动力型加压钢板系统(DHS)为例］	了解	熟悉	掌握	掌握	掌握
股骨髁骨折［动力型加压髁钢板螺钉系统(DCS)为例］	了解	熟悉	掌握	掌握	掌握
人工股骨头置换	了解	了解	掌握	掌握	掌握
股骨、胫骨交锁髓内定	了解	了解	掌握	掌握	掌握
腰椎滑脱后路减压固定术	了解	了解	掌握	掌握	掌握
椎管扩大减压、椎间融合术	了解	了解	掌握	掌握	掌握
人工全髋关节置换	了解	了解	掌握	掌握	掌握
髋臼骨折切复固定,骨盆骨折切复固定	了解	了解	掌握	掌握	掌握
颈椎前路椎间融合术(以 Cage 为例)	了解	了解	掌握	掌握	掌握
颈椎前路钢板固定	了解	了解	掌握	掌握	掌握
椎管扩减压	了解	了解	掌握	掌握	掌握
腰椎滑脱后路减压	了解	了解	掌握	掌握	掌握
胸腰椎骨折后路椎弓根螺钉系统固定术	了解	了解	掌握	掌握	掌握
全髋翻修术	了解	了解	熟悉	掌握	掌握
全膝关节表面置换术	了解	了解	熟悉	掌握	掌握
脊柱侧弯矫形	了解	了解	熟悉	掌握	掌握
人工肱骨头置换	了解	了解	了解	熟悉	掌握
状突骨折前路螺钉固定	了解	了解	了解	熟悉	掌握
后路枕颈融合	了解	了解	了解	熟悉	掌握
胸椎肿瘤结核前后路手术	了解	了解	了解	熟悉	掌握

第二节　泌尿外科手术配合能力分级达标要求

表3-2　泌尿外科手术配合能力分级达标要求

手术名称	N0	N1	N2	N3	N4
输尿管软镜检查、碎石	了解	了解	了解	熟悉	熟悉
根治性膀胱全切除、肠代膀胱术	了解	了解	了解	熟悉	熟悉
经皮肾镜检查、碎石	了解	了解	了解	熟悉	掌握

续表

手术名称	N0	N1	N2	N3	N4
肾部分切除（腹腔镜或开放）	了解	了解	了解	熟悉	掌握
根治性肾切除（腹腔镜或开放）	了解	了解	了解	熟悉	掌握
供肾切取术（腹腔镜或开放）	了解	了解	了解	熟悉	掌握
肾肿瘤腔静脉内瘤栓切取术	了解	了解	了解	熟悉	掌握
肾盂癌根治术（腹腔镜或开放）	了解	了解	了解	熟悉	掌握
嗜铬细胞瘤切除术（腹腔镜或开放）	了解	了解	了解	熟悉	掌握
尿道癌根治术	了解	了解	了解	熟悉	掌握
前列腺癌根治术（腹腔镜或开放）	了解	了解	了解	熟悉	掌握
睾丸肿瘤腹膜后淋巴结清扫术	了解	了解	了解	熟悉	掌握
异体肾移植术	了解	了解	熟悉	掌握	掌握
肾穿刺术	了解	了解	熟悉	掌握	掌握
肾切除术（腹腔镜或开放）	了解	了解	熟悉	掌握	掌握
肾切开取石术（腹腔镜或开放）	了解	了解	熟悉	掌握	掌握
肾盂成形、肾盂输尿管再吻合术（腹腔镜或开放）	了解	了解	熟悉	掌握	掌握
输尿管狭窄段切除再吻合术（腹腔镜或开放）	了解	了解	熟悉	掌握	掌握
输尿管膀胱再植术	了解	了解	熟悉	掌握	掌握
肾上腺肿瘤切除术（腹腔镜或开放）	了解	了解	熟悉	掌握	掌握
经尿道前列腺电切术	了解	了解	熟悉	掌握	掌握
耻骨上前列腺切除术	了解	了解	熟悉	掌握	掌握
尿道-阴道瘘修补术	了解	了解	熟悉	掌握	掌握
后尿道吻合术	了解	了解	熟悉	掌握	掌握
输尿管镜下检查、输尿管扩张、支架管置入或取出、碎石	了解	熟悉	掌握	掌握	掌握
肾囊肿去顶减压术（腹腔镜或开放）	了解	熟悉	掌握	掌握	掌握
修肾术	了解	熟悉	掌握	掌握	掌握
膀胱颈悬吊术	了解	熟悉	掌握	掌握	掌握
经尿道膀胱瘤特殊治疗	了解	熟悉	掌握	掌握	掌握
经尿道膀胱碎石取石术（包括血块、异物取出）	了解	熟悉	掌握	掌握	掌握
冷刀或开放行尿道狭窄瘢痕切除术	了解	熟悉	掌握	掌握	掌握
尿道瘘修补术	了解	熟悉	掌握	掌握	掌握
尿道下裂成形术	了解	熟悉	掌握	掌握	掌握
输精管吻合术	了解	熟悉	掌握	掌握	掌握

续表

手术名称	N0	N1	N2	N3	N4
阴茎切除术	了解	熟悉	掌握	掌握	掌握
阴茎假体置放术	了解	熟悉	掌握	掌握	掌握
膀胱镜下检查、逆行造影、支架管置入或取出、输尿管扩张、活检、取异物	熟悉	掌握	掌握	掌握	掌握
输尿管切开取石术(腹腔镜或开放)	熟悉	掌握	掌握	掌握	掌握
膀胱切开取石术	熟悉	掌握	掌握	掌握	掌握
膀胱部分切除术	熟悉	掌握	掌握	掌握	掌握
阴囊脓肿引流或血肿清除引流术	熟悉	掌握	掌握	掌握	掌握
阴囊肿物切除术	熟悉	掌握	掌握	掌握	掌握
高位隐睾下降固定术	熟悉	掌握	掌握	掌握	掌握
精索静脉曲张高位结扎术(腹腔镜或开放)	熟悉	掌握	掌握	掌握	掌握
输精管插管术	熟悉	掌握	掌握	掌握	掌握
经腹腔镜隐睾探查术(含切除术)	熟悉	掌握	掌握	掌握	掌握
膀胱穿刺造瘘术	掌握	掌握	掌握	掌握	掌握
睾丸鞘膜翻转术	掌握	掌握	掌握	掌握	掌握
睾丸切除术	掌握	掌握	掌握	掌握	掌握
附睾肿物切除术	掌握	掌握	掌握	掌握	掌握
包皮环切术	掌握	掌握	掌握	掌握	掌握
尿道扩张术	掌握	掌握	掌握	掌握	掌握

第三节　普外科手术配合能力分级达标要求

表 3-3　普外科手术配合能力分级达标要求

手术名称	N0	N1	N2	N3	N4
单纯乳腺切除术	掌握	掌握	掌握	掌握	掌握
乳腺肿物切除术	掌握	掌握	掌握	掌握	掌握
乳房区段切除术	掌握	掌握	掌握	掌握	掌握
单纯乳房切除术	熟悉	掌握	掌握	掌握	掌握
乳癌改良根治术	掌握	掌握	掌握	掌握	掌握
保乳乳癌切除术	掌握	掌握	掌握	掌握	掌握

续表

手术名称	N0	N1	N2	N3	N4
全乳房切除术	熟悉	掌握	掌握	掌握	掌握
单纯甲状腺切除术	掌握	掌握	掌握	掌握	掌握
颈部淋巴结清扫术	掌握	掌握	掌握	掌握	掌握
甲状旁腺切除术	熟悉	掌握	掌握	掌握	掌握
甲状旁腺移植术	了解	熟悉	掌握	掌握	掌握
各类疝修补术	掌握	掌握	掌握	掌握	掌握
阑尾切除术	掌握	掌握	掌握	掌握	掌握
妊娠阑尾切除术	熟悉	掌握	掌握	掌握	掌握
胃出血切开缝扎止血术	掌握	掌握	掌握	掌握	掌握
胃肠穿孔修补术	掌握	掌握	掌握	掌握	掌握
胃肠造瘘术	掌握	掌握	掌握	掌握	掌握
胃大部切除术	熟悉	掌握	掌握	掌握	掌握
全胃切除术	熟悉	掌握	掌握	掌握	掌握
胃癌根治术	熟悉	掌握	掌握	掌握	掌握
部分肠切除术	掌握	掌握	掌握	掌握	掌握
肠粘连松解术	掌握	掌握	掌握	掌握	掌握
结肠癌根治术	熟悉	掌握	掌握	掌握	掌握
肛周脓肿引流术	掌握	掌握	掌握	掌握	掌握
直肠良性肿物切除术	掌握	掌握	掌握	掌握	掌握
经腹直肠癌根治术（Dixon）	熟悉	掌握	掌握	掌握	掌握
经腹会阴直肠癌根治术（Miles）	熟悉	掌握	掌握	掌握	掌握
胆囊切除术	掌握	掌握	掌握	掌握	掌握
高位胆管癌根治术	熟悉	掌握	掌握	掌握	掌握
胆总管切开取石引流术	掌握	掌握	掌握	掌握	掌握
开腹肝活检术	掌握	掌握	掌握	掌握	掌握
部分肝组织切除术	掌握	掌握	掌握	掌握	掌握
肝癌切除术	熟悉	掌握	掌握	掌握	掌握
开腹恶性肿瘤特殊治疗	了解	熟悉	掌握	掌握	掌握
异体供肝切除术	了解	熟悉	掌握	掌握	掌握
肝移植术	了解	熟悉	掌握	掌握	掌握
剖腹探查术	掌握	掌握	掌握	掌握	掌握

续表

手术名称	N0	N1	N2	N3	N4
脾切除术	熟悉	掌握	掌握	掌握	掌握
胰管切开取石	熟悉	掌握	掌握	掌握	掌握
胰体尾切除	熟悉	掌握	掌握	掌握	掌握
胰十二指肠切除	熟悉	掌握	掌握	掌握	掌握
腔镜下阑尾切除术	掌握	掌握	掌握	掌握	掌握
腔镜下胆囊切除术	掌握	掌握	掌握	掌握	掌握
腔镜下胆总管切开取石术	熟悉	掌握	掌握	掌握	掌握
腔镜下结肠癌根治术	熟悉	掌握	掌握	掌握	掌握
腔镜下直肠癌根治术	了解	熟悉	掌握	掌握	掌握
腔镜下甲状腺切除术	了解	熟悉	熟悉	掌握	掌握
腔镜下疝修补术	了解	熟悉	熟悉	掌握	掌握
腔镜下胃癌根治术	了解	了解	熟悉	掌握	掌握
腔镜下脾切除术	了解	了解	熟悉	掌握	掌握
腔镜下胃减容术	了解	了解	熟悉	掌握	掌握
腔镜下胰十二指肠切除术	了解	了解	熟悉	熟悉	掌握

第四节 神经外科手术配合能力分级达标要求

表 3-4 神经外科手术配合能力分级达标要求

手术名称	N0	N1	N2	N3	N4
经颅内镜第三脑室底造瘘术	了解	熟悉	掌握	掌握	掌握
颅内镜经鼻蝶垂体肿瘤切除	了解	熟悉	掌握	掌握	掌握
经颅内镜脑内囊肿造口术	了解	熟悉	掌握	掌握	掌握
经颅内镜活检	了解	熟悉	掌握	掌握	掌握
颅眶肿瘤切除术瘤切除	了解	熟悉	掌握	掌握	掌握
大静脉窦旁脑膜瘤切除＋血管窦重建术	了解	熟悉	掌握	掌握	掌握
大静脉窦旁窦汇区脑膜	了解	熟悉	掌握	掌握	掌握
脑室内肿瘤切除术	了解	熟悉	掌握	掌握	掌握
桥小脑角肿瘤切除术	了解	熟悉	掌握	掌握	掌握

手术名称	N0	N1	N2	N3	N4
听神经瘤切除术	了解	熟悉	掌握	掌握	掌握
鞍区占位病变切除术	了解	熟悉	掌握	掌握	掌握
经口腔垂体瘤切除术	了解	熟悉	掌握	掌握	掌握
经鼻腔垂体瘤切除术	了解	熟悉	掌握	掌握	掌握
幕上深部病变切除术	了解	熟悉	掌握	掌握	掌握
脑深部电极置入术	了解	熟悉	掌握	掌握	掌握
小脑半球病变切除术	了解	熟悉	掌握	掌握	掌握
胆脂瘤切除术	了解	熟悉	掌握	掌握	掌握
蛛网膜囊肿切除术	了解	熟悉	掌握	掌握	掌握
脑脊液漏修补术	了解	熟悉	掌握	掌握	掌握
脑脊膜膨出修补术	了解	熟悉	掌握	掌握	掌握
环枕畸形减压术	了解	熟悉	掌握	掌握	掌握
立体定向颅内肿瘤清除术	了解	熟悉	掌握	掌握	掌握
立体定向脑深部核团毁损术	了解	熟悉	掌握	掌握	掌握
颅神经微血管减压术	了解	熟悉	掌握	掌握	掌握
三叉神经微血管减压术	了解	熟悉	掌握	掌握	掌握
面神经微血管减压术	了解	熟悉	掌握	掌握	掌握
椎管内术	了解	熟悉	掌握	掌握	掌握
脊髓和神经根粘连松解术	了解	熟悉	掌握	掌握	掌握
脊髓空洞症内引流术	了解	熟悉	掌握	掌握	掌握
椎管探查术	了解	熟悉	掌握	掌握	掌握
脊髓内病变切除术	了解	熟悉	掌握	掌握	掌握
脊髓硬膜外病变切除术	了解	熟悉	掌握	掌握	掌握
侧脑室-腹腔分流术	熟悉	掌握	掌握	掌握	掌握
脑室钻孔伴脑室引流	熟悉	掌握	掌握	掌握	掌握
颅内蛛网膜囊肿分流术	熟悉	掌握	掌握	掌握	掌握
幕上浅部病变切除术	熟悉	掌握	掌握	掌握	掌握
大脑半球凸面脑膜瘤切除术	熟悉	掌握	掌握	掌握	掌握
大脑半球胶质瘤切除术	熟悉	掌握	掌握	掌握	掌握
颅骨骨瘤切除术	掌握	掌握	掌握	掌握	掌握
颅内硬膜外血肿引流术	掌握	掌握	掌握	掌握	掌握

续表

手术名称	N0	N1	N2	N3	N4
脑脓肿穿刺引流术	掌握	掌握	掌握	掌握	掌握
开放性颅脑损伤清除	掌握	掌握	掌握	掌握	掌握
颅骨凹陷骨折复位术	掌握	掌握	掌握	掌握	掌握
去颅骨骨瓣减压术	掌握	掌握	掌握	掌握	掌握
颅骨修补术	掌握	掌握	掌握	掌握	掌握
颅内血肿清除术	掌握	掌握	掌握	掌握	掌握
慢性硬膜下血肿钻孔术	掌握	掌握	掌握	掌握	掌握
开颅探查术	掌握	掌握	掌握	掌握	掌握
硬膜下血肿清除术	掌握	掌握	掌握	掌握	掌握

第五节　胸心外科手术配合能力分级达标要求

表 3－5　胸心外科手术配合能力分级达标要求

手术名称	N0	N1	N2	N3	N4
开胸探查术	掌握	掌握	掌握	掌握	掌握
肺楔形切除	掌握	掌握	掌握	掌握	掌握
肺叶切除	掌握	掌握	掌握	掌握	掌握
全肺切除	熟悉	掌握	掌握	掌握	掌握
肺大泡切除	掌握	掌握	掌握	掌握	掌握
胸壁肿瘤切除	掌握	掌握	掌握	掌握	掌握
小儿鸡胸矫正术	掌握	掌握	掌握	掌握	掌握
纵隔肿物切除	掌握	掌握	掌握	掌握	掌握
房间隔缺损修补术		熟悉	掌握	掌握	掌握
室间隔缺损修补术		熟悉	掌握	掌握	掌握
动脉导管闭合术		熟悉	掌握	掌握	掌握
心包肿瘤切除		熟悉	掌握	掌握	掌握
心脏良性肿瘤切除		熟悉	掌握	掌握	掌握
心脏表面临时起搏器安置术		熟悉	掌握	掌握	掌握
左房血栓清除术		了解	熟悉	掌握	掌握

续表

手术名称	N0	N1	N2	N3	N4
二尖瓣直视成形术		了解	熟悉	掌握	掌握
二尖瓣替换术		了解	熟悉	掌握	掌握
三尖瓣直视成形术		了解	熟悉	掌握	掌握
三尖瓣置换术		了解	熟悉	掌握	掌握
主动脉瓣置换术		了解	熟悉	掌握	掌握
肺动脉置换术		了解	熟悉	掌握	掌握
肺动脉狭窄矫治术		了解	熟悉	掌握	掌握
双瓣置换术		了解	熟悉	掌握	掌握
三尖瓣下移畸形矫治术			了解	掌握	掌握
部分型心内膜垫缺损矫治术			了解	掌握	掌握
完全型心内膜垫缺损矫治术			了解	掌握	掌握
法洛三联征矫治术			熟悉	掌握	掌握
法洛四联征矫治术			熟悉	掌握	掌握
肺动脉瓣置换术			了解	熟悉	熟悉
冠状动脉搭桥术			熟悉	掌握	掌握
冠脉搭桥＋换瓣术			了解	掌握	掌握
非体外循环下冠脉搭桥术			了解	掌握	掌握
左房折叠术			了解	掌握	掌握
主动脉缩窄矫治术			了解	掌握	掌握
升主动脉替换术			了解	熟悉	掌握
升主动脉＋主动脉瓣替换＋冠状动脉开口移位术（Bentall）			了解	熟悉	掌握
主动脉窦瘤修补术			了解	熟悉	掌握
胸腔镜下房间隔缺损修补			了解	掌握	掌握
胸腔镜下二尖瓣置换术			了解	掌握	掌握
连续动静脉转流术			了解	熟悉	熟悉
右心室双出口矫治术			了解	熟悉	掌握
单心室矫治术			了解	熟悉	掌握
三房心矫治术			了解	熟悉	熟悉
大动脉转位矫治术			了解	熟悉	掌握
房坦手术			了解	熟悉	熟悉
上腔静脉肺动脉吻合术（双向 Glenn）			了解	熟悉	熟悉

第六节 妇科手术配合能力分级达标要求

表 3 - 6 妇科手术配合能力分级达标要求

手术名称	N0	N1	N2	N3	N4
宫外孕手术(单、双侧输卵管切除术)	掌握	掌握	掌握	掌握	掌握
子宫肌瘤挖除、剔除术	掌握	掌握	掌握	掌握	掌握
附件切除术(一侧、双侧)	掌握	掌握	掌握	掌握	掌握
卵巢囊肿剥除修补术、切除术	掌握	掌握	掌握	掌握	掌握
人流术	掌握	掌握	掌握	掌握	掌握
外阴肿物、赘生物切除术	掌握	掌握	掌握	掌握	掌握
外阴血肿清除术	掌握	掌握	掌握	掌握	掌握
阴道异物取出术	掌握	掌握	掌握	掌握	掌握
宫颈环扎术	掌握	掌握	掌握	掌握	掌握
子宫全切术	熟悉	掌握	掌握	掌握	掌握
子宫次全切除	熟悉	掌握	掌握	掌握	掌握
全子宫双附件切除术	熟悉	掌握	掌握	掌握	掌握
腹腔镜下输卵管切除术(单、双侧)	熟悉	掌握	掌握	掌握	掌握
宫腔镜下检查术	熟悉	掌握	掌握	掌握	掌握
宫腔镜下输卵管通液术	熟悉	掌握	掌握	掌握	掌握
宫腔镜下子宫或阴道纵隔切开术	熟悉	掌握	掌握	掌握	掌握
阴道前后壁修补术	熟悉	掌握	掌握	掌握	掌握
经阴道子宫黏膜下肌瘤切除术	熟悉	掌握	掌握	掌握	掌握
盆底重建修复术	熟悉	掌握	掌握	掌握	掌握
输卵管吻合术	熟悉	掌握	掌握	掌握	掌握
经阴道子宫切除术	熟悉	掌握	掌握	掌握	掌握
曼氏手术	熟悉	掌握	掌握	掌握	掌握
外阴局部扩大切除术	熟悉	掌握	掌握	掌握	掌握
腹腔镜下盆腔粘连分解	了解	熟悉	掌握	掌握	掌握
腹腔镜下输卵管通液、造口、成形、结扎术	了解	熟悉	掌握	掌握	掌握
腹腔镜下盆腔异位病灶烧灼术	了解	熟悉	掌握	掌握	掌握
腹腔镜下卵巢打孔术	了解	熟悉	掌握	掌握	掌握

续表

手术名称	N0	N1	N2	N3	N4
腹腔镜下卵巢囊肿剥除修补术	了解	熟悉	掌握	掌握	掌握
腹腔镜下子宫肌瘤挖除术		了解	熟悉	掌握	掌握
腹腔镜下子宫全切除术		了解	熟悉	掌握	掌握
腹腔镜下子宫次全切除术		了解	熟悉	掌握	掌握
经腹广泛性子宫切除术		了解	熟悉	掌握	掌握
经腹次广泛子宫切除术		了解	熟悉	掌握	掌握
经腹宫颈癌根治术		了解	熟悉	掌握	掌握
经腹卵巢癌根治术		了解	熟悉	掌握	掌握
经腹腹膜后肿瘤切除术		了解	熟悉	掌握	掌握
腹腔镜下宫颈癌根治术			了解	熟悉	掌握
腹腔镜下卵巢癌根治术			了解	熟悉	掌握
外阴癌根治术(外阴广泛切除＋淋巴结清扫术)			了解	熟悉	掌握
腹腔镜下腹膜后肿瘤切除术			了解	熟悉	掌握
腹腔镜下外阴癌根治术			了解	熟悉	掌握

第七节　产科手术配合能力分级达标要求

表 3-7　产科手术配合能力分级达标要求

手术名称	N0	N1	N2	N3	N4
剖宫产术	熟悉	熟悉	掌握	掌握	掌握
腹膜外剖宫产术	了解	熟悉	掌握	掌握	掌握
多胎妊娠剖宫产术	了解	了解	熟悉	掌握	掌握
完全性前置胎盘剖宫产术	了解	了解	熟悉	掌握	掌握
各类妊娠合并症产妇剖宫产术	了解	了解	熟悉	掌握	掌握
多脏器衰竭产妇剖宫产术	了解	了解	了解	熟悉	掌握

第八节 耳鼻咽喉科手术配合能力分级达标要求

表 3-8 耳鼻咽喉科手术配合能力分级达标要求

手术名称	N0	N1	N2	N3	N4
耳廓恶性肿瘤切除术	熟悉	掌握	掌握	掌握	掌握
耳颞部血管瘤切除术	熟悉	掌握	掌握	掌握	掌握
耳道异物取出术	掌握	掌握	掌握	掌握	掌握
耳息肉摘除术	掌握	掌握	掌握	掌握	掌握
耳前瘘管切除术	掌握	掌握	掌握	掌握	掌握
耳腮裂瘘管切除术(含面神经分离)	熟悉	掌握	掌握	掌握	掌握
耳后瘘孔修补术	掌握	掌握	掌握	掌握	掌握
耳前瘘管感染切开引流术	掌握	掌握	掌握	掌握	掌握
外耳道良性肿物切除术	掌握	掌握	掌握	掌握	掌握
外耳道恶性肿瘤切除术	熟悉	掌握	掌握	掌握	掌握
完全性断耳再植术	熟悉	掌握	掌握	掌握	掌握
耳廓再造术	熟悉	掌握	掌握	掌握	掌握
耳廓软骨取骨术(含软骨制备)	熟悉	掌握	掌握	掌握	掌握
外耳道成形术	熟悉	掌握	掌握	掌握	掌握
耳显微镜下鼓膜修补术	熟悉	掌握	掌握	掌握	掌握
鼓室成形术	熟悉	掌握	掌握	掌握	掌握
各种乳突根治术	熟悉	掌握	掌握	掌握	掌握
经耳脑脊液耳漏修补术	熟悉	掌握	掌握	掌握	掌握
电子耳蜗植入术	熟悉	掌握	掌握	掌握	掌握
内耳窗修补术	了解	熟悉	掌握	掌握	掌握
内耳开窗术	了解	熟悉	掌握	掌握	掌握
经迷路听神经瘤切除术	了解	熟悉	熟悉	掌握	掌握
颞骨切除术	了解	熟悉	掌握	掌握	掌握
经乳突脑脓肿及硬膜外脓肿引流术	了解	熟悉	熟悉	掌握	掌握
鼻外伤清创术	熟悉	掌握	掌握	掌握	掌握
鼻骨骨折整复术	了解	熟悉	掌握	掌握	掌握
鼻翼肿瘤切除成形术	了解	熟悉	掌握	掌握	掌握

手术名称	N0	N1	N2	N3	N4
鼻息肉摘除术	了解	熟悉	掌握	掌握	掌握
鼻中隔矫正术	了解	熟悉	掌握	掌握	掌握
鼻中隔穿孔修补术	了解	熟悉	掌握	掌握	掌握
经鼻鼻侧鼻腔鼻窦肿瘤切除术	了解	熟悉	掌握	掌握	掌握
鼻畸形矫治术	了解	熟悉	掌握	掌握	掌握
鼻再造术	了解	熟悉	掌握	掌握	掌握
上颌窦根治术	了解	熟悉	熟悉	掌握	掌握
萎缩性鼻炎鼻腔缩窄术	了解	熟悉	掌握	掌握	掌握
经鼻内镜鼻窦手术	了解	熟悉	熟悉	掌握	掌握
经鼻视神经减压术	了解	了解	熟悉	掌握	掌握
鼻外视神经减压术	了解	熟悉	掌握	掌握	掌握
经鼻内窥镜框减压术	了解	熟悉	掌握	掌握	掌握
经鼻内窥镜脑膜修补术	了解	熟悉	熟悉	掌握	掌握
扁桃体切除术	掌握	掌握	掌握	掌握	掌握
腺样体刮除术	熟悉	掌握	掌握	掌握	掌握
扁桃体周围脓肿切开引流术	掌握	掌握	掌握	掌握	掌握
咽后壁脓肿切开引流术	熟悉	掌握	掌握	掌握	掌握
经颈侧进路鼻咽肿瘤切除术	了解	熟悉	掌握	掌握	掌握
经硬腭进路鼻咽肿瘤切除术	了解	熟悉	掌握	掌握	掌握
侧颅底切除术	了解	了解	熟悉	掌握	掌握
经直达喉镜喉肿物摘除术	熟悉	掌握	掌握	掌握	掌握
环甲膜穿刺及切开术	熟悉	掌握	掌握	掌握	掌握
气管切开术	熟悉	掌握	掌握	掌握	掌握
全喉切除及咽气管吻合术	了解	了解	熟悉	熟悉	掌握
喉全切或次全切及功能重建术	了解	了解	熟悉	掌握	掌握
全喉全咽全食管切除加全胃上提修复术	了解	了解	熟悉	熟悉	掌握
全喉全下咽切除皮瓣修复术	了解	了解	熟悉	熟悉	掌握
喉瘢痕狭窄扩张术	了解	熟悉	掌握	掌握	掌握
喉狭窄经口扩张及喉膜植入术	了解	熟悉	掌握	掌握	掌握
喉狭窄成形及"T"型管植入术	了解	了解	熟悉	掌握	掌握
喉良性肿瘤切除术	了解	熟悉	掌握	掌握	掌握

续表

手术名称	N0	N1	N2	N3	N4
喉部神经肌蒂移植术	了解	熟悉	掌握	掌握	掌握
喉裂开声带切除术	了解	熟悉	掌握	掌握	掌握
喉裂开肿瘤切除术	了解	了解	熟悉	掌握	掌握
喉气管外伤缝合成形术	了解	熟悉	掌握	掌握	掌握
气管支气管损伤修补术	了解	熟悉	掌握	掌握	掌握
气管瘘修复术	了解	熟悉	掌握	掌握	掌握
气管内肿瘤切除术	了解	了解	熟悉	掌握	掌握
气管成形术	了解	熟悉	掌握	掌握	掌握
颈段气管食管瘘修复术	了解	熟悉	掌握	掌握	掌握
颈部气管造口再造术	熟悉	掌握	掌握	掌握	掌握

第九节　口腔科手术配合能力分级达标要求

表 3 - 9　口腔科手术配合能力分级达标要求

手术名称	N0	N1	N2	N3	N4
口腔颌面部小肿物切除术	熟悉	掌握	掌握	掌握	掌握
口腔颌面部神经纤维瘤切除成形术	了解	熟悉	掌握	掌握	掌握
下颌骨相关的切除术	了解	熟悉	熟悉	掌握	掌握
下颌骨缺损钛板即刻植入术	了解	熟悉	熟悉	掌握	掌握
上颌骨相关的切除术	了解	熟悉	熟悉	掌握	掌握
颌骨良性病变切除术	了解	熟悉	掌握	掌握	掌握
舌骨上淋巴清扫术	了解	熟悉	掌握	掌握	掌握
舌恶性肿瘤切除术	了解	熟悉	熟悉	掌握	掌握
颊部恶性肿瘤局部扩大切除术	了解	熟悉	熟悉	掌握	掌握
口底恶性肿物局部扩大切除术	了解	熟悉	熟悉	掌握	掌握
口腔颌面部巨大血管瘤淋巴管瘤切除术	了解	熟悉	熟悉	掌握	掌握
口腔颌面颈部异物取出术	了解	熟悉	掌握	掌握	掌握
口咽部恶性肿物局部扩大切除术	了解	了解	熟悉	掌握	掌握
颞部肿物切除术	熟悉	掌握	掌握	掌握	掌握

续表

手术名称	N0	N1	N2	N3	N4
颌骨骨纤维异常增殖症切除成形术	了解	熟悉	掌握	掌握	掌握
腮腺浅叶肿物切除术	了解	熟悉	掌握	掌握	掌握
腮腺全切除术	了解	熟悉	掌握	掌握	掌握
腮腺恶性肿物扩大切除术	了解	熟悉	熟悉	掌握	掌握
颌面颈部深部肿物探查术	了解	熟悉	熟悉	掌握	掌握
舌下腺及颌下腺切除术	熟悉	掌握	掌握	掌握	掌握
系带成形术	掌握	掌握	掌握	掌握	掌握
巨舌畸形矫正术	了解	熟悉	掌握	掌握	掌握
舌再造术	了解	熟悉	掌握	掌握	掌握
各种唇裂修补术	了解	熟悉	掌握	掌握	掌握
各种腭裂修补术	了解	熟悉	熟悉	掌握	掌握
口腔颌面部软组织缺损各种组织瓣修复术	了解	熟悉	熟悉	掌握	掌握
口腔颌面部软组织缺损各种骨瓣移植修复术	了解	熟悉	熟悉	掌握	掌握
口腔颌面部软组织缺损各种皮瓣修复术	了解	熟悉	熟悉	掌握	掌握
颧骨颧弓成形术	了解	熟悉	掌握	掌握	掌握
颞下颌关节成形术手术	了解	熟悉	掌握	掌握	掌握
口腔颌面软组织清创术	熟悉	掌握	掌握	掌握	掌握
颌骨、颧骨、眶骨骨折手术	了解	熟悉	掌握	掌握	掌握
骨内固定植入物取出术	熟悉	掌握	掌握	掌握	掌握

第十节　整形烧伤科手术配合能力分级达标要求

表 3-10　整形烧伤科手术配合能力分级达标要求

手术名称	N0	N1	N2	N3	N4
石膏固定术	掌握	掌握	掌握	掌握	掌握
指静脉吻合	了解	熟悉	掌握	掌握	掌握
隆乳术	了解	了解	熟悉	掌握	掌握
隆乳术后继发畸形矫正术	了解	熟悉	掌握	掌握	掌握
乳腺假体取出术	了解	熟悉	掌握	掌握	掌握

续表

手术名称	N0	N1	N2	N3	N4
巨乳缩小整形术	了解	了解	熟悉	掌握	掌握
脓肿切开引流术	掌握	掌握	掌握	掌握	掌握
体表异物取出术	掌握	掌握	掌握	掌握	掌握
浅表肿物切除术	掌握	掌握	掌握	掌握	掌握
海绵状血管瘤切除术	了解	熟悉	掌握	掌握	掌握
脂肪抽吸术	了解	了解	熟悉	掌握	掌握
头皮撕脱清创修复术	了解	熟悉	掌握	掌握	掌握
头皮缺损修复术	熟悉	掌握	掌握	掌握	掌握
腋臭切除术	熟悉	掌握	掌握	掌握	掌握
颈部开放性损伤探查术	了解	了解	熟悉	掌握	掌握
烧伤焦痂切开减压术	了解	了解	熟悉	熟悉	掌握
烧伤扩创术	了解	熟悉	熟悉	掌握	掌握
烧伤血管破裂出血血管修补缝合术	了解	熟悉	掌握	掌握	掌握
深度烧伤截肢术	了解	了解	熟悉	掌握	掌握
经烧伤创面气管切开术	了解	了解	熟悉	掌握	掌握
经烧伤创面静脉切开术	熟悉	掌握	掌握	掌握	掌握
切、削痂及取皮术	了解	熟悉	掌握	掌握	掌握
各种皮制备及各种植皮术	了解	熟悉	掌握	掌握	掌握
自体及异体皮移植术	了解	熟悉	熟悉	掌握	掌握
颜面切痂植皮术	了解	熟悉	熟悉	掌握	掌握
全手切削痂植皮术	了解	熟悉	熟悉	掌握	掌握
手烧伤扩创胸皮瓣修复术	了解	了解	熟悉	熟悉	掌握
深度烧伤扩创关节成形术	了解	熟悉	熟悉	掌握	掌握
深度烧伤死骨摘除术	了解	熟悉	掌握	掌握	掌握
肌腱移植术	了解	熟悉	掌握	掌握	掌握
烧伤瘢痕切除松解植皮术	了解	熟悉	掌握	掌握	掌握
瘢痕畸形矫正术	了解	熟悉	掌握	掌握	掌握
面部瘢痕切除整形术	了解	熟悉	掌握	掌握	掌握
面部外伤清创整形术	了解	熟悉	掌握	掌握	掌握
足底缺损修复术	熟悉	掌握	掌握	掌握	掌握
毛发移植术	了解	熟悉	熟悉	掌握	掌握

手术名称	N0	N1	N2	N3	N4
任意皮瓣形成术	了解	熟悉	掌握	掌握	掌握
轴型组织瓣形成术	了解	熟悉	掌握	掌握	掌握
各种皮瓣切取及移植术	了解	熟悉	熟悉	掌握	掌握
带血运骨皮瓣切取移植术	了解	熟悉	熟悉	掌握	掌握
带毛囊皮瓣移植术	了解	熟悉	熟悉	掌握	掌握
经喉镜声带肿物切除术	了解	熟悉	掌握	掌握	掌握
皮肤癌切除术	了解	熟悉	掌握	掌握	掌握

第四章　手术室专科技术操作能力分级达标要求

第一节　手术室一级专科操作技术

1. 无菌技术操作流程及质量标准
(1) 无菌持物钳及无菌容器的使用、取无菌溶液
(2) 打开无菌包、铺无菌盘、戴无菌手套
2. 外科洗手操作流程及质量标准
3. 穿手术衣、戴无菌手套操作流程及质量标准
4. 铺置及整理无菌手术台操作流程及质量标准
5. 无瘤技术操作流程及质量标准
6. 静脉输液操作流程及质量标准
7. 女患者留置导尿操作流程及质量标准
8. 腔镜器械的清洁、消毒灭菌流程及质量标准
9. 电刀操作流程及质量标准
10. 超声刀操作流程及质量标准
11. 低温灭菌器(STERIS)操作流程及质量标准
12. 等离子低温灭菌器(STERRAD100S)操作流程及质量标准
13. 真空高压蒸汽灭菌器(MELAG)操作流程及质量标准
14. 氧化酸化电位水(EOW)生成装置操作流程及质量标准
15. 辐射台(BABYTHERM8004)操作流程及质量标准
16. 辐射台(JAPAN)操作流程及质量标准

第二节　手术室二级专科操作技术

1. 颈仰伸位操作流程及质量标准
2. 能量平台(Force Triad)操作流程及质量标准
3. 血管结扎闭合系统操作流程及质量标准
4. 腹腔镜系统操作流程及质量标准

5. 电动驱血止血带机操作流程及质量标准
6. 神经内镜操作流程及质量标准
7. 等离子电切操作流程及质量标准
8. 冲洗泵操作流程及质量标准

第三节　手术室三级专科操作技术

1. 常用手术体位放置流程及质量标准
（1）侧卧位操作流程及质量标准
（2）俯卧位操作流程及质量标准
（3）截石位操作流程及质量标准项目步骤标准
2. 自体血液回收机管路安装操作流程及质量标准
3. 自体血液回收机设备操作流程及质量标准
4. 钬激光碎石仪操作流程及质量标准
5. 输尿管软镜操作流程及质量标准
6. 气压弹道碎石机操作流程及质量标准
7. 双套管碎石系统操作流程及质量标准
8. 美敦力铣刀磨钻操作流程及质量标准
9. 三钉头架的使用操作流程及质量标准
10. 颈椎后路手术体位安置流程及质量标准
11. 颈椎前路手术体位安置流程及质量标准
12. 膝关节镜操作流程及质量标准
13. 肩关节镜操作流程及质量标准
14. 耳科动力系统操作流程及质量标准
15. 除颤仪—胸内电除颤操作流程及质量标准

说明：
1. 手术室 N0 级护士必须掌握一级专科操作技术，熟悉二级专科操作技术，了解三级专科操作技术。
2. 手术室 N1 - N2 级护士必须掌握二级专科操作技术，熟悉三级专科操作技术。
3. 手术室 N3 - N4 级护士必须掌握三级专科操作技术。

第二篇 各 论

手术室护士分级培训教程

说明：

能级培训是根据护理人员的临床能级层级进行培训，每一层级设有不同的培训计划、目标，通过对不同能级人员进行适合的培训内容，以使护理人员能力不断提高，达到其高一能级所要求的能力，是促使护理人员职业生涯发展的必要途径，因此，每位护理人员都必须主动参加相应级别的培训。

1. 护理人员能级培训工作由护理部负责总体计划，实行护理部、大科、病区三级管理。护理部制定各能级培训的课程，各科应根据各能级制定各专科的具体培训方案并组织实施。各级应切实履行培训的任务，能级高、职称高的护士应有主动积极培训低能级护士的义务，低能级护士有主动学习的义务。

2. 各能级课程的参加率达到90％以上，但岗前培训、规范化培训必须达到100％。

3. 培训的内容应立足临床工作的需求，根据不同的能力级别、不同的科别来设置。护理部设置公共课程，大科、科室根据实际情况组织不同内容的专科培训项目。心肺复苏、用药护理等每年必须人人过关。

4. 对不同能力级别人员的培训目标不一。

N0（初级）：在高年资护士督导下，实施对一般患者的护理照顾。

N1（基本级）：能掌握所在科室一般的常规护理知识和技能，能管理所在科室病情较轻患者的护理，完成一般常规工作，如1、2、3级护理的患者。

N2（胜任级）：能熟练掌握岗位所需的知识和技能，胜任所在科室各岗位职责的要求，能独立负责本科室危重患者的整体照顾护理，可参与实习生的床边带教。

N3（骨干级）：能熟练掌握岗位所需的知识和技能，能独立处理本科室护理工作中遇到的技术难题，能独立完成本科室高难度的技能及配合新技术的开展。能独立完成对急危重患者及复杂患者的整体照顾，承担总责任护士或总带教老师的职能，协助病区管理。

N4（专家级）：具备N3的临床工作能力，结合本专科，能承担专科护理指导、研究工作。承担急危重患者的护理、护理咨询、护理查房、护理教学、专科护理门诊、全院护理会诊等工作，并带领科室护理人员开展持续质量改进；护士长以上管理人员每年必须同时接受专科知识及管理知识的培训，提高专科护理能力和管理水平。

5. 能级培训方式可以集中授课、情景演练、自学、查房、轮岗学习、外送培训等形式。护理部主要通过岗前培训、规范化培训与考核、安排岗位轮转、举办专题专项培训、继续教育讲座、带教老师专人培训、护士长管理知识技能专人培训等培训形式。

6. 能级培训采取学分制，各级人员必须在任职期内获得相应的学分，否则不能晋阶为高一级。

7. 培训后必须进行培训效果的评价。评价工作由组织培训的各管理层完成，并根据评价结果进行持续改进。评价的内容针对培训内容。评价的方式能结合工作进行，评价尽量采用工作中评价，如临床实际能力考核，特殊情况可以组织考试等形式。独立配合手术前必须进行独立配合手术能力考核。考核必须记录考核内容或项目，存在的问题及扣分，并由2位监考者签名，各科应保留考到单和原始考核记录，以备抽查。新护士入院必须进行岗前培训，岗前培训考核不合格者，不予上岗，学习2周后考核如仍不合格，则不予安排岗位；3年以内护理人员均需参加并完成规范化的培训，考核合格。

8. 科室培训的学分由带教老师和护士长共同签字认可，理论带教以本人签到、学习记录本和护士长签字认可，大科带教由大科带教或考核签字认可，护理部培训即时计入个人电子档案中。

第五章 手术室 N0 级护士培训

【培训对象】 手术室工作1年以内护士。

【培训目标】 达到手术室护士独立工作准入标准。

1. **掌握** 手术室护理工作范围、特点及发展趋势,手术室患者围术期护理要点,手术患者安全管理,洗手护士工作任务及工作质量标准,手术室职业危害与防护,手术患者的人文关怀,手术室常见应急预案的处置,手术室常见1~2级手术的配合及相关理论知识,手术室一级护理操作技术,手术室常见基本设备的使用,手术室无菌技术,手术室无瘤技术。

2. **熟悉** 手术室管理基本内容及规章制度、手术室医院感染预防与控制的原则和措施、手术室二级护理操作技术、手术室常见3级手术的配合及相关理论知识。

3. **了解** 洁净手术室基本概念及管理、手术患者的病情评估、巡回护士工作任务及质量标准、国家手术室相关管理规范、手术室三级护理操作技术、手术室常见4级手术的配合及相关理论知识。

【培训时间】 一年。新进手术室护士第一个月全脱产集中进行基本理论及基本操作的培训,考核合格后,跟随专科导师完成一对一的临床带教实践。

第一节 手术室护理概论

手术室作为外科手术的场所,其发展依附于外科学的发展。1846年,美国麻省总医院(Massachusetts General Hospital)齿科医师 William T. G. Morton 演示了乙醚麻醉下的无痛拔牙术(图5-1),这是世界上首例麻醉下的手术,尽管地点选在图书馆的阶梯教室里,没有专业的照明和消毒设施,但是这的确揭开了手术室发展史的序幕。

一、手术室发展史

手术室的发展目前分为四个阶段:

1. 第一代手术室

又称创世纪简易型手术室,手术多在自然环境下进行,没有放置空气污染和接触污染的措施,因此,手术感染率极高。这一时期推动手术室发展的重要历史事件包括:1886年细菌的发现和灭菌蒸汽法的诞生;1887年洗手法的建立;1890年灭菌橡胶手套的使用;1897年口罩的使用;1898年手术衣的使用。

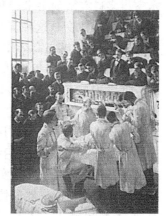

图5-1 世界上首例无痛拔牙术

2. 第二代手术室

又称分散型手术室。20世纪的欧洲,医院的各个病房内,开始配置各自相应的手术室,因此是专门建造、非封闭建筑的手术室,有供暖、通风措施,使用消毒灭菌技术,手术感染率明显下降,但分散于医院各病区,缺乏统一的标准和管理。1937年,法国巴黎万国博览会上,现代模式的手术室正式创立。

3. 第三代手术室

又称集中型手术室。20世纪中期,伴随着病房的集中化,出现了具有建筑分区保护、密闭的空调手术室。此型手术室的环境改善,术后感染率在药物的控制下稳定降低。标志性的发展包括:1955年,日本东京大学集中型中心手术部正式开设;1963年,中央供应型手术室平面布局在美国诞生;1966年,美国巴顿医院建立了世界上第一间层流洁净手术室;1969年英国卫生部推荐的手术室平面布局,是今天被广泛使用的污物回收型手术室的雏形。

4. 第四代手术室

又称洁净手术室。进入21世纪,随着外科学的飞速发展,手术室从建筑设计、用物和仪器设备的配备以及人员的组织结构和职能都进入一个新的发展阶段。尽管什么是21世纪的手术室,目前尚难有定论,但总体应满足以下需求:① 混合型手术室(Hybrid Type);② 手术室相对集中,但功能完全独立;③ 具有普遍性,能应对各种类型的手术,提高手术室的效率,必须充分考虑各种特殊手术,如移植手术、术中放疗手术、日间手术等;④ 数字化、智能化、信息化;⑤ 安全性,包括空调系统安全、电器安全、医用气体安全、放射性安全等;⑥ 经济性,降低成本,提高效率;⑦ EBD (evidence based design) 进行有科学根据的设计。

5. 一体化手术室

一体化手术室是随着微创技术的发展而诞生的一个新的医疗项目(图5-2),它是以创造手术室的高效率、高安全性,以及提升手术室对外交流平台为目的的多个系统(如医学、工控、通信、数码等)的综合运用。一体化手术室的概念是于20世纪90年代初起源于医疗技术发达的美国,在1992年,史赛克设计了第一套Endosuite手术室供多科室微创手术(MIS)使用,开始了一场先进手术室的革命。这种新型的手术室很快获得了成功,因为它能够提高效率,改善人体工程学条件,并在接下来的10年里迅速成为欧美顶级医院的宠儿。而我国的一体化手术室则是最近几年才兴起的。

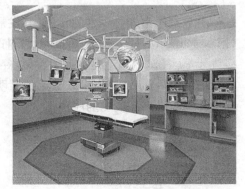

图5-2　适用于微创外科的一体化手术间

一体化功能手术室应用具有很大的综合效益。一体化手术室的整合,对手术室仪器的利用,医生以及患者和医院带来了切实的利益。

(1) 更有利于仪器的使用:一体化手术室的每个部分互相整合,使得手术室的仪器更有效,它将核磁共振、CT、监护仪、荧光镜检、经食管超声心电图(TEE)、手术导航、超声波等医学影像集中或有选择地显示于手术视野范围之内,并将数字动态视频和静态影像档案集成到网络并连接其他区域的远程医疗、会诊、监控和远程会议设备。同时免除了台车、电线和电缆的使用,增加了手术室环境的安全性并将设备固定在所需位置,减少了设备磨损,降低了维修费用,最终优化医生和护士的时间,加速了手术和周转时间。

（2）更有利于医生:一体化手术室也为医生带来方便:能够为不同的手术医生和手术快速布置设备,创造高效工作环境,减少工作量(比如病案的文字处理工作);手术环境更舒适整洁,操作配合得心应手;整合后,加强了手术间的整体控制,拓宽了医护人员的工作范围,提高了手术室内的控制和通信以及医院内外的交流通信;使工作人员能够充分发挥技术;提高工作满意度,更有利于身心健康。同时通过与PACS系统的DICOM协议的接驳,可以减少医生进、出污染区的机会,避免交叉感染。

（3）更有利于患者:一体化手术室能够使患者快速进入手术室接受治疗,尤其是在紧急情况之下;使得工作人员将注意力集中在患者身上,而不是手术室;并且能够在手术室内与其他专家进行远程咨询会诊;同时能够进行更多的内镜检查,最终使患者和医院受益。

（4）更有利于医院:一体化手术室的有效工作也增进了医院间的学术交流与合作,加强人才队伍建设,吸引并保留高素质的医生和团队,也为医院增加了治疗的病例,改善了人员安排情况。

传统手术室与一体化手术室功能比较,一体化手术室的功能是传统手术室无法实现的,同时它的设计更趋于人性化,也是传统手术室不能达到的(表5-1)。

表5-1　一体化手术室与传统手术室的比较

比较项目 手术室		传统手术室	一体化功能手术室
高效率体现	手术准备时间	术间混乱,连接手术设备消耗大量时间	无需连接手术设备,降低手术准备时间
	术中时间	无法实现缩短手术时间	节省术中时间10%~15%
	设备维修、保养成本	频繁连接手术设备,易造成设备故障率升高	只需集中调整设备,从而降低设备维修、保养成本
	所有档案记录设备整合	无法实现	所有档案记录设备可以被整合在同一区域
人性化体现	影像信息管理	缺乏集中的管理	集中的管理
	信息储存	无法及时存储	及时存储
	术中医生的浏览角度	缺乏集中的管理因此无法实现	更科学更随意
	后期存储及应用	受到限制	灵活调用
	手术需使用的设备在无菌区移入移出	装载的设备靠台车移入移出来实现	吊塔可以使装载的设备轻易灵活地在无菌区移动
	设备的安装	更繁琐	更方便省力

续表

手术室 比较项目		传统手术室	一体化功能手术室
人性化体现	术中注释	无法实现	可遥控实现,方便教学
	远程咨询教学	无法实现	可实现
	视频会议	无法实现	可实现
	手术研讨	无法实现	实时
	手术视频	无法实现	即时
全方位整合	信息投资效益	无法扩展	无限扩展
	EMR	术中无法调用影像信息	整合后术中实时调用影像信息
	PACS	术中无法调用影像信息	整合后术中实时调用影像信息
	内窥镜系统	单一系统	整合后可以使手术技术更完美
	C型臂	术中无法调用影像信息	整合后术中实时调用影像信息
	麻醉设备	无法整合相关信息	整合后术中实时调用相关信息
	医院内网络	不能实时调用相关信息	整合后术中实时调用相关信息
	DVD/CD	无法刻录资料信息	整合后实时刻录资料信息
	超音频率音响	单一设备	整合后实现视频会议的转播

二、手术室护理发展史

1. 国际手术室护理发展进程

手术室护理的雏形早期可以追溯到 1875 年,巴尔的摩的约翰·霍普金斯大学开始向护士讲授"手术中外科器械的准备",让护士参观手术室,了解手术中护士的职责。19 世纪晚期出现对手术室护士特性的描述,如具备灵活的头脑和锐利的眼睛,拥有一颗不容易激动或混乱的心境,具备判断不寻常情况的能力,能够提供最大程度的帮助等。

美国麻省总医院附属的波士顿训练学校让护士参观手术室,并将刷手等无菌技术设立为护士的护理教程。由于受过外科训练的护士很少,护士往往从病房就陪伴患者,到手术室后又协助医师执行手术,同时教导护士,手术结束后又陪同患者返回病房,依次往复工作。随着手术患者的增多,医师开始认识到手术过程中护士协助的重要性,护士不只是看手术,而是在手术过程中能预知所有需求并提供所需要的用物。但此时仍然没有针对手术室护士这一角色的定义。

1894 年,在约翰·霍普金斯大学外科医师 Hunter Robb 的建议下,首次提出"手术团队"的概念,其中确认团队中资深护士担任刷手角色,年轻护士或学生担任巡回护士。1910 年,美国护士协会(American Nurses Association,ANA)提出巡回护士需由有经验的护理人员来担任,而刷手护士由于其工作是以技术为导向,所以不需要护士具备较多经验。1984—1985 年,美国手术室护理协会的护理技术委员会重新定义手术室全期护理,更准确地反映出手术室全期护理的范围:在患者接受手术的前、中、后三个阶段,手术室护理人员提供具有特殊性的护理活动。

如今美国的巡回护士由注册护士担任,而刷手护士由注册护士或外科技师担任。

2. 国内手术室护理发展史

西方护理学传入我国已有一个多世纪,但护理界对其发生、传入并在我国发展的历史研究甚少。目前我们还没有规范的护理史教科书及著作,护理教育中尚未开设护理史课程,对手术室护理史的研究就更少了,目前只能从手术室专业委员会的发展中寻找手术室发展的进程。中华护理学会于1909年在江西牯岭成立,1937年在南京建成永久会所,1952年定居北京。在1997年之前,手术室专业委员会的前身是隶属于外科护理专业委员会的手术室专业组。1997年,中华护理学会手术室专业委员会在北京正式成立,并在省、自治区、直辖市设立分会,建立直接业务指导关系,并通过每年的学术年会等活动,逐步向国内的手术室护理人员介绍手术室全期护理的护理理念、手术患者的安全问题、手术室的管理经验等,为手术室护理专业人员的工作提供了有益的指引。

3. 手术室专科护士的培养

手术室专科护士(clinical nurse specialist,CNS)是指在某临床领域具有广博的经验,具有先进的专业知识和临床能力,能向患者提供质量最高的护理服务的护士,除了直接护理工作,还能对其他护理人员起咨询、指导作用。CNS的出现有效地促进了临床护理质量的提高和护理科研、教学的发展,并提高了患者的满意度。随着护理专业的不断完善和发展,专科护士和临床护理专家已成为全世界护理专业人才培养和发展的总趋势。美国手术室注册护士协会和斯坦福大学医院提供手术室培训计划的标准化,包括初学者的初级课程和专家的高级课程。随着美国专科护士培养模式的不断完善和发展,日本、德国等国家和我国香港、台湾等地区都先后将专科护士培养机制引入手术室,培养和造就了一大批优秀的手术室专业人才,促进了手术室学科的全面发展。我国卫生部在2005年7月出台的《中国护理事业发展规划纲要》中提出,要优先发展ICU、手术室、肿瘤患者护理等5类专科护士,体现了我国加快手术室专科护士培养的决心和要求。

三、手术室护理工作范围及特点

手术室是外科诊疗和抢救患者的重要场所,也是医院内重要技术及仪器装备部门。随着现代临床医学科学的快速发展及医学模式的转变,综合性大型医院手术室已经逐步形成集临床、教学、科研为一体的具有专科特色的手术室护理,手术室护理的工作范围也越来越广,包括临床(围术期、专科手术配合)、教学、科研、管理等方面。

手术室护理是手术室工作的重要组成部分,手术室护士不仅要为患者服务,而且还要与手术医师、麻醉医师默契协作,共同完成高质量的手术,可谓身兼数职。手术室护理工作具有以下几个方面的特点。

1. 被动性

手术室护理工作性质被动,必须根据手术的完成情况而定,一旦手术情况有变化或者临时出现急诊手术,往往不能正常上下班。

2. 紧张性

手术室急诊患者、危重患者、疑难患者多,抢救患者的发生几率高,护理工作紧张且繁忙。

3. 风险性

手术室护理工作为高风险性,具体表现为职业暴露风险高、护理差错事故风险高。

4. 协作性

每一台手术的完成,都需要一个包括手术医师、麻醉医生、巡回护士、洗手护士甚至技师的团队的协作完成,因此,相互之间的协作非常重要。

5. 技能性

随着外科的发展,各种先进的仪器设备也不断出现,这就要求手术室护士除了认真学习手术配合外,还要掌握各种仪器设备的使用、保养、清洁,才能确保手术顺利、成功进行。

6. 知识性

在外科飞速发展的今天,伴随各种新手术的开展,新技术、新设备的使用,手术室护士不仅要掌握手术配合步骤,对手术中可能出现的各种并发症、突发情况都应该掌握。另外,随着人民群众对健康需求的提高,手术室护士不仅要具备本专业知识,还必须具备广博的生理学、心理学、社会学、人文科学等方面的知识。

7. 慎独性

慎独是指让人在独处时,仍能坚持自己的道德信念,自觉地遵守道德准则,严格要求自己。手术室护理工作都是在独立的单元完成,各种规章制度、无菌原则的遵守都需要手术室护士的慎独精神和高度的责任心。

8. 奉献性

手术室护士的工作大多数时间是在外科口罩的佩戴后和无影灯下度过,他们的辛苦和责任很难被外界知晓,因此,手术室护理工作是一种奉献,手术室护士往往被称为幕后的天使。

四、手术室护士的职业素养

1. 思想素质

手术室护士应具备良好的医德和敬业精神,热爱护理事业,才能在工作中对患者有高度的责任感和同情心,确保患者舒适和安全;由于手术室工作的不可预见性和被动性,有随时进行的急诊手术和危重患者抢救,因此,手术室护士应具备全心全意为患者服务的高尚品德和吃苦耐劳的精神,才能不计较个人工作时间,为患者提供及时、安全、高质量的手术配合。

2. 业务素质

科学技术带动仪器设备的发展,仪器设备的发展又极大地推动了外科的发展,尤其是21世纪以来,微创外科在各外科专业蓬勃发展,对手术室护士的业务素质提出了更高的要求,要求手术室护士不但精通各种手术配合,而且要熟练掌握各种抢救技术、各种仪器设备的使用,才能高质量的完成手术治疗任务。同时,随着人们对健康需求的提高,手术室护士应不断学习专业知识,更新理念,重视患者在术前、术中、术后的全程护理。另外,随着人们维权意识的加强,手术室护士还应加强对行业规范和相关法律知识的学习,为患者提供安全、规范、高质量的手术室护理。

3. 身体素质

手术室工作的特点是紧张、繁忙、长期站立、精神高度集中、工作时间长而且不规律,并且目前各大医院基本都存在护理人员短缺的现象,因此,手术室护士工作的繁重是其他科室无法相比的。要胜任这种特殊环境中的特殊工作,手术室护士必须具备良好的身体素质和体魄,保持良好的精神状态,才能胜任繁重的手术配合。

4. 心理素质

手术室工作任务性质特殊,护理人员在手术配合中需要精力高度集中,并且保持机动灵活、忙而不乱的工作状态,对随时出现的意外情况要沉着冷静、反应敏捷、从容处理,有较强的自我控制和应变能力。另外,手术室内危重患者的抢救几率高,长期处于精神紧张状态,可能造成心理疲劳,行为准确性降低,发生思维判断失误的机会增加,从而导致差错事故的发生。同时,由于长期超负荷运转、生活无规律等,均可造成人体生物钟紊乱,容易引起躯体疾病。因此,手术护士应具备乐观、从容冷静、反应敏捷的心理素质,才能适应紧张、快节奏的手术室护理工作。另外,管理者应加强对手术室护理人员心理素质的训练,并创造轻松、和谐的团队协作氛围,帮助手术室护士增强适应能力和耐受力。

5. 慎独精神

手术室护理不同于病房护理工作,手术室的工作内容以无菌技术占大多数,无菌技术是一种操作行为,是在每一个独立的手术间内完成的,而且手术患者大多数是处于麻醉状态,在没有管理者和患者监督的情况下,在完成的过程中,是否遵守无菌原则,是否遵守操作规范与流程,是否认真对待每一台手术和每一项辅助工作,将决定整个手术配合的质量甚至患者安全。因此,手术室护士具备慎独的精神,是提供安全手术护理的重要因素之一。

6. 协作精神

手术室工作是一个以手术患者为中心的团队工作,在这个团队里主要包括手术医师、麻醉医师、手术室护士、麻醉护士、技术人员等,经常需要协调各方面关系,这就要求手术室护士具备团队的协作精神,做好与各科室医务人员以及手术室内人员之间的交流沟通,建立良好的人际关系,妥善处理各类问题,从而为手术患者提供最安全舒适的手术护理,为手术医师提供最高质量的手术配合,提高医院的工作效率。

五、手术室护士职业生涯规划

1. 职业生涯概念

职业生涯,简单地说,就是一个人的职业经历。具体地说,是以心理开发、生理开发、智力开发、技能开发、伦理观念开发等人的潜能开发为基础,以工作内容的确定和变化、工作业绩的评价、工资待遇、职称职务的变动为标志,以满足需求为目标的工作经历和内心体验的经历。职业生涯可以分为四个周期,具体的分期及各期的主要任务见表5-2。

表5-2 职业生涯周期划分

年龄阶段	职业生涯周期	主要任务
入职~30岁	职业生涯早期(探索期)	学习、了解、心理适应、锻炼能力
31~40岁	职业生涯中前期(成长期)	争取职务轮换、增长才干、寻找最佳贡献区
41~50岁	职业生涯中后期(成熟期)	创新发展、增加社会价值、辉煌贡献
51岁~退休	职业生涯后期(收获期)	总结经验、教授经验、继续创造价值

2. 护士职业生涯规划的概念

职业生涯规划指组织或者个人把个人发展与组织发展相结合,对决定个人职业生涯的个人因素、组织因素和社会因素等进行分析,制定有关个人一生中在事业发展上的战略设想与计划安排。每个人都有属于自己的美好愿望,为自己制定一个科学的职业生涯规划,让自己每天做的事情和自己的美好愿望形成一个科学的、紧密的连接。护士职业生涯规划是护士根据个人条件和客观环境的分析,确立自己的职业生涯发展目标及选择实现目标的途径和措施,按照时间进程采取必要活动实现职业生涯目标的过程。

3. **手术室护士职业生涯规划**

手术室是医院外科发展的重要核心与保障部门,手术室护士的工作领域涉及临床护理、护理教育、护理管理、护理科研各个方面,随着外科各专科的细化与发展,手术室临床护理又划分为神经外科、泌尿外科、心血管外科、妇科等各个亚专科,没有人能做到全面发展。作为一名手术室护士,你要不断思考,你想干什么?你能干什么?你为什么干?因此,做好手术室护士职业生涯规划是我们快乐工作、不断进步、通往成功的基石。下面是手术室护士的职业生涯的分期、每一阶段的特征及每一阶段的任务。

(1) 职业生涯早期(探索期):指护士从学校进入手术室工作环境,并在工作环境中逐渐社会化,实现从学生到手术室护士的转变,并为新的组织所接纳的过程。这一阶段一般发生在从业 5~8 年,护士年龄为 22~30 岁,相当于护士能级中 N1 级。此阶段的特征是正处于青年时期,是精力最旺盛的阶段,积极向上、对护理工作最充满热忱,家庭的压力少,学习热情也比较高,对自己的专业技能提高有着较为强烈的追求。此阶段的主要任务是掌握手术室护士的基本职业技能,学会如何工作,做好本职工作是护士的基本任务和重要责任。要通过从事大量的基础性工作和常规性工作才能获得处理问题的能力。所以,要从小事做起,事事认真,不要自恃有学历而不屑于做一些基础性的工作。同时要克服依赖心理,不要总是希望得到高年资护士的帮助,要学会主动地开展工作。当然,也要避免因工作过于主动而显得急于求成。

(2) 职业生涯中前期(成长期):此期约在从业 9~15 年,年龄 31~40 岁,相当于护士能级中 N2 级。如果在职业生涯早期护士个人能顺利地找准职业方向,进行自我定位,那么在这个阶段就能较顺利地发展。护士个人职业能力稳步提高,责任心增强,已基本适应了职业环境,焦虑不安、无所适从的情绪有所缓解,抗挫折能力也得到了提高,能够接受比较重要的工作任务,能比较周全的思考、处理问题,已成为手术室护理工作中的骨干。渐渐参与到手术室教学和管理岗位中,参与到重大手术以及抢救患者的工作中。作为护士本人应重新进行自我定位,在护理教育、护理管理、护理科研、临床护理或者临床护理的某个亚专科护理领域内选择适合自己的工作方向,发展自己的特长。同时,合理安排事业与家庭,抽出时间参加继续教育学习,扩展自己的知识面,进行适当的心理调适与休整,给自己回顾、思考、总结的机会,以维持职业工作、家庭生活和自我发展三者之间的均衡。

(3) 职业生涯中后期(成熟期):从业 16~25 年进入拓展期,年龄 41~50 岁,相当于护士能级中 N3 级。这是在业务成熟、社会关系网稳定的基础上开始寻找新的突破的时期。护士可以说都是不同程度的资深护理人员,她们拥有丰富的临床工作经验,事业上和生活上都经历了许多风雨,人生体验丰富,在家庭、事业中的地位远比前两个阶段牢固,但是精力与进取心已远不如前了。在已熟悉工作环境和组织运转机制时,常常会遭遇职业疲乏,出现职业冷漠,如不关心手术患者,对新的仪器设备、新的手术配合有抵触情绪等。因此,在此阶段保持积极、乐观进取的心态,重新认识环境、评估自我,寻找新挑战,保持职业新鲜感,使自己能更快乐地生活和工作。护理管理者应针对此阶段护士的职业特点,合理用人,发挥其富有经验的特长,在科室承担相应的带教、管理的工作,以激发其工作热情和积极性。

(4) 职业生涯后期(收获期):此阶段大约发生在从业 25 年后,年龄在 50 岁以上,相当于护士能级中 N4 级。在这一阶段,护士个人的工作、生活和心理状况都将发生显著的变化,与以前大不相同。处于职业生涯后期阶段的护士,可以说成功与失败都已经历过,不再有过多的奢望与追求,安于现状,照顾家庭已成为她们最大需求。处在职业生涯后期的护士,各方面的能力都会出现不可避免地衰退,出现体力、学习能力的下降、视力的老化等。处于领导地位的管理者往往会逐渐被年轻人所取代,权力与责任也将随之减弱消失;对于在临床一线的核心骨干们,她们的中心地位和作用也逐步丧失。因此,此阶段的手术室护士应调整心态,凭借几十年的工作经验、技能、智慧以及良好的社会人际关系,为年轻人树立榜样,担当良师益友的角色,继续在职业工作中发挥自己独特的作用。

六、沟通技巧

沟通是指发送者凭借一定的渠道,将信息发送给既定的对象,并寻求反馈以达到理解的过程。沟通既是一种科学的工作方法,同时也是一门艺术,是护理工作中的一个重要的环节。手术室是进行手术诊断、治疗以及抢救的重要场所,环境封闭,气氛比较严肃和沉闷,同时手术本身又是一个创伤的过程,有一定的麻醉风险,大多数患者会对手术产生不同程度的恐惧心理,因此对手术室护士的沟通技巧提出了更高的要求。手术室护士如果能够巧妙地运用有声语言和无声语言与患者进行有效的沟通,可以在很大程度上减轻患者对手术的恐惧心理,增强患者对手术成功的信心,使其以良好的精神状态主动接受和配合手术及护理,减少术后并发症的发生,缩短住院日,减轻了患者的身心痛苦和经济负担。另外,手术室沟通的种类除了护患之间的沟通外,还包括手术室护士与手术医生的沟通、手术室护士与麻醉医生之间的沟通、手术室护士之间的沟通、手术室护士与供应室以及病区护士之间的沟通等。良好的沟通不但可以帮助患者战胜疾病,还可以使手术室的运转更加良性,手术配合更加趋于默契。因此,一名优秀的手术室护士必须掌握一定的沟通技巧。

1. 语言沟通的技巧

(1) 真诚的语言表达交流:发自内心的真诚的语言,不虚伪,不做作,用这种话来打动患者的心,让患者感到温暖。在手术患者进入手术间后用真诚的语言安慰患者,核对病人时说话语气一定要温和,语调要轻柔,不能给患者增加陌生感等。

(2) 使用文明语言:如接电话的规范用语应该是"您好"!"请问您找谁"? 恰当的称谓,在称呼上如果不是"三查七对"时尽量不直呼其名。大多数医护人员非常年轻,有的老人的年龄相当你的祖辈年龄,直呼其名常常会让患者非常不舒服,此时最好称老先生"某老","您"。对手术医生或者麻醉医生应尊称某某医生而不是随意直呼其名。

(3) 善用通俗易懂的语言:不能一味地用医学专业用语,让患者听不懂,弄出麻烦或出笑话。例如术前访视向患者介绍甲状腺颈过伸体位时,如果反复强调颈过伸体位,不但患者不明白摆放的体位,甚至会增加患者的心理负担,担心不能承受。

(4) 注意用保护性语言:许多家属不愿意让患者知道不良的诊断,或者患者虽然知道自己所患疾病,但是反复直接的不良诊断对患者来说是一种恶性刺激,因此,在术前访视介绍手术过程或者患者进入手术室后查对时应注意使用保护性语言。

(5) 适当的重复和提问:手术对患者来说,是一个应激的过程,并且患者进入手术室后,来到一个完全陌生的环境,加上对病情的担心,许多患者会表现为思维难以集中,回答问题不准确等。此时,适当的重复和提问有助于帮助患者正确回答问题,确保提供信息的准确性。

2. 非语言交流的技巧

(1)面部表情和眼神交流:面部表情在非语言交流中是最直观的。常用和最有效的面部表情首先是微笑。真诚的微笑对患者极富感染力。患者焦虑的时候,我们面带微笑与其交谈,本身就是一种安慰。患者恐惧不安,我们镇定、从容不迫的笑容会给患者安全感。恰当的眼神会调节医患双方的心理距离。当某位患者非常认真的向你倾诉时,你的眼睛要注视对方,不能东张西望,心不在焉。否则不仅显示出你对患者的不尊重,同时也会失去患者对你的信任。

(2)肢体语言:用手势配合语言会提高表现力和感染力,也是护理工作经常使用的技巧。当患者伤心落泪时及时递过一张纸巾,当你经过患者手术床旁,顺手帮患者盖盖被子等都能体现出你关切的情感。当手术患者紧张焦虑时可握住患者的手或触摸患者的头面部,可增强患者的安全感和信任感。

七、手术室护理伦理及相关法律法规

1. 护理伦理的概念

伦理是指人与人之间的道德规范。护理伦理是指专业护士必须具备的道德规范,也就是护理人员在实施护理时必须为患者提供专业的护理措施,并避免不道德行为。护理伦理学的基本概念有四点。

(1)支持维护:支持维护是对一种重要事业的积极支持。作为一名护士,要支持维护患者的利益和权利,这种支持维护基于有利和尊重的基本原则,既要有利于患者,同时也要尊重患者。

(2)行动负责:行动负责是指以一个人对自己所做的行动负有责任。护士的护理工作是根据护理学的原理和患者的实际情况采取的行动,因而护士对在照顾患者的过程中所采取的或者没有采取的护理行动负有责任。护士对自己行动所负的责任包括伦理责任和法律责任。伦理责任是在护理伦理学探讨的基础上由护理学会制定,体现在护士行动准则或规范中;法律责任是法律为医护人员规定的责任。

(3)互助合作:互助合作是指护士与其他医务人员共同参与为患者提供优质服务,意味着在工作中要考虑我们与之一起工作的那些人的利益和价值观念,将对患者的关怀照顾扩展到对同事的关怀照顾,鼓励护士为了共同目标与他人一起工作,将共同关心的问题置于优先地位,并且为了维持这种互助关系有时甚至牺牲个人利益。

(4)关怀照顾:关怀照顾被认为是护士工作中基本的、不可缺少的要素,是指在工作中关怀照顾患者的健康、尊严和权力。

2. 护理伦理的原则

护理人员在处理伦理问题时,必须判断该问题所涉及的宗教、哲学、道德伦理的依据,以合乎逻辑的方法来解决问题。有四个伦理原则可作为依据。

(1)自主原则(autonomy):指个人行动自由、独立、自信、自由选择和可以自行抉择,即"自己做主",以尊重患者自己所做的决定为原则。

(2)有益原则(beneficence):指为了对方的利益直接或间接地履行善良或仁慈的德行,如为患者提供良好的生活环境或健康服务。

(3)不伤害原则(nonmaleficence):即要求不造成任何伤害,包括对患者生理和心理上的伤害。

（4）公平原则（justice）：即人人应得到平等的待遇，如公平的分配医疗资源等。

3. **手术室护理伦理**

手术室护理伦理体现在作为手术团队的成员之一，在为手术患者提供最好的护理服务的过程中，无论与他人合作还是自己独立处理问题时，均能履行自己的职责，维护患者的权利，维护手术的严格性，运用专业知识，为患者提供高质量的手术护理，确保手术顺利进行。手术室的护理伦理问题主要表现为：

（1）人文关怀的问题：对大多数患者而言，手术常被看作人生的大挫折，使患者产生强烈的应激反应，情感意志变得脆弱，而手术室是一个完全陌生的环境，从推入手术室的一瞬间，陌生与孤单的环境再次加重了患者内心深处的恐惧与无助，手术室护士的一句话、一个举动都会对患者产生影响，因此手术室护士应主动关心患者，安慰患者，严防职业冷漠。

（2）慎独精神的问题：目前多数手术采用全身麻醉的麻醉方式，因此手术室护理过程中多数是在缺少患者配合与监督的状况下进行，因此慎独的精神尤为重要。能否尊重患者隐私，能否严格执行专业技术如无瘤技术、无菌技术，能否严格执行相关工作制度如手术患者安全核查制度、手术标本管理制度等，将会影响患者的手术恢复情况。

（3）传染病手术的问题：随着社会的发展，传染病患者尤其是 HIV 患者的手术已经不再鲜见，传染病患者在手术时，是否遭遇歧视、是否公正平等享受医疗、护理的权利是需要我们关注的手术室护理伦理问题。

（4）保护性医疗的问题：在西方国家，患者享有知情同意权，必须向患者介绍疾病的诊断以及相关治疗护理知识；而在我国，传统思想认为为了避免对患者的打击，应向患者回避相关疾病的不良诊断。而在手术过程中，如果医护人员不注意自己的言行，如"这个东西看着好像不太好"，将会加重患者的恐惧与不安。因此，保护性医疗的问题是与中国国情相符合的护理伦理问题。

（5）患者隐私的问题：所谓隐私，自然是人不愿向外人披露的私人生活信息。属于隐私的私人生活信息内容非常广泛，从家庭成员、社会关系、财产状况，到个人的身高、体重、病史、身体缺陷、健康状况、爱好、婚恋史等，与每个人的日常生活密不可分。手术患者的隐私问题除了泄露患者的隐私情况如不良疾病等外，最常见的是未经患者同意而将患者的身体暴露给与手术无关人员的行为。因此，即使患者是在全身麻醉的状态下，应注意不要谈论患者的隐私，同时注意不要将患者身体长时间暴露，更不能暴露给与手术无关人员。

（6）临床科研伦理问题：科研是护理学专业发展的催化剂，随着我国护理事业的飞速发展，护士专业队伍的发展与学历水平的提高，护理人员越来越重视循证医学在护理工作中的应用，也促进了护理科研的发展。但由于护理科研起步较晚，起点相对低，特别是在护理科研伦理问题上仍重视不够。目前进行临床护理科研时要注意以下伦理问题：坚持有利无害原则，不给患者带来伤害；坚持知情同意原则，如实告知患者可能的不良后果，签署知情同意书；坚持科学性原则，把风险降到最低，一旦出现不良反应立即停止科研；坚持保密原则，为患者保密。

4. **手术室护理相关法律**

手术室护理相关法律是医护人员在为患者进行手术的过程中必须遵守的相关法律，主要包括：《中华人民共和国刑法》《中华人民共和国民法通则》《中华人民共和国传染病防治法》《中华人民共和国侵权责任法》《护士条例》《中华人民共和国献血法》《中华人民共和国劳动法》、《医疗事故处理条例》、《医疗废物管理条例》、《医院感染管理办法（试行）》、《临床输血技术规范、消毒管理办法》等等。

手术室常见的法律问题主要表现为：

（1）与依法执业有关：与依法执业有关的法律问题主要表现为允许或者默许无执业证书人员从业，以及超越执业权限处理患者等。

（2）与查对制度有关：与查对制度有关的法律问题主要表现为未严格执行患者查对制度所导致的手术患者、手术部位、手术方式错误，以及未严格执行物品清点查对制度所导致的异物遗留在体内。

（3）与安全有关：与安全有关的法律问题主要表现为患者安全问题，如电灼伤、体位摆放不当导致的灾难性的损伤、坠床、各种原因导致的抢救不及时等。

（4）与医嘱执行有关：由于手术室护理的特殊性，执行的医嘱较少，与医嘱执行有关的法律问题主要表现为未按规定执行口头医嘱所导致的错误。

（5）与标本送检有关：病理诊断是肿瘤诊断的金标准，因此标本的管理尤为重要。与标本送检有关的法律问题主要表现为标本遗失、标本错误混淆、标本腐烂、科研标本取用不当导致病理诊断缺失等。

（6）与消毒隔离有关：与消毒隔离有关的法律问题主要表现为：由于未严格执行无菌原则和相关消毒技术规范导致的患者的伤害，如未严格执行无菌技术导致的眼球摘除，未严格执行植入物管理制度导致的植入物感染，未严格执行医疗废物管理制度导致的医疗废物流失等。

（7）与护理文件书写有关：手术室护士书写的具有法律效应的护理文件主要包括护理清点记录单、手术安全核查表、手术风险评估表，护理文件往往是护士在法律上举证的法律依据，因此客观、及时、准确地书写尤为重要。与护理文件书写有关的法律问题主要表现为涂改、代签名、填写内容不真实、与医疗记录不一致等。

第二节　洁净手术部（室）的设计与管理

1966 年在美国诞生了第一个使用空气洁净技术的手术室，它的出现大大降低了患者术后的感染率，其作用得到了行业内的一致肯定，洁净手术部的配备逐渐成为各国医院现代化的重要标志。我国洁净手术室的建设源于 20 世纪 80 年代，特别是在 2002 年 11 月颁布了《医院洁净手术部建筑技术规范》（GB 50333—2002）以来，我国医院新建和改建、扩建洁净手术部（室）有了飞速发展的趋势。时至今日，随着当代医学科学和诊疗技术的飞速发展，器官移植、人工关节置换、微创手术、机器人手术、多学科联合诊疗技术的开展，对洁净手术室的建设提出了新的要求，2014 年 6 月开始执行的《医院洁净手术部建筑技术规范》（GB 50333—2013）对新建和改建、扩建洁净手术部（室）的建设给出了新的标准，同时规范洁净手术部（室）的管理，使其充分发挥效能，保障患者安全。

一、总则

1. 洁净手术部的建设,应有利于提高投资效益、满足医疗事业发展和科技进步的要求。

2. 洁净手术部的建设,必须遵守国家现行的有关经济建设和卫生事业的法律、法规。

3. 洁净手术部的建设,必须符合相关卫生学标准和洁净技术标准的规定,达到既能防止微生物、尘埃对手术间的污染,又能防止手术室外部环境的污染。

4. 洁净手术部的建设,应坚持其综合性能,注重空气净化技术措施,加强手术区的保护,降低感染风险。

5. 所用材料必须有合格证或试验证明,并在有效期之内使用。所用装置和设备必须有生产合格证和铭牌,属于新开发的产品,应有工艺鉴定材料或试验证明材料。建筑设施上应坚持实用、经济的原则,避免片面追求装潢。

6. 洁净手术部设计宜留有发展余地,注重设计的灵活性与通用性,适应将来改建或扩建需要。

二、术语

1. 洁净手术部(clean operating department) 由洁净手术室、洁净辅助用房和非洁净辅助用房等一部分或全部组成的独立的功能区域。

2. 洁净手术室(clean operating room) 采用空气净化技术,把手术环境空气中的微生物粒子及微粒总量降到允许水平的手术室。

3. 洁净辅助用房(clean supporting space) 对空气洁净度有要求的非手术室的用房。

4. 非洁净辅助用房(non-clean supporting space) 对空气洁净度无要求的非手术室的用房。

5. 手术区(operating zone) 需要特别保护的包括手术台及其四边外推一定距离的区域。

6. 周边区(surrounding zone) 洁净手术室内除去手术区以外的其他区域。

7. 洁净度 5 级(cleanliness class 5) 相当于原 100 级。大于等于 0.5 μm 的微粒数大于 350 粒/m^3(0.35 粒/L)到小于等于 3 500 粒/m^3(3.5 粒/L);大于等于 5μm 的微粒数为 0 粒/L。

8. 洁净度 6 级(cleanliness class 6) 相当于原 1000 级。大于等于 0.5 μm 的微粒数大于 3 520 粒/m^3(3.52 粒/L)到小于等于 35 200 粒/m^3(35.2 粒/L);大于等于 5 μm 的微粒数小于等于 293 粒/m^3(0.3 粒/L)。

9. 洁净度 7 级(cleanliness class 7) 相当于原 10000 级。大于等于 0.5 μm 的微粒数大于 35 200 粒/m^3(35.2 粒/L)到小于等于 352 000 粒/m^3(352 粒/L);大于等于 5 μm 的微粒数大于 293 粒/m^3(0.3 粒/L)到小于等于 2 930 粒/m^3(3 粒/L)。

10. 洁净度 8 级(cleanliness class 8) 相当于原 100000 级。大于等于 0.5 μm 的微粒数大于 352 000 粒/m^3(352 粒/L)到小于等于 3 520 000 粒/m^3(3 520 粒/L);大于等于 5 μm 的微粒数大于 2 930 粒/m^3(3 粒/L)到小于等于 29 300 粒/m^3(29 粒/L)。

11. 洁净度 8.5 级(cleanliness class 8.5) 相当于原 30 万级。大于等于 0.5 μm 的微

粒数大于 3 520 000 粒/m³(3 520 粒/L)到小于等于 11 120 000 粒/m³(11 200 粒/L);大于等于 5 μm 的微粒数大于 29 300 粒/m³(29 粒/L)到小于等于 92 500 粒/m³(92 粒/L)。

12. 空态(as-built) 室内净化空调设施及功能齐备而未运行,但室内没有医疗设备和人员的状态。

13. 静态(at-rest) 室内净化空调设施及功能齐备并运行,如有医疗设备,医疗设备已安装并可运行,但无工作人员的状态。

14. 浮游法细菌浓度(airborne bacterial concentration) 简称浮游菌浓度。在空气中用浮游菌采样器随机采样,经培养所得单位空气体积中的菌落形成单位的数量,代表空气中的浮游菌数,cfu/m³。

15. 沉降法细菌浓度(depositing bacterial concentration) 简称沉降菌浓度。沉降法称平板暴露法。用培养皿在空气中暴露采样,盖好培养皿后经过培养得出的菌落形成单位的数量,代表空气中可以沉降下来的细菌数,cfu/皿。

16. 术间自净时间(recovery time between operations) 在正常运行的换气次数条件下,使手术室内术后废弃物已被清除后的空气含尘浓度降低约 90% 或降低到设计洁净度级别上限浓度之内所需的时间。

17. 洁净区(clean zone) 凡有 Ⅳ 级及以上洁净度要求的区域均为洁净区。无此要求的区域为非洁净区。

18. 净化空调系统(air cleaning and conditioning system) 采用以过滤除菌、除尘为主要措施,将受控区域内悬浮尘埃与微生物浓度控制到所要求水平的空气调节系统。

19. 外源性感染(exogenous infection) 患者由他人或环境等体外微生物引发的感染。

20. 内源性感染(endogenous infection) 患者由自身拥有的菌群引发的感染。

21. 多功能复合手术室(间)(hybrid operating room) 可以同时进行影像学诊断、介入治疗和外科手术的特殊手术室。

22. 非诱导型送风装置(non-aspirating supply diffusers) 特指设置在洁净手术室内引导送风气流从集中布置在天花板上的风口向下流动且很少诱导室内空气的气流分布装置,通常出口风速低,截面风速均匀。俗称送风天花。

三、洁净手术部的设计与建设

(一)洁净手术部规模

1. 洁净手术部设置洁净手术室间数应根据医院类型、床位数和年手术例量核定。手术室间数按外科系统床位数确定时,按 1:20～1:25 的比例计算,即每 20～25 床设 1 间手术室。

2. 手术间的面积应根据综合手术室或专科手术室而定,面积大小合理搭配。一般大手术间面积 50～60 m²,中手术间面积 30～40 m²,小手术间面积 20～30 m²。特殊功能的手术间可按实际需要确定面积。

(二)洁净手术部的环境要求

1. 新建洁净手术部的位置宜远离院内或周边的污染源,并宜在其上风向。

2. 洁净手术部不宜设在首层和高层建筑的顶层。

3. 洁净手术部应独立成区,并宜与其有密切关系的外科重症护理单元邻近,宜与有关的放射科、病理科、消毒供应中心、输血科等联系便捷。

（三）洁净手术部的平面布局

1. 洁净手术部平面布局应有利于提高医疗效率，并应按用房功能划分洁净区与非洁净区。洁净区与非洁净区之间的联络必须设缓冲室或传递窗，以控制不同空气洁净度要求的区域间的空气交叉污染。洁净手术室的内部平面和通道形式应符合便于疏散、功能流程合理、洁污分明的原则。

2. 洁净区内手术室宜相对集中布置。Ⅰ、Ⅱ级洁净手术室应处于干扰最小的区域。

3. 负压手术室和感染手术室在出入口处都应设准备室作为缓冲室。负压手术室应有独立出入口。

4. 更衣室应分换鞋和更衣区；卫生间、淋浴间应设于更衣区前半部分。

5. 医护人员更衣区合计面积按实际使用人数每人不宜小于 $1\ m^2$ 计算，更衣室不应小于 $6\ m^2$。

6. 车辆卫生通过区域或换车间应设在手术部主入口，其面积应满足车辆回旋角度和停放转运的要求。

7. 病理速检室紧邻洁净手术部时宜设与洁净区走廊相通的传递窗。

8. 脱包间应位于紧邻洁净区的非洁净区，脱包后物品应立即传至脱包内间或洁净区。

9. 护士站宜设于主入口。

（四）洁净手术部的建筑装饰

洁净手术部的建筑装饰应遵循不产尘、不易积尘、耐腐蚀、耐碰撞、不开裂、防潮防霉、容易清洁、环保节能和符合防火要求的总原则。洁净手术部内使用的装饰材料应无味无毒，符合现行国家标准《民用建筑工程室内环境污染控制规范》（GB 50325）和相关装饰装修材料产品有害物质限量标准的要求，或符合使用方的特殊要求。

1. 地面、墙面

（1）洁净手术部内地面应选用实用经济的材料，以浅色为宜。

（2）洁净手术部内Ⅰ、Ⅱ级手术室墙面、顶棚可用工厂生产的标准化、系列化的一体化装配方式；Ⅲ、Ⅳ级手术室墙面也可用瓷砖或涂料等；应根据用房需要设置射线防护。

（3）洁净手术室围护结构间的缝隙和在围护结构上固定、穿越形成的缝隙，均应密封。

（4）洁净手术部内墙面下部的踢脚不得突出墙面；踢脚与地面交界处的阴角应做成 $R \geqslant 30\ mm$ 的圆角。其他墙体交界处的阴角宜做成小圆角。

（5）洁净手术部内墙体转角和门的竖向侧边的阳角宜为圆角。通道两侧及转角处墙上应设防撞板。

（6）洁净手术部内与室内空气直接接触的外露材料不得使用木材和石膏。

2. 门、窗

（1）洁净手术室进出手术车的门，净宽不宜小于 $1.4\ m$，当采用电动悬挂式自动门时，应具有自动延时关闭和防撞击功能，并应有手动功能。除洁净区通向非洁净区的平开门和安全门为向外开之外，其他洁净区内的门均向静压高的方向开。

（2）Ⅲ、Ⅳ级洁净辅助用房可设外窗，但必须是不能开启的双层玻璃密闭窗或两道窗（室内一道可开）。

3. 供电系统

（1）应根据洁净手术部用电负荷的分级和医用电气设备工作场所的分类进行供配电系统设计。洁净手术部用电负荷的分级和医用电气设备工作场所的分类应按国家现行有关标准执行。

（2）洁净手术部必须采用独立双路电源供电。有生命支持电气设备的洁净手术室必须设置应急电源。自动恢复供电时间应符合下列要求：

① 生命支持电气设备应能实现在线切换。

② 非治疗场所和设备应≤15 s。

③ 应急电源工作时间不宜小于 30 min。

4. 供气系统

（1）洁净手术部可使用的医用气体及相关装置有氧气、压缩空气、负压（真空）吸引、氧化亚氮、氮气、二氧化碳和氩气以及废气回收排放等，其中氧气、压缩空气和负压（真空）吸引装置必须配置，氩气随设备需要配置。

（2）气体终端应采用国际单位制（法定单位制）标准，接口制式应统一。可选用悬吊式和暗装壁式各一套。各种气体终端接头不得有互换性。终端面板根据气体种类应有明显标志。

5. 供水系统

（1）供给洁净手术部用水的水质必须符合生活饮用水卫生标准，同时设置冷热水系统，水温可控，24 小时供应。

（2）洗手池应设置有可调节冷热水温的非手动开关的龙头。

6. 消防系统

（1）洁净手术部应设置火灾自动报警装置，能帮助早期发现和通报火灾，及时通知人员疏散和施救。

（2）根据洁净手术部的功能和用途，要求其所在建筑应具有较高的耐火等级。采用一、二级耐火等级的建筑物或设在一、二级耐火等级的建筑物内。

（3）手术部内的人员在火灾时往往需要时间进行应急处理，要尽量单独划分防火分区。自动感应门不允许作为疏散用门，以防止人员在紧急疏散情况下无法使用。

（4）当具有手动开启功能，且能方便打开时，可作为疏散门，且门上醒目位置要有使用说明标识。

7. 其他

（1）新建洁净手术部如有设备层，层内设备、管道的安装与维修应有足够的操作空间，设备层梁下净高不宜低于 2.2 m，并应进行简易装修；其地面、墙面应平整耐磨，地面应做防水和排水处理；穿过楼板的预留洞口四周应有挡水防水措施。顶、墙应做涂刷处理。直接位于手术室上一层的、用水的房间地面也可做防水处理。

（2）洁净手术室的净高（装饰面或送风面至地面高度）不宜低于 2.7 m。当手术室的送风装置被轨道分隔开时（如在多功能复合手术室），应使气流在地面以上 2 m 高度搭接，当分隔后的送风盲区宽度为 0.1~0.25 m 时，房间净高相应不低于 2.8~3.2 m。

（3）洁净手术室应采取防静电措施。洁净手术室内所有饰面材料的表面电阻值应在 106~1 010 Ω。

（4）洁净手术室和洁净辅助用房内必须设置的插座、开关、各种柜体、观片灯等均应嵌入墙内，不得突出墙面。洁净手术室和洁净辅助用房内不应有明露管线。

（5）洁净手术室的吊顶及吊挂件，必须采取牢固的固定措施。洁净手术室吊顶上不应开设人孔。检修孔可开在洁净区走廊上，并应采取密封措施。

（五）洁净手术室的基本装备

洁净手术室基本装备是指需在手术室内部进行建筑装配、安装的设施，不包括可移动的或临时用的医疗设备、电脑及与其配套的设备。基本装备包括可供手术室使用的最基本装备项目和数量，可在此基础上根据需要有选择地适当增加，但不属于基本装备之列。每间洁净手术室的基本装备宜符合表5-3的要求。

表5-3 洁净手术室基本装备

装备名称	每间最低配置数量
无影灯	1套
手术台	1台
计时器	1只
医用气源装置	2套
麻醉气体排放装置	1套
医用吊塔、吊架	根据需要配置
免提对讲电话	1部
观片灯（嵌入式）或终端显示屏	根据需要配置
保暖柜	宜1个
药品柜（嵌入式）	1个
器械柜（嵌入式）	1个
麻醉柜（嵌入式）	1个
净化空调参数显示调控面板	1块
微压计（最小分辨率达1Pa）	1台
记录板	1块

注：可按医疗要求调整所需装备。

1. 无影灯应根据手术要求和手术室尺寸进行配置，宜采用多头型无影灯；无影灯架调平板的位置应设在送风面之上，距离送风面不应小于5 cm，送风口下面不应安装无影灯底座护罩。

2. 手术室计时器宜兼具麻醉计时、手术计时和一般时钟计时功能，应有时、分、秒的清楚标识，并配置计时控制器；停电时能自动接通自备电池，自备电池供电时间不应低于10 h。计时器宜设在患者不易看到的墙面上方。

3. 医用气源装置应分别设置在手术台患者头部右侧麻醉吊塔上和靠近麻醉机的墙上，距地高度为1.0～1.2 m，麻醉气体排放装置宜设在麻醉吊塔（或壁式气体终端）上。

4. 观片灯联数可按手术室大小类型配置，观片灯或终端显示屏宜设置在主刀医生对面墙上。

5. 器械柜、药品柜宜嵌入手术台脚端墙内方便的位置,麻醉柜宜嵌入手术台患者头部墙上合适位置。

6. 净化空调参数显示、调控面板宜设于手术车入口门侧墙上。

7. 微压计宜设于手术车入口门外墙上可视高度。

8. 能放置电脑工作站的记录板应为暗装,收折起来应和墙面齐平。

9. 对于多功能复合手术室等新型手术室可按实际医疗需要,对医疗、影像等装备进行调整。

(六) 洁净手术部用房分级

洁净手术部洁净用房应按空态或静态条件下的细菌浓度分级。洁净手术室的用房分级和指标应符合表5-4的要求,洁净辅助用房分级和指标应符合表5-5的要求,洁净手术部内设置的辅助用房宜符合表5-6的要求。

表5-4 洁净手术室用房的等级标准

洁净用房等级	沉降法(浮游法)细菌最大平均浓度		空气洁净度级别		参考手术
	手术区	周边区	手术区	周边区	
I	0.2cfu/30 min·φ90 皿(5cfu/m³)	0.4cfu/30 min·φ90 皿(10cfu/m³)	5	6	假体植入、某些大型器官移植、手术部位感染可直接危及生命及生活质量等手术
II	0.75cfu/30 min·φ90 皿(25cfu/m³)	1.5cfu/30 min·φ90 皿(50cfu/m³)	6	7	涉及深部组织及生命主要器官的大型手术
III	2cfu/30 min·φ90 皿(75cfu/m³)	4cfu/30 min·φ90 皿(150cfu/m³)	7	8	其他外科手术
IV	6cfu/30 min·φ90 皿		8.5		感染和重度污染手术

注:1. 浮游法的细菌最大平均浓度采用括号内数值。细菌浓度是直接所测的结果,不是沉降法和浮游法互相换算的结果。

2. 眼科专用手术室周边区洁净度级别比手术区可低2级。

表5-5 洁净辅助用房的等级标准

洁净用房等级	沉降法(浮游法)细菌最大平均浓度	空气洁净度级别
I	局部集中送风区域:0.2个/30 min·φ90 皿(5cfu/m³),其他区域:0.4个/30 min·φ90 皿(10cfu/m³)	局部5级,其他区域6级
II	1.5cfu/30 min·φ90 皿(50cfu/m³)	7级
III	4cfu/30 min·φ90 皿(150cfu/m³)	8级
IV	6cfu/30 min·φ90 皿	8.5级

注:浮游法的细菌最大平均浓度采用括号内数值。细菌浓度是直接所测的结果,不是沉降法和浮游法互相换算的结果。

表 5-6　主要辅助用房

	用房名称	洁净用房等级
在洁净区内的洁净辅助用房	需要无菌操作的特殊用房	Ⅰ～Ⅱ
	体外循环室	Ⅱ～Ⅲ
	手术室前室	Ⅲ～Ⅳ
	刷手间	Ⅳ
	术前准备室	
	无菌物品存放室、预麻室	
	精密仪器室	
	护士站	
	洁净区走廊或任何洁净通道	
	恢复(麻醉苏醒)室	
	手术室的邻室	无
在非洁净区内的非洁净辅助用房	用餐室	无
	卫生间、淋浴间、换鞋处、更衣室	
	医护休息室	
	值班室	
	示教室	
	紧急维修间	
	储物间	
	污物暂存处	

（七）洁净手术部的净化技术与用房的技术指标

洁净手术室的空气净化技术是通过初、中、高效 3 级过滤来控制室内尘埃含量,选用一定的气流方式和换气次数,使空气达到一定的净化级别。净化空调系统主要由空气处理器,初、中、高效过滤器,加压风机,空气加温器,回风口及送风口等组成。净化空调系统应使洁净手术部整体处于受控状态,并使各洁净手术室灵活运行。

1. 洁净手术部的各类洁净用房除细菌浓度和洁净度级别应符合相应等级的要求外,各类洁净用房的其他主要技术指标应按表 5-7 的规定设计。

2. 洁净手术部各类洁净用房技术指标的选用应符合下列原则:

（1）相互连通的不同洁净度级别的洁净用房之间,洁净度高的用房应对洁净度低的用房保持相对正压。最小静压差应大于或等于 5 Pa,最大静压差应小于 20 Pa,不应因压差而产生啸音或影响开门。

（2）相互连通的相同洁净度级别的洁净用房之间,宜有适当压差,保持要求的气流方向。

（3）严重污染的房间对相通的相邻房间应保持负压,最小静压差应大于等于 5 Pa。用于控制空气传播感染的手术室应是负压手术室,负压手术室对其吊顶上技术夹层应保持略低于"0"的负压差。

(4) 洁净区对与其相通的非洁净区应保持正压,最小静压差应大于等于 5 Pa。

(5) 换气次数和新风量除应符合表 5-7 的要求外,还应满足压差、补偿排风、空调负荷及特殊使用条件等要求。

(6) 温、湿度不达标的不应超过 5 天/年,连续 2 天不达标的不应超过 2 次/年。

(7) 对技术指标的项目、数值、精度和变化规律等有特殊要求的房间,应按实际要求设计。

(8) 表 5-7 中未列出名称的房间可参照表中用途相近的房间确定其指标数值。

表 5-7　洁净手术部用房主要技术指标

名　称	室内压力	最小换气次数(次/h)	工作区平均风速(m/s)	温度(℃)	相对湿度(%)	最小新风量[m³/(h·m²)或次/h](仅指本栏括号中数据)	噪声dB(A)	最低照度(lx)	最少术间自净时间(min)
Ⅰ级洁净手术室和需要无菌操作的特殊用房	正	—	0.20~0.25	21~25	30~60	15~20	≤51	≥350	10
Ⅱ级洁净手术室	正	24	—	21~25	30~60	15~20	≤49	≥350	20
Ⅲ级洁净手术室	正	18	—	21~25	30~60	15~20	≤49	≥350	20
Ⅳ级洁净手术室	正	12	—	21~25	30~60	15~20	≤49	≥350	30
体外循环室	正	12	—	21~27	≤60	(2)	≤60	≥150	—
无菌敷料室	正	12	—	≤27	≤60	(2)	≤60	≥150	—
未拆封器械、无菌药品、一次性物品和精密仪器存放室	正	10	—	≤27	≤60	(2)	≤60	≥150	—
护士站	正	10	—	21~27	≤60	(2)	≤55	≥150	—
预麻醉室	负	10	—	23~26	30~60	(2)	≤55	≥150	—
手术室前室	正	8	—	21~27	≤60	(2)	≤60	≥200	—
刷手间	负	8	—	21~27	—	(2)	≤55	≥150	—

续表

名　　称	室内压力	最小换气次数（次/h）	工作区平均风速(m/s)	温度（℃）	相对湿度（%）	最小新风量［m³/(h·m²)或次/h]（仅指本栏括号中数据）	噪声dB(A)	最低照度(lx)	最少术间自净时间(min)
洁净区走廊	正	8	—	21～27	≤60	(2)	≤52	≥150	—
恢复室	正	8	—	22～26	25～60	(2)	≤48	≥200	—
脱包间	外间脱包负	—	—	—	—	—	—	—	—
	内间暂存正	8	—	—	—	—	—	—	—

注：(1) 负压手术室用房室内压力一栏应为"负"。

(2) 平均风速指集中送风区地面以上1.2 m截面的平均风速。

(3) 眼科手术室截面平均风速应控制在(0.15～0.2)m/s。

(4) 温湿度范围下限为冬季的最低值，上限为夏季的最高值。

(5) 手术室新风量的取值，应根据有无麻醉或电刀等在手术过程中散发有害气体而增减。

（八）洁净手术部的竣工验收

为保证洁净手术部的安全使用，施工质量是前提。洁净手术部（室）必须单独验收，验收合格后方可启用。工程验收监测时，应先测风速风量和静压差，最后检测细菌浓度。不得以空气洁净度级别或细菌浓度的单项指标代替综合性能全面评定，不得以竣工验收检测代替综合性能全面评定检测。竣工验收和综合性能全面评定的检测以空态或静态为准。

1. 工程验收检测

是指建设方对经过施工方调试使净化空调基本参数达到合格后的洁净手术室的施工、安装质量的检查认可。

（1）由施工方负责完成。

（2）检测项目：① 通风机的风量及转数；② 系统和房间风量机器平衡；③ 系统和房间静压及其调整；④ 自动调节系统联合应用；⑤ 高效过滤器检漏；⑥ 洁净度级别。

2. 综合性能全面评定检测

洁净手术室投入运行前应进行综合性能评定，由第三方对已竣工验收的洁净手术部的等级指标和技术指标进行全面检测和评定。

（1）必须由卫生部门授权的专业工程质量检验机构或取得国家实验室认可资质条件的第三方完成。

（2）检测项目：① 截面风速；② 换气次数；③ 静压差；④ 洁净度级别；⑤ 温湿度；⑥ 高

效过滤器抽查检漏(1级洁净用房抽查比例应大于50%,其他洁净用房应大于20%);⑦ 噪音;⑧ 照度;⑨ 新风量;⑩ 细菌浓度。

四、洁净手术部的规范管理

(一) 环境管理

1. 健全感染监控领导小组

领导小组由科主任、护士长、层流维护工程师和感染控制护士组成,负责制定工作制度和质量标准并组织落实。护士长主要抓环节质量及跟踪检查;层流工程师负责每日净化手术间温湿度、压力、风速等的监控,空调机组的检测、清洁和维护保养;感染控制护士负责手术间环境、物品表面及手术人员手的监测、结果分析、资料存储及信息上报工作。

2. 严格分区管理

设立手术患者通道、工作人员通道、无菌物品通道和污物通道,各行其道,互不干扰。医护人员、患者及无菌物品运输走洁净通道;污染器械、敷料、污物等经清洁通道通行,以保证洁净手术部空气的洁净度及手术流程的规范。

3. 合理安排手术

根据不同空气洁净度安排手术,不允许交叉使用。手术安排原则为先做无菌手术,再做感染手术。特殊感染手术必须安排在感染手术间或负压手术间。

4. 严格控制人员进出

设专职管理人员控制洁净手术部的人员出入。手术人员按"手术通知单"名单核对后进入手术室,专科医生(含进修、实习生)参观专科手术,应在"手术通知单"注明参观者姓名,每台不超过2人。移植、关节置换、心脏、特殊感染等手术拒绝参观。开展新手术、学术交流及手术演示可安排在有直播系统手术间,参观人员在观摩厅同步观看。外来参访人员须经医务处批准,并征得手术部同意后,由手术部统一安排在指定范围参观,正在实施手术的手术间禁止参观。

5. 严格着装管理

凡进入手术室工作人员按规范更换手术室衣裤鞋帽、佩戴口罩,着装整齐,符合要求,上衣下摆系于洗手裤内,头发不得外露,口罩遮住口鼻。外出更换衣、鞋。手术患者更换清洁病员服,戴隔离帽。

6. 加强手术间门户管理

手术过程中保持前后门关闭状态。按专科相对固定手术间,所有物品固定基数、定位放置,减少进出手术间次数,避免频繁开关门造成压力梯度的改变,影响净化效果。

(二) 物品管理

1. 物品准入

各种仪器设备在进入手术部前,均应先打开外包装,进行湿式擦拭后方可进入。所有一次性无菌物品在进入洁净区前,先去除外包装箱再发送各手术间和无菌间。

2. 手术间物品定位管理

洁净手术间固定物品,如手术床、器械台、麻醉机、监护仪、高频电刀、超声刀、内窥镜、显微镜等,应定位放置,用后归位,禁止来回搬动。

（三）清洁管理

1. 洁净手术部的清洁工作应在每台手术前后及每天手术结束后进行,必须采用湿式打扫。

2. 清洁工作应在净化空调系统运行中进行。清洁工作完成后,手术间净化空调系统继续运行至恢复规定的洁净度级别,一般不少于该手术间的自净时间。

3. 清洁工具应选用不掉纤维织物的材料制作。为防止交叉感染,不同级别的手术间的清洁工具以不同颜色严格区分。用后按规范消毒、晾干备用。

4. 每台手术后应对手术台及周边至少 1～1.5 m 范围内的物体表面进行清洁;全天手术结束后应对手术间暴露的地面和物体表面进行清洁消毒;每周对手术部进行彻底清洁一次,对所有物体表面包括吊顶、墙壁、地面等进行擦拭清洁。

5. 手术间产生的废弃物一律不得随意丢弃,应及时收集、分类放置、规范处理,尽可能减少地面污染。

（四）运行管理

1. 日常运行与监测

（1）手术前 30 min 开启空调净化系统,每天通过净化自控系统进行机组监控。

（2）净化系统运行时保持各门的关闭。当自动门发生故障时,应随手关门。

（3）空气细菌浓度监测

① 静态监测:每月对各级别洁净手术室至少进行 1 间静态空气净化效果的监测。

② 动态监测:Ⅰ～Ⅱ级每月监测一次,Ⅲ～Ⅳ级每 2 个月监测一次。

（4）静压差:运行动态监测,在手术开始时,直接读取手术间门外仪表数据或用液柱式微压差计现场测定。

（5）相对湿度:Ⅰ级每 2 日监测一次,Ⅱ～Ⅳ级每周一次;在手术缝合时有室内仪表直接读取。

2. 维护与保养

（1）设专门维护管理员,遵循设备的使用说明进行保养和维护;并制定运行手册,有检查和记录。

（2）空气处理机组、新风机组应定期检查,保持清洁。

（3）新风机组粗效滤网宜每 2 天清洁一次;粗效过滤器宜 1～2 个月更换一次;中效过滤器宜每周检查,3 个月更换一次;亚高效过滤器宜每年更换。发现污染和堵塞及时更换。

（4）末端高效过滤器宜每年检查一次,当阻力超过设计阻力 160 Pa 或已经使用 3 年以上时宜更换。

（5）排风机组中的中效过滤器宜每年更换,发现污染和堵塞及时更换。

（6）定期检查回风口过滤网,宜每周清洁一次,每年更换一次。如遇特殊污染,即时更换,并用消毒剂擦拭回风口内表面。

（五）安全管理

1. 洁净手术部有专属安全员,加强对手术部所有人员安全知识的培训及各种应急预案的演练。

2. 各种消防器材、安全门等设施处于完好状态，要求所有人员熟悉它们的位置及使用方法。安全门必须保证随时开启，安全通道要有醒目标志，禁止堆放杂物，保证畅通。

3. 安全员负责每月对手术部进行巡视检查，发现问题及时报告。其他人员发现问题随时报告，及时处理。

4. 手术部一旦发生火灾，应迅速报警，立即停止净化空调系统的运行，切断电源及易燃气体通路，组织灭火及疏散人员。

第三节　手术室护理基础知识

一、常用手术器械

手术器械是外科手术操作必备物品，包括基本器械和特殊器械两大类。

（一）基本器械

按其功能可分为5类。

1. 切割类器械

（1）手术刀（表5-8）：由刀柄和刀片构成，分可拆卸手术刀和固定手术刀。常用的手术刀柄有3、4、7号，4号刀柄可配22、23号大圆刀片；3、7号刀柄可配10号小圆刀片、11号尖刀片、12号镰状刀片、15号乳头刀片。固定手术刀较少使用，主要为截肢刀。

表 5-8　手术刀

手术刀柄	规格型号
	3#
	4#
	7#
手术刀片	规格型号
	10#
	11#

续表

手术刀片	规格型号
	12#
	15#
	22#
	23#

（2）手术剪（表5-9）：根据剪切对象不同可分为组织剪、精细剪、特快型组织剪、线剪、骨剪、钢丝剪等，各类手术剪又有长、短、直、弯、尖、钝、薄刃、厚刃之分。通常手术人员习惯根据其用途来命名，如子宫剪、眼科剪、扁桃体剪、鼻甲剪、肋骨剪等。使用时根据所剪组织特点进行选择，如游离剪开浅部组织用短弯剪，如游离剪开深部组织用长弯剪，分离精细组织用薄刃、尖弯剪，剪断韧带或较多组织时用厚刃、钝弯剪，剪线、敷料用直剪，剪断骨组织用骨剪，剪裁钢丝、克氏针等钢质材料用钢丝剪。

使用剪刀时，注意专剪专用，以免损伤手术剪的刃口，影响其锋利度。

表5-9　手术剪

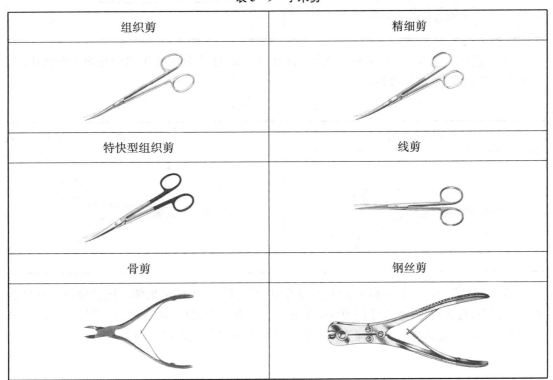

组织剪	精细剪
特快型组织剪	线剪
骨剪	钢丝剪

2. 抓取、挟持类器械

(1) 手术镊(表5-10):分为损伤、无损伤两大类。根据形状、用途对其命名,如有齿镊、无齿镊、枪状镊、眼科镊、显微镊、血管镊等。手术镊主要用于手术中局部组织的提拉、暴露,协助分离和缝合操作。有齿镊对组织损伤较大,主要用于挟持较硬的组织,如皮肤、瘢痕等。无损伤镊用途广泛,用于挟持各种组织及脏器。精细、尖镊对组织损伤较轻,多用于血管外科、神经外科和整形外科等手术。

表 5-10　手术镊

有齿镊	无齿镊
枪状镊	眼科镊
显微镊	血管镊

(2) 血管钳(表5-11):又叫止血钳,有直、弯、长、短之分。用于术中止血和分离组织,也可用于协助缝合、挟持敷料。

表 5-11　血管钳

直的止血钳	弯的止血钳

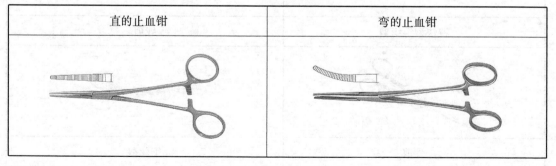

(3) 持针器(表5-12):持针器的头端有粗、细之分,用于挟持粗细不同的缝针。持针器可分为直头、弯头两种,通常使用直头,弯头用于缝合特殊部位(如心脏、肾门等),以适应缝合的不同角度。显微持针器的弹簧臂可以挟持精细的缝针又不损伤缝针。

表 5 - 12 持针器

直的持针器	弯的持针器
显微持针器	

(4) 其他钳类(表 5 - 13)

① 巾钳:建立无菌屏障时固定无菌巾。

② 卵圆钳:有齿卵圆钳主要用于钳夹敷料,无齿卵圆钳用于提拉食管、肠道等。

③ 组织钳:按其前端齿的深浅分为有损伤和无损伤。齿深的为有损伤组织钳,钳夹稳固有力,用于挟持组织和皮瓣;浅齿的为无损伤组织钳,可钳夹闭合血管。

④ 柯克钳:尖端增加鼠齿设计,以增加抓取力度,多用于挟持坚韧致密的组织和阻断胃肠道。

⑤ 肠钳:用于夹闭肠道断端。

⑥ 肺钳:用于提拉、牵引肺叶。

⑦ 肾蒂钳:用于阻断肾蒂血流。

⑧ 脾蒂钳:用于阻断脾蒂血流。

⑨ 取石钳:用于取出胆囊、胆管、膀胱及输尿管等部位的结石。

⑩ 异物钳:用于取拿各部位异物及组织。

表 5 - 13 其他钳类

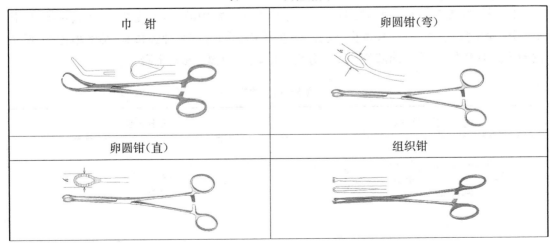

巾 钳	卵圆钳(弯)
卵圆钳(直)	组织钳

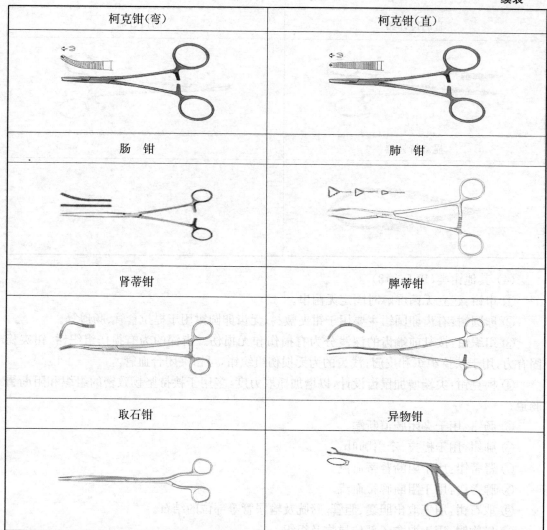

柯克钳(弯)	柯克钳(直)
肠 钳	肺 钳
肾蒂钳	脾蒂钳
取石钳	异物钳

3. 牵拉类器械

(1) 拉钩(表5-14):种类繁多,大小、形状不一。常用的有:头皮拉钩、皮肤拉钩、甲状腺拉钩、阑尾拉钩、腹部拉钩(单头、双头)、S型拉钩、静脉拉钩、神经拉钩、神经根拉钩、阴道拉钩等。手术中,根据不同部位和需求分别选用,牵开组织,暴露术野。

表5-14 拉钩

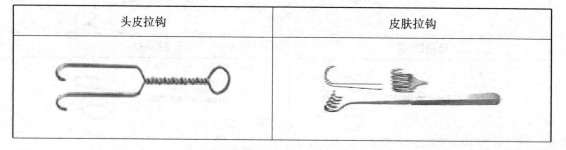

头皮拉钩	皮肤拉钩

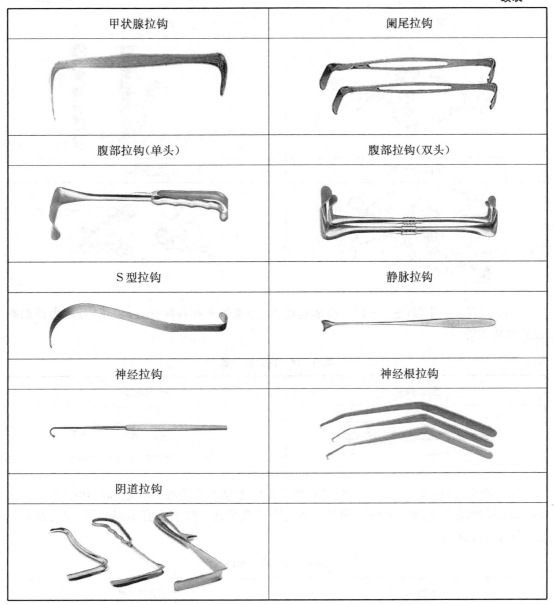

甲状腺拉钩	阑尾拉钩
腹部拉钩（单头）	腹部拉钩（双头）
S 型拉钩	静脉拉钩
神经拉钩	神经根拉钩
阴道拉钩	

（2）牵开器（表 5 - 15）：有开睑器、开口器、乳突撑开器、胸腔撑开器、腹腔牵开器、窥阴器等。用于扩开组织和脏器，暴露手术野，便于手术操作。

表 5 - 15　牵开器

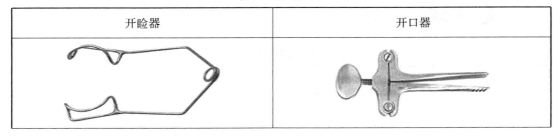

| 开睑器 | 开口器 |

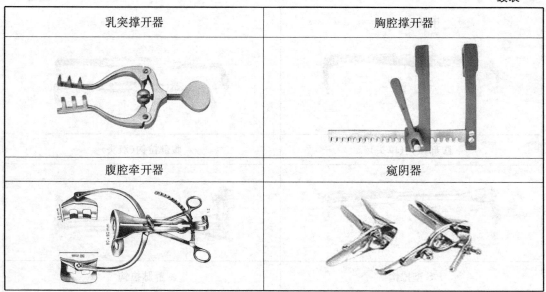

乳突撑开器	胸腔撑开器
腹腔牵开器	窥阴器

（3）探查及扩张器（表5-16）：有胆道探条、尿道探子和各种探针，用于空腔、窦道探查及扩大腔隙等。

表 5-16　探查扩张器

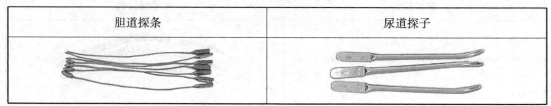

胆道探条	尿道探子

（4）吸引系统（表5-17）：手术室的吸引系统主要用于清理呼吸道和吸出手术野的血液、渗液及冲洗液，通过一次性无菌吸引管与吸引头相连。吸引头有不同长度、口径及调节孔，分直、弯两种。

表 5-17　吸引系统

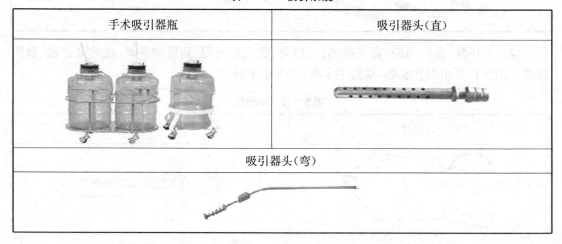

手术吸引器瓶	吸引器头（直）
吸引器头（弯）	

（二）特殊器械

1. 腔镜器械（表5-18）

各种窥镜、穿刺组件、气腹针、分离钳、抓钳、电凝钩、电凝棒、施夹器、圈套器等。

表 5-18 腔镜器械

窥 镜	穿刺组件
气腹针	分离钳
抓 钳	电凝钩
电凝棒	施夹器（可吸收）
施夹器（不可吸收）	钛施夹器
圈套器	

2. 缝合器、吻合器（表5-19）

各种缝合器、吻合器的工作原理与订书机相同，即向组织内击发置入二排相互交错的缝钉对组织进行二排交叉钉缝,缝合严密,防止渗漏。所有的缝钉由金属钛或钽制成,与手工缝合线相比,组织反应小。缝合器、吻合器有可复用和一次性两种,临床常用的可分为线型缝合器和环型吻合器。

(1) 线型缝合器:可将组织进行直线型缝合,主要用于支气管、食管、胃、肠、血管等残端的封闭。

(2) 环型吻合器:根据需要选用直型、弯型、可曲型,主要用于食管、胃、肠等的端端吻合和端侧吻合。

(3) 皮肤缝合器:可用于皮肤缝合,配有拆钉器,待伤口愈合后拆除缝钉。

(4) 腔镜专用缝合器:即各种腔内切割缝合器。这种缝合器既有缝钉又有刀片,在钉的同时刀片切断组织,完成缝合和止血。

表 5-19　缝合器、吻合器

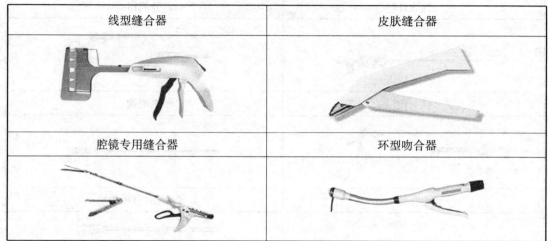

线型缝合器	皮肤缝合器
腔镜专用缝合器	环型吻合器

(三) 手术器械传递方法

传递手术器械的注意事项:传递器械前后应检查器械的完整性,防止缺失部分遗留在手术部位。传递器械应做到稳、准、轻、快,用力适度以达到提醒术者注意力为限。传递器械的方式应准确,以术者接过后无需调整方向即可使用为宜。传递拉钩前应用盐水浸湿。安装、拆卸刀片时用注意避开人员,尖端向下,对向无菌器械台面。传递锐利器械时,建议采用无触式传递,预防职业暴露。向对侧或跨越式传递器械,禁止从医生肩后或背后传递。

1. 锐利器械传递方法

(1) 手术刀安装、拆卸及传递方法

① 安装、拆卸刀片方法:安装刀片时,用持针器夹持刀片前段背侧,轻轻用力将刀片与刀柄槽相对合;拆卸刀片时,用持针器夹住刀片的尾端背侧,向上轻抬,推出刀槽。

② 传递手术刀的方法:采用弯盘进行无触式传递方法,水平传递给手术者,防止职业暴露。

(2) 剪刀传递方法:洗手护士右手握住剪刀的中部,利用手腕部运动,适力将柄部拍打在术者掌心上。

(3) 持针器传递方法

① 持针器夹针方法:右手拿持针器,用持针器开口处的前 1/3 夹住缝针的后 1/3;缝线

卡入持针器的前 1/3。

② 传递持针器的方法:洗手护士右手捏住持针器的中部,针尖端向手心,针弧朝背,缝线搭在手背上或握在手心中,利用手腕部适当力度将柄环部拍打在术者掌心上。

2. 钝性器械传递方法

(1) 止血钳传递方法

① 单手传递法:洗手护士右手握住止血钳前 1/3 处,弯侧向掌心,利用腕部运动,将环柄部拍打在掌心上。

② 双手传递法:同时传递两把器械时,双手交叉同时传递止血钳,注意传递对侧器械的手在上,同侧手在下,不可从术者肩或背后传递,其余同单手法。

(2) 镊子传递方法:洗手护士右手握住镊子夹端,并闭合开口,水平式或直立式传递,让术者握住镊子中上部。

(3) 拉钩传递法:是护士右手握住拉钩前端,将柄端水平传递。

(4) 骨刀(凿)骨锤传递法:洗手护士左手递骨刀,右手递骨锤,左手捏刀(凿)端、右握锤,水平递给术者。

3. 缝线传递法

(1) 徒手传递法:洗手护士左手拇指与食指捏住缝线的前 1/3 处并拉出缝线,右手持线的后 1/3 处,水平递给术者;术者的手在缝线的中后 1/3 交界处接线。当术者接线时,双手稍用力绷紧缝线,以增加术者的手感。

(2) 血管钳带线传递法:洗手护士用止血钳纵向夹紧结扎线一端 2 cm,传递时手持轴部,弯曲向上,用柄部轻击术者手掌传递。

二、常用缝线、缝针

(一) 缝线

缝线主要的功能是保持伤口闭合,在伤口处于最脆弱的时间内支持伤口的愈合;同时又可用于血管的结扎,起到止血的作用;还可以用于术中组织的悬吊、牵拉。

1. 医用缝线的类别与使用

外科缝线种类繁多,通常根据缝线的编织方法,缝线的吸收性,缝线的原材料(天然或人工)以及缝线的特殊附加工艺进行分类。

表 5 – 20　医用缝线的类别

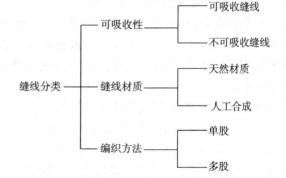

(1) 根据缝线的编织方法可分为单股纤维缝线和多股纤维缝线。

① 单股纤维缝线:结构简单,穿过组织的阻力比多股缝线要小,并可减少可能引起伤口感染的细菌在缝合线上附着。但是由于它的结构特性,缝线的折叠或卷曲都可能会给缝线造成缺口或薄弱点,可导致缝线的断裂。

② 多股纤维缝线:是由数条或数股纤维扭织或编织而成。具有更好的抗张强度、柔韧性和弹性。其表面还可加以涂层,减少对组织的损伤、增加操作特色,尤其适用于肠道手术。

(2) 根据缝线的吸收性可分为可吸收缝线和不可吸收缝线。

① 可吸收性缝线:是由健康哺乳动物的胶原或人工合成的多聚体制备而成。天然的可吸收性缝线是通过人体内酶的消化来降解缝线纤维。而合成的可吸收性缝线则先是通过水解作用,使水分逐渐渗透到缝线纤维内而引起多聚体链的分解,与天然的可吸收性缝线相比,合成的可吸收性缝线植入后的水解作用仅引起较轻的组织反应。

a. 天然可吸收性缝线:外科羊肠线可分为普通肠线和铬制肠线。两者均由高度纯化的胶原加工而成。外科肠线的吸收速率取决于线的类型、组织类型、组织状况以及患者的全身状态等。外科肠线可用于感染伤口的缝合,但此时其吸收速率明显加快。

• 普通外科肠线:用羊肠或牛肠黏膜下层组织制作的易吸收缝线。吸收快,术后抗张强度仅能维持 7～10 天,并在 70 天内被完全吸收。但组织对肠线的反应稍大。多用于愈合较快的组织,如皮下组织、感染伤口等。一般常用于子宫、膀胱等黏膜层缝合。

• 铬制肠线:经铬盐溶液处理后制成,可对抗机体内各种酶的消化作用,减慢组织吸收的速度,使吸收时间延长至 90 天以上。

目前以上两种缝线的使用愈来愈少,逐渐被更理想的人工合成可吸收缝线所取代。

• 纯天然胶原蛋白缝合线:纯天然胶原蛋白含量高,生产工艺不经化学成分参与,具备了胶原蛋白应有的特性,吸收完全、抗拉强度高、生物相容性好、促进细胞生长等。根据线体粗细一般 8～50 天完全吸收,且吸收稳定可靠,无明显个体差异。

b. 合成可吸收性缝线:采用现代化学技术制成的一种高分子线型材料,经抽线、涂层等工艺制成,具有表面光滑、吸收快、损伤小、组织反应小等特点。一般 60～90 天内吸收,吸收稳定,但由于有化学成分参与,吸收仍不完全。

• 涂层可吸收缝线:是由丙交酯和乙交酯(Polyglactin 370)共聚物的混合剂加上硬脂酸钙所制成的多股编织可吸收缝线。其优点为:穿过组织流畅;打结平稳;定位准确;减少箝闭组织的倾向,可用于感染伤口的缝合。缝合后第 14 天时,涂层可吸收缝线的抗张强度约保留 75%。缝合后第 21 天时,6-0 或更粗型号缝线的抗张强度约保留 50%,而 7-0 或更细缝线则仅保留 30%左右。约在 30 天丢失其张力强度的 95%。缝合 40 天以内,缝线几乎不被吸收,56～70 天时则被吸收殆尽。涂料的吸收亦非常迅速,为 56～70 天。常用于肌肉筋膜的全层连续缝合、胆肠吻合及皮肤缝合。

• 快吸收缝线:是由特殊处理的聚糖乳酸加上硬脂酸钙所制成,初始张力和同等规格丝线相同。缝合后 5 天抗张力强度约保留 50%,14 天时抗张强度为 0,42 天内完全吸收。常用于会阴侧切缝合、口腔黏膜缝合及皮肤缝合。

② 不可吸收性缝线:不能被机体的酶类消化也不能被水解,是由金属的、人工合成的或有机纤维通过扭织和编织等方法制成的单股或多股纤维的细丝所组成。

a. 丝线:由天然的单纤维蚕丝可用捻搓或编织两种工艺加工而成,其中以编织型外科丝线操作性能最佳。

b. 合金缝线:外科不锈钢缝线的基本特性包括无毒、易弯、纤细等。单纤维和捻搓型多纤维两类缝线都具有抗张强度大、组织反应低、打结便利等优点。只要缝线不断裂,组织的抗张强度就极少改变。不锈钢缝线可用于腹壁、胸骨缝合、皮肤缝合、减张缝合,以及各种矫形外科和神经外科手术。

c. 合成的不吸收缝线

• 尼龙缝线：是一种化学合成的聚酰胺聚合物。由于其弹性较佳，特别适用于作减张缝合和皮肤缝合。在体内，尼龙缝线每年以 15%～20% 的速度水解。单股尼龙缝线有恢复其原来的直线状态的倾向（"记忆"特性），因此，与编织的尼龙缝线相比，结扎时应多打几次结，以确保安全可靠。其中非常纤细的型号（9-0,10-0）染成黑色后常用于眼科和显微外科手术。

• 聚酯纤维缝线：是由未经处理的聚酯纤维紧密编织而成的多纤维缝线，较天然纤维更强韧，使用前湿化也不致削弱其强度，组织反应轻微。聚酯纤维缝线是缝合人造血管的最佳材料。聚酯纤维缝线能持久地保留在体内，提供精确而均一的张力，极少破损，术后无需因刺激性而考虑去除缝线残端。主要用于心血管外科，如血管吻合、人造血管或瓣膜的缝置等。聚酯缝线也可与聚酯衬垫片配套使用，小垫片作为缝线下面的支撑物能防止邻近脆弱组织的撕脱。小垫片常规应用于瓣膜手术，在瓣膜环极度畸形、扭曲或遭破坏的情况下使用。

• 聚丙烯缝线：又名滑线，是一种线性羟基聚合物的立体异构体，是一种特别惰性的单股缝线。不易被组织酶类降解、削弱，抗张强度可在体内维持达两年之久。在组织内活性极弱，组织反应轻微，聚丙烯缝线已被广泛应用于普外科、心血管外科、整形外科及眼科。这种缝线生物学活性较弱，不易黏滞于组织，易于拆除。缝线可用于污染和感染伤口，使后期窦道形成和缝线排出得以减少到最低程度。

2. 缝线的选择使用原则

（1）缝线粗细的选择：所有的缝线在人体组织中均为异物，可引起不同程度的不良反应。应选用能使组织安全对合的最细型号缝线，使缝合所致的创伤减至最低限度。缝线的型号以数字表示："0"号以上，数码越大，缝线越粗，如3号粗于1号；从"0"开始，"0"号越多，直径越小，抗张强度亦越低（表5-21）。

表5-21 缝线规格对照表

中国缝线规格	美国药典（USP）	欧洲药典（EP）	直径（mm）
	3	6	0.60～0.69
	2	5	0.50～0.59
10#	1	4	0.40～0.49
7#	0	3.5	0.30～0.39
4#	2-0	3 或 2.5	0.25～0.29
1#	3-0	2	0.20～0.24
0	4-0	1.5	0.15～0.19
3-0	5-0	1	0.10～0.14
	6-0	0.7	0.07～0.099
	7-0	0.5	0.05～0.069
	8-0	0.4	0.04～0.049
	9-0	0.3	0.03～0.039
	10-0	0.2	0.02～0.029

（2）缝线类别的选择

① 缝合愈合缓慢的组织（如皮肤、筋膜、肌腱等）需用不吸收缝线或时效较长的可吸收缝线。

② 缝合愈合较快的组织（如胃、结肠、膀胱等）选用可吸收性缝线。

③ 组织内存在异物可使污染转变为感染。在缝合污染伤口时，避免使用多纤维缝线，改用单纤维缝线或可吸收性缝线。

④ 在强调美观的部位，应注意精确而又较长时间地对合组织，避免应用各种刺激物。使用最细的、无反应的单纤维缝合材料（如尼龙、聚丙烯），尽可能同时缝合皮下组织。

⑤ 在高浓度类晶体溶液内，任何异物都可能促使沉淀和结石形成。在泌尿道和胆道手术中，应使用可吸收性缝线。

（3）其他

① 患者肥胖、体弱、高龄、患有慢性疾病、营养不良等均会影响伤口的愈合时间，此类患者通常选用不易吸收的缝线。

② 手术缝线都以灭菌后单一包装成品出售。缝线多次灭菌均可影响其张力强度，尤其是可吸收缝线不耐高温，潮湿和热力都会破坏缝线的张力强度，破坏缝线的质量。所以，为了确保患者安全，无菌包装的缝线最好在确定使用时拆包装，拆开后未使用的缝线不得灭菌处理再使用。

（二）缝针

1. 缝针的分类

手术缝针分针尖、针身及针孔（针眼）三个部分。

（1）按针尖形状分圆针、圆体角针、三角针（又分正角和反角）、钝针及铲针等。

（2）按针体形状分为直、弯两种类型，弯针按其对应的角度分为不同弧度，通常分为1/4弧、3/8弧、1/2弧、5/8弧等。角度的定义和对应缝针弧度见图5-3及表5-22。

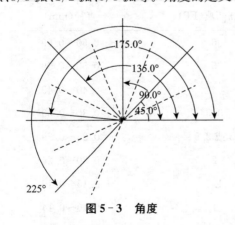

图5-3　角度

表5-22　角度及对应缝针弧度

度数（x）	弧度（弧）
25°～69°	1/8
70°～115°	1/4
116°～154°	3/8
155°～204°	1/2
205°～245°	5/8

（3）按针孔分为密闭孔、无针孔。

2. 缝针的使用

临床缝针的选择原则以缝合组织时损伤最小为好，同时要兼顾缝针的强度、粗细、弧度、抗弯性和稳定性等。应根据缝针所要穿过的组织特性来选择不同的缝针。

（1）针体形状选择：由于弯针更适合在较小的空间内操作，故在手术中最为常用。

（2）针尖形状的选择

① 圆形缝针：主要用于柔软容易穿透的组织，如腹膜、胃肠道及心脏组织，穿过时损伤小。

② 圆体角针：适用于坚韧的组织，三角形缝针，其尖端是三角形的，针身部分是圆形的。

③ 三角形角针：针尖至带线的部位皆为三角形，易于穿透坚韧难以穿刺的组织。但穿刺后会留下较大的针孔，对周围组织、血管损伤较大，多用皮肤、骨膜、筋膜、软骨、疤痕等组织的缝合。反角针的损伤略小于正角针。

④ 钝针：针尖较钝，对组织损伤小，但穿透力差，适用于质脆的组织，如肝组织。

⑤ 铲针：提供精细手术所需的最高平稳度，适用于眼科手术。

（3）缝针弧度选择：缝针弧度决定了其穿透组织的深度，根据缝合所需穿透组织的不同深度，在外科手术中选择不同弧度的缝针。

① 弧度较小的缝针，通常只适用于易于接近的凸起表面，如 1/4 弧度弯针。

② 3/8 弧度弯针是最常用的缝针，适用于缝合皮肤和浅表伤口。

③ 1/2 弧度弯针适用于上皮组织的缝合。

④ 5/8 弧度弯针通常用于操作困难的受限空间，如盆腔等深部体腔手术和腹腔镜手术中。

（4）针孔的选择

① 密闭孔：针眼部分有如家用缝针，有一个密闭的孔洞，缝线必须穿过针孔才能进行缝合。手术中使用广泛。

② 无针孔：针与线直接连接在一起成为连续的整体，即无损伤缝合针。有单端附针、两端附针，缝合后轻拉便可将缝针与缝线分离。多用于血管吻合、管状或环形构造组织的连续或间断缝合，如肠道吻合、心脏手术等。

（5）缝针尺寸的选择：缝针尺寸以直径×弦长的形式表示。弦长为缝针的针尖到其针孔或融合缝线的直线距离，决定了缝针穿透组织的宽度。综合缝针的弦长和弧度，决定了其缝合组织的广度和深度。相同弦长，弧度越大的缝针穿过的组织深度越深；反之，相同弧度，弦长越长的缝针穿过的组织宽度越宽。

手术缝针的型号有 5×12、5×14、6×14、6×17、7×17、8×20、9×24、9×25、9×28、10×28、11×24 等。选用以上各类、各型号的缝针时，应配搭大小不同的持针钳，避免配搭不当造成针体弯曲或折断，影响手术进行。

3. 其他

（1）采用精选的钛合金制成，不易生锈与腐蚀，可避免组织的感染及损伤。

（2）应坚韧且具有弹性，弯曲时才不容易断裂。

（3）针尖部分应尖锐容易穿过组织。

（4）缝针的粗细应与缝线的粗细一致，以减少对组织的伤害。

（5）无菌，抗腐蚀，防止微生物或异物进入伤口。

（6）视不同的组织需求，选用外形及大小适宜的缝针。当缝合针较短时，弧度越大越适用于深部组织的缝合；脆弱、精细的组织（如血管、神经、心脏、肠壁等）应选用针径较细的缝针。

三、常用引流物

外科引流是指将人体组织内或体腔内的脓液、积血、渗出液、坏死组织或其他异常增多的液体，通过引流物或引流条导流于体外或通过引流道重建手术导流到体内另外某个空腔脏器体腔内的技术。用于引流的器材叫引流物。引流物种类很多,可根据手术部位、创腔深浅、引流量和性质等选用合适的引流物。

1. 橡皮片引流条

橡皮片引流条由临床使用的乳胶手套剪成,质地柔软,对组织刺激性小,一般用于浅表伤口和污染不严重伤口引流,如头皮、阴囊等部位手术切口的皮下引流。

2. 纱布引流条

由纱布卷成小条而成,依纱布的吸附作用产生引流效果,常用于浅表化脓性伤口或小溃疡面的湿敷引流。在备制纱布条时应注意去除纱布条周围的短线头,以免使用时遗留于伤口内,影响伤口愈合。临床上常用的包括盐水纱条、干纱条、浸有抗生素的纱条及凡士林纱条等。盐水纱条用于各种浅表软组织感染的脓腔,术后渗液渗血的引流。凡士林纱条多用于脓肿切开引流术后填塞脓腔,起压迫止血或防止敷料与体腔粘连的作用。

3. 虹吸引流物

有烟卷式引流条或集束黏合的小管等。常用于腹腔内较短时间内的引流。烟卷式引流条是用纱布卷于薄橡皮片内,使之成烟卷状而成。具有质地柔软、表面光滑、不易压迫周围组织、不易与周围组织发生粘连、容易拔出等优点,多用于深部脓腔或腹腔引流。

4. 管状引流物

管状引流物一般为乳胶管、硅胶管,用途广泛,多用于体腔内或深部组织的引流。管状引流物通过引流管两端开口在体腔内外的压力差,将脓液或积液导出。根据用途不同,常用的有硅胶管、乳胶管、T形管、蕈状管、气囊U形管等。

(1) 硅胶、乳胶管:规格有 3 mm×5 mm、4 mm×6 mm、5 mm×7 mm、6 mm×9 mm 几种。用于腹腔、硬脑膜外及深部切口的引流,预防切口感染。

(2) T型管:型号有 12#、14#、16#、18#、20#、22#、24#、26# 等,用于胆总管及肾盂引流。

(3) 蕈状管:型号有 12#、14#、16#、18#、20#、22#、24#、26#、28# 等,可用于胆囊、胃及膀胱造口和胸腔闭塞引流等。

(4) 气囊U形管:用于胆道手术,既可引流,又可使气囊充盈起到压迫止血作用,还可以根据病情需要从管的头端小管内注药。

5. 双套管引流管

双套管外管为橡胶管或硅胶管,柔软,多用于持续吸引引流,内管为塑料管,较硬,用于液体冲洗或气体进入后维持引流区域内的正压。双套管的优点:

(1) 塑料管可进入气体使引流管壁周围组织不易阻塞引流口,保持引流通畅。

(2) 从塑料管注入生理盐水,可以冲洗脓肿,也可注入有效治疗药物。

(3) 增加引流管的弹性和韧度,使其插入引流区域最低。

(4) 利用内管进气,有利于负压引流。

(5) 必要时可更换内管。用于瘘、胆瘘、胰腺炎、腹膜透析等患者的持续吸引。

双套管常用于感染严重,分泌物多的腔隙或用于肠瘘、胆瘘、胰瘘等。

四、手术器械、物品的消毒灭菌

科学规范地应用消毒与灭菌技术,是最有效、最根本、最彻底的预防医院感染的措施。手术器械、物品的规范消毒灭菌是保证手术患者安全的前提。《医院感染管理办法》第十二条明确规定:"医疗机构应当按照《消毒管理办法》,严格执行医疗器械、器具的消毒技术规范,并达到以下要求:进入人体组织、无菌器官的医疗器械、器具和物品必须灭菌水平;接触皮肤、黏膜的医疗器械、器具和物品必须消毒水平;各种用于注射、穿刺、采血等有创操作的医疗器具必须一用一灭菌。"

常用的消毒灭菌方法:一般分为物理消毒灭菌法、化学消毒灭菌方法和生物消毒灭菌方法三大类,其中主要以前两者最为常用。

1. 物理消毒灭菌法

物理消毒灭菌法是利用热力或光照等物理作用,使微生物的蛋白质及酶发生变性或凝固,以达到消毒灭菌目的的方法。可分为干热消毒灭菌法和湿热消毒灭菌法 。湿热消毒灭菌常用的方法,有煮沸消毒法和压力蒸汽灭菌法。压力蒸汽灭菌法是目前医院应用最多的灭菌方法,效果可靠。

(1)压力蒸汽灭菌法:适用于耐高温、耐高湿的医疗器械和物品的灭菌(如手术器械、布类敷料等)。

(2)干热灭菌:通常适用于高温条件下,不易损坏、不易变质、不蒸发物品和不耐湿热器械的灭菌,也可适用于蒸汽或气体不能穿透的物品如玻璃、油脂、粉剂和金属等制品的消毒灭菌。

2. 化学消毒灭菌法

化学消毒灭菌法是利用化学药物渗透至细菌体内,使菌体蛋白凝固变性,或干扰细菌酶的活性,抑制细菌代谢和生长,破坏细菌细胞膜结构改变其渗透性,破坏其生理功能,达到消毒灭菌目的的方法及过程。可分为化学气体灭菌法和化学药液浸泡法。

(1)化学气体灭菌法:适用于不耐高温、湿热的医疗材料的灭菌,如电子仪器、光学仪器、内镜及其专用器械、心导管、导尿管等其他橡胶制品。目前主要采用环氧乙烷气体法、过氧化氢等离子体低温法、低温甲醛蒸汽法。

(2)化学消毒液浸泡法:锐利的手术器械、内镜等还可以采用此方法达到消毒目的。常用的有2%中性戊二醛作为浸泡液,30 min达到消毒效果,灭菌时间为10 h。

五、手术消毒范围及铺单原则

(一)手术野皮肤消毒

1. 皮肤消毒原则

(1)皮肤消毒的目的是杀灭切口处及周围皮肤上的微生物。消毒前须检查消毒区是否清洁,如皮肤上有胶布粘贴的残迹可用汽油拭去,皮肤有破损或疖肿应停止手术。

(2)消毒范围包括切口四周15～20 cm的区域。一般皮肤消毒应由手术切口开始向四周涂擦,感染伤口或肛门会阴部消毒则应由外向内。

2. 皮肤消毒方法

(1)器械护士将盛浸蘸消毒液纱球的消毒弯盘与敷料钳递给消毒者。

(2)第一遍消毒液由手术区中心开始,向周围皮肤无遗漏地涂布消毒液。注意消毒液不要浸蘸过多,以免引起周围皮肤黏膜的刺激与损伤。

(3)第一遍消毒液待干后,换敷料钳以同样方式涂布消毒手术区皮肤1～2遍。

(4)污染或感染伤口以及肛门会阴部等手术,消毒则应由外向内,即由手术区周围向中心。已经接触污染部位的消毒纱球不可再返回涂擦清洁处。

（5）手不可触及手术区。如有污染，必须重新消毒。

（6）皮肤消毒剂可采用 0.5%～1%碘伏、0.5%洗必泰碘、2%碘酊、75%乙醇、0.5%洗必泰醇等。注意面颈部、会阴部、婴幼儿、植皮区等不宜用碘酊消毒，使用碘酊后必须用 75%乙醇脱碘两遍。

3. 各种手术皮肤消毒范围

（1）头部手术皮肤消毒范围（图 5-4）：头及前额。

（2）口唇部手术皮肤消毒范围：面唇、颈及上胸部。

（3）颈部手术皮肤消毒范围（图 5-5）：上至下唇，下至乳头，两侧至斜方肌前缘。

（4）锁骨部手术皮肤消毒范围：上至颈部上缘，下至上臂上 1/3 处和乳头上缘，两侧过腋中线。

（5）胸部手术皮肤消毒范围（图 5-6）：（侧卧位）前后过中线，上至锁骨及上臂 1/3 处，下过肋缘。

（6）乳腺根治手术皮肤消毒范围：前至对侧锁骨中线，后至腋中线，上过锁骨及上臂，下过肚脐平行线。

（7）上腹部手术皮肤消毒范围（图 5-7）：上至乳头，下至耻骨联合，两侧至腋中线。

（8）下腹部手术皮肤消毒范围：上至剑突，下至大腿上 1/3 处，两侧至腋中线。

（9）腹股沟及阴囊部手术皮肤消毒范围（图 5-8）：上至肚脐线，下至大腿上 1/3 处，两侧至腋中线。

（10）颈椎后路手术皮肤消毒范围：上至颅顶，下至两腋窝连线。

（11）胸椎手术皮肤消毒范围：上至肩，下至髂嵴连线，两侧至腋中线。

（12）腰椎手术皮肤消毒范围：上至两腋窝连线，下过臀部，两侧至腋中线。

（13）肾脏手术皮肤消毒范围（图 5-9）：前后过中线，上至腋窝，下至腹股沟。

（14）会阴部手术皮肤消毒范围（图 5-10）：耻骨联合，肛门周围及臀、大腿上 1/3 内侧。

（15）四肢手术皮肤消毒范围（图 5-11）：周圈消毒，上下各超过 1 个关节。

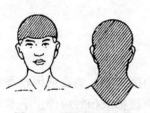
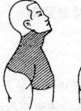
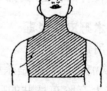

图 5-4 头部手术消毒　　　　图 5-5 颈部手术消毒

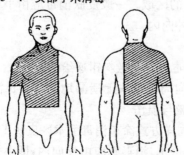
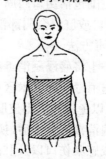

图 5-6 胸部手术消毒　　　　图 5-7 上腹部手术消毒

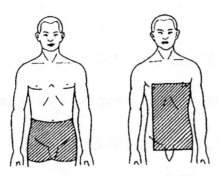

图 5 - 8 腹股沟及阴囊部手术消毒

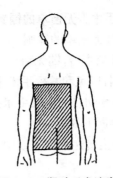

图 5 - 9 肾脏手术消毒

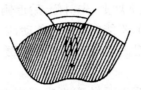

图 5 - 10 会阴部手术消毒

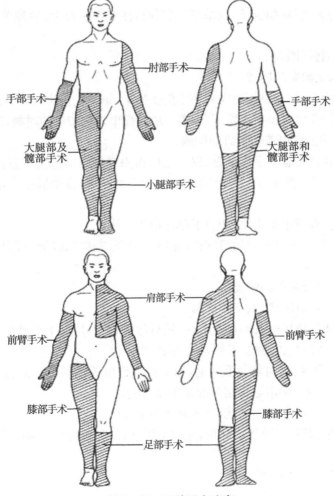

图 5 - 11 四肢手术消毒

（二）手术野无菌单的铺置

1. 铺置无菌单的原则

手术区消毒后，铺无菌单的目的是建立无菌安全区，暴露手术切口所需的皮肤区域，遮盖切口周围，以免和减少手术中的污染。

（1）手术切口四周及手术托盘上应铺置 4 层以上，其他部位应至少 2 层以上，无菌单下垂应超过桌面下 35 cm。

（2）护士传递治疗巾或中单时，手持两端向内翻转遮住双手，医生接取时可避免接触护士的手。

（3）打开无菌中单时，无菌单不可触及腰以下的无菌手术衣。

（4）铺术野治疗巾的顺序：先下后上，先对侧，后近侧。已铺置的无菌单不可随意移动。如铺置不准确，只能向切口外移动，不能向切口内移动，以免污染手术区。

（5）铺第 1 层治疗巾可用巾钳固定或用手术薄膜覆盖，覆盖手术巾薄膜前先用无菌纱布擦干手术野皮肤。

（6）铺置第 1 层无菌单后，医生手臂应再次消毒并穿手术衣，戴无菌手套后再继续铺置。

（7）铺置大的无菌单（如腹单、胸单等）展开时，注意保护双手，手持单角，向内翻转遮住手背。

2. 无菌单的铺置（图 5-12）

（1）腹部手术无菌单的铺置

① 递 4 块治疗巾，前 3 块折边向着手术助手递上，第 4 块折边向着自己递上。

② 铺第 1 块治疗巾覆盖手术野下方，第 2 块治疗巾盖住切口的对侧，第 3 块治疗巾盖住切口的上方，第 4 块治疗巾盖住切口的同侧。

③ 4 块治疗巾交叉铺于手术野后，以 4 把巾钳固定或切口部位覆盖薄膜手术巾。将薄膜手术巾放于切口的一侧，撕开一头的防粘纸并向对侧拉开，将薄膜手术巾覆盖于手术切口部位。

④ 切口部位上双折中单 1 块，切口下单层中单 2 块。

⑤ 最后铺剖腹单，开口正对切口部位，先向上展开，盖住麻醉架，再向下展开，盖住手术托盘及床尾。

（2）甲状腺手术无菌单的铺置

① 治疗巾 2 块卷成团状，塞于颈部两侧。

② 治疗巾 2 块重叠压于头部托盘下，一块自然下垂，一块向上翻转并盖住托盘，治疗巾 3 块依次铺于手术切口左、右侧及下侧，4 把巾钳固定。

递第 1 块治疗巾，折边向着助手递上，第 2 块消毒巾盖住切口的对侧，第 3 块消毒巾盖住切口的上方，第 4 块消毒巾盖住切口的助手贴身侧。

③ 切口部位上双折中单 1 块，切口下单层中单 2 块。

④ 最后铺颈单，开口正对切口部位，先向上展开，盖住麻醉架，再向下展开，盖住手术托盘及床尾。

（3）头部手术无菌单的铺置

① 双层中单上面再重叠一块治疗巾，铺于患者头下。

② 手术野铺 4 块治疗巾。

③ 双折中单 1 块,1/3 铺于头侧托盘架上,并用托盘压住,剩余部分覆盖托盘。

④ 头部围 1 块双折中单,巾钳固定。下方铺 2～3 块中单覆盖托盘及床尾。

⑤ 铺脑单,覆盖托盘及上身,托盘上再铺一双折中单。

⑥ 手术切口粘贴薄膜手术巾。

（4）乳腺癌根治术无菌单的铺置

① 患侧上肢抬高,自腋下横铺一双层中单。

② 4 块治疗巾交叉铺于手术野四周,以 4 把手巾钳固定或切口部位覆盖薄膜手术巾。

③ 切口部位上双折中单 1 块,切口下单层中单 2 块。

④ 头侧各斜拉 1 块双层中单。

⑤ 最后铺剖腹单,开口正对切口部位,先向上展开,盖住麻醉架,再向下展开,盖住手术托盘及床尾。

（5）会阴部手术无菌单的铺置

① 双折中单上重叠 1 块治疗巾垫于患者臀下。

② 3 块治疗巾交叉铺于下腹部和两大腿内侧,巾钳固定。

③ 铺盖肛单,分别将双下肢套好,然后覆盖托盘,胸部及头架,显露手术野。

④ 双折治疗巾铺盖托盘。

（6）直肠癌根治术无菌单的铺置

① 双折中单上重叠 1 块治疗巾垫于臀下。

② 下腹部切口上方及两侧交叉铺 3 块治疗巾,切口下方用四折治疗巾横盖耻骨联合处,以 4 把手巾钳固定或切口部位覆盖薄膜手术巾。

③ 切口部位上双折中单 1 块,患者左右腿各铺 2 块单层中单。

④ 铺剖腹单,对准下腹部切口,上端向头侧展开,下端向下展开至大腿根部。

（7）胸部手术无菌单的铺置（侧卧位）

① 双折中单 2 块,分别垫于身体两侧。

② 双折中单 1 块,铺于手术野上方,覆盖幕帘架。

③ 4 块治疗巾交叉铺于手术野,以 4 把巾钳固定,或切口覆盖手术薄膜。

④ 术野上方铺一双折大单覆盖幕帘架,手术野下方铺一双折中单,托盘上铺一双折大单。

⑤ 最后铺剖胸单,开口正对切口部位,先向上展开,盖住麻醉架,再向下展开,盖住手术托盘及床尾。

（8）冠脉搭桥手术无菌单的铺置

① 双折中单分别垫于身体两侧。

② 双折中单 1 块,铺于手术野上方,覆盖幕帘架。

③ 胸前 4 块治疗巾。

④ 会阴部铺 1 块 4 折治疗巾。

⑤ 3 块双折中单铺于取大隐静脉侧肢体的左右侧和脚部。

⑥ 4 块治疗巾铺于腿上。

⑦ 胸腹铺 1 块 4 折大单。

（9）上肢手术无菌单的铺置

① 上肢抬高消毒后，自腋窝向下纵铺1对折中单于上肢手术台上。

② 再从内向外横铺1块中单。

③ 四折治疗巾环绕充气止血带，并用巾钳固定。

④ 切口以下用治疗巾包裹后用无菌绷带缠绕。

⑤ 在患肢根部上、下交叉各铺盖中单1块。

⑥ 胸、腹部各横铺中单1块。

（10）前臂及手部手术无菌单的铺置

① 患肢下横铺一双折大单。

② 一块双折或四折治疗巾围绕手术部位上方，裹住上臂及气表止血带，以一把巾钳固定。

③ 手术部位上缘横铺一双折桌巾覆盖上身及侧架，与大单连接处用一把组织钳固定。

④ 手术部位下面垫一双折治疗巾。

（11）下肢手术无菌单的铺置

① 肢下横铺一双折大单，自臀部往下并覆盖健侧下肢。

② 双折治疗巾一块围绕手术部位上方，裹住气表止血带，以一把巾钳固定。

③ 折中单包裹手术区下方未消毒区域，绷带包扎固定。

④ 术部位上缘横铺一双折桌巾盖上身，与大单连接处用两把组织钳固定。

⑤ 术部位下面垫一双折中单。

（12）足部手术无菌单的铺置

① 肢下横铺一双折大单，并盖住健侧下肢。

② 双折治疗巾围绕手术部位上方，裹住膝部及小腿，以一把巾钳固定。

③ 手术部位上缘铺一双折桌巾覆盖上肢及上身，与大单连接处用两把组织钳固定。

④ 手术部位下面垫一双折治疗巾。

（13）髋关节手术无菌单的铺置

① 患侧髋下垫一双折中单，下肢下面铺一双折大单并覆盖健肢。

② 用双折治疗巾一块从大腿根部围绕至髋，再铺一双折治疗巾与此交叉，以两把巾钳固定。

③ 下肢用一双折中单包裹，以绷带包扎固定。

④ 丁字腹单，下肢从洞中伸出显露手术野。

⑤ 盘上铺一双折大单，上面再铺一双折中单。

⑥ 下铺一双折中单。

⑦ 麻醉桌侧横拉一单层中单。

（14）肩关节手术无菌单的铺置

① 侧肩下垫一双折中单，胸部横铺一双折大单。

② 双折治疗巾从腋下围至肩部，上面再铺一双折治疗巾与此交叉，用两把巾钳固定。

③ 侧上肢用一双折中单包裹，以绷带包扎固定。

④ 折中单，一部分铺于托盘架上，并用托盘压住，剩余部分翻铺于托盘上。

⑤ 颈单，上肢从洞中伸出，覆盖上身及托盘，托盘上铺一双折治疗巾或中单。

⑥ 肢下铺一双折治疗巾。

（15）耳部手术无菌单的铺置

① 将托盘摆在患者头部，托盘的右上角对着患者上颌角处，其高低距离患者面部 20 cm 左右。

② 3 块治疗巾交叉铺于耳周围，用 3 把巾钳固定。

③ 将托盘拿起，一块治疗巾竖铺，将 1/4 搭于托盘架上，用托盘压住，3/4 翻铺于托盘上。

④ 耳孔巾，覆盖头部，托盘及上身。

⑤ 盘上铺一双折治疗巾。

（16）眼部手术无菌单的铺置

① 2 块治疗巾铺于患者头下，将上面一块包裹患者头部及健眼，以一把巾钳固定。

② 将托盘摆于患者胸前，高低距患者胸部 20 cm 左右。

③ 铺眼孔巾覆盖头部，托盘及上身，眼孔处覆盖护皮膜。

④ 托盘上铺一双折治疗巾。

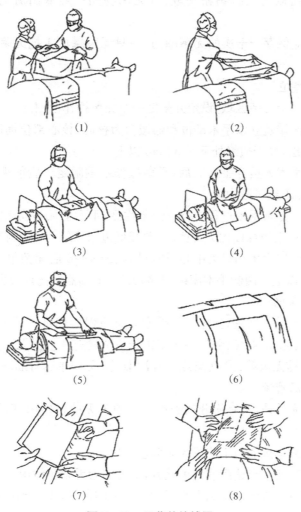

图 5 - 12 无菌单的铺置

六、手术室无菌技术

无菌技术是指在医疗、护理操作中,防止一切微生物侵入人体和防止无菌物品、无菌区域被污染的操作技术。

(一)无菌技术原则

1. 医护人员进行无菌操作前,应戴好帽子、口罩,按七步法认真洗手,衣袖卷至肘关节以上。

2. 无菌操作时,选择环境清洁、宽敞的区域进行,避免人员频繁走动,最大限度地减少灰尘落入无菌区。

3. 无菌包应保持干燥,放置于无菌间保存,无菌包一旦潮湿则不再视为无菌,而应视为污染。

4. 无菌物品必须放置于无菌容器、无菌包或无菌台(区)。

5. 取无菌物品需以无菌持物钳夹取,且无菌物品一经取出后则不得再放回无菌容器内。

6. 无菌持物钳应保存于干燥的无菌罐内,一只无菌罐放 1 把无菌持物钳,容器及持物钳每 4 h 更换一次。

(二)无菌区的建立

1. 目的 建立一个无菌区域,设定并限定一个无菌操作范围。

2. 要求 无菌区域建立以手术部位和器械台为核心,核心部位铺设无菌单 4～6 层,外周铺设无菌单 2～4 层,并于边缘处下垂 30 cm 以上。

(1) 手术人员:手术人员穿手术衣后,无菌操作范围限定于胸前视野范围,即上不超过肩,下不超过腰,两侧不超过腋中线。

(2) 无菌器械台:是指手术过程中存放无菌物品、手术器械等物品的操作区域。以器械桌边缘为界,规定器械桌边缘以内为无菌区,器械桌边缘以外则视为有菌区。

(3) 无菌手术台:以手术切口为中心,切口周围铺 4～6 层无菌单,外围铺 2～4 层无菌单,床缘下垂 30 cm 以上。两侧手术床缘,上端头架、下端器械托盘边缘,以上界线以内为无菌区,以外则视为有菌区。

3. 维护 无菌区域一旦建立,每一位手术人员应保持和维护无菌环境,所有的无菌操作均应在无菌范围内完成,避免污染,手术室护士负责检查和督促无菌操作。当出现以下问题时,酌情更换或加铺无菌单:① 污染或疑有污染;② 无菌单遇有潮湿;③ 手术超过 6 h。

(三)灭菌后物品管理

1. 检查包装的完整性,若有松开或破损不可视为无菌包使用,启闭式容器检查筛孔是否关闭。

2. 有明显水渍或潮湿的包不能视为无菌包使用。

3. 化学指示胶带变色未达到或有可疑者,不可作为无菌包使用。

4. 开包使用前应检查包内指示卡是否达到灭菌的色泽,未达到或有可疑者不能作为无菌包使用。

5. 无菌包沾有水液或误放不洁之处均视为污染,不可作为无菌包使用。

(四) 无菌物品的存储

1. 无菌物品外包装上应显著标识物品名称、灭菌日期及有效期。

2. 无菌物品除当前手术所需的物品以外,其他所有物品均应于无菌间内储存,当前手术所需物品可于手术间内临时放置。

3. 无菌间应配备层流,室内温度22～25℃,相对湿度50%～60%。由专人负责,保持室内清洁。

4. 无菌间内的无菌物品储存于室内货架上,上距天花板50 cm、下离地面20 cm,内距墙壁5 cm。

5. 储存于货架上的无菌物品应按照灭菌时间的先后顺序摆放,货架上应显著标识物品的名称,并按灭菌日期的远近以箭头标识。

6. 无菌间内布类包装物品有效期为7天,等离子、环氧乙烷灭菌物品有效期6个月,器械盒有效期6个月。

7. 无菌包一经打开,则应注明打开时间,如一次未使用完毕,有效时间为6 h。

8. 铺好的无菌台可保留6～8 h。

(五) 无菌技术操作方法

1. 铺置无菌器械台

(1) 目的:使用无菌单建立无菌区域、建立无菌屏障、防止无菌手术器械及敷料再污染,最大限度地减少微生物由非无菌区域转移至无菌区域;同时可以加强手术器械管理。正确的手术器械传递方法,可以准确迅速地配合手术医生、缩短手术时间、降低手术部位感染,预防职业暴露。

(2) 铺置无菌器械台注意事项:洗手护士穿无菌手术衣、戴无菌手套后,方可进行器械台整理。未穿无菌手术衣及未戴无菌手套者,手不得跨越无菌区及接触无菌台内的一切物品。铺置好的无菌器械台原则上不应进行覆盖。无菌器械台的台面为无菌区,无菌单应下垂台缘下30 cm以上,手术器械、物品不可超出台缘。保持无菌器械台手术区整洁、干燥,无菌巾如果浸湿,应及时更换或重新加盖无菌单。移动无菌器械台时,洗手护士不能接触台缘平面以下区域。巡回护士不可触及下垂的手术布单。洁净手术室建议使用一次性无菌敷料,防止污染洁净系统。无菌包的规格、尺寸应遵循《医疗机构消毒技术规范》(WS/T367—2012)C.1.4.5的规定。

(3) 铺置无菌器械台方法

① 规范更衣、戴帽子、口罩;根据手术的性质及范围,选择适宜的器械车,备齐所需无菌物品;选择近手术区较宽敞区域铺置无菌器械台;操作护士衣袖卷至肘关节以上,戴好帽子、口罩。

② 按七步洗手法认真洗手、清洁手臂。

③ 备齐用物,逐一检查各类物品的名称、完整性、灭菌日期、有效期、灭菌效果等,布类敷料包还需检查是否干燥。

④ 铺无菌器械台应选择清洁、宽敞的无菌环境。剖腹包放于清洁、干燥的器械车上,并以剖腹包为基础,其他物品逐个放入。

⑤ 撤掉包上指示胶带,将剖腹包放于45°角位置于器械车中央,打开剖腹包外包布。以操作者位置为参考,打开顺序为:对侧→左侧→右侧→己侧。

⑥ 以两把无菌持物钳夹持剖腹包内包布,将剖腹包放于器械车的左上角,按内包布的扇形折叠方向打开内包布。其顺序为:左侧→右侧→对侧→己侧,超过器械车边缘的部分则自然下垂。至此器械车边缘以内为无菌区。

⑦ 于器械车无菌区内以无菌持物钳依次放入手术衣(左下角)、剖腹被(右上角)、不锈钢大碗。不锈钢大碗内放入电刀头、缝线、缝针、手术刀片等一次性耗材。

2. 穿无菌手术衣

无菌手术衣是指定用于手术室规范环境下的无菌服装,无菌手术衣有三对系带:领口一对系带;左页背部与右页内侧腋下各一系带组成一对;右页宽大,能包裹术者背部,其上一系带与腰部前方的腰带组成一对。

(1) 穿无菌手术衣的目的:避免和预防手术过程中医护人员衣物上的细菌污染手术切口,同时保障手术人员安全,预防职业暴露。

(2) 穿无菌手术衣注意事项:穿无菌手术衣必须在相应手术间进行。无菌手术衣不可触及非无菌区域,如有质疑立即更换。有破损的无菌衣或可疑污染时立即更换。巡回护士向后拉衣领时,不可触及手术衣外面。穿无菌手术衣人员必须戴好手套,方可解开腰间活结或接取腰带,未戴手套的手不可拉衣袖或触及其他部位。无菌手术衣的无菌区范围为肩以下、腰以上及两侧腋前线之间。

(3) 穿无菌手术衣步骤

① 手术人员双手消毒后,就近取无菌手术衣一件,选择较宽敞的空间站立,面向无菌台,手提衣领,轻轻抖开,使无菌手术衣的衣摆下垂。

② 双手向前提住衣领两角,衣袖向前位将手术衣展开,举至与肩同齐水平,使手术衣的内侧面面向自己,顺势将双手和前臂伸入衣袖内,并向前平行伸展;巡回护士在穿衣者背后抓住衣领内面,协助将袖口后拉,并系好领口的一对系带及左页背部与右侧腋下的一对系带。

③ 戴好无菌手套后,解开腰间活结,将右页腰带交巡回护士用无菌持物钳夹持,向左转身一周后与左手腰带系于胸前,使手术衣右页遮盖左页。

3. 戴无菌手套方法

(1) 开放式戴手套法

① 展开手套包装纸,将两手套拇指相对,捏住反折面之拇指侧,取出手套。

② 左手对准手套五指,右手捏手套反折面向上牵拉。

③ 左手插入手套反折部内面,右手对准手套五指,向上勾住反折内面包裹衣袖。

④ 同法包裹对侧手术衣的袖口。

(2) 无接触式戴手套法:指手术人员在穿无菌手术衣时手不露出袖口独自完成或由他人协助完成戴手套的方法。

无接触式戴手套注意事项:向近心端拉衣袖时用力不可过猛,袖口拉到拇指关节处即可。双手始终不能露出衣袖外,所有操作双手均在衣袖内。戴手套时,将反折边的手套口翻转过来包裹住袖口,不可将腕部裸露。感染、骨科等手术时手术人员应戴双层手套,有条件内层为彩色手套。

① 自带无菌手套法:穿手术衣时双手不露出袖口;隔衣袖取出一只手套,置于同侧的掌侧面,手套指端朝向前臂,拇指相对,手套反折边与袖口平齐,隔衣袖抓住手套边缘并将之翻

转包裹手及袖口。同法戴另一只手套,双手调整舒适。

②　协助戴手套法:协助者将一只手套口用双手撑开呈喇叭状,被戴者手指自然下垂,对准五指将手伸入手套内,协助者顺势用手套口包裹衣袖;同法戴另一只手套。

七、手术室无瘤技术

无瘤技术是指在恶性肿瘤的手术操作中为减少或防止肿瘤细胞的脱落、种植和播散而采取的一系列措施。其目的是防止肿瘤细胞沿血道、淋巴道扩散,防止肿瘤细胞种植。

(一) 恶性肿瘤发生及播散机制

恶性肿瘤发生及播散机制尚未完全清楚,目前支持以下几个学说。

1. "免疫逃逸"学说

机体抗肿瘤免疫(免疫监视功能)未能识别突变的肿瘤细胞,这些细胞逃避了机体的免疫作用而继续生长。

2. "种子-土壤"学说

肿瘤脱落细胞是肿瘤复发的"种子",术中机械损伤的裸露组织、血凝块及血液中残留的营养物质形成其生长增殖的"土壤"。

3. "机械-解剖"学说

游离的肿瘤细胞可能从术中破损的血管、淋巴管处进入血液循环,导致远处血液、淋巴转移。

(二) 恶性肿瘤(细胞)污染手术用物途径

(1) 恶性肿瘤的生物学特性:浸润性生长、较早的发生血液、淋巴转移,且转移的肿瘤细胞保留了原肿瘤细胞特性(浸润性、生长性、增殖性)是恶性肿瘤的生物学特性,此特性决定了恶性肿瘤的肿瘤细胞不仅仅局限于肿瘤原发灶,其他部位亦可能存在肿瘤细胞,这是手术用物被肿瘤细胞污染的因素。

(2) 手术中不可避免的牵拉、挤压,致原发灶的肿瘤细胞逸出脱落,污染手术器械及其他手术用物。

(3) 浸润至浆膜面的肿瘤细胞随着手术操作直接脱落,导致手术器械及其他手术用物的污染。

(4) 体内游离的肿瘤细胞从被切断的血管淋巴管溢出,污染与之接触的手术器械等。

(三) 手术器械无瘤处理方法

恶性肿瘤术中的手术器械,必须经无瘤处理后方能再次使用。

1. 肝素盐水涮洗手术器械

(1) 肝素盐水的配置:生理盐水 500 ml 加肝素 2 500 U。

(2) 具体操作方法:每次操作的手术器械于肝素盐水中以 3～4 次/秒频率震荡涮洗 6～8 次,肉眼观察器械无明显血迹和组织残留。

(3) 有效率:器械上肿瘤细胞去除率为 93.33%。

2. 无水乙醇涮洗手术器械

(1) 无水乙醇配置:无水乙醇 500 ml。

(2) 具体操作方法:每次操作的手术器械于无水乙醇中以 3～4 次/秒频率震荡涮洗 10 s,肉眼观察器械无明显血迹和组织残留。

（3）有效率：器械上肿瘤细胞灭活率为96.67%。

3. 肝素盐水联合无水乙醇涮洗手术器械

（1）肝素盐水的配置、无水乙醇配置同上。

（2）具体操作方法：每次操作的手术器械先于肝素盐水中以3～4次/秒频率震荡涮洗5 s、再无水乙醇以3～4次/秒频率震荡涮洗5 s。

（3）有效率：器械上肿瘤细胞灭活率为100%。

以上三种无瘤处理方法中第三种方法肿瘤细胞灭活效果达100%，即完全灭活。肝素盐水涮洗作为初步处理，大部分肿瘤细胞被肝素盐水洗脱掉，残留的肿瘤细胞于无水乙醇中涮洗时，无水乙醇的灭活作用效果达到最佳。

第四节　手术室职业危害与防护

职业暴露是指医务人员从事诊疗、护理工作过程中，意外被感染性病原体携带者或患者的血液、体液等污染了皮肤、黏膜，或者被含有感染性病原体的血液、体液污染的针头及其他锐器刺破皮肤，有被感染的可能。护理工作目标是促进健康、预防疾病，减轻痛苦和提高生命质量。手术室护士在手术护理过程中，直接频繁接触手术患者的血液、体液、分泌物，是职业暴露的高危人群，了解手术室职业安全与防护基本知识，在给患者解除病痛的同时，保障自身的安全和健康，是对手术室护士的基本要求。

一、手术室职业暴露的危险因素及防护原则

1. 手术室职业暴露的危险因素

（1）生物性或感染性危险因素：手术室是发生感染性疾病的高风险科室，血源性病原体对医务人员最具危险性，其主要传播途径为皮肤暴露或黏膜暴露，包括针刺伤、锐器伤、安瓿割伤等。针刺伤是最常见的职业损伤。

（2）化学药物损伤：手术室护理人员每天接触的各种清洁剂、消毒剂，麻醉废气、外科烟雾，各种医用气体、药品等，有着潜在的不良反应和对健康的损害。

（3）物理学损伤：对手术室工作人员构成职业危害的物理性因素包括放射线、电离辐射、电磁波、负重等，手术室护士长期站立，体位相对固定，加上精神高度紧张，可引起腰部肌肉劳损，局部血液循环不良而发生腰酸背痛，下肢静脉曲张发病率高于普通人群。

（4）社会心理因素：手术室护理人员女性居多，因女性特有的生理、心理及工作压力，又经常面对死亡和抢救，易引起负性情绪。护理人员缺编，加班多，工作紧张，体力消耗大，轮值夜班、进食休息没有规律，都对手术室护理人员健康造成威胁和损害。

2. 职业暴露安全防护

（1）标准预防的概念：对所有患者的血液、体液、分泌物均视为具有传染性，必须进行隔离，不论是否有明显的血液污染或是否接触不完整的皮肤与黏膜，接触上述物质者，必须采取防护措施。其基本特点如下：既要防止血源性疾病的传播，也要防止非血源性疾病

的传播;强调双向防护,既防止疾病从患者传至医务人员,又防止疾病从医务人员传至患者;根据疾病的主要传播途径,采取相应的隔离措施,包括接触隔离,空气隔离和微粒隔离。

（2）防护原则

① 严格执行消毒隔离制度和操作规程,减少各种危险行为。

② 严格遵循标准预防的原则,熟练掌握和正确使用防护技术和防护用品。

③ 强化职业安全意识,医务人员接种乙肝疫苗。

④ 正确处理患者使用后的设备、污染物品以及医疗废物。

⑤ 避免有可能造成医务人员伤害的操作,正确处理意外刺伤事件。

⑥ 出现职业暴露伤害时,应遵循暴露后的处理原则,按规范执行。报告、登记、评估、预防性治疗,并定期随访。

⑦ 保持手术室环境安静无噪音,设备仪器及时检修。

⑧ 手术间安装空气净化装置,建立良好的通风排放系统,减少术中废气的排放。

⑨ 培养良好的心理素质和社会适应能力,学会自我心理调适。

二、手术室常见职业暴露及安全防护

1. 激光

激光最初的中文名叫做"镭射""莱塞",英文名 Light Amplification by Stimulated Emission of Radiation,简称 LASER。意思是"通过受激辐射光扩大"。激光的英文全名已经完全表达了制造激光的主要过程,激光的原理早在 1916 年已被爱因斯坦发现。1964 年按照我国著名科学家钱学森建议将"光受激辐射"改称"激光"。

（1）激光在医学领域的应用:自 1961 年红宝石激光器用于眼视网膜凝固的生物学研究开始,随着激光技术的发展,激光在医学上的应用已非常普遍,成为现代医学基础研究和临床诊治的不可缺少的部分,激光诊治的疾病种类涵盖了恶性肿瘤和 300 多种良性疾病,涉及临床内、外、妇、儿、口腔、传染病、医学美容、检验、影像和中医等所有专科。激光技术与医学相结合形成了医学领域的一个新学科——激光医学。

常用的激光医疗仪器已获得很大的发展,如 He-Ne 激光器、CO_2 激光器、YAG 激光器及 Ar 离子激光器制作的医疗仪器形成系列,质量不断提高,功能更为齐全,与它配套的手术器械也已完善。激光医学诊断技术与设备相应有了较大发展。在解决某些重大的医学难题方面,如血管成形术、角膜再成形术、光动力学法治癌、激光碎石术等方面显示出巨大的生命力。

激光的临床应用,如激光椎间盘切除术、激光祛除文身、激光美容及牙科的应用等方面,正在深入和发展。激光医疗使用的激光器,如准分子激光器、倍频 Nd:YAG 激光器、半导体激光器和多波长组合医用激光设备的研制和应用也正在不断地发展。

（2）激光的危害

① 激光对眼睛的伤害:在激光的伤害中,以机体中眼睛的伤害最为严重。波长在可见光和近红外光的激光,眼屈光介质的吸收率较低,透射率高,而屈光介质的聚焦能力(即聚光力)强。强度高的可见或近红外光进入眼睛时可以透过人眼屈光介质,聚积光于视网膜上。此时视网膜上的激光能量密度及功率密度提高到几千甚至几万倍,大量的光能在瞬间聚中

于视网膜上,致视网膜的感光细胞层温度迅速升高,以致使感光细胞凝固变性坏死而失去感光的作用。激光聚于感光细胞时产生过热而引起的蛋白质凝固变性是不可逆的损伤。一旦损伤以后就会造成眼睛的永久失明。

激光的波长不同对眼球作用的程度不同,其后果也不同。远红外激光对眼睛的损害主要以角膜为主,这是因为这类波长的激光几乎全部被角膜吸收,所以角膜损伤最重,主要引起角膜炎和结膜炎,患者感到眼睛痛、异物样刺激、怕光、流眼泪、眼球充血、视力下降等。发生远红外光损伤时应遮住保护伤眼,防止感染发生,对症处理。

紫外激光对眼的损伤主要是角膜和晶状体,此波段的紫外激光几乎全部被眼的晶状体吸收,而中远以角膜吸收为主,因而可致晶状体及角膜混浊。

入射激光强度及眼损伤存在正相关,可见波长激光的警告标签分别为红绿蓝紫。

激光器通常都会标示有着安全等级编号的激光警示标签:

第1级(Class Ⅰ/1):通常是因为光束被完全地封闭在内,例如在 CD 或 DVD 播放器内。

第2级(Class Ⅱ/2):在正常使用状况下是安全的,这类设备通常功率低于 1 mW,例如激光指示器。

第3a/R级(Class Ⅲa/3R):功率通常会达到 5 mW,注视这种光束几秒钟会对视网膜造成立即的伤害。

第3b/B级(Class Ⅲb/3B):在暴露下会对眼睛造成立即的损伤。

第4级(Class Ⅳ/4):激光会烧灼皮肤,即使散射的激光光也会对眼睛和皮肤造成伤害。利用激光的热能,可以制造新型的烹饪工具。

② 激光对皮肤的损害:人体皮肤由于生理结构有很敏感的触、疼、温等功能,构成一个完整的保护层。而且皮肤由多组织层次组成,在每一层中都有不同的细胞。激光照到皮肤时,如其能量(功率)过大时可引起皮肤的损伤。

③ 激光对女性的危害:女作业人员长期接受激光可引起生殖系统的明显危害,激光对人的中枢神经系统有一定损害,易产生视觉疲劳、眼部不适、头晕、失眠等,引起血管内皮损伤和红细胞的破坏。

(3) 基本注意事项

① 除非在特殊情况下,使用激光器一般都必须在密闭室内空间。

② 不要直视激光光束,对大功率红外或紫外的不可见光尤其要注意。

③ 操作激光时不要戴手表、首饰等反射较强的饰物。

④ 任何时候都不要忘记戴防护镜。

⑤ 对不可见的激光关闭后应用 IR 或 UV 卡检查一下是否真的关闭。

⑥ 激光器工作时要将不用的光导入到光束垃圾桶。

⑦ 对自制的光路部分最好用一个防护罩罩起来。

⑧ 保持光路高度在人的视线以下,工作时弯腰、低头或拣地上的东西都是非常危险的。

⑨ 在激光工作地点的门口和室内贴上警示标签。

⑩ 所有激光器操作人员必须经过培训。

(4) 激光操作安全要求

① 室内洁净,整齐有序,无电磁干扰,无振动,温度、湿度等环境条件和供电电源需符合

激光医疗器械的使用要求。

② 室内通风良好,激光手术室还必须安装排抽风换气装置,以清除手术时产生的污染气体。

③ 治疗期间,控制人员进出治疗室,无关人员不得入内。

④ 激光治疗室入口处醒目位置上必须设置符合规定的激光辐射警告标志,激光器开启后,还需有明显的可见的和可听的报警信号。

⑤ 室内墙壁、天花板、门等应采用不易燃烧的漫反射材料,窗玻璃应用黑帘遮挡,桌、椅、凳等室内用具不能对激光产生镜反射,以减少镜反射激光对人员的危害。

⑥ 所有麻醉药、挥发性气体应是非燃烧的,禁止将易燃、易爆物带入激光手术室。

⑦ 室内激光光路应高于或低于坐姿或立姿时的人眼高度,必要时光路上还需设置终止器。

⑧ 激光器操作人员应穿工作服、戴口罩和手套,包括患者在内的所有室内人员都不能佩戴项链、戒指、耳环、手镯等可能使激光产生镜反射的饰物。

⑨ 若气管导管位于手术野附近,应特别注意防范激光束损坏气管导管,可将导管包上一薄金属层(铝箔),能保护导管免遭激光损坏。

⑩ 所有非可燃性吸入麻醉药皆可用于激光手术患者麻醉;不得在激光光束路径上放置任何物体。

(5) 激光使用个人防护措施

① 眼睛防护:不能用眼直接观看功率超过安全阈值的激光束,佩戴激光防护眼镜。佩戴防护镜是实现眼防护最有效的方法,也是从事激光工作人员防护眼损伤的主要措施之一。

② 皮肤防护:多数激光医疗设备通常不要求对皮肤进行防护,但并不是说这些激光设备不能烧伤皮肤或它的输出低于皮肤最大允许照射量,外科使用的激光器一般为 3B 类和 4 类,输出辐照度或辐照量往往高出最大允许照射量数十倍,甚至数百倍。使用中必须采取个人防护措施。

③ 呼吸道防护:由于通常的激光危害工程控制技术一般不能排除此类危害,因而需加强呼吸道的防护。

2. X 射线

X 射线是波长介于紫外线和 γ 射线间的电磁辐射。X 射线是一种波长很短的电磁辐射,其波长约介于 $0.01 \sim 100 \text{Å}$。由德国物理学家 W. K. 伦琴于 1895 年发现,故又称伦琴射线。伦琴射线具有很高的穿透本领,能透过许多对可见光不透明的物质,如墨纸、木料等。

X 射线是一种波长极短,能量很大的电磁波,X 射线的波长比可见光的波长更短(约在 $0.001 \sim 100 \text{ nm}$,医学上应用的 X 射线波长约在 $0.001 \sim 0.1 \text{ nm}$),它的光子能量比可见光的光子能量大几万至几十万倍。

医学上常用作透视检查,工业中用来探伤。X 射线可用电离计、闪烁计数器和感光乳胶片等检测。X 射线衍射法已成为研究晶体结构、形貌和各种缺陷的重要手段。

(1) X 射线的危害:射线危害是指射线对人体造成的危害。按照射方式,通常分为大剂量短时间急性照射和小剂量长期慢性照射,其出现在人体的损伤时间和症状程度各有不同。

急性损伤一般早期即可表现出来，有些会经过一段较长的潜伏期。X射线照射到生物机体时，若机体在较长时间内连续或间断受到X射线照射且达到一定剂量时，会对机体造成一定程度的损害。它对人体的损害包括血液、神经、消化、内分泌、免疫系统，X射线还能使晶状体浑浊；长期低剂量的辐射可导致中性粒细胞为主的白细胞减少；淋巴细胞增多，血小板、血红蛋白下降；长期小剂量照射达到一定水平后还可致恶性肿瘤的危险性明显增高，如白血病、皮肤癌、女性乳腺癌、甲状腺癌等；X射线可致孕妇流产、畸胎等。

（2）X射线的防护

① 一般防护

a. 时间防护：时间防护就是尽量缩短X射线的曝光时间。在满足诊断质量的前提下，曝光时间越短，操作人员和受检者的受照剂量就越小，两者呈正比关系。

b. 距离防护：X射线量随着距离的增加而迅速衰减，1 m到2 m处的衰减量为53.8%，到3 m处的衰减量达到81%之多，X射线的照射量与距离的平方成反比。若距离增加1倍，则照射量可减少到原来的1/4，所以，当X线机工作时，所有人员应尽量远离X射线管和散射线。

c. 有效的遮挡：在临床工作中，常用的遮挡工具有：含铅屏风、铅帘、铅衣、铅围脖、铅帽、含铅眼镜，在这些防护用品中，铅屏风的铅含量要不小于1 mm铅含量，坚持使用0.5 mm铅含量围裙和0.25 mm铅含量围脖与帽子，可使每个工作者每次检查接受的射线剂量（躯干部位）明显下降。近年来，包裹式铅围裙越来越广泛，应用于临床中，因为它还可以阻挡工作人员侧面和背后散射辐射，比单纯的正面围裙防护效果要高1.5倍。

d. 固有防护措施：指手术间，对于手术间墙体的主防护应达到2 mm铅含量的厚度，副防护应达到1 mm铅含量的厚度，避免使射线外漏，以达到安全的目的。在手术间中，X射线可使室内空气电离而产生对人体有害的臭氧和氮氧化合物，同时使空气中正负离子失去平衡，因此在洁净手术间中，手术前要检查设备机组的工作状态，保证洁净系统、换风系统的正常运行，保持卫生整洁、通风良好。

e. X射线放射机的放射剂量的调节：照射剂量应保持在合理的最低水平，用最小的代价，获得最大的效益，从而使一切必要的照射保持在可以达到的最低标准，以减少辐射的危害。

② 手术室护士的防护

a. 必须认真遵守有关放射防护法规与标准，严格执行安全操作流程，及时处理所发现的问题。

b. 掌握安全有效的防护措施，在患者手术中，巡回/洗手护士不可远离患者，更不可做出违反无菌原则的防护举动，在使用X射线的手术开始前（尤其是洗手护士）要穿好铅衣，带好铅围脖与铅帽等防护用品，避免在手术中直接暴露在X射线下。

c. 手术开始前要将有效遮挡物（铅屏风）安置于合适的位置，在手术间中，最少安置两块铅屏风，一块在患者的头侧，这样便于巡回护士和麻醉师观察患者的病情，另一块安放在无菌区一侧，便于洗手护士和手术医生的躲避。使用两块铅屏风，可以区分手术台上人员和手术台下服务人员，有效保护了手术区域的无菌性。有研究报道，C型臂机下手术时用铅屏风遮挡可以阻挡95%的X射线，手术中医护人员穿戴含铅防护服、戴防护帽和防护围脖，并佩戴铅玻璃眼镜后可防护另5%的X射线，这样一来，手术室护士就处在双重保护下，在不出手术间情况下,既保证了患者的安全,又加强了自身的防护。在安放铅屏风时,还要注意铅屏风尽量远离 X 射线发射管。

d. 距离防护也是对 X 射线的安全有效措施之一,手术中在不违反无菌原则的前提下应尽量远离 X 射线发射管,并躲在铅屏风之后。

e. 在能够满足诊断或治疗操作要求的情况下,应尽可能地使用低管电压、低管电流和小照射野的面积。在 X 线放射机可以储存图片时,就不必再去照相采集,这样也大大减少了 X 射线的产生。

f. 注重对 X 射线的检测,必须保证受照射的剂量不超过国家规定的限值。目前我国现行的照射标准规定是放射工作人员受到均匀照射时的年剂量不应超过 50 mSv。根据国家职业卫生防护标准规定,应用 X 射线工作者不应超过下列剂量限制:① 连续 5 年内平均年有效剂量 20 mSv;② 任何一年中有效剂量 50 mSv;③ 眼晶体剂量每年 150 mSv;④ 其他单位器官或者组织剂量每年 500 mSv。因此,定期检测个人和环境的辐射水平,才能真实地评价 X 射线防护和辐射健康情况。

g. 注意饮食调节,适当的饮食营养结构也有一定的作用,医护人员日常饮食应注意以下几点:① 应注意补充优质足量的蛋白质,以抵抗 X 射线对蛋白质的破坏。② 注意补充富含维生素的食物,尤其是维生素 B_1、维生素 B_2、维生素 A、维生素 C,以此抵抗 X 射线对机体内酶系统的破坏,稳定酶系统的功能。维生素主要存在于各种新鲜水果、蔬菜、杂粮等食物中,也可集中服用善存、施尔康等复合维生素类保健品。③ 注意压缩食物中的脂肪含量,并提高脂肪中不饱和脂肪酸的比例。医务人员的膳食应富含不饱和脂肪酸的植物油为主,适当限制动物油。同时,常吃海带、紫菜等含碘丰富的食物,以保护甲状腺功能。

3. 气体

手术室有害气体主要成分构成:麻醉废气、手术烟雾。

(1)麻醉废气

① 麻醉废气污染的危害:随着吸入麻醉药在手术室应用的逐渐增加,手术过程中弥散在手术室内的麻醉气体或蒸汽,势必造成手术室环境的空气污染。手术期间,麻醉废气可通过许多环节弥散到手术室空气中,造成手术室环境的空气污染。其来源主要包括:气源管道系统漏气,特别是气源管道接头松脱、气源管道老化破裂以及麻醉机活瓣失灵等。麻醉方式对手术室的麻醉废气污染程度有直接的影响。既往的开放式麻醉(如乙醚麻醉),对手术室环境造成了极大的污染。目前国内大多数手术室已普遍采用半禁闭或禁闭式循环麻醉,但仍有许多麻醉废气直接或间接排放在手术室内,特别是麻醉管理中呼吸道的冲洗、停止麻醉后患者呼吸道的开放等过程中,麻醉废气的污染难以避免;其他因素,如往蒸发罐加药时的麻醉药洒落,已安装排污设备的手术室中,排污设备出现故障等。

手术室常见的麻醉废气有氨氟醚、异氟醚、笑气、氧化亚氮等。麻醉废气在体内蓄积后,可能产生多方面的影响,可引起心理行为改变、慢性遗传学影响以及对生育功能的影响等。

a. 对心理行为的影响:麻醉废气污染对手术室工作人员的心理行为,包括听力、记忆力、理解力、读数字能力以及操作能力等产生影响,尤其在过去采用乙醚开放式麻醉中影响明显,手术室中弥漫的强烈的乙醚气味刺激手术室工作人员的味觉,同时也产生困倦症状,其心理行为受到极大的干扰,乙醚开放式麻醉现已基本趋于淘汰。而目前普遍采用的卤代类吸入麻醉药和半禁闭、禁闭式麻醉技术的应用使手术室麻醉废气污染的程度大为降低,基本消除了对心理行为的影响。

b. 慢性遗传学影响:临床普遍采用的卤代类吸入麻醉药绝大部分以原型随呼吸运动排出,极少部分经肝脏代谢为非挥发性氟代谢产物由尿排出,故短期的接触使用,一般不致影响机体的健康。手术室工作人员长期接触微量麻醉废气后,可导致麻醉废气在体内逐渐蓄积而达到危害机体健康的浓度。并可能产生慢性氟化物中毒和遗传学影响(包括致突变、致畸和致癌作用)。

c. 对生育功能的影响:麻醉废气对手术室女性工作人员的生育功能影响,近年来备受关注。孕期妇女长期暴露于微量麻醉废气环境,导致自发性流产率增加、婴儿畸形率增加或非自愿性不孕率增加等。不过对此观点,学术界尚有不同观点。

d. 其他影响:动物实验表明,长期接触微量麻醉废气可引起白细胞减少和肝、肾、脑病变。氧化亚氮还能抑制骨髓的造血功能。手术室工作人员出现的偏头痛、散发性肝炎、肌无力、消化道和呼吸道疾病也可能与长期吸入微量麻醉废气有关,但尚未在临床上得到证实。

② 麻醉废气的管理与防护:重视麻醉废气的排放,建立完好的排放系统,使用密闭性良好的麻醉机减少泄露。

a. 降低麻醉废气污染:降低手术室麻醉废气的污染,应从造成麻醉废气泄露或污染的各个环节着手。选用密闭性能好的麻醉机并进行定期检测,防止气源管道漏气。管道连接要紧密防止漏气,改善手术室通风换气条件。可采用低流量密闭式静吸复合麻醉,选用密闭度适宜的麻醉面罩,往蒸发罐添加麻醉剂的过程中要防漏、防洒落等。尽量使患者体内的气体麻醉药交换完毕,再拔除气管导管,以便减少手术间的污染。

b. 增加麻醉废气排污设备:改善手术室的通风条件,麻醉机应增加排污管道,管道出口应加装过滤装置,减少排出气体的毒害性;全麻过程中废气排放管道应通向室外,将泄露的麻醉废气尽可能排放到室外或使用二氧化碳吸附剂吸附气体。麻醉废气排除系统是目前最有效的排污设备,可使手术室麻醉废气的污染减少90％以上,也是现代手术室设计的重要组成部分。国内有少数医院的手术室已装备了麻醉废气排除系统,但大多数手术室连麻醉机废气排放的简单设施都未得到落实,国内对麻醉废气污染的重视以及排污设备远远落后于国外发达国家。

c. 加强工作人员的自身防护:提高手术室工作人员对麻醉废气污染问题的重视,并加强责任制管理,也是降低麻醉废气污染的重要环节。手术室工作人员当中,年轻的女性护士占了大多数,手术室护士每日工作在残余麻醉废气的污染环境当中,工作时间国内平均约为6.5小时/天或更长。除强调孕期或哺乳期妇女通过合理安排工作和休息以减少接触麻醉废气外,还应该通过加快手术室的工作效率,合理安排补休或采取工作岗位的轮换等措施,以尽量减少每一位工作人员在麻醉废气污染环境中的滞留时间。手术室麻醉废气对身体的危害尚未得到确切的依据证实,但并不能排除长期接触可能导致的潜在的致病危险,因为这种潜在危害可能具有迟发性,呈轻微缓慢发展,甚至到后代才会出现影响。因此采取预防和改善排污措施应引起高度重视。长期在手术室工作的人员,特别是女性工作人员应对这些麻醉废气的污染和危害有清醒的认识,并加强自身的防护意识。

(2) 手术烟雾:手术中电刀切割、电凝肌肉、脂肪组织产生烟雾焦味,可引起烦躁、头痛、头晕。

① 手术烟雾的危害

a. 有害化学成分：手术烟雾不仅含有强烈的异味，还含有多种有害化学成分，它是 ESU，激光等燃烧蛋白质和体液是产生的混合物。Hoglan 研究认为手术烟雾中含有 600 种以上的化学成分。在 ESU 烟雾中含量最高的化学成分有碳氢化合物、腈类、脂肪类、酚类等，其中 CO 与丙烯腈最受关注。其他还有氰化氢，甲醛和苯等。在腹腔镜胆囊切除手术完成时，CO 的浓度可达到（100～1 900）mg/L，远高于 OSHA 设定的 35 mg/L 的标准。研究表明腔镜手术如不排除烟雾，由于机体吸收了大量的 CO，术后患者血液中的高铁血红蛋白浓度高于正常值达 6 h。手术烟雾中的丙烯腈浓度达到了（1.0～1.6）mg/L。丙烯腈是一种无色的挥发性液体，易被皮肤和肺吸收，并通过释放氰化物对人体产生危害。氰化氢在手术烟雾中的浓度达到了 10 mg/L。氰化氢是一种无色的有毒气体，易被肺、胃肠、皮肤吸收。苯可在手术烟雾中的浓度达到 71 $\mu g/m^3$。这些化学成分可引起头痛、头晕、流泪、恶心、咳嗽、气管炎、哮喘及潜在的长期影响。日本学者在对 ESU，激光，烟草产生的烟雾进行比较后发现，CO_2 激光照射 1 g 组织所释放烟雾的危害与 3 支没有过滤嘴香烟产生的危害相当，而 ESU 产生的烟雾危害则是激光的 2 倍。

b. 活性病毒：近年来有人对电外科和激光手术烟雾中的活性病毒进行了相关研究，已有足够的证据表明在一定的能量范围内，使用 ESU 和激光产生的烟雾中含有活性病毒。Garden 与同事通过测试发现在激光产生的蒸汽中含有完整的 HPV（人体乳头状瘤病毒）的 DNA。斯坦福大学的研究者发现某些外科电动工具都可汽化含 HIV（获得性免疫缺陷病毒）的血液，产生的烟雾中含有活性 HIV。有研究表明 HIV 的 DNA 可在激光产生的烟雾中保持活性 14 天，在 28 天后活性完全消失。已有皮肤或眼睛接触烟雾可能导致 HIV 感染的报道。

c. 活性细胞：大量的研究发现激光仪，ESU 及超声刀都能将完整的细胞和血液组织汽化。研究证实这些汽化的细胞仍具有活性，仪器使用的能量越低，每次使用的时间越短，手术烟雾中存在活性细胞的几率就越大。在腔镜手术中，被汽化的肿瘤细胞可能通过腔镜套管周围的缝隙泄露出来，腔镜套管与套管针所引起的组织损伤都可能导致肿瘤细胞的植入。

d. 非活性颗粒：外科手术烟雾中的微小颗粒可能对手术室医护人员和患者构成危害。较大的颗粒通常在到达肺部深处前黏附在黏膜上，咳嗽能清除这些颗粒。多项研究显示烟雾颗粒可引起肺充血，肺气肿等疾病。

e. 诱导突变的物质：对 ESU 烟雾的遗传毒性的研究表明 ESU 烟雾中存在 DNA 损伤物质。手术烟雾与烟草具有相似的致突变性，接触烟雾的危害可以累积，离产生烟雾的位置越近，危害就越大。

② 手术烟雾污染的防护

a. 提高防护意识：近年来，为手术室医护人员提供呼吸防护的观点才刚刚开始引起人们注意，要提高手术室医务人员对手术烟雾危害性的认识，探讨研究排除手术烟雾的方法是手术室护士面临的新课题。选择产烟少、噪音低的电刀，术中提醒手术医师边切割边用吸引器吸除烟雾，减少空气污染。

b. 选择合适的口罩：Ball 等国外学者认为标准的手术口罩并不能为佩戴者在手术烟雾中提供有效的防护，使用高过滤性能的口罩可滤除 0.1 μm 直径的颗粒，但同时会引起呼吸困难。国外有医院在某些手术中为医护人员提供了带动力的空气净化呼吸面罩，能把过滤后的空气泵入呼吸罩内部产生正压，防止手术烟雾进入口罩内部。口罩要与佩戴者的脸型相匹配，接触紧密、舒适性好。

c. 负压吸引系统：利用负压吸引来吸除手术中的烟雾是现在常用的一种方法之一。手术助手手持吸杆与手术电切电凝同步移动，但负压吸引不能去除所有手术烟雾。研究表明要将吸引器放于烟雾源 2.54～5.08 cm 的范围内才能有效吸除烟雾，而当负压停止时吸引瓶内的烟雾有弥散出来的危险。

d. 排烟系统：该系统主要由一台带过滤系统的真空泵构成，用于吸走烟雾，滤除污染物并导入经过过滤的空气。有研究报道大多数排烟系统都有超低压空气过滤器，它能 99.999% 去除直径大于 0.12 μm 的颗粒，活性炭过滤器可去除烟雾中的臭味和其他有潜在危害的气体。

4. 化学物质

手术室常见的化学消毒剂对空气污染可造成不良影响。手术室常见的挥发性的化学消毒剂有含氯消毒剂、环氧乙烷、过氧乙酸、甲醛、碘、乙醇、甲苯、戊二醛等。主要通过呼吸道、皮肤、眼睛、神经系统、消化系统对人体有不良影响。甲醛具有致敏、诱变及致癌作用，长期接触低剂量的甲醛溶液，可引起慢性呼吸道疾病及染色体异常。长期低剂量的各种污染物存在于手术室，通过皮肤、呼吸道进入人体，给手术室工作人员的健康带来危害。使用手术室化学消毒剂时应注意防护：

(1) 提高防护意识：提高对手术室空气污染危害性的认识，提高防污染的自觉性，减少或杜绝化学消毒剂的不适当应用，减少污染源。

(2) 改善手术室通风换气条件：手术室通常处于一个密闭的状态，因而导致手术室内空气中各种化学污染物积聚，自然清除率减慢。因此，手术室应设置循环式通风换气系统，除补充足够的新鲜空气外，还应设污气抽吸通道，以增加手术室空气中化学污染物的排放。术后手术间应开门窗通风换气或开启层流空气净化系统自净至少 30 min，以增加化学污染物的自然清除率，减少蓄积。

(3) 加强管理，选用适当的化学消毒剂，正确合理使用

① 正确使用化学消毒剂，掌握正确的消毒方法。化学消毒剂对宿主都有不同的毒性。消毒灭菌、清洁卫生时，能不用则不用，减少污染。

② 配制消毒剂时，化学消毒剂的浓度计算应准确，不能过高，因过高浓度可致空气中化学污染物增多。

③ 避免直接接触或粉末误吸造成皮肤、黏膜的局部毒性，应戴口罩、手套（必要时戴眼罩、穿防护服），防止发生喷溅；避免浓度过高或滥用消毒剂。例如：用甲醛液固定标本必须戴防护手套，经甲醛熏蒸的物品应放置 30 min 后再使用。避免环氧乙烷残留，灭菌后的物品必须彻底解析后才能使用。眼睛和 2% 戊二醛接触后，必须马上用干净的流动水冲洗眼睛 15 min。所有盛放化学消毒剂的容器应注意其密闭性能，以防逸出。应有专人保管和定期检测措施。

5. 手术室锐器损伤的预防和处理

锐器伤是护理人员在工作中由针头及其他一切锐器，如安瓿、碎片、手术器械等所造成的一种皮肤深部的足以使受害者出血的意外伤害。它是导致医务人员发生血源性传播疾病最主要的职业因素。手术室护理人员是医疗锐器伤害的高暴露人群。手术过程中发生锐器

伤的原因有防范意识薄弱,与医生配合欠佳,造成术中缝针、刀片损伤。基层手术室一般采用人工清洗器械,清洗设备简陋,水花飞溅,缺乏防护设备,加上手术多、急诊多,工作中容易被尖头器械、克氏针等戳到,清洗过程中经常溅湿衣服,污染的水花溅进眼睛。如何减少锐器伤,加强职业防护,保障护理人员的职业安全已成为护理管理者日益关注的问题。

(1) 国内外护理人员职业性锐器伤现状:在美国,估计医务人员每年约发生 80 万次针刺或其他锐器伤,其中 16 000 次可能被人类免疫缺陷病(HIV)感染的针刺伤,被乙型肝炎病毒(HBV)和丙型肝炎病毒(HCV)感染的针刺伤的例数更多。英国每年约发生超过 10 万例锐器伤,德国估计每年约发生 50 万次锐器伤。护理人员锐器伤的发生率国外约为 52%,我国护理人员锐器伤的发生情况远高于西方发达国家,约为 65%,年人均被针刺伤率 2.8~3.5 次,其中注射后针头处理中的刺伤占刺伤总数的 62.7%,被空心针刺伤占 92.5%。有调查显示,抽查 100 名手术室护士锐器伤发生率为 96%,其中缝针刺伤 95%、刀剪刺伤 24%、注射或整理器械时刺伤 78%。

(2) 职业性锐器伤的分类

① 按器具分类:安瓿占 59.2%,注射器针头占 13.2%,玻璃注射器占 11.5%,头皮针占 6.5%,刀片占 5.5%,剪刀占 2.6%,套管针占 1.5%。

② 按受伤部位分:左手食指占 39.2%,右手食指占 35.5%,左手掌心占 5.9%,右手掌心占 4.6%,左手拇指占 4.3%,右手拇指占 4.1%,其他部位占 6.6%。

③ 按受伤程度分类:未出血占 3.3%,皮肤刺伤出血占 69.1%,深层刺伤大量出血占 20.7%,肌腱损伤占 6.9%。

(3) 国内外有关职业性锐器伤的安全法规:美国的职业安全管理目前走在世界前列,对职业性针刺伤持续关注。美国国会于 2001 年引入并通过《针刺安全与预防法案》,该法案明确要求各医疗场所必须使用安全产品,以减少工作人员的职业暴露,视一切患者的血液、体液和排泄物为感染源,接触时必须采取防护措施。目前,美国已拥有 1 000 多项预防刺伤安全产品的专利项目。欧洲于 1994 年 4 月通过的有关法律规定,医院应为工作人员免费提供疫苗接种以预防 HBV 感染。我国亦建立了锐器损伤的管理和报告制度,并提出了预防要求,专门成立了预防锐器伤害管理组织,为实施锐器伤害管理提供了良好的保障。

(4) 护理人员职业性锐器伤的危害及潜在危险因素

① 职业锐器伤的危害:目前已证实有 20 多种病原体可通过锐器伤接触传播,其中最常见的、威胁最大的是 HBV、HCV、HIV。污染的针头、刀片或其他医疗器械刺伤是最常见的职业危害,可导致工作人员的血液暴露,有发生 HBV、HCV、HIV 感染的危险,两者相关性较大,特别是 HBV 的传染性更强。针刺伤时,只需 0.004 ml 带有 HBV 的血液足以使受伤者感染 HBV。被 HIV 血液污染的针头或利器刺伤皮肤会有 0.3% 感染的危险,被 HCV 污染的锐器伤而感染 HCV 的比例为 1.8%。护理人员是发生针刺伤造成经血液传播疾病的高危职业群体。

锐器伤除了给受害者带来机体上的伤害外,另一个不可忽视的危害是给受害者带来心理上的影响。这种影响可能是严重而持久的,尤其是 HIV 阳性的患者血液或分泌物污染所致的锐器伤,多数受害者会产生中度或重度的悲观绝望情绪。此外,对患者感染状况的不确定也会加重医护人员的心理负担。

② 职业性锐器伤的潜在危险因素

a. 对锐器伤的防范意识薄弱：护理人员自我防护意识淡漠，对锐器伤的危险性认识不足。其原因是在学校教育中缺乏职业防护课，而临床实习护士的防护教育并未受到重视，护士从业后缓慢形成的职业防护意识太模糊，自我防护意识普遍较弱。主要表现在工作中未严格执行操作规程或粗心大意；治疗后拔针只是机械地去做，锐器伤后才戴手套；受伤后没有按照规定程序进行锐器伤后的处理，且伤后很少有人去追查 HBV、HCV、HIV 感染与否，这是锐器伤后最常见也是最大的危害。

b. 缺乏标准预防的知识：标准预防是由美国 CDC 颁布的预防血源性传播疾病的指导方法，是预防经血液、体液传播疾病的重要手段，在这个概念下，患者的血液、体液都被视为具有传染性，对标准预防的标准缺乏依从性是发生针刺伤的一个危险因素。我国约 40% 的护士对标准预防不很熟悉，甚至从未听说过；高达 70% 的护士在注射、输液操作时从不戴手套，认为操作不方便、没有必要；有四成以上的医院没有要求戴手套，这与发达国家相比相差甚远。

c. 与锐器伤相关的工作行为：与患者日常治疗和护理密切相关的行为。抽血、静脉注射、肌内注射、指尖血糖试验、将患者的血液或体液标本由注射器注入标本容器。与清洗和处理针头相关的行为，尤其是分离或连接静脉管道，清洗锐器时易导致锐器伤。手术中受伤多由缝针引起，其次是由刀、剪所引起，缝针受伤一般是由于持针、穿线不熟练或传递不正规所造成。

d. 不良的个人操作习惯：个人操作习惯是造成针刺伤发生的重要因素，其中徒手掰安瓿是导致针刺伤意外发生的最常见情形。针头使用后习惯性取下针头或套上针帽是导致针刺伤最常见的原因，尤其在工作忙碌时，仓促的针帽回套更易发生针刺伤。接触患者体液或被患者体液污染的物品时，不愿意或不习惯每次都戴手套等。

e. 不良的工作环境和繁忙复杂的工作：操作环境拥挤、嘈杂、照明及采光不良等，容易使护理人员操作时心情急躁或紧张，注意力不集中，致更多的针刺伤。另外，锐器伤的频率与护理工作量的大小有关，锐器伤集中发生在上午 9:00～11:00，超时工作与锐器伤也有一定关系。针刺伤的危险率与工作任务、形式和不同病区护理的复杂性有关。不同科室锐器伤发生情况存在显著差异，手术室、急诊室和门诊注射室锐器伤的发生频次高。

（5）护理人员职业性锐器伤的防护措施：虽然护理人员在工作中被锐器伤害是不可避免的，而美国疾病控制中心的评估表明，有 62%～88% 的锐器伤害是可以事先预防的。因此，严格执行消毒隔离制度和操作规程，充分利用各种屏障防护用具和设备，减少各种危险行为，加强防范措施的管理，是能够降低锐器伤的发生率的。

① 加强护理人员职业安全教育，提高自我防护意识：加强教育，对护士进行安全工作技术、方法的专门培训至关重要。教育内容包括：预防注射锐器伤指南，锐器伤的危害、原因及防护对策；锐器伤的处理；锐器伤后的报告制度；熟悉医疗锐器的安全使用，正确处理使用过的注射器等，提高护士对锐器伤害的认识，树立标准预防的理念，纠正护士受伤后的侥幸心理，使其重视和配合锐器伤的处理，提高护士预防锐器伤的自觉性。同时结合医院及科室特点，进行锐器伤危险因素的评估，增强护士的防护意识。

② 规范操作行为，执行安全操作标准：规范操作行为是降低锐器伤发生率，确保护士职业安全的重要环节。对手术室护士进行有关医院感染和防护知识的宣教，使对职业感染有

较全面的认识。

③ 树立标准预防的观念:接触患者的血液、体液时,应视所有血液、体液具有传染性,充分利用各种屏障防护设备。护理人员在实施操作中应自觉采取防护措施,如戴手套、口罩、帽子,穿隔离衣等。

④ 规范手术患者术前生化检查项目,准确了解其肝炎和艾滋病病毒携带情况,感染者手术通知单注明阳性,安置在专用手术间,手术中尽量使用一次性敷料,使用过的器械严格按照传染病的有关规定处理,接触患者分泌物、排泄物等操作应戴手套。对术前无法确定其情况的患者,一律按此类患者处理术中用物。

⑤ 护士在进行注射、抽血、输液等操作时,行动要特别小心,以免刺伤自己或别人。静脉给药时须去除针头经三通给予。操作后应安全处理针头,改掉徒手分离针头或将扔下的针头重新插到输液管等不良操作行为;不给针头套帽,一定要套回时,请应用单手套法,禁止双手回套针帽。

⑥ 采用持物钳持物,不可用手直接接触使用过的针头、刀片。任何时候都不用弯曲、损伤的针器,绝对不要用手处理破碎的玻璃。

⑦ 针头或锐器在使用后立即扔进耐刺的锐器收集箱中,收集箱要有牢固的盖子和箱体锁定装置,有明显的生物危险品警告标志。

⑧ 给不配合的患者注射或输液时应该有别人帮助。

⑨ 打开玻璃安瓿时,用棉球垫于安瓿与手指之间,用力均匀适当。

⑩ 术中器械护士严谨操作,传递器械准确,加强术中协调配合,避免刀、剪误伤自己或他人。患者使用过的锐器,在传递中应用金属容器盛放传递,不可用手直接传递。术后刷洗整理过程中应谨慎小心,将刀、剪放在弯盘中,避免误伤。

⑪ 一旦发生针刺伤应及时挤出少量血液,用肥皂和清水冲洗伤口后,再用2%碘酊及75%乙醇处理伤口。如被乙肝、丙肝、艾滋病病毒等污染的利器刺伤时,应根据受伤的程度定期进行血液性传播疾病的检查和随访。

⑫ 加强职业防护管理,完善相关制度。医院感染管理科人员要重视锐器伤对护理人员损害的严重性,建立完善的检测系统、锐器伤的报告及反馈制度。目前一些国家已建立了卫生人员锐器伤的监测网络,通过专门软件,对所检测到的数据进行分析,了解高危人群、高危操作及高危产品等信息,不但可以为行政部门制定控制和预防措施提供流行病学资料,而且即时将这些信息反馈给护理人员,可提高他们的安全意识,减少锐器伤的发生。

⑬ 改进医疗设备,完善防护措施。安全工具的使用能有效降低锐器伤的发生。因使用的安瓿易碎、断端锐利及铝盖边缘毛糙,导致掰安瓿与铝盖割伤的发生率最高。应改进制作工艺,选择有利操作安全的产品,如采用移液器、配备专业毁形器、真空采血管及无针连接系统等,采用先进的预防针刺伤的护理用具,使用带有保护设计的针头,如自动套帽的静脉导管、安全型注射器(自动回缩针头)等,以预防锐器伤的发生。

⑭ 科学合理地安排护理工作及人力资源。护理管理者应从护士安全的角度出发,科学地合理编配护理人员。同时应关注护理人员的劳动防护问题,为临床护理人员提供计划免疫,对乙肝表面抗原阴性者,接种乙肝疫苗可有效预防 HBV 的感染。

(6)护理人员职业性锐器伤的紧急处理

① 锐器伤后伤口的紧急处理:护理人员一旦发生锐器伤,应保持镇静,及时采取以下措

施防止病原体经伤口传播。a."挤"。立即从近心端向远心端挤压受伤部位,尽可能挤出损伤处的血液,相对减少污染的程度。b."冲"。立即用流动水和消毒肥皂液反复冲洗皮肤,用生理盐水冲洗黏膜。c."消毒"。用碘酒等皮肤消毒液涂擦伤口,并用密闭无菌敷料包裹伤口。d."报告"。立即向医院感染管理委员会报告并明确病原体,以确定是否需要接受HIV、HBV、HCV等血源性疾病的检查和随访,确保在第6周、第3个月、第6个月、第12个月(根据其危险性大小)接受跟踪检测,并填写意外损失报告,详细记录在案,其内容至少包括该锐器的名称、型号、事故发生的地点和原因。e."检测"。尽早检测抗体,并依据免疫状态和抗体水平采取相应的处理措施,充分利用安全有效的生物制品,以避免或减轻可能造成的后果。对暴露源不明者按阳性病例处理。

② 锐器伤后预防性治疗方案:若病原体不明确或病原体已确诊为HIV、HBV、HCV,均应依据卫生行政部门制定的条例采取预防措施。a. 对HBV感染者受到HBV污染的锐器伤后,应在24小时内注射乙肝免疫球蛋白,同时进行血液乙型肝炎表面抗原的检测,阴性者皮下注射乙肝疫苗10 μg、5 μg(0个月、1个月、6个月)。b. 病原体是HIV,被刺伤者应在2小时内使用齐多夫定(叠氮胸苷),定期追踪。c. 丙型肝炎暴露后的预防性治疗,即 α_2 干扰素,300万单位/(次·日),皮下注射,连续3天,定期追踪。

(7) 血源性疾病职业暴露预防措施:医务人员预防血源性疾病职业暴露的防护措施应当遵照标准预防原则,对所有患者的血液、体液及被血液、体液污染的物品均视为具有传染性的病源物质,医务人员接触这些物质时,必须采取防护措施。

医务人员接触病源物质时,应当采取以下防护措施:

① 医务人员进行有可能接触患者血液、体液的诊疗和护理操作时必须戴手套,操作完毕,脱去手套后立即洗手,必要时进行手消毒。

② 在诊疗、护理操作过程中,有可能发生血液、体液飞溅到医务人员的面部时,医务人员应当戴手套、具有防渗透性能的口罩、防护眼镜;有可能发生血液、体液大面积飞溅或者有可能污染医务人员的身体时,还应当穿戴具有防渗透性能的隔离衣或者围裙。

③ 医务人员手部皮肤发生破损,在进行有可能接触患者血液、体液的诊疗和护理操作时必须戴双层手套。

④ 医务人员在进行侵袭性诊疗、护理操作过程中,要保证充足的光线,并特别注意防止被针头、缝合针、刀片等锐器刺伤或者划伤。

⑤ 使用后的锐器应当直接放入耐刺、防渗漏的利器盒,或者利用针头处理设备进行安全处置,也可以使用具有安全性能的注射器、输液器等医用锐器,以防刺伤。禁止将使用后的一次性针头重新套上针头套。禁止用手直接接触使用后的针头、刀片等锐器。

6. 各种物理损伤及防护

(1) 噪音危害的职业防护:凡使人感到厌烦或不需要的声音都为噪音。国际常用dB-A为单位来测定噪声并分级,A为加权声级,10~40 dB,代表相当安静,40~80 dB,属中等声响,80~100 dB,为已很响。国内外研究报道:手术室平均噪声水平在60~65 dB,但高达90 dB,安静时手术室的背景噪声约13 dB,最嘈杂的时间是手术准备阶段,术中连续噪声来自麻醉呼吸机约65 dB,麻醉报警约53~75 dB,手术吸引器约73 dB,麻醉排污系统约70 dB,间断噪声来自电刀约65 dB,传递应用手术器械,室内人员对话的噪声约为60 dB。其他噪声还包括空调声,各种现代化仪器设备输出和报警系统,患者呻吟,物品及仪器移动声,电锯,气钻,金属门窗开关等。噪声可引起机体各种生理和心理应急反应。降低人的灵活性,导致判断力、持续记忆力减退,精力分散,影响手术关键时刻的注意力,导致差错的发生。长期在噪声下工作易引起疲劳、烦躁、头痛和听力下降。长期暴露于 85 dB 的环境中可以导致听力受损,在 90 dB 的环境中可使听力缓慢地丢失,95 dB 的环境可使听力严重受损,100 dB 的环境可致永久性耳聋。

① 噪音的特点:噪音无污染物,属于感觉公害,受生理与心理因素的影响。噪音污染是暂时的,不会积累。音的能力最后消失为空气的热能,传播距离不太远。影响面广。

② 噪音的分类:按来源可分为机械性噪音、流体动力性噪音、电磁性噪音。

③ 噪音的危害:当声音超过一定的分贝量,可致血中 17-羟皮质胆固醇水平增高,可使尿中肾上腺素和去甲肾上腺素排泄量增加,还影响人心血管和听觉的生理变化,可使人的注意力分散,因此应尽量降低噪声。

④ 噪音的防护:控制噪音危害措施包括控制噪声源、控制噪声传播、加强个体防护和落实预防保健措施。

(2) 电离辐射的职业防护:电离辐射,是一种有足够能量使电子离开原子所产生的辐射,辐射存在于整个宇宙空间,分为电离辐射和非电离辐射两类,凡能引起物质发生电离的辐射称为电离辐射。电离辐射通常可分为两类,一类为高频率的电磁波,如 X 射线、γ 射线;另一类为高能粒子束,如 α、β 粒子或中子束等。电离辐射被广泛用于医疗领域,如 X 光检验,癌症治疗以及工程领域,如核能发电、静电消除,非破坏性检验等。

① 电离辐射的危害:电离辐射能引起细胞化学平衡的改变,某些改变会引起癌变。电离辐射还能引起体内细胞中遗传物质 DNA 的损伤,这种影响甚至可能传到下一代,导致新生一代畸形,先天白血病等,在大量辐射的照射下,能在几小时或几天内引起病变,或是导致死亡。

② 电离辐射的防护:电离辐射防护的目标是防止辐射对机体危害的肯定效应,尽可能降低随机效应的发生率,将照射量控制在可接受的安全水平。

认真执行辐射防护三原则:任何照射必须有正当的理由;辐射防护的最优化配置;遵守个人剂量当量限值的规定。

③ 辐射外照射防护:辐射外照射的特点是脱离或远离辐射源,辐射作用即停止。因此防护措施主要为屏蔽防护、距离防护和时间防护。

(3) 电损伤的职业防护:随着资源共享和跨学科的发展,手术电气设备的种类和用量扩大,手术室工作人员每天要接触各种不同的电器,如高频电刀,电钻,电锯,吸引器,各种腔镜仪器,呼吸机等,电气设备的质量优劣不等,线路老化等因素可导致漏电、触电、电击、烧伤、烫伤等事件的发生。

电损伤的防护方法:

① 手术室人员要掌握基本用电知识,接受适当的电外科技术知识的培训,手术室护士不仅要掌握各类高频电刀的使用方法,同时必须明白电刀灼伤产生的原理与防护知识。

② 手术室内所有电器在使用时都要接地线,仪器设备用完后,先切断电源再进行整理。手术室内的配电盘及电线均应有防潮处理,配电盘上采用防触电装置,防止触电事故发生。高频电刀应由专业人员定期检测和维修保养(至少每年 2 次),以保证电刀的性能参数特别是安全指标始终符合国家标准。

③ 术前访视患者时,应详细查看病历,了解患者的既往史和各种检查报告。告知患者入手术室时不得携带金属首饰、活动假牙及手表,选择放置极板的位置必要时告知患者剃去过长的毛发。了解体内有无金属植入物及是否安装心脏起搏器,并确定患者体内金属植入物的位置。安放患者体位时,应注意避免患者直接接触金属物,接触区应绝缘,并避免患者出汗,头发应安全套入手术帽内,患者与手术床之间至少有 4 cm 厚的绝缘层,并且保持绝缘层干燥。

④ 术前仔细检查电刀头、手柄及线缆的完整性,确保刀头无缺损、弯曲,避免刀头断落体内。检查刀头、电线的橡胶外鞘是否缺损、有无老化现象,以免发生电击伤。正确连接相关组件并插牢,先连接好负极板线、电源线后再接通电源。高频电刀的供电电源应经过带有可靠接地线的三眼插座提供给机器,以保证电刀的金属外壳、保护或功能的接地端点可靠接地。电刀尽量一次性使用,防止旧电刀存在漏电现象。高频电刀不与其他仪器共用电源插座。电刀单极和双极不宜同时使用。

⑤ 选用与高频电刀配套的高质量一次性软负极板,成人与小儿负极板不能混用。保持负极板平整,保持其面积大于 64.15 cm^2,禁止切割和折叠。护士在摆放好患者体位后再粘贴负极板,负极板粘贴尽可能靠近手术部位,以缩短电流回路,减少电刀工作阻抗,降低电刀的输出功率。负极板应粘贴于干燥、清洁、血流充足、肌肉丰富的部位(如大腿和臀部)及止血带的上方,避开骨突、脂肪多、皮肤有创伤、疖、痈、瘢痕和死皮的部位,避开皮肤松弛有皱褶、体毛多、靠近金属植入物或 ECG 电极、可能被液体浸湿或皮肤容易出汗的部位。避免患者金属植入物、ECG 电极和测量探头在电刀头和负极板之间的高频电流通路上。负极板应尽量垂直粘贴于来自手术部位的电流方向上,小儿可用螺旋形方法粘贴。整个负极板尤其是边角一定要安全彻底粘牢,极板与皮肤之间不能滞留空气。极板不能受压或用布带等再行包扎,否则将不利于负极板散热。术中改变体位或患者烦躁不安时,应检查负极板粘贴情况和患者身体与手术床的接触情况。负极板应避免同患者周围其他金属物品直接接触,连接线不得与其他物体缠绕或圈成环形状,各种电缆线间不能交叉,在使用过程中极板要确实与回路板连线接触好,并保证与外部绝缘,电刀接入设备相应插孔,切实保证接触良好,避免被人员触碰、踢扯高频电缆。避免带电粘贴或取下负极板。负极板不能重复使用,以防止交叉感染和灼伤。

⑥ 防止电火花遇易燃气、液体燃烧。a. 避免使用易燃易爆的麻醉药、消毒剂和氧化剂。b. 手术前应排空患者在直肠、膀胱、阴道等处可能存在的可燃性气体和液体。c. 确保手术间环境安全,保持地面清洁干燥,确保层流手术间空气畅通,无易燃性气体并及时排去使用电刀产生的烟雾。d. 术前术中避免使用碘酒、乙醇消毒皮肤,可换用碘伏消毒术区皮肤,如果使用乙醇消毒术区皮肤,乙醇用量要适中,待乙醇安全挥发再铺无菌单。手术开始前再次用乙醇纱布消毒切口皮肤后应稍停留 2～3 min,待乙醇挥发后再启用电刀,以免因电火花遇乙醇而致灼伤。e. 麻醉师在气管插管前避免长时间加压面罩给氧,以免胃内蓄积大量氧气,在做胃肠手术时引起爆炸。f. 在距离用氧通道较近的颈前、颌面等部位手术时,应特别注意因患者口鼻、气管内氧浓度较高,可造成严重烧伤的后果,使用时应暂时移开氧气。

⑦ 禁止将高频电刀报警系统消声,有异常声音发出时立即停止使用,检查原因,若原因不明及时更换其他电刀。电刀主机在使用时其上不能有覆盖物。

⑧ 手术人员一定要戴绝缘良好的橡胶手套,防止"打手"。内窥镜手术使用电刀时,操

作医生不能佩戴金属框架的眼镜,防止高频辐射在金属框架中产生涡流加热,烫伤医护人员的脸部。

⑨ 高频电刀输出功率以刚好保证手术效果为限,调节输出功率应从小到大逐步试验,切勿盲目增大电刀的输出功率。一般单切电刀手术使用功率在20~80 W左右,特殊手术如截肢要求功率大一些,但极少超过200 W。当手术要求的功率明显大于正常值时,应检查和排除下列情况后再调大功率:电刀模式是否合适;电刀笔的开关按钮是否正常;电极板和夹头连接情况;夹头与导线的连接情况;电刀头有无炭化物;负极板的黏贴情况;患者悬浮程度。千万别随意增大输出功率设定值。

⑩ 手术过程中应防止冲洗的生理盐水溢出体外浸湿手术单而引起高频接地,灼伤患者。深部组织手术时,选用金属面积小的长电刀头。手术野较小时,可用一节输液管或口径适宜的橡胶管包裹部分电刀头,减少其与组织接触面积,防止灼伤周围正常组织。

⑪ 器械护士应及时刮除电刀头炭化物以保持良好的传导功能,发现电刀头功能不良时应及时更换。不用的刀头一般不要接入机器。不是正在使用的电刀应放置在绝缘的套盒中,不能放置在患者身上或触及金属物,以免因误压开关按钮导致灼伤患者组织或点燃其他物品。

⑫ 指状或者蒂状组织如小儿阴茎不得使用单极电刀,因其细小的根部可能因通过较大电流而损伤组织。文身的患者,尤其是红色文身的,因可能含有重金属汞,尽量不使用电刀,如必须使用应尽量使用最小功率或双极电凝。对于安装心脏起搏器的患者,尽量不使用单极电刀,选用双极并使用较低的功率设置,以防产生干扰危及患者生命。电刀使用过程中不要直接接触体内的金属内植物。

⑬ 使用双极电凝时,手术野应不断用生理盐水冲洗以降低温度,以减轻组织焦痂与电凝的附着。

⑭ 手术结束后将负极板整片水平自患者身体上揭除,揭除时一手固定皮肤,另一手慢慢揭除极片,负极板揭除后观察粘贴处皮肤情况。控制面板上的电切、电凝功率应复零,先切断电源,再撤电源线,整理好各组件后,电刀归位,注意保持设备的整洁、干燥。术后3~5日回访患者,再次查看有无电灼伤现象。

(4) 运动型损害及颈椎病的预防:手术室护士在协助搬运患者,搬运手术器械及其他设备时常造成脊柱损伤。手术时间长,站立过久而引起腰背酸痛。手术室护士在手术中担任器械助手时,身体较长时间处于相对固定的体位,颈部大多时间处于偏转角度,如果这种颈部偏转时间长、角度大,则很容易使颈肩部肌肉及肌腱疲劳、张弛失调,造成局部血循环不良而形成组织渗出,水肿或增生,久之促使颈椎病好发,构成主因。有研究报道,在手术室工作15年左右的人员发生颈椎病的比例超过55%。护理人员腰背痛的发生率为61.31%,高于工业行业职工。长期站立还可导致下肢静脉血液回流不畅、淤血、静脉曲张。洗手护士长时间处于颈椎前屈站立位,术中保持上身倾斜,颈部偏转固定20°~85°,长时间固定体姿使肌肉肌腱疲劳,极易发生颈椎病。

① 平时的操作中要注意节力原则,搬运患者时要几个人同时用力或用转运板,抬器械包时尽量使用推车或请别人一起帮忙,以免发生手腕及腰背部的扭伤。

② 手术过程中要采用高度适当的踏脚板,操作不太紧张的间隙可适当做颈部操,以免长时间低头配合操作,引起颈椎病。注意变换姿势,使身体各部分的肌肉放松休息,缓解腰

酸背痛。

③ 手术结束后，多进行腰背部及颈部的运动，有助于促进局部组织血液循环，预防颈椎病及腰背损伤。局部可进行理疗和热敷。经常参加体育锻炼，加强肌肉、韧带等组织的韧性和抗疲劳能力。选择高质量的弹力袜预防下肢静脉曲张，手术间歇可尽量让自己平躺和抬高下肢，使下肢循环得到改善。临睡前可以做腿部按摩或理疗消除下肢疲劳。

④ 行政管理人员应切实解决手术室护士人力不足而导致长时间超负荷劳动的问题，提供专业防护用品，提供适当运动器材及运动场地等。

第五节　麻醉及复苏与护理配合

一、麻醉分级管理

美国麻醉师协会(ASA)根据患者体质状况和手术危险性分类，于麻醉前将患者分为 5 级。

Ⅰ级:健康。除局部病变外，无系统性疾病。

Ⅱ级:有轻度或中度系统性疾病。

Ⅲ级:有严重系统性疾病，日常活动受限，但未丧失工作能力。

Ⅳ级:有严重系统性疾病，已丧失工作能力，威胁生命安全。

Ⅴ级:病情危重，生命难以维持的濒死患者。

如系急诊手术，在评定上述某级前标注"急"或"E"。

Ⅰ级患者:麻醉和手术耐受力良好，手术风险小。

Ⅱ级患者:重要器官有轻度病变，但代偿功能健全，麻醉和手术耐受良好，麻醉经过平稳。

Ⅲ级患者:存在重要器官功能受损，但仍在代偿范围内。麻醉中有一定危险，麻醉前准备要充分，对麻醉期间可能发生的并发症要采取有效措施，积极预防。实施麻醉和手术有一定的顾虑和风险。

Ⅳ级患者:重要器官病变严重，功能代偿不全，麻醉危险性极大。

Ⅴ级患者:病情极危重，麻醉耐受力极差，随时有死亡的威胁，麻醉和手术异常危险，麻醉前准备更显重要，要做到充分、细致和周到。

二、麻醉与护理配合

麻醉是手术顺利实施与进展的前提，麻醉工作离不开手术室护士的密切配合。手术室护理水平的高低直接影响手术的质量乃至手术的成败。因此，手术室护士应以科学、认真的工作态度，严谨、规范的操作规程配合好麻醉工作，使麻醉、手术顺利完成。

1. 术前教育

择期手术患者，术前一天做好术前访视，给患者讲解手术麻醉的方法，术前准备，注意事项，配合的重要性等。讲解术后要求患者配合的动作，如点头、握手、睁眼等，消除其恐惧心理,配合医生,顺利完成手术。告之术后可能存在胃管、营养管、尿管,解释其必要性需患者理解并配合。

2. 术中护理

(1) 麻醉前护理:调节适宜的温湿度,保持室温为 22~24℃,湿度为 50%~60%。小儿、老人、长时间手术患者需准备变温毯、水箱及输血输液加温设备。麻醉设备和药品准备,包括喉镜、气管导管、吸引器、麻醉药品、抢救药品、口咽鼻咽通气道、面罩、呼吸机、氧源等。麻醉前用药,如利多卡因胶浆等。严格执行查对制度,建立通畅的静脉通路,舒适的体位。

(2) 麻醉中护理:椎管内麻醉、神经阻滞技术需要摆放合适的麻醉体位。全麻诱导期要准备好插管用品、抢救药、吸引装备;搬动体位时注意气管导管移位;全麻期间密切关注患者生命体征变化、输血输液监测、体位的变化;全麻复苏期间,准备吸引器,保暖,保持呼吸道通畅,生命体征平稳,患者心理疏导。

术中难免发生意外,如急性大出血、输血输液反应、休克、呼吸心跳骤停等,一旦发生意外,手术室护士要积极配合麻醉医生、手术医生全方位的进行抢救,及时做好记录,做到忙而不乱、紧张有序。

3. 术后护理

手术后应继续观察患者生命体征、神志、引流量,待一切平稳后巡回护士和医生共同护送患者返回病房,途中密切观察输液通路和呼吸情况,与病房护士详细交班,交代术后注意事项。

三、复苏与护理配合

麻醉后复苏室(PACU)是患者麻醉后苏醒与恢复的场所,确保患者苏醒期安全,有力提高患者返回病房的安全性。麻醉复苏过程易发生呼吸道梗阻、呼吸抑制、呕吐误吸、循环不稳、低体温、躁动、苏醒延迟等并发症,因此复苏期有效的观察和护理非常重要。

1. 复苏室护士的要求

挑选临床经验丰富的护士进行麻醉专业培训,了解麻醉基本知识,熟悉常用抢救药物的用途用量及不良反应,能迅速有效发现并解决异常状况,保证患者安全。

2. PACU 设备

呼吸机、除颤仪、心电监护仪、中心吸引、中心供氧、面罩、喉镜、各种规格气管导管、口咽鼻咽通气道、人工呼吸球囊、深静脉穿刺包、各种抢救药品齐全。

3. 复苏室护理

(1) 患者入室前,复苏室的当班护士应检查各类监护设备及抢救物品,使之呈备用状态。

(2) 患者入室后,接班护士立即给患者取合适体位,保暖,烦躁患者加用约束带。

(3) 确定呼吸道通畅,吸氧。

(4) 连接监护:心电图,血氧饱和度、血压、体温、尿量。

(5) 与巡回护士做好交班工作,了解患者手术和麻醉状况。

(6) 保持静脉通畅,妥善安放各种引流管。

(7) 清除气管内、口腔分泌物。

(8) 患者清醒达到拔管指征时,脱氧观察 5~10 min,若血氧在正常范围,准备吸引器,气管插管用品,向患者解释拔管的配合。

(9) 把固定导管的胶布撕开,把吸痰管插入气管导管内,一边吸痰,一边把导管从气管拔出。

(10) 面罩给氧,观察血氧正常,生命体征平稳后送回病房。

四、容量治疗

容量治疗的主要目的是补充正常的生理需要量,补充因麻醉、手术和疾病本身所造成的液体和循环血容量的缺失,维持良好的组织灌注和内环境的稳定,避免细胞代谢紊乱和器官功能的损伤。手术室护士应该掌握容量治疗相关基本生理知识、常用液体的种类及特点、围术期容量治疗方案的制定、容量监测及治疗注意事项等,配合麻醉医生共同做好手术患者围术期输液管理与容量治疗。

1. 与容量治疗相关的基本生理知识

成人体液约占体重的 60%,其中细胞内液约占体重 40%,阳离子以 K^+ 为主,细胞外液约占体重 20%,阳离子以 Na^+ 为主;细胞外液中组织间液约占体重 15%,血管内液(血浆)约占体重 5%,组织间液中有极少的一部分分布在密闭的腔隙中,如关节腔、腹膜腔、胸膜腔等,临床称作第三间隙液。小儿体液量所占体重的比例比成人高,约 70%～80%,细胞外液所占比例也略高些。足月儿全血容量约 85 ml/kg,6 个月～14 岁小儿全血容量约 80 ml/kg。血液是由血浆、红细胞、白细胞及血小板组成,其中血浆约占 60%,三种血细胞共约占 40%。维持体液渗透压的主要成分是电解质,形成细胞外液渗透压的主要物质是 Na^+。血浆与组织间液的主要区别是血浆含较高浓度的蛋白质,约 7%,血浆正常渗透压为 280～310 mOsm/L。

正常成人的每日生理需要量 2 000～2 500 ml。人体生理需要量可按由 Holliday 和 Seger 1957 年提出的 4-2-1 公式粗略计算,将人体重分为若干个 10 kg,第一个 10 kg 生理需要量按 $4 \text{ ml} \cdot \text{kg}^{-1} \cdot \text{h}^{-1}$ 计算,第二个 10 kg 生理需要量按 $2 \text{ ml} \cdot \text{kg}^{-1} \cdot \text{h}^{-1}$ 计算,以后每个 10 kg 生理需要量都按 $1 \text{ ml} \cdot \text{kg}^{-1} \cdot \text{h}^{-1}$。以 70 kg 体重为例,24 h 总生理需要量为 $(4 \times 10 + 2 \times 10 + 1 \times 50) \text{ml/h} \times 24 \text{ h} = 2 640 \text{ ml}$。

肾素-血管紧张素-醛固酮系统及抗利尿激素系统是调节容量和渗透压的两大主要系统。

2. 常用液体的种类与选择

临床常用液体有晶体液和胶体液两大类,容量治疗首选晶体液还是胶体液目前仍有争论,而临床上更倾向于认为两种液体具有各自的作用,晶体液主要用于生理需要量的补充及组织间隙丢失的液体,胶体液主要用于补充血容量的不足,因此应该在适当的时间对适当的患者输入适当种类的液体。

(1) 晶体液:晶体液的溶质小于 1 nm,光束通过时不出现折射现象,常用含电解质的晶体液,输入人体后大部分分布到细胞外液,仅 1/5～1/4 可留在血管内,因此扩容效果为 5:1 至 4:1,常用含电解质的晶体液有乳酸钠林格注射液,钠钾镁钙葡萄糖注射液(乐加),0.9% 生理盐水;5% 葡萄糖为不含电解质的晶体液,输入人体后在血管内、组织间液和细胞内液中分布,扩容效果约为 14:1。

① 乳酸钠林格注射液:是临床工作中最常用的晶体液,电解质成分与细胞外液相似,pH

6.5，渗透压 273 mOsm/L，可看作等渗液，主要用于生理需要量、蒸发及第三间隙丢失等水分的补充。500 ml 乳酸钠林格注射液含乳酸钠 1.55 g，NaCl 3.0 g，KCl 0.15 g，CaCl$_2$ 0.1 g，肾功能不全等患者慎用。乳酸钠林格注射液含乳酸盐 28 mmol/L，而血浆乳酸含量为 0.33～1.67 mmol/L，理论上大量输入乳酸钠林格注射液可导致乳酸中毒，但当机体清除乳酸功能正常时，血乳酸仅轻度升高，一般不会导致乳酸中毒，另外，因输入的是乳酸盐，在体液中以阴离子形式存在，不会导致酸中毒。但由于乳酸钠林格氏液 pH<7.0，可对细胞外液的酸碱度产生一定程度的影响。

② 氯化钠注射液：0.9% NaCl 为等渗等张溶液，渗透压 308 mOsm/L，Cl$^-$ 含量超过细胞外液量，大量输入会产生高氯血症，主要用于盐水反应性碱中毒、低钠血症、颅脑手术和高钾血症等。高渗氯化钠溶液有脱水作用，可减轻细胞内水肿。3% NaCl 为高渗溶液，渗透压 1026 mOsm/L，现在我院神经外科常用 5 支 10% NaCl 加入 150 ml 0.9%NaCl 中，浓度为 3.175%，用于脱水降低颅内压效果好。高渗氯化钠的使用浓度通常不超过 7.5%，总剂量一般不超过 4 ml/kg(7.5%)，过量使用可导致高渗性溶血、神经脱髓鞘病变等。

③ 5%葡萄糖注射液：为低渗溶液，渗透压 253 mOsm/L，pH 4.5，适用于低血糖风险及高钠血症患者等，成人围术期很少使用，过多输注易发生高血糖、低渗性红细胞溶解及组织水肿等并发症。

④ 钠钾镁钙葡萄糖注射液(乐加)：1 000 ml 钠钾镁钙葡萄糖注射液含 NaCl 6.372 g、KCl 0.3 g、MgCl$_2$ 0.204 g、醋酸钠 2.052 g、枸橼酸钠 0.588 g、葡萄糖酸钙 0.672 g、葡萄糖 10 g。禁忌证为胰岛细胞瘤患者、高钾血症患者、高钙血症患者、高镁血症、甲状腺功能不全患者(甲状腺素抑制肾小管重吸收镁的作用降低，易引起高镁血症)。

(2) 胶体液：胶体液的溶质为 1～100 nm，光束通过时可出现折射现象。胶体液的扩容效果为 1∶1，常用胶体液有羟乙基淀粉注射液(贺斯、万汶)、琥珀酰明胶注射液(佳乐施)、白蛋白等，胶体液主要适用于严重低血容量及麻醉期间需扩容的患者。

① 羟乙基淀粉注射液：是用玉米淀粉合成的高分子量支链淀粉，由于支链淀粉会被 α-淀粉酶水解，因此在 C$_2$、C$_3$、C$_6$ 位置上以羟乙基团取代葡萄糖基，所以羟乙基淀粉是通过水解和羟乙基化产生的高多聚糖，影响羟乙基淀粉性能的三个主要指标为平均分子量、取代基和 C$_2$/C$_6$ 羟乙基化比率。

平均分子量(MW)，是决定扩容强度的主要因素。MW<10 万为低分子量羟乙基淀粉；MW 在 10 万～30 万之间为中分子量羟乙基淀粉；MW>30 万为高分子量羟乙基淀粉。取代基是指取代的葡萄糖和未被取代的葡萄糖分子的比率，用数字 0～1 表示。取代基增加，其分子对抗水解的能力增强，在血中停留时间延长，半衰期延长。取代基 0.3～0.5 为低取代基；取代基 0.6 为中取代基；取代基≥0.7 为高取代基。C$_2$/C$_6$ 羟乙基化比率：羟乙基团主要位于 C$_2$、C$_3$、C$_6$ 上，但 C$_2$/C$_6$ 羟乙基化比率与代谢、蓄积、凝血功能障碍等副作用有关，C$_2$/C$_6$ 比率越高，酶降解速度越低，代谢越慢。

万汶(voluven)是新一代羟乙基淀粉，与贺斯相比，分子量由 20 万降为 13 万，为中分子量羟乙基淀粉，且分布更加集中，保持了大分子物质维持有效血容量的基本作用；将取代基由 0.5 降至 0.4，有利于分子降解而减少蓄积；将 C$_2$/C$_6$ 取代比率由 6∶1 增加至 9∶1，有利于分子的稳定。因此万汶是目前为止最理想、最安全、最有效的羟乙基淀粉类代血浆，每日最大量为 50 ml/kg，且可用于儿童。万汶每 500 ml 含 NaCl 4.5 g，pH 4.0～5.5，渗透压

308 mOsm/L，扩容时间可维持 4 h 左右。

目前临床使用的羟乙级淀粉注射液其载体主要为非生理性的 0.9% 生理盐水，大量输注有可能会导致高氯性代谢性酸中毒、凝血功能障碍肾血流量减少等不良反应。羟乙基淀粉电解质注射液的出现为这些问题的解决提供了新的方法。

② 琥珀酰明胶注射液（gelofusine，佳乐施）：牛胶原水解而制成，主要成分为琥珀酰明胶和氯化钠，渗透压 274 mOsm/L，琥珀酰明胶平均分子量 30 000，浓度 4%，扩容时间 2～3 小时，对凝血系统及肾功能影响较小，根据出血量的多少可允许大量使用，但应警惕过敏反应的发生。

3. 围术期容量治疗方案

术中需补充的丢失液体包括：① 正常生理需要量。② 术前累计缺失量（生理需要量×禁食时间＋非正常体液丢失）。③ 麻醉手术期间液体蒸发和再分布（血管内液体丢失、细胞水肿、第三间隙分布增加等）。不同教科书对这一部分的计算方法有所不同。一种方法是根据手术创伤大小一次性计算，一般小手术如疝气修补按（0～2）ml/kg 计算，中等手术如胆囊切除术按（2～4）ml/kg 计算，大手术如胃肠手术按（4～8）ml/kg 计算。还有一种计算方法是按手术大小及手术时间来计算，小手术按 4 ml·kg^{-1}·h^{-1} 计算，中等手术按 6 ml·kg^{-1}·h^{-1} 计算，大手术按 8 ml·kg^{-1}·h^{-1} 计算。对于较长时间的手术，后一种计算方法似乎更具有临床指导意义。④ 麻醉导致的容量相对不足按（5～7）ml/kg 计算。⑤ 术中失血量。失血量一般在 Hb<70 g/L（Hct<0.21）时必须立即输血，Hb 在 70～100 g/L，由麻醉医师根据患者病情决定，大于 100 g/L（Hct>0.3）一般不需要输血。

不管是按（4×10＋2×10＋1×50）ml/h×24 h 公式计算生理需要量，还是按某种方式计算麻醉手术期间液体蒸发及再分布的量等，都是指导性的，相对的，大致的，都要结合临床经验及各项监测指标综合判断。生理需要量、术前累计缺失量、麻醉手术期间液体蒸发量和再分布一般用晶体液；麻醉导致的血管扩张可用晶体液或胶体液，但达到同样的扩容效果胶体液的使用量更少；术中失血量未达到输血指征时，一般用人工胶体维持血容量。

术中输液量计算举例，男性患者，70 kg，行胃大部切除，禁食 10 小时，手术时间 2 小时。禁食 10 小时的生理需要量按（4×10＋2×10＋1×50）ml/h×24 h 公式计算为（4×10＋2×10＋1×50）ml/h×10 h＝1 100 ml。可在手术开始的第一个 1 小时内先补充一半；手术 2 小时的生理需要量按以上同样方法计算为：110 ml/h×2h＝220 ml；蒸发和液体再分布量：按 5 ml/kg 计算，则 5 ml/kg×70 kg＝350 ml；麻醉导致的容量相对不足：按 5 ml/kg 计算，则 5 ml/kg×70 kg＝350 ml。术中失血量约 300 ml 用等量代血浆补充。这样术中补液总量约为 1 100＋220＋350＋350＋300＝2320 ml。术中输液顺序一般先晶体，后胶体。

4. 围术期容量监测常用的方法

围术期容量监测至关重要，可分为有创和无创两大类型。无创容量监测包括心率、无创血压、尿量、脉搏血氧饱和度的波形、颈静脉充盈度、四肢皮肤颜色和温度等，是基本的监测指标。当患者有低血容量时，常会出现心率增快、血压下降、尿量减少、颈静脉充盈度下降等。常用的有创容量监测为有创血压监测和中心静脉压监测，更加直观且有连续性，根据患者病情需要可有针对性地选择使用。对重大手术尤其是心血管手术，还常需监测肺动脉楔压和心室舒张末容积等。重大手术或失血量较多难以估计的患者，可通过有创血压监测系统抽血行血气分析，以充分了解患者的血红蛋白和红细胞压积，指导输血输液。血乳酸浓度可反映组织灌注状况,对容量治疗有间接指导意义。超声心动图可直接观察到心脏的充盈度,近几年在容量监测中起到愈加重要的作用。

5. 围术期容量监测的注意事项

容量监测和治疗是围术期麻醉管理及全程医疗的重要内容之一,要系统、准确和及时进行容量评估和治疗并非易事。很多容量相关监测指标是非特异性的,影响因素众多,如果简单机械地将这些监测指标和正常值加以比较来判断容量,往往容易得出错误的结论。

在容量监测的过程中首先要确保容量相关监测数据的准确性,否则会产生误导,例如有创血压监测系统如果零点不准,就会导致血压数值的误读,零点偏低,血压就会偏高,反之,血压就会偏低。一般尿量低于 $1\ ml\cdot kg^{-1}\cdot h^{-1}$,提示容量不足,但如果导尿管打折或堵塞,小便排出不畅,就会影响对容量的判定。

其次,要注意鉴别其他非容量因素对容量监测指标的影响,例如低血容量时常会导致心率增快,但心率增快并不意味着一定有低血容量,因为影响心率的因素众多,浅麻醉是导致心率增快最常见的原因,但浅麻醉往往同时伴有血压的增高;窦性心动过速及发热、甲亢等高代谢患者,心率都较快。很多药物如阿托品、美托洛尔(倍他乐克)等也会影响患者的心率,妨碍我们通过心率这一指标准确地判断患者的容量状况,因此不能用单一指标去判断患者的容量状况;还有一部分患者,低血容量、低血压并不一定会导致心率反射性增快,例如窦房结变时功能不全的患者,心脏自主神经调节功能受损导致压力反射敏感性下降的患者,严重房室传导阻滞的患者等,都不一定会有反射性心率增快。因此,对众多容量相关监测信息要加以整合、分析和综合判断,才能得出较为可靠的结论,从而正确地指导容量治疗。

再次,对各项容量监测指标既要重视,但又不能完全依赖,这些数据不能完全替代我们对患者病情及外科手术状况的直接观察与分析。

6. 围术期容量治疗的注意事项

维持有效的细胞外液量尤其是有效血容量是容量治疗的关键和根本。

(1)容量治疗同药物使用一样,应充分注重个体化。患者的病情不一样,容量丢失不一样,对容量多或少的耐受程度也不一样,因此在容量治疗过程中,最忌讳千篇一律。比如两个病情和身体状况相似的患者,一个是早晨八点钟手术,另外一个是下午四点钟手术,如果第二个患者在病房里没有输液或输液比较少的状况下,生理需要量的丢失就比第一个患者多,所以在麻醉手术前补液速度就需要比第一个患者快。严重二尖瓣狭窄患者、心衰患者、肺水肿患者对容量非常敏感,输液如果偏多容易导致或加重心力衰竭、肺水肿,应适当控制输液,维持容量治疗的低限。但对肥厚性梗阻性心肌病患者,适当扩容,增加后负荷,就可以改善流出道梗阻。小儿的输液量要非常精确,需仔细观察和认真估算。做好手术患者容量治疗的个体化需要充分了解患者的病情,同时要掌握大量相关的生理、病理生理和容量治疗的相关知识。

(2)容量治疗要以治"本"为主,兼顾治"标"。在容量治疗过程中,如果患者出现低血容量表现,只用升压药或通过减轻麻醉来升高血压,虽然可以临时获得满意的血压,但没有解决低血容量的根本问题,对患者不利。当患者血压很低,影响了重要脏器的灌注,短时间内扩容难以解决问题时,就需要使用升压药,以满足重要脏器的灌注,但同时需要快速扩容。当患者出现低血容量,在扩容、升压的同时,适当减轻麻醉是可以的,但应防止患者术中知晓。

（3）容量治疗要动态性地观察、分析和调整。麻醉手术过程中，患者的有效循环容量往往瞬息万变，麻醉医师和手术室护师都要及时地观察和分析，不断地调整输注液体的速度和种类。在围术期容量治疗过程中，技术和责任心同等重要，没有责任心，往往不能发现问题，有责任心，没有技术，不能很好地解决问题；有技术，能够发现问题，但不去及时的解决问题，任由患者的容量丢失到严重状态再去处理，同样是责任心的问题。

7. 手术室护理工作在输液管理和围术期容量治疗中的重要性

（1）建立并维持满意的静脉通道：优质的输液管理是容量治疗的前提与保障。输液通路不仅满足容量治疗的需要，同时也是生命线，围术期大部分麻醉药物及抢救药品都需要通过静脉通道给予，输液通道不通畅还很容易造成术中知晓。围术期患者病情瞬息万变，抢救药品可能随时需要给予，输液通道与围术期安全和医疗质量密切相关，切不可掉以轻心！很多患者特别是小儿的静脉穿刺非常困难，因此要练就高超的静脉穿刺技术。20G 套管针的最大流量为（50～60）ml/min，18G 套管针的最大流量为（98～100）ml/min，16G 套管针的最大流量为（200～210）ml/min，14G 的最大流量为（340～360）ml/min，要根据不同的病情及手术需要选择合适的外周静脉留置针，必要时还需要开放多条静脉通路。病房带来的静脉留置针，常偏细，安全系数低，多数情况下不能满足麻醉手术的需要，需重新开放静脉。在整个围术期，都要确保输液管道的通畅，避免套管针滑出、打折、堵塞、进气等错误。

（2）严格输液查对制度：输血输液同使用药品一样，都需严格查对。如果对输液的查对掉以轻心，同样会发生错误。例如，胰岛细胞瘤患者，在肿瘤切除前不能输注含糖液体，否则会影响术者的判断，不知肿瘤是否切除充分。肾衰患者不能输注含钾的乳酸钠林格注射液。很多液体如 500 ml 生理盐水的外包装和乳酸钠林格注射液非常相似，如不仔细核对，就容易输错。

（3）关注患者的容量变化和容量治疗：手术室护理工作者要充分了解患者病情变化及麻醉手术进展情况，密切观察血压、心率、尿量、出血量等容量相关指标，及时地分析判断，注重容量治疗过程中的个体化及动态变化等，及时与麻醉及外科医师沟通，注重团队合作。输液管理和容量治疗责任大于技术，护理工作在容量治疗及输液管理中占有极其重要的地位，要重视容量治疗基本理论的学习，在实践中不断积累容量治疗的相关经验，对容量治疗的理解也会随理论和实践的积累而逐渐加深。

第六节　手术室常用仪器设备使用及管理

一、手术床（operating table）

手术床是提供麻醉和手术的设备平台，手术床的使用与管理的好坏直接影响麻醉及手术的进程及患者安全。因此，科学规范的管理至关重要。现代手术床有多功能、智能化趋势，以适应不同外科手术的需要。坚固，可靠，耐用，安全，功能完备，操作简便，舒适省力是现代手术床的基本要求。手术床主要有电动手术床和液压手术床两种，前者通过电脑控制板调节,快捷方便,但价格昂贵。

【特点】

(1) 多功能手术床配件,功能要齐全,可有 4～8 个截面组成,可调节成各种不同的位置,满足手术需要。

(2) 手术床设计要符合人体解剖特点,要坚固,可靠,耐用,安全,功能完备,操作简便。

(3) 床体采用高质量不锈钢材料,耐高温耐腐蚀。

(4) 床垫应采用无毒无挥发材料制成,床垫设计应适合患者体位变化,感觉舒适,易于拆卸清洗。

(5) 可透 X 射线。

(6) 底座为 T 型结构,留下较大空间方便术者站立。

(7) 腿板轻便,可拆卸。

(8) 显微手术床最低可降至 48 cm,床板可前后左右滑动 50 cm。

【操作流程】

(1) 术前要检查手术床各项功能运转是否正常,并将手术床调至手术所需的正确位置。床的高度要根据术者的需要尽量调节,以便医护人员在进行较长时间的手术时减轻疲劳。

(2) 按下手动控制器面板上的电源开关,以进入操作准备阶段。

(3) 正确启动与释放底座刹车。踏下底座旁的刹车踏板以固定手术床。

(4) 正确安置患者的体位,并随时注意观察,防止意外伤害。

① 防止倾倒:打开底座刹车后,未锁定和固定手术床,此时操作手术床或搬移患者,可发生手术床移位、倾倒,或患者坠床。所以完成调节操作后一定要锁定手术床。

② 防止夹伤或压伤:当释放底座刹车时,请勿把脚放置在底座下。

③ 防止绊倒:电源线放于适当的位置,避免行走时被绊倒。

④ 防止触电:当电器检修盖或控制零组件被移走时,请勿操作或维修手术台。

⑤ 防止灼伤:使用电刀时,防止患者皮肤接触手术床的金属部位,避免旁路灼伤。

(5) 手动控制器应挂在手术床侧面钢轨上。避免夹、压线路,防止线路损坏。

(6) 手术结束后,手术台应恢复原位。

(7) 手术床和附件的清洗、消毒

① 使用含表面活性剂和磷酸盐的弱碱性清洁剂清洁手术床和附件。

② 使用含乙醛基的表面消毒剂消毒手术床,不能使用氯、含氯化合物及含乙醇的混合物,以免腐蚀金属表面。

③ 切勿使用清洁剂和清水喷洒或冲洗底座,防止内部的电气控制系统短路损坏、零部件生锈或故障。

【注意事项】

(1) 掌握手术床的正确调节方法及不同配件的用途及安装方法。使用者首先应熟悉手术床的性能及操作方法,使手术床能够最大限度发挥作用,以保证手术的顺利进行。

(2) 勿放置重物于电源线上或让推车辗过电源线;勿将物品、配件或重物放于手术床底座的外盖上;手术床降低或倾斜前,要移走一切可取走的物品,否则手术床有倾覆的危险。

(3) 勿让患者坐在手术床的头板、手臂板或腿板上,过重重量可造成配件弯曲损坏。头板与腿板最大载重 40 kg,当两腿板分开超过 45°时,只可载重 20 kg。手术床承受的重量不宜超过 150 kg。

(4) 勿连续操作液压马达超过 5 min,以避免故障。

(5) 做好配件管理,暂不使用时应有序地放置在专用放置架上,定期检查,以防遗失和损坏。

(6) 定期充电,连接充电电线前,要先将交流电线连接到手术床上,然后插入电源插座。拔下充电电线前,要先从电源插座上拔下插头,然后再断开与手术床的连接。

(7) 定期检查手术床的功能,由专业人员做好保养工作,确保手术需要。

(8) 购置时尽量统一厂家,以减少使用和管理的混乱。同时配件也可通用,避免重复购置、资源浪费。

二、手术无影灯(operation shadowless lamp)

无影灯是手术必不可少的一种照明工具,从单一满足亮度到向光学、机械学、色彩学、材料与卫生学等多学科结合方向发展。其分类有移动式、吊顶式、壁挂式,其中吊顶式最为常见,安全,灯照范围广,便于移动、清洁。

【特点】

(1) 无影、冷光、多反射系统设计,确保手术区域无影;有冷光源过滤器和冷光反射镜,最大限度地减少热辐射。

(2) 灯的外形设计符合层流净化手术室要求,确保手术间的净化空气能顺利地进行对流循环,使手术区域保持无菌状态。

(3) 结构轻巧,且调节范围广,稳定性好,并有可拆装的调节灯柄,方便手术者在术中的随意调节,通过调节灯柄及中央控制板面调整手术所需的照明。

(4) 光线色彩逼真,接近自然光,使人容易辨别出组织的最细微的差异,同时可减少手术人员的眼睛疲劳。

(5) 预留中央摄像系统,以供教学、科研及手术演示使用。

【注意事项】

(1) 定期督查专业人员检查无影灯的紧固件是否松动,防止发生事故。

(2) 非专业人员勿随意拆卸无影灯或控制电路。

(3) 做好手术灯的清洁工作,手术前半小时及手术后应湿式清洁 1 次,确保无尘、无污迹。清洁完毕,无影灯应固定在功能位,保持平衡,防止持重不同影响固定功能。

(4) 调节手术灯位置时,应注意移动范围,勿碰撞吊塔、显示屏或输液架等,以免损坏。

(5) 调节无影灯应注意由弱到强,禁止一下开到最大开关;手术结束应将光亮度调节至最弱,再关闭电源开关或控制面板。

(6) 调节灯柄每次使用完毕应拆卸下来进行清洁、灭菌,灭菌可采用低温灭菌法,以供手术者在手术台上随意调节。按压控制板面上的膜片时勿用力过大,以防破损而失去控制。

(7) 手术间内常规备用同型号的灯泡,以便损坏时及时更换,更换灯泡时,确认无误方可使用,以免损坏控制电路。

三、加温设备(heating equipment)

手术患者由于术中麻醉药物对体温调节功能的抑制、大量室温液体的输注、手术切口长时间的暴露等原因,容易导致患者体温低于正常体温。低体温可导致凝血异常、手术伤口感染,抵抗力下降等诸多不良影响。近年来已出现温箱、血液/液体升温仪、充气升温机等加温设备,在围术期采用加热液体和血液制品以及为患者使用毛毯、盖被等加温措施,可以提高患者的安全性和舒适度,有效预防低体温及其相关不良反应的发生。

(一) 温箱

【工作原理】　通过电能转化为热能,利用热能的传导、辐射和对流来加热物体。

【应用范围】　可将软包装输液袋、瓶状液体、盖被等直接放入温箱内。多用于手术室、重症监护病房。

【特点】　使用方便,在开机状态下可 24 小时加温、保温;可预先同时加热多袋、多瓶液体,在温箱体积允许范围内加温液体的体积、规格不受限制。缺点:加温速度较慢;离开温箱后即失去保温效果,出现先热后凉现象。

【操作步骤】

(1) 接通电源,打开主机电源开关。

(2) 放入待加温的软包装输液袋、瓶状液体、棉被、毛毯或毛巾被。

(3) 通过调节按钮设定加热参数:用于患者输液时,设定温度一般为 38℃。温箱电子显示屏可显示预设温度值和实际温度值。

(4) 当实际温度达到设定的温度时,取出加温液体即可使用。

【注意事项】

(1) 当实际温度值显示超过 39℃时,温箱内取出的液体不能马上直接用于患者输液。

(2) 无菌溶液和清洁盖被不应混放,体积大的温箱有独立的多层设置,可分别放置无菌溶液和清洁棉被、毛毯或毛巾被,也可独立分别设置各自的温度。

(3) 打开温箱门取物后应立即将温箱门关闭,避免热量散发、影响加温。

(二) 血液/液体升温仪(blood/fluid warming system)

【工作原理】

血液/液体升温仪是用来对输入人体的液体进行加温的仪器。它通过将输液管或输血管安装在加温输液器上,使热交换器中的热量经过管壁传递给管内连续流动的液体,使其加温。

【优点】

(1) 使用方便,加温速度快。

(2) 间接地对输液管内液体加热,对药液进行加温时既不与药液直接接触,也不与患者接触,安全可靠。

(3) 温度恒定,不出现先热后凉现象。

【适用范围】

输血(大量输血超过 5 袋,输血速度大于 50 ml/min,新生儿溶血需要换血);输液;鼻饲饮食或胃肠营养液;膀胱冲洗;儿童或新生儿输液;其他适用的液体加温。禁用于加热影响正常药效发挥的药物加温;发热,严重心肺功能不全患者禁用。

【功能】

(1) 环境条件:温度 5～30℃,湿度小于或等于 80%。加热部分的温度可以设定在 37～42℃,增率是 0.1℃,并以 LED 数字显示。当设备接通电源后,其温度自动设定在上一次设定值。

（2）设备本身具有的对高温和低温的预警及智能监测功能保证了设备的安全性。设备能发出2种温度警报：

① 低温报警：当传热板的温度低于36℃时，黄色低温报警灯亮，同时伴随断续的声音报警，显示屏出现"LL"闪动信息提示。低温报警功能在仪器开始加温2分钟后才开始启动。

② 高温报警：当传热板的温度高于43℃时触发高温警报，红色高温报警灯亮，同时伴随断续的声音报警，显示屏出现"HH"闪动信息提示，加热功能自动关闭，切断电源且传热板温度低于43℃时才能解除高温报警。高温报警也可由阳光或红外线光源照射。

③ 超温断电保护：若仪器控制失灵，43℃时高温报警故障，当传热板温度达到48℃时，仪器内部的独立超温保护装置将强制切断电源停止加热。仪器自检出现红色高温报警灯亮，同时伴随声音报警，显示屏出现"HHH"或"LLL"信息，提示传感器故障或温度异常提示，加热功能自动关闭。此时应停止使用，联系厂家维修。

【操作步骤】

（1）使用前的设备检查和准备：检查仪器有无损坏，将仪器固定夹固定在稳定的输液架上。

（2）建立患者输液通路：排空空气。

（3）安装管路：打开仪器盒锁扣，打开盒盖，选择输液或输血管路末端以上20～30 cm处，将管路从下到上卡入传热板上的槽内，合上盖板，扣上锁扣。尽量缩短仪器出口到患者间管路长度，调节吊带的长度，避免对上下管路的牵拉。

（4）温度设置：通过上、下温度键调节好所需的温度，然后按待机运行键，即进入工作状态。温度应设定在38℃，不宜超过39℃。

（5）加温过程中要改变温度时要先按待机运行键进入待机状态才可以进行重新设温。

（6）使用完毕关机程序：按待机运行键，进入待机状态；将输血输液压力解除，关闭输液泵；将管路从仪器上取出；拔掉电源插头，清洁消毒。

【注意事项】

（1）故障报警处理：当仪器出现故障报警，或使用过程中温度异常，必须停止向患者输血输液，拔掉电源插头，安全断电。

（2）仪器定期检测：仪器长期不用后再度启用时必须重新检测，仪器经过剧烈震动或搬运后必须重新检测。

（3）控制温度检测：通过检测传热板凹槽内的温度判断仪器的温度测量是否准确，设定温度38℃，开机，让仪器工作在38℃5分钟后，将温度计的感热部分固定在传热板凹槽内，当温度计读数稳定后，度数与仪器显示的误差应在±1℃以内，如误差大于±1℃，表明仪器测量不准，交与厂家调试。

（4）仪器预热时间检测：接通电源，设置加温温度为37℃，按待机运行键进入运行状态，加温器从初始温度加温到37℃的时间应小于2分钟。否则表明仪器故障，交与厂家调试。

（5）超温报警功能检测：设置加温温度为42℃，按待机运行键进入运行状态，待仪器稳定工作在42℃后,按待机运行键回到待机状态,同时按下"上""下"键,这时仪器将按43℃的测试温度工作,运行指示灯亮,显示实际加温温度,待加温超过43℃时,应触发超温报警,红灯亮,报警音响起。"HH"代码闪烁,继续观察,仪器显示温度应持续降低。如没有触发超温报警,表明仪器故障,交与厂家调试。

(三) 充气式升温机(forced-air warming system)

【工作原理】

充气式升温机通过升温机将加热的空气持续吹入盖在患者身上的一次性充气毯内,在身体表面形成一个有效的隔热层,从外周向机体供应热量,达到主动升温的目的。

【升温毯的种类】

(1) 按部位分类有上身毯、下身毯、全身毯、外周毯。

(2) 按大小分类有成人毯、儿童毯、婴儿毯。

(3) 按类型分有消毒毯、普通毯。普通护理毯,可在术前开始盖在患者身上;特殊的如消毒心脏毯,则用于搭桥手术,在消毒铺巾时将升温毯提前固定在患者腰部,待取完大隐静脉、缝合切口后,再铺开充气。

【操作流程】

(1) 选择合适规格型号的升温毯。

(2) 接通电源,开机自检。

(3) 设置温度参数:由上往下依次为32℃、38℃、43℃,一般选择38℃。

(4) 接管固定:连接升温机的螺旋软管与升温毯充气口,并用固定夹将软管固定在手术床缘,使之不下坠,然后开始充气、升温。

(5) 关闭电源:手术结束后,断开连接软管,整理升温机。升温毯可随患者带至ICU或病房继续使用。

【注意事项】

(1) 每使用6个月或500 h后,应更换升温装置过滤器。

(2) 不应重复使用升温毯,一位患者用一个,避免增加交叉感染的机会。避免反复长期使用一个升温毯,防止破损或功能不全而导致烫伤。

(3) 没有升温毯时,不要直接用软管向棉毯下吹热气,以免烫伤患者。

(四) 变温水毯(thermostatical blankets)

【工作原理】

变温水毯是由进水连接管、出水连接管和水循环毯构成的水循环变温毯,根据手术需要通过水箱产生的冷热水流来控制患者的体表温度,起到升温或降温作用。

【使用范围】

(1) 幼儿。

(2) 术中进行体外循环的患者。

(3) 术中需要调节体温的患者。

【操作流程】

(1) 手术前将变温毯铺于手术床上。

(2) 接通水箱电源并开启水箱,使其达到设定温度后,将变温毯与水箱的进出水口相连接。

(3) 开启水泵进行循环,使变温毯充水排气,以达到临床需要。

【注意事项】

(1) 首次使用应对变温毯进行排气,避免影响水循环及导热效果。

(2) 变温毯进出水管连接处,不宜过度弯曲及折叠。

(3) 水毯盘卷勿过紧,取放时注意勿触及尖锐物品以免刺破水毯。

(4) 使用完毕,松开与水箱的进出口接头,保持变温毯的清洁,放置于专用橱内。

(5) 每次使用后清洗更换蒸馏水,防止变温毯霉变。

四、高频电刀(high frequency electrosurgical equipment)

高频电刀是一种取代机械手术刀进行组织切割的电外科器械。它通过有效电极尖端产生的高频高压电流与肌体接触时对组织进行加热,实现对肌体组织的分离和凝固,从而起到切割和止血的目的。高频电刀是由主机和电刀刀柄、负极板、双极镊、脚踏开关等附件组成的,有两种主要的工作模式:单极和双极。

(一)单极电刀(monopolar electrical cautery)

【工作原理】

利用 RF 射频原理,使其输出的 300~500Hz 高频电流释放的热能和放电对组织进行切割、止血。其理论基础是焦耳定律。电流在电刀的刀尖形成高温、热能和放电,使接触的组织快速脱水、分解、蒸发、血液凝固,实现分解组织和凝血作用,达到切割、止血的目的。人体组织吸收的热量和温度升高与电极和组织的接触面积成反比。

【操作流程】

(1) 评估患者:患者是否佩戴金属首饰及手表,有无金属植入物,是否安装永久性心脏起搏器等。患者身体是否接触手术床及其他装置的金属部分。手术台上的敷料是否干燥,手术床垫是否干燥、绝缘。

(2) 检查仪器设备是否完好,检查电刀附件是否齐全。

(3) 接通电源,打开仪器开关,仪器完成自检。

(4) 连接电极板,将负极板黏贴于肌肉丰富处,长方形负极板的长边与身体纵轴垂直。

(5) 选择合适的输出功率及输出模式,一般手术输出功率为 30~70W。

(6) 洗手护士将单极电刀固定于手术台,勿缠绕固定在金属器械上,主机接口端传递给巡回护士将其插入高频电刀对应插口。

(7) 术中应及时用电刀清洁器清除电刀头上的焦痂;暂时不用时,将电刀头放置于绝缘的保护套内;发现电刀头功能不良时应及时更换。

(8) 手术结束后先关主机电源开关,拔出单极电凝线,按正确方法撕除电极板,再拔电源线,清洁整理电刀设备。

【注意事项】

(1) 选择合适的电极板:使用分散电极;使用高质量的电极板;电极板一次性使用;尽可能使用软极板;体重 15kg 以下的小儿,应选择婴幼儿电极板或新生儿电极板;禁止裁剪,且要求黏性强并容易撕脱;应使用双箔负极板。

(2) 电极板安放部位的选择:① 不合适的部位:骨性隆起、瘢痕、皮肤皱褶、脂肪组织或脂肪较厚、表皮、承受重量部位、液体可能积聚的部位;金属移植物或起搏器附近。② 合适的部位:易于观察的部位、平坦肌肉区、血管丰富区、剃除毛发的皮肤、清洁干燥的皮肤;负极板距离 ECG 电极 15cm 以上;尽量接近手术切口部位(但不小于 15cm)减小电流环路。但应首先考虑选择理想的黏贴部位,尽量避免电流环路中通过金属移植物、起搏器、心电图电极、心脏;电极板的长边与高频电流方向垂直。③ 婴儿负极板部位选择大腿、背部、腹部等平坦肌肉区。

(3) 负极板面积:一般儿童极板的有效导电面积是 65 cm^2,成人极板的有效导电面积是 129 cm^2,一旦负极板接触面积减少,电阻增大至不安全水平时,机器即自动报警并停止输出。负极板接触皮肤面积为 50 cm^2 时,负极板温度约 36℃;接触皮肤面积下降到 13 cm^2 时,温度上升到 40℃;极板温度超过皮温 6℃,可发生灼伤。

(4) 装有临时起搏器的患者应慎用电刀,以防产生干扰,影响起搏器工作。体内有金属植入物的患者,原则上不得使用高频电刀,如使用高频电刀时,应使高频电流避开金属植入物,以防产生涡流,灼伤患者。

(5) 功率调节应十分慎重,如不能预知手术实际需要功率,则功率设定宜先取较小值,手术中根据实际情况再作调整。只要能达到手术效果,应尽量选用较小的功率。不得随意增大功率,功率应从小到大逐渐调试。

(6) 注意电刀头管理,保持电刀笔清洁,及时去除焦痂,以免增加阻抗值、降低性能。保持手术切口布巾干燥。

(7) 注意防火安全,高频电刀在使用时会形成电火花,遇到易燃物时会着火。因此,在使用的局部位置应避免有易燃物。在呼吸道部位手术使用时应暂时移开氧气,乙醇消毒皮肤后,需待乙醇挥发干后方可使用,手术台上使用后的乙醇棉球应立即弃去。

(8) 揭除电极板时,一只手固定患者皮肤,另一只手将电极板以尽量小的角度从边缘沿皮纹方向缓慢揭除电极板,避免皮肤撕脱伤。

(9) 专业维修人员定时检查和维修,调节各种参数,以符合国家规定的安全标准。

(二) 双极电凝(bipolar electrocoagulation)

【工作原理】

双极电凝是一种电子式射频电流发生器,双极镊与组织接触良好,电流在双极镊的两极之间经过,其深部凝结成放射状传播,相关组织变成浅棕色小焦痂,不会形成明显的电弧。在干燥或潮湿的术野均能取得良好的电凝效果。由于电极的两极之间已经形成回路,所以不需要使用电极板。双极电凝基本无切割功能,主要是凝血功能,凝血速度较慢,但止血效果可靠,对周围组织影响极小。

【操作流程】

(1) 准备高频电刀设备及无菌双极电凝线。

(2) 连接电源线,将脚踏开关端口插入高频电刀相应插口,脚踏放于术者脚边。

(3) 打开电源开关,开机自检。

(4) 洗手护士将双极电凝线妥善固定于手术台,勿缠绕固定在金属器械上,主机接口端传递给巡回护士,将其插入高频电刀相应插口。

(5) 利用脚控方式测试双极输出,选择合适的输出功率。

(6) 使用过程中洗手护士应及时去除双极镊上的焦痂。

(7) 手术结束时,先关主机电源开关,拔出双极电凝线,再拔电源线,清洁整理电刀设备。

【注意事项】

(1) 选择合适的双极镊和输出功率:双极电凝对组织作用范围的大小取决于单位组织通过的电流密度和双极镊与组织直接接触的表面积两个因素。因此,为了达到既能有效破坏某一结构,又能最大限度地避免对其他组织不必要的损害,根据手术部位和组织性质应选用 0.3~1.0 mm 宽的镊尖,电凝输出功率一般不超过 4W;当负载 100Ω 时,应小于 22W。

(2) 手术野不断用生理盐水冲洗,以保持术野洁净,并避免温度过高影响周围重要组织和结构,同时可减轻组织焦痂与电凝镊子的黏附。

(3) 每次电凝时间约 0.5 s,可重复多次,直到达到电凝效果,间断电凝比连续电凝更能有效地防止镊子与组织或焦痂的粘连,以避免损伤。

(4) 镊子尖端较精细,在使用、清洁、放置时要注意保护前端,勿与其他重物堆放在一起。及时用湿纱布或专业无损伤布擦除电凝镊上的焦痂,不可用锐器刮除,以免损伤镊尖的表面的特殊结构而使镊尖更易黏附焦痂组织。

(5) 在使用双极电凝时,镊子的两尖端应保持一定的距离,不可使两尖端相互接触而形成电流短路,失去电凝作用。

(6) 在重要组织结构(如脑干、下丘脑等)附近电凝时,电凝输出功率要尽量小。

(7) 脚踏控制板在使用前应套上防水的塑料套,以防止术中的血液及冲洗液浸湿脚踏控制板而难于清洁及导致电路故障,使用完毕,要将脚踏控制板擦洗干净,与主机放在一起。

(8) 输出电线在清洁时要避免被刀片等锐利器具损坏电线的绝缘胶,以免在使用中造成线路短路。

五、数码超声刀(digital ultrasonic knife)

【工作原理】

超声器械有一个能产生超声能量和机械振动而非电能的发生器。超声刀头将电能转变成机械能,通过超声频率发生器作用于金属探头(刀头),以 55.5 kHz 的频率通过刀头进行机械振荡(50~100 μm),继而使组织内液体汽化、蛋白质氢链断裂、蛋白质凝固、细胞崩解、血管闭合,达到切开、凝血的效果。

控制切割、凝血的效果与下列因素成函数关系:输出功率、组织张力、探头对组织的抓持力度,探头与组织的接触面积及作用时间。能量输出功率分 5 个级别,从 Lever1 到 Lever5,均含凝血和切割功能。Lever1 凝血作用较大,Lever5 切割作用较大。

【操作流程】

(1) 准备超声刀设备、无菌超声刀头及手柄线。

(2) 检查超声刀设备和电源线的完整性及功能完好性。

(3) 连接电源线于单独的电插座中,连接脚踏控制开关,红点对红点,安装手柄连接线,白对白。

(4) 安装超声刀头:洗手护士将 5 mm 超声刀头顺时针旋入手柄中,再用扭力扳手顺时针旋紧,听到"咔咔"两声即好。

(5) 打开主机电源,主机自检 3~5 s 后,待机键"Stand by"灯亮,屏幕显示"3"档和"5"档功率。

（6）按"Standby"键，"Ready"运行键灯亮；用脚持续踩脚控开关或者按手控按钮张开刀头，让超声刀头在空气中自检，主机发出自检提示音，持续 3～5 s，过渡到正常音后自检完毕，可以开始使用。

（7）术中刀头放置妥当，及时清洗刀头残留组织，将刀头张开放置于生理盐水中，利用脚控或手控开关启动超声刀可清洁刀头。

（8）卸超声刀头：拆卸刀头时先将扭力扳手放入，逆时针转动，感觉松动后取下扭力扳手，逆时针拧刀头银色杆身即可，注意扭力扳手进出时闭合刀头。

（9）关闭电源开关，拔出手柄线接口，拔出电源，清洁整理装备。

【注意事项】

（1）严格遵守使用说明，选择匹配的配件及规范安装。

（2）超声刀自检时必须刀口张开、在空气中测试。自检故障，主机屏幕将显示故障代码，"Stand by"键灯亮，应报请专职设备技术人员及时维修或更换部件。

（3）超声刀头避免长时间连续过载操作，若持续工作时间过长、温度过高，机器自动报警时，应将超声刀头浸泡于生理盐水中，刀头降温后再使用。

（4）超声刀头精细、贵重，应轻拿轻放，不可使用暴力，在清洗时应避免撞击或用力抛掷。

（5）连续使用 10～15 min 时，应把刀头浸在水中，踩脚踏开关并轻轻抖动刀头，以清除组织和血块，以免堵塞。

（6）术中，若刀头暂停工作，宜利用手术操作间隙，立即清洁刀头，去除刀头组织及血液积聚物，延长刀头使用寿命，并保证超声刀能有效地切割止血。

（7）术中长时间不用时，将主机切换至待机状态。

（8）避免手柄线弯曲打折及剧烈碰撞和从高处跌落到地面，以免改变其振动频率。

（9）使用后，手柄线用湿布擦拭干净，不宜用水冲洗，如遇阳性患者或特殊感染患者，应用含氯消毒液擦拭消毒或按特殊感染患者术后处理方式处理。超声刀头、手柄线不可用高温高压灭菌，可采用环氧乙烷、过氧化氢等离子等方法灭菌。

（10）主机、脚踏开关和电线需要定期进行功能-安全检测。功能检测可根据所有系统的检测部分的说明来完成。

第七节　手术室感染控制与管理

一、手术室感染预防与控制

医院感染（nosocomial infections）是指患者入院时既不存在，也不处于潜伏期，而在医院内发生的感染，包括在医院内获得而于出院后发病的感染。手术部位感染（surgical site infection，SSI）是医院感染的一种主要形式，是外科患者最常见的医院感染。

1. 外科手术切口的分类

根据外科手术切口微生物污染情况,外科手术切口分为清洁切口、清洁-污染切口、污染切口、感染切口。

(1) 清洁切口:手术未进入感染炎症区,未进入呼吸道、消化道、泌尿生殖道及口咽部位。

(2) 清洁-污染切口:手术进入呼吸道、消化道、泌尿生殖道及口咽部位,但不伴有明显污染。

(3) 污染切口:手术进入急性炎症但未化脓区域;开放性创伤手术;胃肠道、尿路、胆道内容物及体液有大量溢出污染;术中有明显污染(如开胸心脏按压)。

(4) 感染切口:有失活组织的陈旧创伤手术;已有临床感染或脏器穿孔的手术。

2. 外科手术部位感染的诊断标准

外科手术部位感染分为切口浅部组织感染、切口深部组织感染、器官/腔隙感染。

(1) 切口浅部组织感染:手术后 30 天以内发生的仅累及切口皮肤或者皮下组织的感染,并符合下列条件之一:

① 切口浅部组织有化脓性液体。

② 从切口浅部组织的液体或者组织中培养出病原体。

③ 具有感染的症状或者体征,包括局部发红、肿胀、发热、疼痛和触痛,外科医师开放的切口浅层组织。

下列情形不属于切口浅部组织感染:

① 针眼处脓点(仅限于缝线通过处的轻微炎症和少许分泌物)。

② 外阴切开术或包皮环切术部位或肛门周围手术部位感染。

③ 感染的烧伤创面,及溶痂的 Ⅱ、Ⅲ 度烧伤创面。

(2) 切口深部组织感染:无植入物者手术后 30 天以内、有植入物者手术后 1 年以内发生的累及深部软组织(如筋膜和肌层)的感染,并符合下列条件之一:

① 从切口深部引流或穿刺出脓液,但脓液不是来自器官/腔隙部分。

② 切口深部组织自行裂开或者由外科医师开放的切口。同时,患者具有感染的症状或者体征,包括局部发热,肿胀及疼痛。

③ 经直接检查、再次手术探查、病理学或者影像学检查,发现切口深部组织脓肿或者其他感染证据。

同时累及切口浅部组织和深部组织的感染归为切口深部组织感染;经切口引流所致器官/腔隙感染,无须再次手术归为深部组织感染。

(3) 器官/腔隙感染:无植入物者手术后 30 天以内、有植入物者手术后 1 年以内发生的累及术中解剖部位(如器官或者腔隙)的感染,并符合下列条件之一:

① 器官或者腔隙穿刺引流或穿刺出脓液。

② 从器官或者腔隙的分泌物或组织中培养分离出致病菌。

③ 经直接检查、再次手术、病理学或者影像学检查,发现器官或者腔隙脓肿或者其他器官或者腔隙感染的证据。

3. 手术室医院感染的特点、来源及危险因素

(1) 手术室医院感染的特点:施行手术必然会损伤患者皮肤和黏膜屏障,当手术切口的

微生物污染达到一定程度时,会发生手术部位的感染。引起手术部位感染的最常见的病原菌是 G⁻ 杆菌,其中以大肠埃希菌、铜绿假单胞菌和变形杆菌为主,G⁺ 葡萄球菌,特别是金黄色葡萄球菌亦很常见。病原体种类由于年代、地域的不同有较大的差异。近年随着耐药菌的增多,耐甲氧西林金黄色葡萄球菌和耐甲氧西林凝固酶阴性葡萄球菌(MRCoNS)的出现是 SSI 病原谱最重要的变化。SSI 的病原菌因手术类型而异,如胸外科及心脏手术后最常见的病原菌为金黄色葡萄球菌,其次为凝固酶阴性葡萄球菌(CoNS)、肺炎链球菌和革兰阴性杆菌;泌尿外科手术多为革兰阴性杆菌;骨科手术可能的病原体有葡萄球菌属、产气荚膜杆菌等。细菌的致病性取决于细菌的毒力和手术部位细菌的负荷量。感染的发生取决于多种因素,如致病菌的数量、毒力以及患者自身防御能力等。一旦切口中微生物的数量和毒力总和足以克服患者局部防御机制并得以生长,手术切口部位的感染就会发生。

(2) 手术室医院感染的来源

① 医护人员:手术组人员是手术部位医院感染微生物的重要传染源。据有关调查显示,即使手术人员的手经过正规洗手消毒后,手上仍有细菌残留,一旦手套破裂,便成为感染的来源。工作人员皮肤的鳞屑所带的细菌、内衣所沾有的细菌,也可透过潮湿的手术衣、无菌巾进入手术野或经过手术室内空气传播至手术野,使患者发生手术部位感染。手术人员的头发也是导致切口感染的传染源之一。国际上已有多次报道切口感染暴发源于手术人员头发中携带的金黄色葡萄球菌。医院工作人员鼻腔里的细菌,可通过咳嗽、喷嚏、呼吸和说话使细菌排至空气中或通过带菌飞沫直接喷出,污染手术野。虽然手术室工作人员按照常规都戴有口罩,10～35 μm 的颗粒虽不能穿透口罩,但却能从口罩下缘落入手术野。

② 患者因素:患者自身的皮肤、消化道、呼吸道中正常菌群被认为是手术切口感染的重要感染源。有伤口感染的患者,其伤口及周围皮肤存在大量致病菌。体内感染灶在手术过程中切开或穿刺,可使正常组织受到污染,引起局部感染,细菌也可通过淋巴系统、循环系统播散到手术野甚至全身,引起手术后感染。

③ 环境因素:空气中的飞沫、尘埃都会携带微生物,可成为播散细菌的媒介,它可来自上呼吸道、人员走动时的散布。据 WHO 调查表明:空气中浮游菌达 700～1 800 cfu/m³ 时,则术后感染率显著增高;若降低到 180 cfu/m³ 以下,则感染率明显下降。

④ 不洁的医疗器具:手术器械、医疗用品、药物等在临床使用中应达到灭菌要求。在误用未经消毒灭菌的器械、敷料等实施手术,或将未达标的导管插入血管、静脉输入被污染的液体等,会引起严重的感染。

(3) 手术室医院感染的危险因素:手术部位感染的危险因素包括患者方面和手术方面。

① 患者方面

· 年龄:婴幼儿免疫系统发育不全;老年人免疫系统衰退,均易造成术后感染。

· 营养状况:严重的术前营养不良会延缓伤口的愈合,增加手术部位感染的发生危险。

· 健康状况:有严重基础疾病的患者容易发生感染。各种慢性病如慢性肾炎、免疫缺陷等会使手术部位感染率增高。

· 肥胖:肥胖患者的手术部位感染率高于普通人群。由于脂肪组织的血流量和血容量都较低,供血少的组织容易发生感染。此外,脂肪组织影响手术操作和显露,延长手术时间,脂肪层的死腔难以完全消灭等均会增加术后感染的机会。

· 吸烟:吸烟可以使伤口愈合速度减慢,可能会增加 SSI 的发生危险。

· 糖尿病和血糖控制:研究发现胰岛素依赖性糖尿病和手术部位感染有关,有效控制血糖水平对降低 SSI 具有一定作用。

· 金黄色葡萄球菌的定植:金黄色葡萄球菌是最常见的导致 SSI 发生的细菌。一项多变量分析显示,患者术前鼻孔中有金黄色葡萄球菌定植是胸心外科手术后发生 SSI 最强的独立危险因素。

· 其他因素:免疫抑制药的应用可使切口感染增多 3 倍,术后应用激素除会增加患者对感染的易感性外,还可能掩盖感染而延误诊断。肿瘤患者由于接受手术和化放疗等,机体抵抗力低下,而成为导致手术部位感染率增加的一个因素。

② 手术方面

· 术前住院时间:等候手术时间的长短与手术部位感染存在一定关联。各种报道显示,等候手术时间越长,发生手术部位感染的风险越高。缩短手术前住院时间,能减少院内固有致病菌定植于患者的机会。

· 手术部位的皮肤准备:手术区的皮肤准备是预防手术部位感染的重要环节,包括术前沐浴、正确的脱毛方法、彻底清洗手术野附近皮肤的污染物。使用传统剃刀剃毛会造成皮肤损伤,增加真皮层细菌的定植。建议术前不需要常规清除毛发,若要去除毛发,则建议剪毛或使用脱毛剂,并做好手术部位的皮肤清洁。无论采取何种方式去除毛发,其皮肤准备的时间应越接近手术开始时间越好。规范的手术部位皮肤消毒可以有效降低 SSI 的发生率。

· 手术持续时间:手术时间是导致 SSI 的独立危险因素,手术持续时间越长,手术部位感染率越高。随着手术时间的延长,导致创面的细菌数量增加;长时间的暴露干燥、牵拉损伤组织,出血、麻醉时间延长,导致机体免疫力下降等因素会增加感染机会。

· 手术部位和切口类型:手术部位不同,感染率也不尽相同。切口类型是手术部位感染的危险因素,手术部位感染例次率与手术切口的污染程度密切相关,随清洁切口、清洁污染切口、污染切口的不断增加,急诊手术手术部位感染例次明显高于择期手术;术前有感染灶的患者比无感染灶的患者更容易发生手术部位感染。

· 术者操作因素:术中、术后对切口的保护和预防处理措施对切口愈合过程和感染的发生具有至关重要的影响;对于切口感染的预防,重要的是外科医师的无菌观念。在手术中切开皮肤、皮下组织后注意保护切口;手套一旦污染,应立即更换手套;尽量减少不必要的组织损伤。

· 低温:低体温是手术部位感染的重要原因之一,低体温可导致凝血机制的障碍,也可使多种免疫功能无法发挥正常作用,长时间的低体温还会导致能量消耗的增加。

· 环境卫生因素:手术室的空气质量直接影响到手术部位感染发生率。据研究手术室采取不同消毒方式所致的空气质量不同,从而使其 SSI 的发生率不同。手术室空气中的飞沫、尘埃可携带病原菌、带菌微粒直接进入手术部位或先落到器械、敷料等而后污染手术部位。人员流动是手术室空气中细菌数量变化的主要原因,故应控制参观人数,并减少在手术室的走动。

· 抗菌药物的预防性使用:术前 0.5～2 h 开始预防性使用抗菌药物,能有效降低 SSI

的发生。手术超过 3 h 或失血 1 500 ml 时可以重复给药一次,预防用药不超过 24 h。

4. 外科手术部位感染预防控制措施

根据手术部位感染的危险因素采取综合预防控制措施,包括术前、术中、术后。

(1) 手术前

① 尽量缩短患者术前住院时间。择期手术患者应当尽可能待手术部位以外感染治愈后再行手术。

② 有效控制糖尿病患者的血糖水平。

③ 正确准备手术部位皮肤,彻底清除手术切口部位和周围皮肤的污染。术前备皮应当在手术当日进行,确需去除手术部位毛发时,应当使用不损伤皮肤的方法,避免使用刀片刮除毛发。

④ 消毒前要彻底清除手术切口和周围皮肤的污染,采用卫生行政部门批准的合适的消毒剂以适当的方式消毒手术部位皮肤,皮肤消毒范围应当符合手术要求,如需延长切口、做新切口或放置引流时,应当扩大消毒范围。

⑤ 如需预防用抗菌药物时,手术患者皮肤切开前 0.5~2 h 内或麻醉诱导期给予合理种类和合理剂量的抗菌药物。需要做肠道准备的患者,还需术前 1 天分次、足剂量给予非吸收性口服抗菌药物。

⑥ 有明显皮肤感染或者患感冒、流感等呼吸道疾病,以及携带或感染多重耐药菌的医务人员,在未治愈前不应当参加手术。

⑦ 手术人员要严格按照《医务人员手卫生规范》进行外科手消毒。

⑧ 重视术前患者的抵抗力,纠正水、电解质的不平衡、贫血、低蛋白血症等。

⑨ 手术前停止吸烟。

(2) 手术中

① 保证手术室门关闭,尽量保持手术室正压通气,环境表面清洁,最大限度减少人员数量和流动。

② 保证使用的手术器械、器具及物品等达到灭菌水平。

③ 手术中医务人员要严格遵循无菌技术原则和手卫生规范。

④ 若手术时间超过 3 h,或者手术时间长于所用抗菌药物半衰期的,或者失血量大于 1 500 ml 的,手术中应当对患者追加合理剂量的抗菌药物。

⑤ 手术人员尽量轻柔地接触组织,保持有效的止血,最大限度地减少组织损伤,彻底去除手术部位的坏死组织,避免形成死腔。

⑥ 术中保持患者体温正常,防止低体温。需要局部降温的特殊手术执行具体专业要求。

⑦ 冲洗手术部位时,应当使用温度为 37℃ 的无菌生理盐水等液体。

⑧ 对于需要引流的手术切口,术中应当首选密闭负压引流,并尽量选择远离手术切口、位置合适的部位进行置管引流,确保引流充分。

(3) 手术后

① 医务人员接触患者手术部位或者更换手术切口敷料前后应当进行手卫生。

② 为患者更换切口敷料时,要严格遵守无菌技术操作原则及换药流程。

③ 术后保持引流通畅,根据病情尽早为患者拔除引流管。

④ 外科医师、护士要定时观察患者手术部位切口情况,出现分泌物时应当进行微生物

培养,结合微生物报告及患者手术情况,对外科手术部位感染及时诊断、治疗和监测。

二、手术室消毒隔离制度

1. 布局合理,符合功能流程和洁污分开的要求,限制区、半限制区、非限制区,三区之间标志明确。手术人员按要求着装及活动。

2. 天花板、墙壁、地面无裂隙,表面光滑,有良好的排水系统,便于清洗和消毒。

3. 手术室应设无菌手术间、一般手术间、隔离手术间。隔离手术间应靠近手术入口处。每一手术间限置一张手术台。

4. 手术用器械、物品的清洁和消毒灭菌符合规范要求。

5. 手术器具及物品必须一用一灭菌,能压力蒸汽灭菌的应避免使用化学灭菌剂浸泡灭菌。备用刀片、剪刀等器具可采用小包装压力蒸汽灭菌。

6. 麻醉用器械应定期清洁、消毒,接触患者的用品应一用一消毒,严格遵守一次性医疗用品的管理规定。

7. 无菌物品分类放置,标签醒目,每日检查,定期消毒,无霉变、过期现象。

8. 医务人员必须严格遵守消毒灭菌制度和无菌技术操作规程。

9. 严格执行清洁卫生、消毒制度。必须湿式清洁,每周固定卫生日。

10. 严格限制手术室内人员数量。

11. 传染患者手术通知单上应注明感染情况,严格隔离管理。术后器械及物品双消毒,标本按隔离要求处理,手术间严格终末消毒。

12. 接送患者的推车定期消毒,车轮应每次清洁,车上物品保持清洁,接送隔离患者的推车应专车专用,用后严格消毒。

13. 垃圾分类处理,手术废弃物品须置黄色垃圾袋内,封装运送,无害化处理。

14. 专人负责感染监控、评价、资料储存和信息上报工作。

三、手术室各类医疗废物的管理

手术中产生的废弃物应严格按《医疗废物管理条例》及有关规定处理。

1. 严格实行分类收集。手术使用的一次性手术器械、医用耗材如一次性注射器、输液器和各种导管等、各种敷料及患者产生的排泄物、分泌物、血液、体液、引流物等感染性医疗废物和手术中产生的废弃的人体组织、器官、病理标本、实验动物的组织、尸体等病理性医疗废物应放入带有"警示"标识的专用包装物或容器内,医用针头、缝合针、手术刀、备皮刀、手术锯等损伤性医疗废物放入硬质、防渗漏、耐刺的专用锐器盒内。

2. 放入垃圾袋或者容器内的各类废物不得取出。包装物或者容器外表面被污染,应当对被污染处进行消毒处理或者增加一层包装。

3. 盛装的医疗废物达到包装物或者容器的3/4时,应当使用有效的封口方式,使包装物或者容器的封口紧实、严密。

4. 各种医疗废物不得混入生活垃圾。如不慎将生活垃圾混入医疗废物中,则按照医疗废物进行处理。少量药物性废物可混入医疗垃圾,标签上要注明。

5. 隔离传染患者或疑似传染患者产生的医疗废物,用双层专用包装袋及时密封,并醒目标识。

6. 收集的医疗废物放规定场所有盖容器内并注明科室、日期、内容,每日与转运人员分类秤重、双签名交接,防止丢失。

7. 在处理医疗废物时要注意个人防护,穿工作服、戴帽子、口罩、手套。

8. 剖宫产产妇分娩后胎盘应当归产妇所有。产妇放弃或者捐献胎盘的,可以由医疗机构按照医疗废物进行处置。任何单位和个人不得买卖胎盘。如果胎盘可能造成传染病传播的,医疗机构应当及时告知产妇,按照《传染病防治法》《医疗废物管理条例》的有关规定进行消毒处理,并按照医疗废物进行处理。

9. 医疗机构必须将胎儿遗体、婴儿遗体纳入遗体管理,按照《殡葬管理条例》的规定,进行妥善处置。严禁将胎儿遗体、婴儿遗体按医疗废物实施处置。

第八节　手术室护理文化

文化是复杂的综合体,它包括知识、信仰、艺术、道德、风俗习惯等各方面,是社会中每个人所具有的。同时,它是强大的、潜在的并且经常是无意识的一组力量,它决定了个人和集体的行为、感知方式、思维模式和价值观。医疗机构历经数次体制改革,经营机制逐渐转变,促使医务人员的思想观念、价值取向、道德准则和行为走向都发生了很大变化。因此,重视医院文化建设、培育医院精神,是新世纪医院思想政治工作的重要任务,也是促进医院物质文明、精神文明、政治文明健康发展,加快医院现代化建设步伐的有效措施。

护理文化是医院文化的重要组成部分,是护理组织在特定的护理环境下逐渐形成的共同价值观、基本信念、行为准则的总和。手术室作为医院的一个重要组成部分,护理服务有其特殊的重要性和必要性,需要在工作中建立安全文化、关爱文化、制度文化、团队文化、环境文化。

一、安全文化

安全文化是指决定一个组织的安全管理方式和专业程度的、组织中的个人或群体的价位观、态度、感知、能力和行为方式。积极安全文化组织是以在彼此信任基础上的交流、对安全重要性的共识以及对所采取防范措施效果的信心为特征。患者安全文化是指个人或机构行为的一种整体模式,以共同的信仰和价值为基础,不断努力,将服务过程中可能引起的病人伤害降至最低。

手术室是医院对病人实施手术、治疗、检查诊断和担负抢救工作的重要场所,随着患者法律意识、维权观念的增强,手术室护理安全受到大家的重视,加强手术室安全管理,提高护理质量,将有助于减少医疗纠纷。Linda Groah 认为,安全文化就是一个能提供手术团队分析不安全因素,自行提出各项改进意见的氛围。安全文化的建设在提高护理质量、预防护理差错和事故的安全管理中具有极为重要的作用。

(一)概念

护理安全是指在实施护理服务过程中,患者不发生法律和法定规章制度范围以外的心理、机体或是功能上的障碍、损害、缺陷或死亡。随着外科高、新、难手术的开展,手术室护理人员工作所担负的风险系数越来越高,护理工作中的安全隐患越来越大。手术室护理安全管理规范的建立,是保障手术室护理质量的前提,也是防止手术患者发生安全事件的重要措施。

美国围术期注册护士协会把护理安全文化定义为,一个组织具有风险意识、安全第一的工作理念,把差错作为组织改进的机遇,建立差错报告系统及有效的改进机制;认为如果一个组织缺失护理安全文化,那么大部分患者的安全将得不到保障。

(二)护理安全文化构成要素

护士是将知识结合到操作中的职业,护士是将各种仪器及药品送到患者机体的人,也是医疗操作事故中可逆性最小的专业,护理安全文化激励中对于防范护理差错尤为重要。护理安全文化构成要素包括以下几方面:

1. 管理者重视并采取积极的行动。

2. 及时报告错误,改变系统而不是惩罚个人。

3. 良好的团队合作及有效沟通。

4. 树立护理安全文化理念。

(三)手术室常见安全隐患评估

手术室是护理高风险科室,常见安全隐患包括:接错患者、坠床、碰伤患者、手术部位开错、用药错误、输错血、灼伤、烫伤、异物存留体内、手术部位感染、低体温、器械不足,功能不全造成的意外、气压止血带使用不当造成损伤、体位不当造成损伤、病理检查标本遗失或差错等。

1. 手术患者错误

未按接送病人流程仔细核对手术患者是造成错误的手术患者的主要原因。同一病区多个手术患者、转床手术患者、接台手术患者等容易出现错误。

2. 手术部位错误

(1)评估、核对患者不全面,漏核对手术部位。

(2)书写问题:字迹模糊、潦草,难辨认或书写记录错误。

(3)参与手术的工作人员信息交流不充分,没有执行共同核对的原则。

(4)手术医生、手术室护士的主观经验与错误手术部位的发生有关。

3. 器械、敷料等异物遗留体内

(1)急诊手术。

(2)术中出现突发状况的患者。

(3)手术深部位操作。

(4)术中大出血。

(5)肥胖患者。

(6)术中记录不及时或记录错误。

(7)术中交接班。

(8)护士或医生责任心不强。

4. 电刀灼伤

(1)电刀笔绝缘层破损。

（2）使用单极电刀未使用负极板或负极板使用不当。

（3）手术患者的躯体接触到金属物或与体内的金属移植物形成回路导致灼伤。

（4）电刀笔意外触发导致灼伤。

5．药物及血液制品使用错误

（1）未严格执行用药及输血查对制度。

（2）执行口头医嘱。

（3）执行操作时注意力分散。

6．手术体位并发症

（1）手术体位摆放不当。

（2）体位垫、床单不平整,受力点不均匀。

（3）手术时间过长,骨隆突处长时间受压。

（4）移动患者时有拖、拉、推动作。

（5）患者本身因素:消瘦、营养状况差、皮肤缺乏弹性、外周血液循环不足等。

7．术中低体温

（1）手术间的低温环境。

（2）患者输入大量低温液体;输入大量冷藏库血;低温液体冲洗体腔或手术切口。

（3）全麻手术超过 3 小时、一般手术超过 2 小时。

（4）区域阻滞或全身麻醉会抑制正常的体核温度调节。

（四）手术患者安全隐患防范措施

1．严防手术患者及手术部位错误

（1）建立使用腕带作为手术患者身份识别标示的制度。

（2）手术患者接送程序严格遵守手术患者查对制度、交接班制度,提高对手术患者基本信息掌握的准确性。

（3）建立与实施手术前确认制度,设立护理文书规范。

（4）按照制度与规范,术前由手术医师在手术部位作标示,并主动邀请患者参与认定,避免错误的患者、错误的部位,实施错误的手术。

（5）按照手术患者交接单内容,病区与手术室护士对患者身份与手术名称核对、术前准备及带入手术室物品清点等三个部分进行交接核查。

（6）按照《手术安全核对单》内容,在麻醉、手术开始实施前,实施暂停程序,由手术者、麻醉师、巡回护士执行最后确认程序后,方可开始实施麻醉、手术。

2．严防手术物品遗留体内

（1）建立手术物品清点制度及工作指引。

（2）按照《手术护理记录单》中"手术器械敷料清点单"的内容,在手术开始前后,器械护士和巡回护士共同清点、核对手术包中各种器械及敷料的名称、数量(包括器械的螺钉、螺帽),并逐项准确记录。

（3）器械护士应做到在使用各种器械、敷料前后均检查其完整性。

（4）及时清点并记录手术中追加的器械、敷料。

（5）关闭空腔脏器、关闭切口前后,器械护士交接时,器械护士和巡回护士共同清点手术器械、敷料,确认数量核对无误,告之医师,方可关闭切口。

（6）清点手术物品时必须是两位护士按照相同次序，完全摊开纱布并同时发出声音，必须使用有 X 光显影的纱布，台上纱布不得剪切，不得拿出手术间外。

（7）如发现器械、敷料数量与术前不符，立即告知医生，并仔细查找，必要时征求手术医师意见采取适当措施如借助 X 光查找，并记录备案。

（8）合理使用人力资源，减少手术中途交接班环节。

3. 严防患者意外伤害发生

（1）防坠床：建立手术患者安全运送工作指引，择期手术、病情稳定的患者必须由病房护士护送至手术室，急、危、重患者必须有手术医生、麻醉医生、护士共同护送。建立患者术前的坠床风险评估指引，不得让任何手术患者徒步走入手术室间，低风险患者以轮椅运送，中度风险以上患者以车床运送，并确保上好床栏，不得让有风险的患者独自留在等候室内；在全身麻醉的诱导期和复苏期这两个高危期必须保证有人在患者身边看护。运送途中，上好护栏，严禁患者手足伸出床沿，保持肢体功能位置。注意观察患者病情，上下坡道始终保证头部在高位，保持平稳，防止坠床、碰伤等。

（2）防管道脱落：严格遵守《临床护理技术规范》中的各管道护理原则；建立转移患者过床、全身麻醉诱导期、复苏期的三阶段管道评估及护理工作指引；对护士做好妥善固定静脉通道及各种引流管道的相关培训。

4. 严防手术患者低体温

（1）整个手术过程室温应恒定在 22～25℃。

（2）安全、有效使用各种保温用具，但应避免造成烫伤。

（3）设有液体加温（恒温）箱，温度设定为 37℃。专人管理，定期清洁。

（4）输入液体应加温至 37～38℃左右方可输入。新鲜全血和成分血应严格掌握温度，以 37℃左右为宜。

（5）如非手术特殊需要，冲洗液应加温至 37～38℃后方可供应手术台上使用。

（6）对护士进行术中保暖知识及工具使用的相关培训。

5. 保证手术体位安全舒适

（1）建立各种手术体位摆放的操作规程指引及评价标准。

（2）正确使用压疮风险评估表，根据患者的病情、年龄、营养状况、手术时间、术中可能出现的各种风险情况等对受压部位的皮肤进行评估并采取相应的保护措施。

（3）摆置体位时使用合适的手术床配件及足够的抗压软垫。对糖尿病、婴幼儿、老人、消瘦、水肿、手术时间较长等压疮高危患者，应采取抗压软垫保护受压部位。

（4）在不影响麻醉医生操作和麻醉效果的情况下，鼓励清醒患者参与体位摆放过程。

（5）建立压疮报告制度和程序。术后发生不可避免压疮时有记录及相应的措施，并上报护理部。

（6）截石位、侧卧位、俯卧位、牵引体位等特殊手术体位的患者恢复平卧位时，应有 2 人以上协助；操作上述体位的护士必须接受过体位摆放的训练。

（7）建立术前访视评估和术后随访机制。

6. 提高用药安全

（1）注射药、静脉输液、消毒液必须严格分开放置，标识清晰；看起来或听起来类似的药物分开放置;手术间不得存放不能直接使用的高浓度外用药物、皮肤消毒液,外用药品开瓶后,应有开瓶日期,开瓶后使用期限。

(2) 补充进手术间的药品,要认真核对药品的规格、批号、有效期,并认真检查药品的质量。不同规格、剂量的药品不可混放同一药盒中。

(3) 有误用风险的药品要严格管理。

(4) 坚持查对制度,做到三查(取药时查、用药前查、用药后查)七对(药名、剂量、浓度、用法、质量、有效期及时间)。

(5) 手术台上所有的药物、盛药物的容器(如注射器、杯子、碗)必须有明确的标签,标签上注明药物名称,浓度,剂量。在第一种药物未做好标示前,不可加第二种药物上台。

(6) 所有麻醉药物、台下用药必须粘贴标签,标签上注明药物名称,浓度,剂量(如 24 小时内不使用,注明有效期,如在 24 小时内失效的药物,注明失效时间),并由准备/抽取药物者与核对者签名。

(7) 手术患者术中加入输液中的药物必须记录药物名称、剂量,双人核对并签名。术前预防性应用抗生素应在使用前确认抗生素是否需要皮试并查对皮试结果,严格执行给药时间,确保药效和安全。

(8) 所有药物一旦抽出,必须粘贴标签,标签上注明药物名称、浓度、剂量、时间,由抽取药物者执行,并与另一名核对者共同核对后签名。用过的安瓿、药物包装及输液瓶(袋)等应保留至患者离开手术间,以便复核。

(9) 局部麻醉加肾上腺素时,应事先问明剂量再加药。

(10) 抢救时,应建立临时用药记录单。及时、准确记录抢救时执行口头医嘱的药物名称、剂量、用法,及各种紧急处置的内容和时间,保留抢救用品,事后由医护双方确认后丢弃。执行口头医嘱前,护士应复诵一遍,双方确认无误方可执行。

7. 保证输血安全

(1) 可由经过专业培训的手术室护工负责取血,每次只能取一名患者所需的血液。

(2) 取血前,巡回护士核对医嘱与术前血型报告单是否一致,有无输血同意书,防止取错血。

(3) 严格执行双人查对制度,取血时认真核对患者姓名、科室、床号、住院号、诊断、血型、交叉配血试验单及供血者姓名、血型、血袋号、保存期,做到护工取血时与输血科核查签字,巡回护士在输血前与麻醉医生核查签字,并记录用血时间,输血后再次查对。

(4) 输血前检查血液质量,有无浑浊、沉淀、血袋破损等质量问题禁止输血。

(5) 输血前需要进行血液加温,温度小于 40℃。

(6) 密切观察输血反应,及时发现异常,配合麻醉师处理输血反应,必要时输血袋送回输血科待查。

(7) 输血后血袋存放 4℃冰箱保留 24 小时,登记备查后按规范统一处理。

8. 保证手术植入物安全

(1) 所有植入物使用必须符合《医疗器械和药品准入制度》及相关规定。建立外来器械及手术植入物的管理制度,所有植入物必须是经国家批准的人工假体,同时必须具备法人营业执照、医疗器械生产企业生产许可证或经营许可证、产品注册证、税务登记证。

(2) 外来器械(包括厂商提供骨科植入物专用手术器械)必须在手术开始的 24 小时前

送到手术室,手术室接到器械后必须重新清洗、包装、灭菌。

（3）植入物的每一灭菌循环,应在生物监测结果出来,且为阴性时方可使用。

（4）一般情况下快速灭菌、等离子灭菌均不能用于植入物灭菌。当出现紧急情况（如突发性创伤性患者需要骨钉、钢板等）时应记录备案后,才能在生物监测结果出来前使用植入物,待监测结果出来后也需追踪记录在案,记录保证完全的追溯性。在生物监测结果出来前使用植入物应视为特例,而不是操作常规。对紧急情况必须分析提前使用原因和填写改进措施,以便日后改善。

（5）植入物使用记录应可追溯到产品名称、型号、数量、生产厂商、供应商。以上资料一式两份,一份留病历（粘贴在《手术护理记录单》或其他指定位置）,另一份保存于耗材库。

（6）可吸收植入物,每个包装只可一次使用,开包后未用或用后剩余部分,不可再包装使用。例如:可吸收吻合器、可吸收闭合夹。

9. 安全、正确留置手术标本

（1）标本储存间应具有独立功能,有专人负责标本留置液的监测和保管。

（2）设立手术标本存放专柜,建立标本留置、送检的制度及操作流程。

（3）器械护士妥善保管手术中切下的任何组织,严防丢失或弄错标本。对不用送检的标本（患者残体组织、器官等）应用双层黄垃圾袋密封包扎,然后送太平间进行深埋或焚烧。手术室与太平间应进行交接登记,并双签名。

（4）标本袋外粘贴标签,标签上应注明患者姓名、科别、住院号、标本名称及留置日期。

（5）冰冻切片或需要新鲜活体组织时,巡回护士应立即将标本放入密实袋或干净容器中,贴上标签,标签上注明患者姓名、科别、住院号、标本的名称、数量,连同病理单及时送病理科,并与病理科做好签收手续,立即送检。

（6）常规标本送检前再次核对标本袋、病理单、标本登记本内容信息填写是否一致完整清晰,无误后三者放置一处送检。核查过程中发现任一项填写有错、漏项或填写不全,不得送检,同时护士应立即通知手术者填写并确认信息正确性后方可送检。

（7）标本固定液应由厂家统一配制,不能自行稀释调配。

（8）建立标本送检登记本,留置标本及送病理检查应有双人核对并签名,送检时标本全程封闭式运输。

10. 安全使用电外科设备

（1）建立电外科设备管理制度,专人保管、维修,建立操作规程,使用登记和维修登记。定期做好仪器设备的维修、保养。

（2）对护士进行电外科原理、安全正确使用电外科设备等相关的理论及操作培训。

（3）各种仪器使用前先检查设备性能,保证术中正常使用,严格控制输出功率。一般电凝 20～40 W,电切 30～50 W,即能起到良好的止血效果。当功率＞50 W,应报告术者,提醒注意,严禁超出仪器安全值范围。手术需要同时使用两支电刀笔时,必须使用两台电刀机,术中应将电刀笔置于器械护士视野中,不用时放在专用保护盒中,以免术者误按开关将患者灼伤。

（4）选用合适的负极板规格和型号,一次性负极板禁止反复使用;负极板粘贴在患者大腿及臀部等肌肉丰厚处,避免负极板受压,并靠近切口部位,加强巡视观察粘贴是否牢靠,体位变动时更要反复检查,防止电极板脱落。

（5）对体内存放有心脏起搏器、金属植入物（钢板等）、人工电子耳蜗、脑部深层刺激器、脊椎刺激器等植入物的患者,应使用双极电凝器。

（6）患者肢体禁止与头架、手术床边缘等金属接触,以免造成旁路电灼伤。患者原有金属移植物应避开手术回路。

（7）保持手术切口布巾的干燥。

11. 严防手术室医院感染

（1）新建、改建和扩建手术室,应遵循《医院洁净手术部建筑技术规范》的要求及相关法规,根据功能区域和消毒隔离要求划分为无菌区、清洁区、污染区。各区域之间有清晰的标志,不同区域之间应设隔断门。

（2）手术器械应集中供应中心清洗、消毒及灭菌处理,无集中处理的手术室,清洗、消毒及监测工作应符合卫生部 2009 年《消毒供应中心管理规范》、《清洗消毒及灭菌技术操作规范》及《清洗消毒及灭菌效果监测标准》,凡进入人体无菌组织、器官、腔隙或接触人体破损的皮肤、黏膜、组织的诊疗器械、器具和物品应进行灭菌,接触皮肤、黏膜的诊疗器械、器具应进行消毒,被朊毒体、气性坏疽及不明原因传染病病原体污染的器械有特殊处理流程。

（3）预防性应用抗生素应在全身麻醉诱导期或手术开始前 0.5～1 h 内输注完毕。

（4）贯彻并落实医护人员手部卫生管理制度和手部卫生实施规范,为执行手部卫生提供必需的保障与有效的监管措施。医务人员在以下 6 种情况下必须洗手或进行手消毒：接触患者前后；摘除手套后；进行侵入性操作前；接触患者体液、排泄物、黏膜、破损的皮肤或伤口敷料后；从患者脏的身体部位转到干净的部位；直接接触、接近患者的无生命物体（包括医疗器械）后。

（5）医护人员在任何临床操作过程中都应严格遵循无菌操作规范,确保临床操作的安全性。

（6）对特殊感染和耐药菌感染的患者,手术安排和术后手术间和用物按有关规定处理。

（7）手术患者皮肤准备时,其毛发不宜在术前日去除,应在手术当天去除,毛发的去除最好用电动发剪。根据手术患者年龄和手术部位不同,手术野皮肤消毒选用合适的消毒剂。

（8）手术后的废弃物处理,应遵循医院感染控制的基本要求。如人工关节、人工椎体,钢板、螺钉、髓内钉、人工血管、人工晶体等手术。

安全文化并不是在于彰显个人,而是更多注重于发现工作中的不安全因素,同时探究其形成、解决的方法。透过各种途径将不安全因素加以避免,提高安全系数。使手术患者安然无恙,手术团队能够安心工作。护理人员健康和安全政策,可以增加患者利益。只有在护患双方都加以关注的情况下,才能真正建立起安全医疗体系。

二、关爱文化

关爱一词来源于英语 Caring,意为照顾、顾及、爱护、帮助、考虑、挂念等。关爱可以理解为关心、照护、帮助,可以理解为行为,也可以解释为情感或态度。

关爱是自然的人类感情,是所有的人彼此联系以及与他们的世界联系的方式。这种自然感情起源于母亲对孩子的关怀照顾。关爱是人类一种天性的具体表现,它存在于普通的日常生活中。从人类文明开始，人们为了生存的延续和更美好的生活，在关爱自我的同时，也在关爱着非自我现象的存在和变化。这种对自我、非我以及两者关系的关爱作为一种心理活动是与生具来的天赋本性和自然情感。但仅限于这种自然情感是不够的，需要通过教育和努力，将这种自然的感情培养成一种自觉的道德情感。于是，随着对关爱研究的大量展开，将护理关爱与临床特色相结合。

人文关怀就是对人的关怀，既关心人、爱护人、尊重人，满足人的需要，同时尊重人的个人利益，是社会文明进步的标志，是人类自觉意识提高的反映。随着医学模式的改变，人民对健康的需求已扩大到生理、心理、社会的综合范围，人文关怀已成为医院无形资产的重要组成部分；同时，人文关怀是护理学科的核心和精髓，护理文化中服务意识、服务态度、服务质量、服务艺术成为竞争的焦点，人文关怀的重要性日益凸显。手术对患者来说，是一个需要患者在生理、心理各方面综合应激的过程，这就要求手术室护士不仅要掌握手术配合的技巧，而且要不断提高自身的人文素质修养，注重手术室患者的人文关怀，把对患者的关怀作为一切工作的出发点，真正实行手术全过程人性化护理。

1. 手术前的人文关怀

术前多数患者表现为焦虑、失眠，个别患者出现血压升高、心率加快、行为异常等表现，因此积极的术前访视尤为重要。通过术前访视，了解患者的基本情况，如评估患者的皮肤、心理状况，了解手术方案等，有针对性的准备术中所需物品，向手术患者介绍手术室相关知识，帮助患者了解和认识手术过程，使患者更好的认识手术室，减轻心理负担，从而更好的配合手术。

2. 手术中的人文关怀

营造人性化环境，满足患者需要，手术间温度适宜，一般在 22～25℃，湿度为 40%～60%；色彩舒适，采光符合手术要求；各种抢救设施物品齐全，让患者有信任感和安全感。热情迎接手术患者，由术前一日进行访视的护士根据手术安排到病房去接手术患者，并认真做好查对工作，接患者时语言交谈要体现情感需要，从而拉近与患者的距离，消除其恐惧紧张心理，并与之亲切交谈，以分散注意力，缓解紧张情绪。麻醉进行时守护在手术床旁，并轻轻握着患者的手，使患者感受到无微不至的关注，增加其信任感和安全感。护士应以真诚、热情、友善的态度对待患者，尊重患者的权利和人格，对所有的患者一视同仁。根据手术需要尽量减少身体暴露，维持患者自尊心。注意遮盖、保暖，同时减少呼吸道感染机会。合理使用约束带、软枕，并做解释工作，让患者感到舒适。如需要导尿者，待麻醉起效后再进行操作，以减轻患者痛苦。人性化服务更需要手术室护士技术操作动作熟练。术中配合要稳、轻、准，尽量减少发生器械碰撞声，减少患者的感官刺激，密切观察生命体征、神志变化，严格执行查对制度，确保手术安全。手术过程中巡回护士采用语言或非语言的形式，给患者以心理上的支持，术毕，对麻醉清醒者告知手术顺利结束，送返病房后交代注意事项。手术中的人文护理还要重视一个特殊的群体，即手术患者的家属。多数手术患者的家属对手术过程并不了解，加上对手术的担心，往往非常希望了解手术的进程。因此，应在手术室门口增设家属等候区、送病理标本前经家属查看、术中通报等一系列对手术患者家属的人文关怀，可减轻家属紧张焦虑的情绪，为护患关系的发展提供了一个良好的平台。

3. 手术后的人文关怀

注意交接过程的人性化服务，术毕及时为患者擦净术中所留消毒液、血迹、污渍，为患者穿好衣裤,并妥善固定引流袋,盖好被子,搬运患者时注意保护伤口,将患者安全、整洁送回病室。回室后及时为患者安置术后镇痛器,并向家属讲解术后镇痛器的用途、操作方法及注意事项。术后1～2日前往病房随访,观察体位固定处有无引起神经、循环障碍,无菌切口感染情况,征询患者对手术室的意见和感受,了解患者对手术室工作满意度,让患者感到手术室工作人员的关心,术后随访应避开就餐及休息时间以体现对患者的关爱。

倡导和实施人文关怀是顺应现代医学模式的必然要求,人文关怀理念的确立是一个长期过程,不是一朝一夕和开展几个活动就能够形成的,需要广大医务人员从思想上转变观念才能得以真正实现。充分认识人文精神的重要性,将以人为本的服务理念纳入医院管理,加强医疗活动中的人文关怀有助于提升医院的竞争力,成为医院发展的内生资源。手术室是外科治疗最重要的场所,也是需要人文关怀和很值得给予人文关怀的地方,手术室护理人员应当从本职工作出发,不断丰富和促进手术室护理文化的发展,工作中主动体现人文精神,努力创新,真正树立起以人为本的服务理念,针对服务对象的实际需要,提供适合个体的服务。

三、人文文化

社会的进步引发了人群崭新的思维理念,对教育,对就业,尤其对健康,不同层次的人群,不同的需要,不同的反馈,于是"人性化服务"的需求日益增高。我们所面对的不仅是患者,还包括他们的家属、朋友,而所有的前提都是:他们是人,有尊严、有主见,能选择、会评价的人。他们需要有人倾听、理解,会提出疑问,会有要求,他们需要你的诚信与服务,而你的真诚付出同样会获得他们的首肯。疾病的防治,健康的维护不再是单向过程,而是双向互动。

护理是一门独立学科,但护理工作不是独立的。它涉及医疗、后勤、社会、家庭、法律等多方面,而我们的服务对象也从患者及其家属拓展到各相关科室部门的工作人员,彼此之间的理解与合作必不可少。科室作为团队不能独自生存,护士作为个人更不能"独行",只有大家携手合作才是必循之路。

成功的个人与有效的团队,两者之间相辅相成,个人组成了团队,团队成就了个人。手术室人文文化的维护,除了保持其原有基调外,需不断加以维护,丰富科室人文文化是必不可少的一部分,其包括专业文化和非专业文化。每周的晨间提问,既有理论又联系实际,极具实用价值。定期进行业务学习,可以是医疗器械技术人员,也可以是科内的业务骨干,而请低年资护士主讲,对其业务能力的提高同样有促进作用。专科的发展离不开科学研究,进行护理论文导读及书写对科研的选材与发展,论文的撰写,实际业务能力、管理水平的提高都是举足轻重的,而综合素质的培养同样重要。外出参观活动、定期的座谈会、撰写科室通讯,积极组织参加院、市级的知识竞赛和文体活动,既给了每个人学习的机会,也给了大家展现自我风采的舞台,增进了彼此间的协作。

良好的科室人文文化,促使手术室护理人员能确定目标,以平和的心态、积极主动的行动为自己的目标而奋斗。分清主次,掌握重点,待人接物换位思考,能设身处地地为他人着想,在尊重他人的想法的同时又保持自己的风格,集思广益。针对患者及家属的不同价值、愿望、实际情况,进行系统评价,在术前、术后访视过程中抓住重点,同时加强术中的护理,一切举措皆以患者为中心。

四、制度文化

完善各项规章制度,加强科室制度文化建设,组织认真学习科室的各项规章制度,发动全科人员结合当前科室的情况,共同探讨科室的发展方向,共同参与各项规章制度的修订,完善手术室的各项规章制度、考核细则、严明的奖惩制度,使各项规章制度真正落到实处。将这些工作常规在每周的晨会提问上进行提问考核,将工作规章落实到实处。新的规章制度使护士由被动执行者变为主动执行者,责任心也随之增强,护理质量也明显提高。

建立护理不良事件上报系统,可以鼓励对护理不良事件的上报,并针对不良事件进行分析,不仅有利于发现护理管理中存在的问题,而且可以让护理工作人员从错误中汲取教训且以此为鉴促进组织成为一个学习型的组织。

制度文化让医院的每一项工作都具备简单且规范的操作流程和制度约束,减少因流程繁杂而导致操作步骤的重叠。

五、环境文化

凡致力于人与自然、人与人的和谐关系,致力于可持续发展的文化形态,即是环境文化。环境文化是人类的新文化运动,是人类思想观念领域的深刻变革,是对传统工业文明的反思和超越,也是在更高层次上对自然法则的尊重。

手术室的环境文化不仅包括固态环境文化,同时也包括无形的动态环境文化。固态环境文化是指手术室的工作环境、合理布局和各种医疗设备等。动态环境文化指学习环境,科室应为个人学习、团队学习提供良好的条件,创建使员工能安心学习、善于学习和乐于学习的氛围环境。手术室环境文化还包括护士的主人翁精神、干群关系、护理人员的参与意识及安定团结的氛围、人际关系环境、科室教育活动、文化活动等。

科室通过人文培训等活动,提高护理人员的审美情操,也在愉快轻松的氛围中拓展了其专业业务水平。手术室护士们以科室为家,齐心协力做好工作,提高自身的综合素质。从而形成科室人文精神氛围,并营造出温馨舒适的服务环境。

手术室通过办板报,以图文并茂的形式展示手术室最新的工作动态,主题丰富多彩。每月由专职人员更新手术室网页,内容包括科室介绍、最新动态、学术论文、护士风采等,扩大了科室影响力。为每一位退休护士赠送纪念礼物,滴滴真情,点点回忆,可以培养手术室护士对老师的感恩之心。

春节、国庆节、圣诞节等各种节日相关的环境气氛让每位踏进这种工作环境的护士也会步履轻盈,工作激情高涨,而每位被送进手术室的患者也感觉温馨、轻松。

手术室工作是紧张繁重的,和谐的人文环境对每位护士的健康成长,对手术室整体护理水平的提高都有着重要的作用。

六、团队文化

科室作为医院业务构成和精神文明建设的基本单位,其团队文化的塑造与培育是医院精神文明构建的基础和支柱,是推动医院全面发展的关键力量。团队文化就是科室主流理念和主流行为方式的总和,是医院文化的重要组成部分,是医院文化的子文化,具有与医院文化相同的特性。团队文化建设是当前医院护理工作中的一项重要内容,它有助于提高护士的整体素质,提升护理质量及患者满意度。

随着现代护理学科的发展,手术室护理工作不能仅限于配合手术等单纯的技术操作。开展多样化的培训,加强对护士的基础培训和整体素质教育,对科室护理工作起到了积极推动作用,可以使护士树立现代护理观,提高护理质量,真正体现医院的服务宗旨。

1. 基本概念

(1) 团队:是指由两个或两个以上的成员组成的团体,每个成员都承担一定的角色,并执行一定的任务,其成员彼此团结协作以圆满完成他们共同的目标。手术室团队是指由巡回护士、洗手护士、器械护士、消毒护士、护士长等护理人员组成的团体,其共同目标是为手术患者提供安全、正确、完美的手术治疗配合,免除患者的痛苦,重建或恢复身体的构造与功能,满足患者个别需求,使患者的健康状态通过手术治疗达到最大程度的改善。

(2) 团队文化:是团队在发展的过程中所形成的工作方式、思维习惯和行为准则。高效团队来自于统一的团队文化,团队文化一旦形成,便会强烈地支配着团队成员的思想和行为。

团队文化是一个科室内的系统工程,关联到科室建设的诸多方面,包括科室环境建设、设备更新、科室精神培育、团队意识建设、科室形象的树立、组织机构的健全、管理体制的完善、礼节礼仪的培训、文体活动的开展等。手术室科室的文化建设,应注重提高护理人员的职业技能与职业素养,使文化建设的内在深度和外在形象融合。

现代医学要求护士不仅具备丰富的专业知识、熟练的操作技术,还应具有相当的文化修养和社会心理学知识,能处理好护患、医护等各种人际关系以适应现代医学模式的要求,参与各种慈善、义工活动,树立"以患者为中心,尊重患者的权利,满足患者的需要,减轻患者的痛苦"的护理理念,增强沟通能力,提高患者满意率。

2. 手术室团队建设

手术室工作需要手术医生、手术室护士、麻醉医生等相关人员共同完成,其中团队协作精神发挥着重要作用。科室文化的建设,有利于增强护士群体的内部凝聚力和团队精神,有利于护士群体树立正确的价值观和职业道德观。

手术室在科室建设过程中,应把文化当作载体,用文化的手段去改善管理,用有效的传媒全方位地宣传科室形象,打造护理专科品牌。

随着手术室护理专科化的发展,手术室团队往往是由跨功能、不同专业、不同个性的护士组成的,通过相互补充、相互配合、相互激发各自的潜力而完成手术室的配合任务,从而提高整个手术室生产力。手术室护理工作只靠某个人的单打独斗或几个护士的才干和超负荷运转已经不可能成功,手术室的团队力量已经成为手术室工作成功的关键因素,不在于单个护士个体能力的卓越,而在于每位护理人员之间的团结协作,形成强大的整体合力,从而达到手术室的高效运转。

3. 手术室的团队合作注意事项

(1) 确定明确的手术室护理目标:一个没有目标的团队,团队成员就没有奋斗的方向。因此,团队要选定一个共同的目标,并采取有效的策略使团队成员认同这一目标,吸引成员为之努力和奋斗。

（2）创造和谐的工作氛围使团队高效工作：手术室护理工作节奏快，重危患者抢救的几率高，常因各种急诊打乱正常工作秩序，手术配合中需要护理人员保持精力高度集中、头脑清醒、忙而不乱的工作状态，稍有不慎可能会危及患者生命。因此，手术室应建立良好的人际关系及和谐的工作氛围，让手术室护士心情愉快的工作，并在工作之余，适当组织一些集体活动，增加团队的凝聚力。

（3）保持有效的沟通：在团队中，成员越多样化，就越会有差异，就越需要成员进行有效的沟通。手术室团队是由巡回护士、洗手护士、器械护士、消毒护士、护士长等护理人员组成的团体，共同完成包括手术配合、物品准备、器械处理等一系列护理工作，因此，保持有效的沟通是手术室团队合作的有效手段。手术室护理团队可以通过交谈、晨会、护理查房、质控会议等方法进行有效沟通。

（4）制定公平的绩效考核机制：制定公平的绩效考核机制，可以在最大程度上保持公平和公正，让团队成员有一个和谐共处的公平环境，而合理的公平感能激发团队成员的进取心，对手术室团队的发展起到激励和促进的作用。目前，国内手术室的绩效考核机制基本上包含以下几种因素：参加手术配合时间、参加手术的风险性、技术职称、学历、在科内所承担的责任和任务等。有以其中一种因素为主，也有综合考虑各因素的考核机制等。其实，所谓的公平是相对的，没有绝对的公平，无论多好的制度，要使每一个人都满意是不可能的，重要的是将相对公平的法规制度公开透明的执行下去，让员工感觉自己所做的工作是值得的，自己得到的待遇是公平的，这样才能保持团队的凝聚力和战斗力。

护理管理者应重视护理文化建设，增强使命感和责任感，强调尊重人、关心人、理解人、信任人，以充分激发护理人员在工作中的积极性和自觉性，挖掘其潜能为目标的"人本管理"思想，打造全新的护理品牌形象。

第九节　手术室突发事件的应急处理

应急预案是指针对可能发生的事故，为迅速、有效地开展应急行动而预先制定的行动方案。手术室遇到的突发事件经常是由于发生地震、车祸、空难、火灾等意外灾害时有成批伤员需要救治的紧急情况，手术室是最先抢救的工作场所。手术室的应急处置能力对救治伤员、减少损失起着重要作用，突发事件早期处理的好坏，常常关系整个事件的最后结果。因此，必须建立一套完善的在职培训制度，并纳入继续医学教育计划，定期进行应急处置相关知识和能力的培训和演练，不断提高手术室护理人员的应急能力和反应速度。

护士必须掌握心肺复苏技术，急、危重患者的急救技术，手术室各种突发事件的应急预案，自然灾害和意外事故下的自救互救技术。

一、手术中接触感染物或利器伤的应急预案及处理流程

【应急预案】

（1）手术中工作人员皮肤若意外接触到患者血液或体液，应立即用肥皂水和清水冲洗。

（2）患者体液或血液溅入工作人员的眼睛、口腔，应立即用大量的清水或生理盐水冲洗。

（3）若被感染手术的血液、体液污染的利器刺伤后，立即挤出伤口血液，用肥皂水清洗伤口并在流动水下冲洗至少 5 min。

（4）用碘伏消毒，包扎伤口，并立即更换该利器。

（5）上报保健科，在 24 h 内查血清有关抗体，根据不同情况及病种决定是否预防用药及用药方案。

（6）填写"锐器伤登记表"并报感染管理科备案。

（7）按要求定期复查。

（8）保健科根据具体情况对责任做出界定，并按规定报销费用。

【流程】

皮肤接触体液或血液→立即冲洗；

体液或血液溅入眼内→立即冲洗污染；

利器刺伤→更换利器→挤出伤口内血液→冲洗消毒包扎→报保健科→根据化验结果采取措施→填表→定期复查→按规定报销费用。

二、突然停水的应急预案及流程

【应急预案】

（1）通知护士长，即刻与维保中心联系解决。

（2）如有手术医师刷手时，协助医师用无菌水刷手。

（3）如预先通知停水，护士长及相关人员负责组织做好水源的贮备工作，手术用水和清洁用水存放不同区域。

（4）关好所有水龙头，防止突然来水后发生淹水现象。

（5）检查手术无菌物品供应情况，及时上报医务处。

【流程】

通知护士长→联系维保中心→提供无菌水刷手→先通知后停水要备水→关闭水龙头→上报。

三、突然泛水的应急预案及流程

【应急预案】

（1）发现淹水，立即关水龙头。若为水管破裂，应关闭水总阀门。

（2）通知后勤值班人员现场解决问题。

（3）组织专业人员疏通下水道。

（4）淹水现象解除后，被淹过的一次性物品应毁形丢弃，可以重复使用的无菌物品送消毒中心清洗灭菌后备用；布类整理后送往洗衣房清洗消毒，预防感染。清理现场，用 500 mg/L 含氯消毒液拖地、抹灰，做好清洁。

【流程】

淹水→关水龙头或总阀→通知后勤→疏通下水道→清理物品和现场。

四、突然停电的应急预案及流程

【应急预案】

（1）白天突然停电，即刻查找停电原因并上报院有关部门解决，同时注意患者安全，配合麻醉师做好人工呼吸，5 min 内未恢复供电，准备应急灯并协调好各方面的工作。

（2）根据手术情况，巡回护士迅速将应急灯取来，用于临时照明。

（3）夜间手术突然停电，所有人员不得慌张，禁止来回穿梭走动，避免相互碰撞。

（4）迅速将无菌室备用的应急灯取来（无菌室应备有应急灯 2 个），暂时照明。

（5）器械护士应保护好切口，避免感染。

（6）记录停电过程及时间，以及手术进展和患者情况。

【流程】

查找原因→取应急灯→上报→夜间避免来回走动→术中保护切口、避免感染→记录停电过程及时间→记录患者情况。

五、发生火灾时的应急预案及流程

【应急预案】

（1）医护人员要了解警报装置、气源开关和灭火器的位置。发生火灾时要保持清醒头脑，冷静判断起火原因、火势大小、能否自行扑灭。如火灾发生在白天，听从护士长指挥；若发生在夜间，由高年资护士负责。

（2）积极自救：手术室人员根据情况先进行自救，切断火灾三要素。火情如较小，立即使用干粉灭火器控制、扑灭；如认为不能自行处理，或火场周围有易燃易爆物，立即组织人员，分头行动，一边控制火情，一边撤离危险物。

（3）火势较大应立即遵循国际通用灭火程序 RACE 原则：R：Rescue—救人：立即抢救火源附近的患者，立即用薄膜巾覆盖患者切口。并将患者以最快速度安全撤离火灾现场。A：Alert—警报：警告其他人员有关火情以便提供及时协助。发现火源者，在抢救患者的同时大喊"×号手术间起火了！"以便得到援助。其他人员听到警报后立即启动警报系统。C：Contain—救火：限制火苗的扩散。立即将患者安全移出手术间同时切断电源和可燃气体的气源口；关闭手术间门以减缓火势及烟雾扩散。E：Evacuate—疏散：疏散转移火源附近的手术患者和工作人员，单位消防保卫人员接到警报后立即动员协助疏散转移手术患者至安全区。

（4）正确呼救：根据火灾情况选择报警部门，利用固定或移动电话通知医院值班人员，请求援助。呼救时简要说明报警部门及姓名、起火位置、火势情况、火灾现场情况（是否手术进行中，患者与火灾现场距离）。

（5）自我防护：医务人员发现火情，不要莽撞开门，可以先用手背试门的温度，基本正常方可开门。要以湿毛巾或湿敷料遮盖口鼻或衬垫于口罩内，以阻止烟尘吸入。

（6）疏散次序本着"先患者、后医护、先轻伤、后重患"的原则疏散。根据手术患者情况，迅速封闭切口，将患者妥善置于手术推车上，麻醉医生于头侧，利用简易呼吸器保证患者氧气供应，手术医生携带拥有充电电池的便携式监护仪，护士保护液路通畅。众人合力将危重手术患者推离火场，迅速转移到就近方便抢救和用药的场所。

（7）若大火已封锁出口时，应退守相对安全的区域，关死门窗，用湿敷料、被子等物堵塞门缝，不停地向上泼水降温，防止烟气侵入，等待消防队员前来营救。

附：防火器材的使用

干粉灭火器的使用：拉下铅封拉环→打开喷嘴→一手持喷管，另一手下压手柄→对准火源喷洒干粉灭火。

壁式消火栓的使用：打开或打碎玻璃门→按下消火栓报警按钮→接上水袋，接水枪→拉至火源处，两人把持水枪，一人开启水阀门→放水灭火。

【流程】

火势较小：灭火工具扑灭→保护患者离开险区。

火势较大：保护患者→报警→为手术患者封切口→备抢救物品→安全通道撤离→如无法撤离时封门、泼水，等待救援。

六、发生地震时的应急预案及流程

【应急预案】

（1）手术中的患者，手术医生应立即停止手术，快速包扎伤口，用无菌手术膜封闭手术切口后紧急疏散；手术完成的患者，医务人员负责疏散到安全地方。

（2）麻醉医师严密观察手术患者生命体征。手术护士清理手术间周围，防止物品在晃动中砸伤患者和医务人员。

（3）护士长统一指挥紧急疏散工作。从不同方向安全通道疏散，医务人员紧急护送手术患者，6人一组（手术医师3人、麻醉1人、护士2人），将患者按规定的次序、路线，迅速、有序地抬到安全区域，指定地点。

（4）组织开展自救工作，如有医务人员受伤，轻伤者给予必要的消毒、清洗、包扎等医疗处置。伤势较重的，就地抢救。

（5）立即关闭手术室电源、气源和水源，以免发生震后其他灾害。

（6）灾情报告：突发地震后，护士长应对地震中人员伤亡、物品损害等情况进行统计、汇总，上报医院院长办公室。

【流程】

地震→停止手术→严密观察→紧急疏散→开展自救→关闭电源、气源和水源→灾情报告。

第六章 手术室 N1 级护士培训

【培训对象】 手术室工作 2～5 年的护士。

【培训目标】 达到手术室 N1 级护士能力要求。

1. 掌握 手术室管理基本内容及规章制度、手术患者的病情评估及观察要点、手术室常见 1～2 级手术的配合及相关理论知识、手术室常用仪器设备的使用、手术室医院感染预防与控制、手术室一级护理操作技术。

2. 熟悉 国家手术室相关管理规范、洁净手术室基本概念及管理、巡回护士工作任务及工作质量标准、手术室各项应急预案的处置、手术室二级专科操作技术、手术室常见 3 级手术的配合及相关理论知识。

3. 了解 手术患者的病情评估及观察、手术患者的抢救配合、手术室三级护理操作技术、手术室常见 4 级手术的配合及相关理论知识、手术室护理教学。

【培训时间】 2～5 年,按照培训方案完成规定课程及自学课程的理论学习,以岗位培训为主。

第一节 手术室全期护理

1981 年美国护理学会(ANA)和美国手术室护士协会(AORN)提出了"手术全期护理"的概念,即护士运用所学的知识和技能,针对患者存在的健康问题和需要,提供患者在手术前期、中期、后期的各项专业及持续性护理活动。

手术是外科治疗患者的一种主要手段,患者可因手术成功而康复,也可能在手术中发生意外甚至死亡;手术也是一种极为严重的心理刺激,可以影响患者的心理活动,继而影响手术的效果,甚至影响疾病的转归。因此,现代医学模式促进了手术室护理模式的改变,"以手术间为工作场所、配合手术为主要责任"的护理模式向"以患者为中心、以患者的健康作为首要责任"的整体护理模式的转变,对手术患者开展术前访视、术中全程护理、术后随访等护理措施。即手术室护士对患者在手术前、中、后期对患者进行心理、饮食、功能锻炼,以及手术切口的护理,控制疼痛,观察生命体征变化,观察出现的各种不良反应,预防并发症等全期的护理。尤其是对患者进行人性化护理,包括对患者进行心理以及认知方面的护理措施。

一、术前访视

1. 一般护理

手术前一天,通过阅读病历了解患者的一般情况,包括现病史、既往史、手术史、药物过敏史、肝功能、血型等,为实施全期护理提供基本情况。

(1)通过手术医生了解手术方式、手术体位、手术过程、手术的特殊用物及麻醉方式等,制定相应的护理措施。

(2)通过观察评估患者,了解患者的一般情况,尤其是体型、皮肤、静脉情况等,为次日手术前摆放体位、预防压疮、建立静脉通道等工作提供参考和指导。

(3)向患者解释术前晚禁食、禁饮等常规护理的目的、意义和方法,并根据次日手术的需要指导患者进行必要的体位训练,如:甲状腺切除术体位—颈仰卧位,椎板切除术—俯卧位等。

2. 心理护理

通过向病房护士了解患者的精神状态以及对疾病、手术的认知程度,深入病房与患者进行交谈,并结合以上客观资料对患者进行针对性的心理护理。

(1)紧张、焦虑:焦虑是一般患者手术前较普遍的心理反应,也是患者感到有预期心理威胁的一种情绪反应。焦虑时,患者外在表现为睡眠不佳甚至失眠,食欲减退,愁眉苦脸,紧张恐惧,来回踱步,频繁向已经手术的患者或者护士询问种种事宜,有些患者甚至伪装快乐或哭泣。内在表现为通过交感神经束使肾上腺髓质引起肾上腺分泌增加,导致呼吸加深、心率增快、血压升高等,这些可能是由于患者对医学知识认识的不够完善甚至缺乏,不了解与手术有关的解剖生理学知识,对他即将经历的手术、麻醉会发生怎样的情况,会导致怎样的后果一无所知而表现出的心理反应,也可能是由于患者有过不成功的手术史,当年不愉快的情绪再次重现,加重了术前的焦虑。紧张情绪会使机体对手术的耐受力下降,免疫力功能下降,增加术后并发症的发生率。轻度焦虑反映了患者正常的心理适应能力,手术效果较好;重度焦虑者,预后差;无焦虑者因为对手术及医生有过度的心理依赖,面对手术后并发症等缺乏足够的心理准备,预后更差。我们要耐心倾听患者的心声,尽量让患者把一切引起焦虑的潜在内、外因宣泄,在适当的时候加以心理引导使其情绪有所改善;关心、体贴患者,取得患者的信任,向病人讲解手术的必要性、手术时间的长短、手术的详细经过、手术的可靠性及安全措施,使患者认识到医护人员对他的手术是高度认真负责的,有相当的准备和十分把握的。这样患者就会增加信心,主动配合医护人员共同度过手术这一关。我们还应通过自身的素养使患者从中获得安慰、看到希望。同时,还可向患者介绍与其手术有关人员的一般情况,以及与其手术类型相似患者的康复情况,使患者的心理变化处于接受手术治疗的最佳状态,有利于手术麻醉的效果,有利于伤口的愈合,有利于机体的恢复。

(2)消沉、悲观:由于某些疾病的不良预后,给患者及其家人带来莫大的痛苦,肿瘤患者、可致伤残手术的患者(截肢等)、危重病情的患者(心脏病等)常产生消沉、悲观情绪,甚至厌世的心理,但当他们回想和家人其乐融融的场景,也特别留恋以往美好的生活。我们应抓住他们特别留恋的情绪鼓励他们积极配合治疗,除去病根,消除痛苦,使生命更好的延续下去;同时,鼓励患者为了亲人,勇敢面对现实,摆脱消沉、悲观心理,认识生命的宝贵及对家人、社会的重要性,增强患者对生存的希望和勇气,争取术后早日康复。

（3）寂寞、孤独：患者看到其他患者身上的各种引流管、监护仪等，再想到被接进手术间后，对周围环境的陌生、工作人员的陌生、用于自己手术用品的陌生、再加上手术室本身的神秘感，均使患者内心产生孤独寂寞。我们应充分理解患者的这种心理反应，主动介绍自己，诚恳回答患者的提问，拉近与患者间的距离，使其对医护人员产生一种依赖感，消除患者的陌生感。此外，我们介绍手术室的环境，协助手术的完成做好心理准备。

3. 术前访视患者的必要性和重要性

（1）术前访视可以减轻患者的焦虑心理：手术前高度焦虑不仅给患者带来心理痛苦，而且会干扰手术和麻醉等医疗工作的顺利进行，增加术后并发症的发生，我们在访视中通过介绍手术室环境、设备和医疗技术设备，使其不再感到陌生和孤独无助，并在访视时为患者提供手术知识和信息，有助于降低因信息缺乏而引起的焦虑。我们向患者讲解手术的简要过程，矫正患者对手术的错误认识，使其获得安全感和相对稳定的心态。

（2）术前访视可以缩短护患之间的距离：术前访视的过程中，通过与患者间交谈减少了因手术给患者精神、心理带来的创伤，满足了患者的心理要求，获得患者的依赖和合作。

（3）术前访视还可以提高手术室工作效率和质量：通过术前访视掌握了患者的简要病情和既往史、病情诊断及手术治疗方案，从而有效地避免接错患者、做错手术部位、用错药、输错血等严重医疗差错事故的发生。同时通过访视可使术前准备和术中配合具有针对性和预见性。

二、术中护理

1. 一般护理

（1）协助患者完成麻醉操作：不同的手术类型有不同的麻醉方式，有的麻醉方式需要患者摆放不同麻醉体位，应积极、有效地指导患者完成麻醉体位的摆放，这样既能缓解患者不安的情绪，又能有效地协助麻醉医生完成操作。手术结束后，患者的神志没有完全清醒时，应守护在旁，轻唤患者的姓名，尽量缩短患者苏醒的时间，防止患者苏醒时不由自主地烦躁导致坠床的发生。

（2）保持患者皮肤的完整性：手术时间的长短、患者身体的瘦弱、使用高频电刀都是使患者皮肤完整性受损的原因，所以在手术进行过程中，应加强对患者的巡视，尤其是术中需更换手术体位或手术时间较长的患者，在适当的时候或在手术进行前给予加铺软垫，以便降低患者皮肤压红、压伤的发生率。术后应仔细地检查患者的皮肤情况，如有异常应及时处理并如实记录。

（3）密切监测生命体征的变化：密切监测患者的有创和无创血压、心率、血氧饱和度、中心静脉压、体温、尿量等的变化，及时发现病情变化；另外，还应密切监测静脉输液通道、各种引流管道的位置、是否通畅、出入量等。

（4）保证与手术有关物品的数目准确无误：尤其在抢救危重患者时应保持清醒的头脑，做到忙而不乱；与新护士、实习生共同配合手术时，更应加强带教，仔细、认真清点物品并准确记录于物品清点单上。

2. 心理护理

患者被接入手术室后，应主动与患者沟通，也可根据患者的个体情况播放适当的轻音乐，缓解其紧张情绪。非全麻患者在手术进行过程中，意识是清醒的，对周围的环境是敏感的，更应动作轻、走路轻、说话轻、开关门轻、物品要轻拿轻放，不要谈及与手术无关的内容，特别是患者的隐私，以增强患者对完成手术的信心。当术中出现对患者的脏器进行牵拉时，应事先告知以取得患者的主动配合。

三、术后护理

患者手术结束返回病房时,手术室护士应和病房护士严格交接患者的手术情况,包括患者的手术及术中特殊情况、生命体征、皮肤情况、引流管、输液等。

手术后的第 2～3 天,手术室护士应到病房对患者进行术后的访视工作,了解患者术后情况,如麻醉效果、主观感受、对手术护理的意见和反馈等,提高手术护理质量;对手术历程长、特殊体位或身体瘦弱者,重点观察局部皮肤是否受损、有无压伤等,及时发现,并协助处理。术后访视有反馈功能:术后访视患者能对手术室的护理工作进行检验,能用患者的精神状态及全身的恢复情况,来判断术前访视对患者的评估是否正确、护理措施是否妥当,从而找出工作中的不足。

例如,完善病房护士的"手术患者交接制度":① 接、送手术患者前,联系手术科室,提前为患者做好准备。② 制定详细的入室服务规范,使用礼貌语言问候患者、关心冷暖、保护隐私、尊重人权。③ 合理安排工作和人员,在完成术前准备的同时保证一名护士始终守候在患者身旁。④ 接、送患者时认真填写"手术患者交接记录",对患者生命体征、手术情况及皮肤、输液等情况进行交接班。⑤ 认真倾听患者的感受,对提出的问题和要求给予及时的解答和帮助。

四、对手术室全期护理工作的评价标准与结果

对于手术室整体护理工作的评价方法很多,可以通过患者角度进行主观和客观的评价。患者主观评价包括满意度调查,在患者手术后住院期间调查,或在患者出院后进行调查。住院期间调查表的回收率高、便于进行,但患者可能受到外部影响产生各种顾虑,不愿反映真实情况;后者调查表的回收率低、实施较为困难,但患者一般能够反映客观情况。患者满意度的调查均受到患者专业知识不足、对手术室实际工作陌生、麻醉因素及其他工作人员的影响。患者的客观评价包括术日患者的精神、情绪状态,术中患者配合情况和术后患者的全身情况,如皮肤完好,无意外损伤、静脉输液护理良好等。通过以上患者角度的评价,证实患者和家属对手术室整体护理工作满意度明显上升。

手术室全期护理工作还可以通过手术团队合作者进行评价,手术前后访视工作有利于提高护士素质,术前访视是手术室全期护理的一个重要组成部分,其过程本身就是手术室护士将医学知识、心理知识和社会知识综合应用于手术护理实践过程。在患者期待、依赖、感激和赞许的目光中,体验出自身的工作价值,增加了责任感和自豪感,由此为综合素质的提高提供了机会,为自身成长创造了条件。

术前访视工作还有利于提高护士业务水平。术前访视是护理的一个新课题,是手术室护理迈向科学化的具体实践。访问中针对不同的手术、不同的患者要做到恰到好处的解释确实不是一件容易的事情,要有扎实的医学知识、心理知识、社会知识以及沟通交流技巧等,这就要求不断更新护理人员的知识结构,建立全新的护理观念,激发学习的自觉性。

术后随访是手术室全期护理的重要内容,目前国内术后随访尚未普遍开展,发展不完善。

第二节　静脉治疗

一、术语和定义

1. 静脉治疗(infusion therapy)　将各种药物(包括血液制品)以及血液,通过静脉注入血液循环的治疗方法,包括静脉注射、静脉输液和静脉输血;常用工具包括注射器、输液(血)器、一次性静脉输液钢针、外周静脉留置针、中心静脉导管、经外周静脉置入中心静脉导管、输液港以及输液附加装置等。

2. 中心静脉导管(central venous catheter)　经锁骨下静脉、颈内静脉、股静脉置管,尖端位于上腔静脉或下腔静脉的导管。

3. 经外周静脉置入中心静脉导管(peripherally inserted central catheter)　经上肢贵要静脉、肘正中静脉、头静脉、肱静脉,颈外静脉(新生儿还可通过下肢大隐静脉、头部颞静脉、耳后静脉等)穿刺置管,尖端位于上腔静脉或下腔静脉的导管。

4. 输液港(implantable venous access port)　完全植入人体内的闭合输液装置,包括尖端位于上腔静脉的导管部分及埋植于皮下的注射座。

5. 无菌技术(aseptic technique)　在执行医疗、护理操作过程中,防止一切微生物侵入机体,保持无菌物品及无菌区域不被污染的技术。

6. 导管相关性血流感染(catheter related blood stream infection)　带有血管内导管或者拔除血管内导管 48 h 内的患者出现菌血症或真菌血症,并伴有发热(体温＞38℃)、寒战或低血压等感染表现,除血管导管外没有其他明确的感染源。实验室微生物学检查显示外周静脉血培养细菌或真菌阳性,或者从导管段和外周血培养出相同种类、相同药敏结果的致病菌。

7. 药物渗出(infiltration of drug)　静脉输液过程中,非腐蚀性药液进入静脉管腔以外的周围组织。

8. 药物外渗(extravasation of drug)　静脉输液过程中,腐蚀性药液进入静脉管腔以外的周围组织。

9. 药物外溢(spill of drug)　在药物配置及使用过程中,药物意外溢出暴露于环境中,如皮肤表面、台面、地面等。

二、缩略语

1. CVC　中心静脉导管(central venous catheter)
2. PICC　经外周静脉置入中心静脉导管(peripherally inserted central catheter)
3. PN　肠外营养(parenteral nutrition)
4. PORT　输液港(implantable venous access port)
5. PVC　外周静脉导管(peripheral venous catheter)

三、静脉治疗操作基本原则

1. 所有操作应执行查对制度并对患者进行两种以上方式的身份识别,询问过敏史。

2. 穿刺针、导管、注射器、输液(血)器及输液附加装置等应一人一用一灭菌,一次性使用的医疗器具不应重复使用。

3. 易发生血源性病原体职业暴露的高危病区宜选用一次性安全型注射和输液装置。

4. 静脉注射、静脉输液、静脉输血及静脉导管穿刺和维护应遵循无菌技术操作原则。

5. 操作前后应执行 WS/T 313 规定,不应以戴手套取代手卫生。

6. 置入 PVC 时宜使用清洁手套,置入 PICC 时宜遵守最大无菌屏障原则。

7. PICC 穿刺以及 PICC、CVC、PORT 维护时,宜使用专用护理包。

8. 穿刺及维护时应选择合格的皮肤消毒剂,宜选用 2% 葡萄糖酸氯己定乙醇溶液(年龄<2 个月的婴儿慎用)、有效碘浓度不低于 0.5% 的碘伏或 2% 碘酊溶液和 75% 乙醇。

9. 消毒时应以穿刺点为中心擦拭,至少消毒两遍或遵循消毒剂使用说明书,待自然干燥后方可穿刺。

10. 置管部位不应接触丙酮、乙醚等有机溶剂,不宜在穿刺部位使用抗菌油膏。

四、PVC 穿刺

包括一次性静脉输液钢针穿刺和外周静脉留置针穿刺。

1. 穿刺步骤

(1) 取舒适体位,解释说明穿刺目的及注意事项。

(2) 选择穿刺静脉,皮肤消毒。

(3) 穿刺点上方扎止血带,绷紧皮肤穿刺进针,见回血后可再次进入少许。

(4) 如为外周静脉留置针则固定针芯,送外套管入静脉,退出针芯,松止血带。

(5) 选择透明或纱布类无菌敷料固定穿刺针,敷料外应注明日期、操作者签名。

2. 注意事项

(1) 宜选择上肢静脉作为穿刺部位,避开静脉瓣、关节部位以及有瘢痕、炎症、硬结等处的静脉。

(2) 成年人不宜选择下肢静脉进行穿刺。

(3) 小儿不宜首选头皮静脉。

(4) 接受乳房根治术和腋下淋巴结清扫术的患者应选健侧肢体进行穿刺,有血栓史和血管手术史的静脉不应进行置管。

(5) 一次性静脉输液钢针穿刺处的皮肤消毒范围直径应≥5 cm,外周静脉留置针穿刺处的皮肤消毒范围直径应≥8 cm,应待消毒液自然干燥后再进行穿刺。

(6) 应告知患者穿刺部位出现肿胀、疼痛等异常不适时,及时告知医务人员。

五、静脉注射

1. 应根据药物及病情选择适当推注速度。

2. 注射过程中,应注意患者的用药反应。

3. 推注刺激性、腐蚀性药物过程中,应注意观察回血情况,确保导管在静脉管腔内。

六、静脉输液

1. 应根据药物及病情调节滴速。

2. 输液过程中,应定时巡视,观察患者有无输液反应,穿刺部位有无红、肿、热、痛、渗出等表现。

3. 输入刺激性、腐蚀性药物过程中,应注意观察回血情况,确保导管在静脉内。

七、密闭式输血

1. 输血前应了解患者血型输血史及不良反应史。

2. 输血前和床旁输血时应分别双人核对输血信息,无误后才可输注。

3. 输血起始速度宜慢,应观察 15 min 无不适后再根据患者病情、年龄及输注血液制品的成分调节滴速。

4. 血液制品不应加热,不应随意加入其他药物。

5. 全血、成分血和其他血液制品应从血库取出后 30 min 内输注,1 个单位的全血或成分血应在 4 h 内输完。

6. 输血过程中应对患者进行监测。

7. 输血完毕应记录,空血袋应低温保存 24 h。

八、输液(血)器及输液附加装置的使用

1. 输注药品说明书所规定的避光药物时,应使用避光输液器。

2. 输注脂肪乳剂、化疗药物以及中药制剂时宜使用精密过滤输液器。

3. 输注的两种不同药物间有配伍禁忌时,在前一种药物输注结束后,应冲洗或更换输液器,并冲洗导管,再接下一种药物继续输注。

4. 使用输血器时,输血前后应用无菌生理盐水冲洗输血管道;连续输入不同供血者的血液时,应在前一袋血输尽后,用无菌生理盐水冲洗输血器,再接下一袋血继续输注。

5. 输液附加装置包括三通、延长管、肝素帽、无针接头、过滤器等,应尽可能减少输液附加装置的使用。

6. 输液附加装置宜选用螺旋接口,常规排气后与输液装置紧密连接。

7. 经输液接头(或接口)进行输液及推注药液前,应使用消毒剂多方位擦拭各种接头(或接口)的横切面及外围。

第三节 手术室护理文件书写规范

护理文件是护士在临床护理活动过程中形成的全部文字、符号、图表等资料的总和,是医院重要档案资料——病历的组成部分之一。有体温单、医嘱单、护理记录单、特别护理记录单、手术安全核查单、手术物品清点记录单等。

一、护理文件书写的基本原则

1. 客观、真实、准确、及时、完整、规范。

2. 护理病历应与其他病历资料有机结合、相互统一,避免重复和矛盾。

3. 可采用表格式书写,表格眉栏内容应包括科室、床号、姓名、住院病历号(或病案号)。

4. 使用蓝黑墨水、碳素墨水,需复写的病历资料可使用蓝色或黑色油水圆珠笔。

5. 计算机打印的病历应符合病历保存的要求。

6. 使用中文或通用的外文缩写,无正式译名的症状、体征或疾病名称可使用外文。

7. 规范使用医学术语,文字工整,字迹清晰,表述准确,语句通顺,标点正确。

8. 书写过程中出现错字应当用双划线画在错字上,保持原记录清晰、可辨,在画线的错字上方更正并注明修改时间和签全名。不得采用刮、粘、涂等方法掩盖或去除原来的字迹。

9. 病历应当按照规定的内容书写,并由相应医护人员签名。

10. 上级护士有审查修改下级护士书写记录的责任。

11. 实习、试用期、未取得护士资格证书或未经注册的护士书写的护理病历内容,须经医疗机构具有合法执业资格的护士审阅、修改并签全名。

12. 进修护士由接受进修的医疗机构认定其工作能力后方可书写护理病历。

13. 一律使用阿拉伯数字书写日期和时间,日期用年-月-日,时间采用 24 h 制记录(如:2014—05—06)。

14. 计量单位一律采用中华人民共和国法定计量单位。

15. 因抢救急危者,未能及时书写护理病历的,应在抢救结束后 6 h 内及时据实补记。

二、手术室护理文件

1. 手术安全核查单(表 6-1)

由手术医师、麻醉医师、手术护士共同参与,分别在麻醉实施前、手术开始前和患者离开手术室前,同时对患者身份和手术部位等内容进行核查,核查结果由麻醉医师、手术医师和手术室护士三方共同在手术安全核查单确认签字。

2. 手术清点记录单(表 6-2)

由器械护士和巡回护士共同参与,分别在手术开始前、关闭体腔前、关闭体腔后对手术器械、纱布、棉片、缝针等物品进行清点,每次核对两次,并将数量填在相应的栏内,巡回与器械护士签名。若手术过程中有增加物品数量时,及时记录。放置植入物时,应注明名称、规格、部位及数量,并将产品条形码黏贴于手术护理记录单的相关栏内。手术中所用的布类、器械包的灭菌指示卡及灭菌指示带经检验合格后,将无菌物品追溯条形码黏贴于手术护理记录单相应栏内。

3. 手术患者交接记录单(表 6 - 3)

为了保证手术患者的安全和护理的延续性,由病区护士、手术室护士或苏醒室护士当面交接核对患者信息和护理措施等相关内容,双方确认签字。

4. 手术访视单(表 6 - 4)

为了保证手术的顺利进行,术前了解患者一般情况、检验检查结果、术前准备完善情况、药物过敏史等,为患者提供相关知识和心理支持。术后回访,了解患者恢复情况,听取意见和建议,提高护理服务质量。手术室护士在手术前一天和手术后 2~3 天对患者进行术前访视和术后回访工作,如实填写相应记录单,由护患双方确认签字。

目前归档(保存于病历)的有手术安全核查单、手术清点记录单。

表 6 - 1 手术安全核查单

科 别:＿＿＿＿＿＿　　患者姓名:＿＿＿＿＿＿　　性别:＿＿＿＿＿＿　　年龄:＿＿＿＿＿＿
住院号:＿＿＿＿＿＿　　麻醉方式:＿＿＿＿＿＿　　手术方式:＿＿＿＿＿＿＿＿＿＿
手术者:＿＿＿＿＿＿＿＿＿＿＿＿＿＿　　手术日期:＿＿＿＿＿＿＿＿＿＿

麻醉实施前	手术开始前	患者离开手术室前
患者姓名、性别、年龄正确: 是□ 否□ 手术方式确认: 是□ 否□ 手术部位与标识正确: 是□ 否□ 手术知情同意: 是□ 否□ 麻醉知情同意: 是□ 否□ 麻醉方式确认: 是□ 否□ 麻醉设备安全检查完成: 是□ 否□ 皮肤是否完整: 是□ 否□ 术野皮肤准备正确: 是□ 否□ 静脉通道建立完成: 是□ 否□ 患者是否有过敏史: 是□ 否□ 抗菌药物皮试结果: 有□ 无□ 术前备血: 有□ 无□ 假体□/体内植入物□/影像学 资料□	患者姓名、性别、年龄正确: 是□ 否□ 手术方式确认: 是□ 否□ 手术部位与标识确认: 是□ 否□ 手术、麻醉风险预警: 手术医师陈述: 预计手术时间□ 预计失血量□ 手术关注点□ 其他□ 麻醉医师陈述: 麻醉关注点□ 其他□ 手术护士陈述: 物品灭菌合格□ 仪器设备□ 术前术中特殊用药情况□ 其他□ 是否需要相关影像资料: 是□ 否□	患者姓名、性别、年龄正确: 是□ 否□ 实际手术方式确认: 是□ 否□ 手术用药、输血的核查: 是□ 否□ 手术用物清点正确: 是□ 否□ 手术标本确认: 是□ 否□ 皮肤是否完整: 是□ 否□ 各种管路: 中心静脉通路□ 动脉通路□ 气管插管□ 伤口引流□ 胃管□ 尿管□ 其他＿＿＿＿□ 患者去向: 恢复室□ 病房□ ICU 病房□ 急诊□ 离院□
其他:＿＿＿＿＿＿＿＿	其他:＿＿＿＿＿＿＿＿	其他:＿＿＿＿＿＿＿＿
麻醉医师签名:	手术医师签名:	手术室护士签名:

表 6-2 手术清点记录单

姓名：_____ 性别：_____ 年龄：_____ 病区：_____ 床号：_____ 住院号：_____ 麻醉方式：_____

日期：_____ 手术开始时间：_____ 手术结束时间：_____

手术名称：_____

静脉通路：无/有：上肢(左/右)、下肢(左/右)、头皮、颈部、其他部位：_____

保温方法：变温毯、棉被、毛巾被、毛毯、其他：_____

手术体位：仰卧、侧卧(左/右)、俯卧位、截石位、坐位、半侧卧位(左/右)

颈过伸位、其他：_____ 术中体位改变情况：无/有：_____

负极板黏贴部位：无/有：大腿(左/右)、小腿(左/右)、臀(左/右)、其他：_____

术前皮肤评估：完好/破损：_____

止血带：无/有：上肢(左/右)、下肢(左/右)、压力_____ 时间_____

器械名称	术 前 清 点	关体腔前 核 对	关体腔后 核 对	器械名称	术 前 清 点	关体腔前 核 对	关体腔后 核 对
小直角钳				刀 片			
大弯血管钳				剪 刀			
中弯血管钳				吸引器头			
小弯血管钳				缝 针			
固齿钳				大纱布			
持针器				小纱布			
巾 钳				棉 球			
消毒钳							
压肠板							
拉 钩							
镊 子							
刀 柄							

术毕皮肤评估：完好/破损：骶部、足跟、耳廓、颜面、负极板处、其他：_____

术后引流：无/有：部位：_____

留置尿管：无/有_____ 标本件数_____ 签收医生_____

植入性产品：无/有_____

备注：_____

器械护士：_____ 接班护士：_____ 巡回护士：_____ 接班护士：_____

表6-3　手术患者交接记录单

病区：_____　床号：_____　姓名：_____　住院号：_____　日期：____年____月____日

诊断：_____　拟施手术：_____

病区与手术室交接

神　　志：□清醒　　□意识障碍（□嗜睡　□模糊　□昏睡　□昏迷）

生命体征：体温____℃　脉搏_____次/分　呼吸_____次/分　血压___/___mmHg

术前准备：术前针 □无 □有（已执行）　禁饮禁食　　□无　□有（□已执行）

　　　　　假　牙 □无 □有（□已取下）　贵重物品　　□无　□有（名称：_____）

　　　　　备　皮 □无 □有（已执行）　手术同意书　□已签 □未签

　　　　　备　血 □无 □有（___型）　输血前五项结果 □无　□有（阳性项目_____）

皮　　肤：□完整　□破损（部位_____　面积_____）

管　　道：□无　　□有（_____）

手术部位：□已确认 部位_____　标识　□无　□有

女性患者是否经期：□是　　□否

药　　品：□无　□有 名称/数量（_____）

过敏药品：□无　□有名称_____　药物皮试：□无　□有（名称_____ 结果_____）

带入物品：□病历　□腹带　□衣　□裤　□其他_____

交接时间：___时___分　病区护士（交）签名：_____　手术室护士（接）签名：_____

备注：急诊室与手术室交接见《医院急诊科危重患者转运交接记录单》

手术室（PACU）与病区（ICU）交接

麻醉方式：□全麻　　□硬膜外麻醉　　□腰麻　　□硬腰联合麻醉　　□神经阻滞　　□局麻

手术名称：_____

气管插管：□无　□有　　　神　志：□清醒　□意识障碍（□嗜睡　□模糊　□昏睡　□昏迷）

生命体征：血压___/___mmHg　　心率_____次/分　SPO$_2$_____%　　呼吸_____次/分

管　　道：□无　　□胃管　□胸管（___根）　□腹腔引流管（___根）　　□T管

　　　　　□切口引流管（___根）　□尿管　□其他_____　标识　□无　□有

静脉通路：□无　□有（部位：上　肢：□左　□右　下　肢：□左　□右

　　　　　　　　　锁骨下：□左　□右　颈　外：□左　□右　□其他_____）

动脉置管：□无　□有（部位：桡动脉：□左　□右　肱动脉：□左　□右　□其他_____）

皮　　肤：□完整　□破损（部_____　面积_____）

药　　品：□无　□有（名称/数量_____）

血液制品：□无　□有（血型_____　种类_____　量_____ml）

带出物品：□病历　□腹带　□衣　□裤　□其它_____

交接时间：_____时_____分

麻醉医师/手术室护士（交）签名：_____　病区/ICU护士（接）签名：_____

表 6-4 手术患者交接记录单

手术室与 PACU 交接 □无 □有

麻醉方式:□全麻 □硬膜外麻醉 □腰麻 □硬腰联合麻醉 □神经阻滞 □局麻

手术名称:_____

气管插管:□无 □有 神 志:□清醒 □意识障碍(□嗜睡 □模糊 □昏睡 □昏迷)

生命体征:血压____/____mmHg 心率____次/分 SPO$_2$____% 呼吸____次/分

管 道:□无 □胃管 □胸管(___根) □腹腔引流管(___根) □T 管

□切口引流管(___根) □尿管 □其他_____ 标识 □无 □有

静脉通路:□无 □有(部位:上 肢:□左 □右 下 肢:□左 □右

锁骨下:□左 □右 颈 外:□左 □右 □其他_____)

动脉置管:□无 □有(部位:桡动脉:□左 □右 肱动脉:□左 □右 □其他_____)

皮 肤:□完整 □破损(部位_____ 面积_____)

药 品:□无 □有(名称/数量_____)

血液制品:□无 □有(血型___ 种类_____ 量____ml)

带入物品:□病历 □腹带 □衣 □裤 □其他_____

交接时间:____时____分

手术室护士(交)签名:_____ PACU 护士(接)签名:_____

第四节 手术室信息管理

随着医院信息系统在临床上的广泛应用,手术室信息化管理作为其中的一个方面也日益彰显出其独特的作用。在优化手术流程、提高工作效率、节省人力、物力的消耗及控制手术风险等方面都取得了良好的效果。

一、手术室信息系统的设计和应用

1. 手术安排模块

(1)系统根据手术患者术前诊断、检查、科主任审核、手术预约安排等过程设计全面的自动管理模块。手术预约管理模块由外科医师操作,将次日择期手术的相关信息及手术特殊需求录入手术申请单,交科主任审核后于当日规定时间内提交至手术室。手术室护士长根据手术安排原则及各科手术日安排手术,手术医生即可通过医生工作站查阅次日手术安排情况,急诊手术可随时提交。

(2)手术信息确认及家属等候区信息显示。当实际发生的手术时间或手术顺序与既定的预约不符时,可在预约系统中记录实际发生时的数据并确认。可于术间联动的动态主动式电子通知公告。通过手术患者信息公告系统,适时向等候的患者家属报告患者的手术状态。

2. 准入管理模块

(1)根据手术分级管理制度,从手术的复杂难易程度、技术要求等方面对手术进行分级,并制定相应的人员准入规范。系统按准入标准进行管理,有效降低手术风险。

(2) 系统自动完成对术前各项准备工作及科主任审批等的审核,如有不完善,可拒绝提交手术申请单。

(3) 手术申请超过规定的提交时间,系统会自动拒绝。

3. 设备、物资管理模块

通过此模块实现手术室固定资产的管理及医用耗材出入库管理、使用收费及统计工作。

(1) 手术室设备综合管理:医疗设备基础信息登记,医疗设备配件情况记录,医疗设备维修情况记录。医疗设备实时定位追踪以及脱离监控区域的报警管理,保证医疗设备使用情况(时间、使用者)登记及保修期管理。

(2) 二级库管理模式:目前我国多数医院的手术室实行二级库房管理模式,每日需要对大宗的医用耗材及高值耗材承担代销库的管理职能。

① 根据每月手术量、耗材使用情况,以及库存在系统上提交月耗材申报计划。

② 物资采购供应部门汇总分类整理,自动产生订单。物资到货后库管人员办理相关的验货入库手续,对手术室专购的部分高值耗材可直接移库到手术室。

③ 采购供应部门根据申领单直接送货到手术室清点入库,高值耗材扫码入库。

④ 根据耗材的使用进行收费和对账管理,通过库存和使用查询,上报下月的采购计划。高值耗材使用前扫码后产生使用记录,物资采购供应部门通过查询手术室使用记录和库存情况及时通知供货商供货。

(3) 形成各种查询功能:通过网络进行各种查询,如设备使用状态的查询、患者费用查询、高值耗材使用跟踪查询、科室领用查询、库存查询以及物资准备查询等。通过适时查询功能,动态的调控、申领、上报下月物资的购置计划,最大限度地减少手术室的库存量,杜绝物资积压和浪费的现象。

(4) 移动终端(PDA)使用

① 手术室护士通过 PDA 核对手术患者信息,落实安全核查。

② 完成手术室消毒供应中心灭菌包全流程追溯管理。

③ 巡回护士通过 PDA 对低值耗材数量的录入和高值耗材的扫码完成收费工作。

④ 系统自动提取患者的相关信息,巡回护士通过 PDA 完成护理记录单的书写和手术物资的清点工作。

⑤ 标本的条形码管理,确保标本的准确性。

⑥ 护士长通过 PDA 完成质量考核。

3. 绩效管理模块

(1) 个人信息处理:基本信息、教育信息、工作经历、培训经历及职称、科研信息等。

(2) 考勤系统:可以通过脸谱或指纹识别对进出手术室人员进行严格控制,准确记录各类人员出入手术室的时间。

(3) 质量考核系统:填写考核结果,系统按质量考核标准自动核算生成最终结果。

(4) 护士排班系统:休假预约、换班申请、加班、欠休时间的自动统计等。

二、科室管理

1. 公告栏设置、月工作量汇总查询、月考勤汇总查询、月工作上报表汇总查询、月夜班汇总表查询、奖金汇总、休假审批、加班审批。

2. 医疗质量管理:第一台手术准时开始是高效率手术室应具备的主要条件之一,医务处通过远程的查询功能直接对相关人员进行控制,保证了第一台手术的准时开台,提高了手术间的利用率,使资源利用更合理。

3. 信息统计模块:自动生成各种报表。相关的职能部门直接通过系统即可了解相关的报表信息,实现办公无纸化。为各类科研提供数据。

4. 手术信息系统的管理

① 手术信息系统管理规章制度的制定和执行。

② 专人管理:系统维护,权限设置,持续改进等。

第五节　手术体位护理

手术体位是指患者术中的位式,由巡回护士和手术医生根据手术部位及手术方式,利用手术床的转动和附件的支持,应用枕垫、体位垫及固定带等物件保持患者一定的位式。包括患者的卧位、体位垫(架)的正确使用、手术床的操作。正确的手术体位可获得良好的术野显露,防止神经、肢体等意外损伤的发生,缩短手术时间。

为了满足手术的需要,患者在手术中被放置成各种手术体位以配合手术的进行,由于手术过程中无法改变患者体位来缓解局部组织压力,且术中伴有出血、皮肤潮湿等因素发生,随时改变着皮肤的应激能力,因此手术患者是急性压疮发生的高危人群,其发生率高达4.7%～66%,而在各种麻醉方式中又以全身麻醉者发生率最高。手术患者术中可能发生的压力性损伤除了压疮以外,还有神经损伤,眼损伤及视力损伤等。因此,手术过程中患者的体位安全及对压疮和各种损伤的防护越来越受到护理人员的关注。

一、术中压疮预防及护理

压疮也称压力性溃疡,是由于身体局部组织长时间受压,血液循环障碍,组织营养缺乏,致使皮肤失去正常功能而引起的软组织破损和坏死。术中压疮也称体位性压疮,指患者在术后几小时至6天内发生的压疮,其中以术后1～3天最多见。

根据AORN《围术期患者体位操作推荐规范》,术中获得性压疮一般发生在骨隆起肌肉的外表上,有变色,略呈紫色。视患者皮肤颜色而定,软组织受损后,皮肤局部会变成紫色或暗红色,或出现充血水疱。

1. 术中压疮发生的特点

(1) 发生时间:一般发生在术后几小时至6天内,其中以术后1～3天多见。

(2) 早期症状:一般在术后1～2天内受压部位出现红斑,但很快转变为瘀斑,随着组织损伤的进一步发展,受压部位皮肤可出现水泡或皮肤剥脱。

(3) 典型症状:典型的术中压疮是从深部往表面发展,即先有肌肉和皮下组织的损伤,随后累及真皮和表皮层,这些压疮好发于骨隆突处,一般术后1～5天表现明显,往往是在术后回访时发现。

2. 术中压疮发生的机制

（1）力学因素：压力、剪切力、摩擦力是术中压疮发生的力学因素，其中垂直压力是术中形成压疮最主要的因素。手术过程中因手术体位固定或不当的方法移动患者，均可使患者的身体与手术床、床单、软垫等作用而产生剪切力与摩擦力，引起皮肤的角质层及深部组织损伤。

（2）皮肤抵抗力改变：术中患者出汗或被血液、体液、冲洗液浸渍，导致皮肤潮湿、pH 改变，皮肤抵抗力降低，削弱皮肤角质层的屏障作用。皮肤潮湿后保护性油脂丧失，致使皮肤更易受到压迫和摩擦。

（3）再灌注损伤：手术结束后，受压部位由缺血缺氧状态转为短时间内快速充血，造成组织再灌注损伤，而这种损伤普遍被认为氧自由基大量产生是其主要机制之一。

3. 术中压疮的相关危险因素

压力、摩擦力和剪切力仍是术中压疮的形成因素，其中垂直压力是术中压疮最主要的因素，术中无法改变体位更加重了垂直压力。但组织耐力亦起着重要作用。术中压疮的危险因素可分为手术室特异性、外源性和内源性这三种。

（1）与患者相关的内源性危险因素

① 年龄：由于老年人皮肤松弛干燥，缺乏弹性，皮下脂肪萎缩、变薄，皮肤易损性增加，组织再生能力随年龄的增加而减退，70 岁及以上老年人术后发生压疮的危险性增加了 3 倍。也有研究证实，压疮发病率与年龄呈正相关，40 岁以上患者的压疮发生率为 40 岁以下患者的 6～7 倍。

② 体型及营养状况：当患者极度消瘦或体弱时，皮下无脂肪组织保护，极易发生压疮。需要注意的是，肥胖者体表皮肤承受的压力增加，也是导致压疮的危险因素。

③ 皮肤类型（受力点皮肤）：Waterlow 评分表中将皮肤类型分为健康、薄如纸、干燥、水肿、潮湿、颜色异常和破溃 7 个类型 4 个分值段。颜面部皮肤较其他部位薄，抗摩擦力小，极易受术中外力作用导致皮肤损伤。而在手术过程中较常见的皮肤类型还有因为失禁、消毒液聚集等导致的局部皮肤潮湿。

④ 疾病与用药因素：低蛋白血症、血容量不足、贫血、瘫痪、心血管疾病、肾衰竭、糖尿病、恶性肿瘤、脊椎损伤、镇静和发热等患者是压疮发生的高危人群，其中糖尿病患者发生压疮的危险性比非糖尿病患者约高 3 倍，而氧供减少、反应性充血延迟和血管闭塞加快是其增加压疮发病的机制。同时，术前长期服用各种药物，特别是激素类药物，可妨碍毛细血管再生和胶厚合成，从而降低患者机体的免疫力，继而增加压疮发生的危险性。

（2）与患者相关的外源性危险因素

① 压力：压力是造成压疮最主要的力，其中垂直压力是术中压疮最主要的因素。手术床垫过硬、体位架安置不当、使用约束带过紧等情况，都会使患者承受的压力过大，局部皮肤缺血缺氧而发生压疮。另外，需长时间保持固定姿势者，身体某一部分的皮肤持续承受体重的压迫也可引起压疮。

② 摩擦力：摩擦力是机械力作用于上皮组织，手术时操作振动过大对受压部位有明显的摩擦力，如果皮肤在固定的粗糙面（例如：床单、约束带、定位器、体位垫、面罩等）上移动时可产生摩擦力。

③ 剪切力:亦称切应力,是由两层相邻组织表面间滑动而产生进行性的相对移位力。术中手术床左右倾斜或足高头低、头高足低会导致身体与手术床平面产生相对平行滑动的外加力,造成皮肤损伤。

(3) 与手术室相关的特异性危险因素

① 手术时间及类型的因素:颅脑、脊柱、心脏、血管、肝脏等手术,由于体位及手术时间关系,是术中压疮发生的高危人群。压疮的形成与手术持续时间长短有密切关系。有研究表明,手术时间大于 2.5 h 是压疮的危险指数,如果手术时间超过 4 h,即使患者体质最佳也有组织损伤的风险,每延长 30 min 会使压疮危险性增加约 33%。

② 手术体位因素:手术体位决定了患者的受压部位,不合理的手术体位不但会影响患者的呼吸、循环功能等,还会使患者受压部位的压力增高,而俯卧位比仰卧位更易发生术中压疮,极大地提高了手术中压疮的发生率。

③ 麻醉因素:由于麻醉药的阻滞作用,使阻滞平面以下组织的血管扩张,血流变慢,会导致受压部位血液循环失去正常。加上患者反应迟钝或暂时消失了对身体某部位的不适反应,使皮肤组织缺氧加重,无氧代谢产物不能及时排除,极易形成压疮。

④ 湿度和温度因素:体温每升高 1℃,组织代谢需氧量增加 10%,从而增加发生压疮的危险性。术中应用加热毯超过 10 h 是引发压疮的重要因素。但体温过低时可损害免疫功能,末梢血液循环障碍,导致受压区域血供减少,也容易发生皮肤压疮。

⑤ 湿度因素:手术中患者的血液、体液及大量冲洗液引起患者皮肤浸渍、pH 值改变和保护性油脂丧失,致使皮肤更易受到压迫和摩擦的影响,同时皮肤潮湿使身体黏贴于床单上,增加了剪切力。过度潮湿还会引起皮肤软化及抵抗力降低,潮湿皮肤压疮的发生率较正常皮肤高出 5 倍。

⑥ 护理因素:术中对皮肤的意外损伤的护理不当也造成了术中压疮的发生,比如移动患者时动作粗暴;备皮时引起的皮肤划伤。某些急诊重症外伤手术患者在手术之前皮肤有严重的损伤,造成皮肤天然保护屏障的破坏,还来不及对损伤处皮肤进行处理就行急诊手术,加上手术过程中对损伤处皮肤的压力、摩擦等,更诱发了压疮的发生。

4. 术中压疮的预防与护理

(1) 加强术前访视和全面评估:术前应用压疮评估表详细评估压疮的危险因素,包括感觉、潮湿、活动力、移动力、摩擦力和剪切力、营养状况、体型、手术体位、麻醉方式、手术时间及全身有无并发症等。针对高危压疮患者的不同情况,依据循证护理方法制定相应的个性化护理措施。

(2) 正确安置体位:在安置手术体位时动作轻柔,并符合人体力学原理,保证呼吸、循环功能良好,避免拖、拉、推等粗暴动作;约束带松紧适宜,加衬垫。在手术允许的情况下,每 2 h 适当调整体位,如左右倾斜手术床 5°～10°,适当抬高或降低手术床背板等,以分散手术体位带来的重力,减轻接触面压力,缩短局部组织受压的时间,并及时提醒术者注意操作姿势,防止患者局部组织受外力重压造成组织损伤。

(3) 保护受压部位的皮肤:针对高危手术患者,可以使用各种不同材质的防护垫减轻对受压部位的压力,如硅胶凝胶垫、康惠尔透明贴＋泡沫敷料、ACTION 垫枕联合湿润烧伤膏等对局部皮肤进行保。

(4) 减少局部压力、摩擦力及剪切力:减少"三力"是一种有效的压疮预防方法。保持床单、约束带、体位垫柔软、平整、干燥,可使用减压海绵垫,术中需移动患者时应避免推拉,可有效预防压疮。

(5) 加强术中巡视:术中注意观察出血量及血压的变化,保持静脉通路的通畅,维持血液循环的稳定。随时查看患者的皮肤颜色、温度、体位垫是否移动、患者身下床单是否潮湿,及时了解患者的皮肤受压情况。

(6) 保暖及防潮:手术中将手术室的温度控制在 22℃～25℃,酌情使用棉被和毛毯等遮盖物或者使用温毯机保持患者的体温;在冲洗胸腹腔时使用温冲洗液,同时注意术中要保持手术野周围干燥,避免术中冲洗液、血液、体液等刺激皮肤,及时更换敷料,预见性地在术前使用粘贴型手术巾保护切口周围,避免切门周围潮湿。

(7) 完善交接班制度:患者进入手术室前,由巡回护士查体,检查患者是否有皮肤损伤,及时做好护理记录,手术结束后与医生共同进行查体,检查皮肤受压情况,并与病房护士做好严格交接班,并积极治疗与护理。手术护士术后访视时追踪观察压疮转归情况,并做好分析与改进。

(8) 规范压疮高危患者监控流程:建立术中压疮护理管理小组,组织培训,定期开展小组病例分析,建立预防压疮预案及预防压疮流程并严格执行,提高压疮评估和预防压疮发生的护理水平。

二、手术体位安置原则、注意事项及评估

1. 手术体位安置基本原则

保证患者的舒适与安全。顺应患者的呼吸与循环。不过度牵拉肢体,防止神经、肌肉的损伤。保护受压部位,防止体位不当所致的并发症。妥善固定,防止术中移动。充分显露术野、便于手术操作。保护患者的隐私和尊严,不过度暴露患者的身体。体位摆放完成、变化、恢复时应进行复查,保证患者的安全。

2. 手术体位安置注意事项

术中压疮预防的首要措施为正确安置手术体位,根据患者情况及手术体位的要求选择适宜的体位辅助用具。其次安置妥当的手术体位还必须妥善固定及加强术中观察,及时调整不当状况。不同体位下手术有不同的观察要点。制定护理计划需要预见性,对可能发生的各种问题采取预防措施,并不断在实施过程中加以检查、评估、调整,才能使计划得到有效实施。

(1) 手术体位安置总体注意事项:认真执行体位摆放的原则。认真执行查对制度,摆放前再次查对手术部位,特别是左右侧手术。手术之前对患者进行准确的评估。麻醉后进行体位的摆放,摆放时麻醉医生应在场,并密切监测患者的生命体征。手术体位由巡回护士和手术医生共同摆放。体位摆放过程中不过度暴露患者,并注意保暖。体位摆放时,动作应轻柔,避免拖、拉、拽等动作。根据病情,对受压部位采取防压疮措施。体位完成后应由术者证实其正确性。术后检查有无压伤,若有并发症,应认真记录并与病房详细交班。

(2) 仰卧位体位安置注意事项:仰卧位时肘部尺神经沟易受压,可能发生尺神经损伤。建议将双臂置于体侧,掌心贴于大腿,用中单固定。手臂必须置于外展位时<90°,手和前臂旋后或保持中立位。建议在前臂放衬垫,使手臂在身体的前方。臂丛神经对牵拉和压迫非常敏感,除了上肢的位置,保持头部处于正中位可以减少由于牵拉所致臂丛神经损伤。避免头部旋转,尤其是偏离外展上肢的一侧。由于臂丛神经行走于锁骨和第一肋之间,自肱骨

头后侧穿过。头低足高位时避免使用肩托,以防直接压迫臂丛神经。术中可能倾斜手术床,应对患者采取相应的保护措施。应用安全束缚带,避免患者坠床。

3. 风险评估

体位和麻醉一起将患者置于一种受损状态。麻醉方式影响患者应采取的体位,还阻止了患者对疼痛和压力的敏感性,导致组织脆弱,易于损伤。由于手术时间不可控制,以及麻醉会影响患者血液动力状态,再加上术中会使用血管活性药物,所以所有手术患者均应视为存在发生压疮的风险。压疮发生风险评估覆盖面100%。

(1)评估时机及内容:对手术前、后患者进行评估,将评估结果记录在手术护理记录单上。造成术中发生压力性损伤的患者自身因素有肥胖,消瘦,皮肤抵抗力弱,血红蛋白、白蛋白、血糖水平,身体畸形等。术后对患者所有受压部位检查评估,并做好记录。

(2)熟悉各种手术体位易发生压力性损伤的部位

① 仰卧位:骶尾部、足跟、外踝软组织。

② 侧卧位:髂部、外踝、耳廓、上臂软组织,臂丛神经压伤。

③ 俯卧位:颧部、嘴唇、耳廓、女性乳房、男性阴茎阴囊、肘关节尺骨小头部、髂骨、膝关节部软组织;臂丛神经、眶上神经压伤;眼球受压。

④ 截石位:骶尾部;腓总神经压伤。

⑤ 坐位:骶尾部、足跟。

⑥ 半侧卧位:肩胛骨。

⑦ 其他损伤:角膜干燥;角膜擦伤;持续受异物挤压的任意部位。

AORN《围术期患者体位操作推荐规范》建议:患者应每2小时重新就位一次,防止在压力点上连续施加,有助于减少不良生理反应的风险。

(3)压疮上报:术后发生压疮,当班护士认真与病区交接班。及时填报压疮报表。

三、常见手术体位安置流程及标准

常用手术体位有:仰卧位:为最常用的手术体位。包括平卧位,颈过伸位等;侧卧位:包括胸部手术侧卧位,腰部手术侧卧位;俯卧位;截石位。

1. 平卧位

适用于身体腹侧面手术。

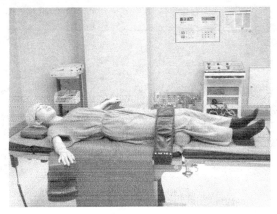

图 6 - 1　平卧位

表 6-5 平卧位手术评分标准

项　目	步　骤	标准分	扣分依据
个人准备	衣着整洁、举止大方、操作前洗手。	5	一项不符扣 1 分
环境准备	清洁、安静、整齐。	5	一项不符扣 1 分
物品准备	长方形体位垫 2,中单 1,约束带 1。	10	少一件扣 1 分
操作流程	1. 患者上床前,平腋下在手术床上横铺双折中单。 2. 按手术核查表核对患者信息及手术部位。嘱患者脱去上衣反穿。 3. 麻醉后,患者平卧于手术台上,脱去上衣。 4. 上肢置于身体两侧,用中单包裹固定。上肢平伸外展时<90°,并注意保持。 5. 膝下放体位垫,固定膝关节,松紧适宜。	10 10 10 15 15	体位不舒适扣 10 分,不能满足手术需求扣 10 分
理论回答	目的,注意事项。	10	少一条扣 1 分
评　价	1. 动作规范,顺序正确。 2. 符合节力原则。 3. 体现以患者为中心原则。	4 3 3	酌情扣分

【注意事项】

（1）约束带松紧要适宜。

（2）上肢置于身体侧方时掌心贴于大腿侧固定,置于外展位时<90°,保持手和前臂旋后或中立位。手臂外展时备束臂带。

（3）盆腔手术时可在臀下垫一软垫,后倾手术床 10°～20°,成头低足高位,有利于术野暴露和手术操作。

2. 颈过伸位

适用于甲状腺、颈前路、喉部切除、腭裂修补、全麻扁桃体摘除术、气管切开、气管异物、食管异物等手术。

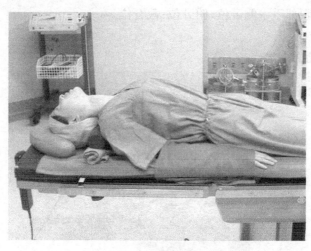

图 6-2　颈过伸位

表 6-6　颈过伸位手术评分标准

项　目	步　骤	标准分	扣分依据
个人准备	衣着整洁、举止大方、操作前洗手。	5	一项不符扣1分
环境准备	清洁、安静、整齐。	5	一项不符扣1分
物品准备	肩垫1(或长方形体位垫2),长方形体位垫1(或小沙袋2),V形沙袋1,圆柱形海绵枕1,中单1,约束带1。	10	少一件扣1分
操作流程	1. 患者上手术床前,在手术床背板中部横铺双折中单。 2. 按手术核查表核对患者信息及手术部位。嘱患者脱去上衣反穿。 3. 麻醉后,生命体征平稳后脱去患者上衣。 4. 双肩下垫肩垫(或两个体位垫),上缘平肩。使头呈后仰,暴露颈部。 5. 圆柱形海绵垫,放在患者颈下,支撑颈部(头不可悬空)。 6. 用V形沙袋(或小沙袋)固定病患者头部,保持头颈正中过伸位,避免摇动。 7. 用腋下中单将两上肢包裹固定于身体两侧(向下方轻轻牵拉两上肢,便于颈部暴露)。 8. 膝下放体位垫,约束带固定膝关节,松紧适宜。 9. 健侧平耳高度放置麻醉幕帘架,开口呈15°向头侧。高于面部20 cm固定。或健侧上方放一升降台,台面的一角对准患者健侧口角,升降台高出面部约10 cm固定。 10. 小腿上方放置器械托盘。	3 5 3 10 7 7 7 5 10 3	体位不舒适扣10分,不能满足手术需求扣10分
理论回答	目的,注意事项。	10	少一条扣1分
评　价	1. 动作规范,顺序正确。 2. 符合节力原则。 3. 体现以患者为中心原则。	4 3 3	酌情扣分

【注意事项】

(1) 安置体位前评估患者有无颈椎疾患。颈椎脱位患者头不能过度后仰,以免压迫颈髓。

(2) 颈前路手术时,头稍偏向健侧,利于手术操作。但应避免头部过度侧旋。

(3) 如利用手术床的头板来调节颈过伸,肩垫须放在背板上缘。调节时先将手术床背板调高15°～20°,再将头板下调至适宜角度。

3. 乳腺手术体位

基本同平卧位。仅第4步为患侧上肢外展,掌心向下置于手臂板上。

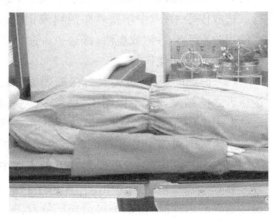

图 6-3　乳腺手术体位

第六节　手术室安全管理

一、手术室不良事件防范及处理流程

手术不良事件是指在手术过程中发生任何意外的、不希望发生的或潜在危险的一切不安全事情,它包括重大不良事件或事故、严重差错、一般差错、隐患问题(接近失误)。另外,根据有无过错及是否造成后果,还可将医疗不良事件划分成Ⅰ～Ⅳ四个级别(SH 9分类法)。

1. 手术不良事件的种类

(1) 重大不良事件:是指未预料的造成意外死亡或重大永久性功能丧失的事件,与患者所患疾病自然病程或潜在症状无关,也称警戒事件。如发生手术相关错误(错误的手术患者、错误的手术部位、错误的手术方式)、术中患者意外死亡、非计划再次手术或手术并发症、输错血型、器械遗留体腔、手术标本遗失造成误诊误治、手术部位感染暴发、器官重大损害或功能永久丧失等。

(2) 严重不良事件:如严重输血反应、重大用药错误。手术物品准备不充分导致术中停顿时间>30 min;器械清点不对数反复寻找(最终对数)导致延误关闭体腔、颅腔时间>30 min;手术体位不当造成的神经损伤、急性压疮、坠床;手术物品灭菌不达标或未灭菌被误用;接错手术患者或摆错手术体位在术野消毒前发现;移动患者体位造成导管脱落或拔出但无不良后果;用药错误;电设备使用中导致灼伤;保暖中造成烫伤等。

(3) 护理差错:在护理服务过程中,一个或多个环节出现错误,且错误未能被及时发现并得到纠正,导致患者最终接受了错误的护理服务。术前禁食禁饮未落实,延误手术按时进行或造成停手术;术中填塞纱布敷料未记录或记录不清;手术包内配件不全;已灭菌的器械在使用时发现有污物或血渍;接送患者途中造成肢体碰撞伤;脱碘不彻底或消毒液长时间浸渍皮肤造成局部烧伤等。

(4) 护理问题(接近失误):在护理服务过程中,一个或多个环节出现错误,但错误在到达患者之前被发现并得以纠正,患者未接受错误的护理服务。

2. 医疗不良事件分级(SH 9分类法)—划分成Ⅰ～Ⅳ四个级别

Ⅰ级—有过错事实并且造成后果的事件。如果两者有因果关系,根据后果的严重程度构成"医疗事故"或"医疗差错",在不良事件中级别应属最高。

Ⅱ级—无过错事实但造成后果的事件。医疗行为无过错,主要由药物、医疗器械、植入物等造成的医疗意外,或不可避免的医疗并发症和疾病的自然转归,其后果可能比较严重,但一般不构成"医疗事故"或"医疗差错"。

Ⅲ级—有过错事实但未造成后果的事件。虽然发生的错误事实(指错误的行为已实施在患者身上),但未给患者机体与功能造成任何损害或有轻微后果,而不需任何处理可完全康复。

Ⅳ级—无过错事实也未造成后果的事件。由于及时发现错误,未形成医疗行为的过错事实,其级别最低。

3. 手术室不良事件上报及处理程序

(1) 当发生手术不良事件时,当事人必须主动、及时上报手术医生及手术室护士长,迅速采取补救措施,及时纠正错误,降低影响和危害,同时做好患者和家属的解释和沟通工作。与争议有关的病案、药品、血液、物品等封存备查。

(2) 分级上报与管理(以 SH9 分类法为例)

① 如为一级或二级护理不良事件科室或当事人应立即电话通知护理部(白天)或值班护士长(节假日、晚间)。接报者视情节向分管院领导汇报,向相关科室与部门通报事件情况,共同研究对策避免事件进一步升级。24 小时内当事人提供书面事情经过及认识,科室上报护理不良事件,一周内完成讨论。

② 如为三级护理不良事件,当事人应及时汇报科室护士长,护士长逐级汇报。48 小时内当事人提供书面事情经过及认识,上报护理不良事件,两周内完成讨论。

③ 如为四级护理不良事件,三天内科室上报护理不良事件,一个月内完成讨论,总结经验。

(3) 科室针对发生的护理不良事件认真组织讨论。一、二、三级护理不良事件科护士长参加,必要时护理部主任参加,着重从管理系统、工作流程、规章制度上分析查找原因,制定并落实改进措施,并及时完成"护理不良事件改善报告"。护士长将科室讨论结果上报科护士长,科护士长审核签署意见后上报护理部,护理部审核并签署意见。四级护理不良事件科内自行组织讨论。

(4) 护理部进行调查核实,根据事件性质和级别向院分管领导汇报或报请院医疗安全管理委员会讨论,确定性质,提出处理意见。

(5) 建立多途径护理不良事件上报,按规定时间完成上报。如信息系统上报或填写《手术不良事件呈报表》进行书面上报(表 6 - 7)。

(6) 对及时、主动上报护理不良事件,无明显违反护理规章制度和操作规程且未造成不良后果及影响的个人,提倡非处罚性处理或适当予以奖励。

表 6 - 7　手术室不良事件呈报表

时　间		科　室		姓　名		住院号	
手术名称				手术方式			
麻醉医生		手术医生			器械/巡回护士		
事情 简要 经过	(什么时间,发生了什么? 经过什么的处理、结果怎样?)						
处理	(上报部门审核处理意见)						

呈报者:＿＿＿＿＿＿＿　　护士长:＿＿＿＿＿＿＿　　填报日期:＿＿＿＿＿＿＿

（7）手术室护理不良事件处理流程

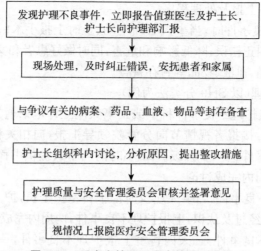

图 6-4 手术室护理不良事件处理流程

二、手术室医护相互监督执行核心制度的规定

凡与患者手术安全有关的一切医疗护理行为,均需保证严格按照医疗护理规范和流程执行,在手术过程中,参加手术的医护人员必须相互配合,密切合作,医护相互监督,确保患者安全和手术顺利进行。

1. 手术安全核查

手术室护士发现患者身份有疑问、手术部位标识和手术申请不一致等现象,必须及时和手术医生取得联系,由手术医生到手术室妥善处置患者。无医生主持安全核查工作,切皮前未按流程和规范 TimeOut,手术室护士有权拒绝配合手术。

2. 安全用药

术前使用抗生素,出现下列情况护士可以拒绝执行(无医嘱执行单、患者有过敏史但无药物过敏试验结果)。护士必须即时据实记录实际使用抗生素的具体时间、剂量、方法。

3. 手术清点制度执行

手术器械物品未清点不得先行开台手术。手术医生有责任配合、协助护士共同清点和管理手术用各种物品器械,并共同遵守手术清点规范要求。术中发现手术清点用物数目不符或缺失,必须医护共同寻找,手术医生探查切口和体腔,护士台上台下巡查,如巡查未果,可显影的应有影像资料留存。手术医生和护士共同在事情经过上签字。

4. 手术标本管理

手术医生和护士共同对手术标本的安全送检负责。出现无病理申请单、申请单填写错误、标本处理质量存在缺陷等问题时,护士联系手术医生,由手术医生到手术室现场改正。未经手术医生许可,不得私自处理标本。

5. 手术体位安全管理

医生护士共同保证手术患者体位安全,手术体位安置好后,医生护士共同检查,确认体位安置安全方可开始手术。医生手术过程中不得依压患者身体,电刀使用应符合规范,护士发现有上述问题应及时指出并提醒,器械护士加强电外科手术器械的规范管理。

第七节 手术室常用仪器设备使用及管理

一、手术动力系统(surgical power system)

随着外科学的发展,手术使用的各种钻、锯、磨等手动工具逐渐被电动、气动工具所代替,动力系统广泛应用于骨科、耳鼻喉科、颌面外科、整形外科、创伤外科、神经外科等领域。动力系统中的多用钻可同时具备钻、锯、锉等多种功能,在人体骨部手术中代替了手术医师的许多手工操作,省力、省时、效果好。

【结构和配件】

(1) 气动钻:由钻头、钻机手柄、输气连接管、氮气减压阀及氮气筒组成。

(2) 电动钻:由钻头、手柄、主机、动力线路、脚踏开关等组成。部分产品有冷却冲洗系统或冲水泵可进行自动喷水。

(3) 多用钻:有各式钻头、锯片、髓腔锉、钥匙等,以满足不同手术方式的需要。

【动力工具的分类】

(1) 根据动力驱动不同分为气动式和电动式两种。电动式动力系统又分为充电电池型(即直流电)和交流电型。

(2) 根据用途分分为动力钻、动力锯、动力磨、动力刨削等。

【工作原理】 电动工具以电为动力,将电能转化为机械能。气动工具以气体为动力。

【应用范围】 广泛应用于骨科、耳鼻喉科、颌面外科、整形外科、创伤外科、神经外科等领域。具体应用如下:

(1) 动力钻

① 钻:用于开颅手术、内固定手术。

② 锉:用于扩张骨髓腔。

③ 攻丝:用于内固定手术匹配螺钉。

④ 拧螺丝:用于自动拧螺钉。

(2) 动力锯

① 摆动锯:用于骨科截骨。

② 往复锯:用于心胸外科开胸。

③ 矢状锯:用于手部、足部手术。

(3) 动力磨

① 角度接头:用于脊柱外科。

② 直角接头:用于脊柱外科、耳鼻喉科。

③ 高扭力反角接头:用于牙科。

④ 高速接头。

（4）动力刨削

① 半月板刨削、滑膜刨削、软骨刨削：用于关节镜手术。

② 鼻窦镜刨削：用于五官科手术。

【操作步骤】

（1）动力线及手柄高压消毒备用。

（2）蓄电池充足电并备有备用电池，氮气气源充足备用。

（3）正确连接各部件，确保钻头、锯片安装稳固，暂不使用时将手控开关放在关闭位置。

（4）脚踏放置术者合适位置。

（5）打开机器上的电源开关，测试机器的性能。

（6）打开安全锁，踩动脚踏，设备正常运转。

（7）使用完毕整理、清洗、保养各部件。

【注意事项】

（1）使用前

① 应了解设备的结构和功能，识别不同的工具系列，并做好清点记录，谨防遗失。

② 每次使用前检查所有配件、手柄、主机；检查钻头、磨头、锯片是否锐利和变形。

（2）使用时

① 不可在潮湿的环境中操作。

② 应熟悉操作规程：熟练掌握各连接部分的装卸方法，正确连接各部件，确保钻头、锯片安装稳固；选择合适长度的磨头，必要时加保护套；高速动力工具由于钻速极快，金属与骨组织之间会产生大量的摩擦热，因此需要不断用盐水冲洗进行局部降温和冷却；手术部位需暴露清楚，防止卷入其他组织或纱布。

③ 暂不使用时将手控开关调节到关闭位置，避免意外触动开关导致误伤。

④ 气动工具的输气管应理顺后再连接，勿扭转屈曲，不与其他锐器及重物堆放在一起，以防刺破气管漏气；电源导线勿用暴力拉扯，避免电线连接口断裂；蓄电池在消毒灭菌前应充足电源，并准备有备用电池。

⑤ 气动工具只能用惰性气体如氮气来推动。使用结束后，必须放完气体管道内的余气。

（3）使用后

① 动力工具的清洗：使用完毕应立即清洁，一般没有电路的机械部分拆卸后可用清水清洗，带有电路的部件用湿布擦，不能直接用水冲洗，以防电线短路，发生故障；不易清洁的小间隙可用湿棉擦，然后对着各孔隙喷入清洗剂，把不易清除的污血冲洗出来，最后抹干。各部件的具体清洗方法如下：

• 主机的清洗：断开电源，用软布蘸中性的清洗剂擦拭主机，避免水从缝隙进入主机。

• 脚踏开关的清洗：湿布擦干表面，避免用水浸泡，有条件用高压气枪吹干；使用时建议外套塑料保护套以保护脚踏开关，避免血液和液体污染。

• 电池的清洁：柔软干布擦干；避免用水浸泡。

• 电池外套：流动水清洗，柔软干布擦干。

- 手柄的清洗:手柄尖头朝下,用清洁剂冲洗;用毛刷刷去手柄上的组织残渣和碎屑;柔软干布擦干;有条件用高压气枪吹干。
- 器械组件的清洗:拆开各组件,加钻头、锯片、磨头等用流动水清洗;放入多酶清洗液中浸泡5～10分钟;流动水清洗;柔软干布擦干并烘干。

② 动力工具的灭菌:按照机器使用说明书进行消毒灭菌。一般钻头和耐高温的手柄采用高压蒸汽灭菌;电源导线、输气管采用环氧乙烷气体低温灭菌或过氧化氢等离子灭菌。

(4)安全防护

① 操作时建议戴防护眼镜,避免术中的血液或组织碎屑飞溅,引起损伤或传播传染性疾病。

② 经常检查手柄和连接装置是否过热,避免烫伤。

③传递手柄过程中应确保手控开关处于关闭的安全状态,避免误伤。

④ 在有易燃的气体、麻醉剂、消毒剂环境中谨慎使用,防止火灾发生。

(5)维护:专人保管,定期培训;建议每6个月送回公司做常规保养维护;不要随意打开主机和手柄,以免保修失效;手柄、主机,有损坏或跌落,应立即检修。

(一) 电钻(eleciric drill)

电钻以电为动力源,手术器械分为两种,一种为直流电(干电池),另一种为交流电(插电)。直流电的动力手柄内带马达,再加上电池体型较为笨重,且使用时抖摆较强,不适宜长时间手术使用。交流电的动力手柄一般不带马达,动力通过软轴(动力线)由动力主机驱动,这样可大大降低手柄的重量及抖动,所以它广泛应用于外科手术。

【应用范围】

用在不同领域的外科手术,可适用于骨科、神经外科,耳鼻咽喉外科、颌面外科。

【性能】

(1)带正反转功能的主机、带正反转功能的冷却冲洗系统。

(2)微型软轴,即动力线。

(3)电钻手柄、电锯手柄、各种型号的钻头、各种型号的锯片及钥匙。

(4)可做无段变速的脚踏开关。

【特点】

(1)安装及使用方便,节省时间,低噪音。

(2)功能高,转速低,可用于不同领域的外科手术,减低热灼的破坏,使手术达到最理想的效果。

(3)单一动力来源,免除接气瓶或中央供气的麻烦,节省时间,减低出错的可能,不会发生功率不足的情况。

(4)台式设计或立式设计,可随意搬动,灵活运用。

(5)设有防爆炸脚踏开关,安全町菲,可确保医护人员及患者的安全,确保手术达到最理想的效果。

(6)备有各种手柄(手机),可用于不同领域的外科手术。

【操作流程】

(1)动力线及手柄高压消毒备用。

(2) 将机器推至手术侧,接上电源,将脚踏开关放置于术者脚下。

(3) 接上动力线和手柄,选择所需的钻头并安装好,打开机器上的电源开关,测试机器的性能后才可在手术野使用。

(4) 用脚踏开关控制转速。

【注意事项】

(1) 使用后的手柄和机头应在流水下冲洗,并用软毛刷将污垢清除,然后用干布擦净,再喷润滑油。可用专用清洗剂清洗。

(2) 动力线勿打死折。

(3) 机器由专人保管、专人负责。

(二) 电锯(electric saw)

电锯适用于首次开胸手术,由剑突向上劈开胸骨;摆锯则适用于再次开胸手术及劈开部分胸骨的手术,使用时由剑突锯向胸骨上凹。打开胸骨可以充分暴露手术野。

【部件构成】

手柄、锯片、扳手、电池、充电器。

【使用方法】

(1) 扣上安全锁。

(2) 安装电池,根据需要选择合适的锯片,用扳手旋紧。

(3) 使用时垂直于被锯骨表面。

(4) 打开安全锁即可使用。

【清洗与灭菌】

(1) 清洗

① 锯片:按照清水—酶溶液—清水模式,将电锯在水中空转,以尽量去除锯片齿轮间的组织碎片,然后取下锯片,洗净、擦干。

② 手柄:用软布蘸取清洁剂进行湿式擦拭后擦干即可。

(2) 灭菌进行环氧乙烷灭菌。

【注意事项】

(1) 清洗时,小心勿使液体倒流入手柄,防止短路。

(2) 使用前后检查电锯与摆锯的完整性,灭菌前检查电池充电情况。

(3) 包装时,注意保护锯片。

(4) 使用时注意安全,切勿伤及自身和他人。

(三) 气钻(compressed air drill)

【工作原理】

利用惰性气体(氮气),通过压缩气体沿加压槽推动螺旋桨,驱使转轴和马达高速旋转,再转递驱动附件及钻头高速转动进行手术操作。

【组成部分】

压缩氮气钢瓶、减压阀(气瓶开关、气瓶压力表、压力传输表)、脚控开关(脚控端口、手控端口、卸压按钮)气动马达、马达排气软管、扩散器及各类驱动附件组成。

【操作流程】

(1) 把气动高速系统推到手术室合适的位置,用扳手将减压表安装氮气钢瓶上,将黑色耐压管连接在减压表与脚踏上。

（2）将手术台上灭菌的绿色马达管接脚踏的一端递到台下，安装扩散器（黑色塑料盖），并且旋紧锁定，然后再将马达软管端口连接到脚踏设备，脚踏放置术者合适位置。

（3）打开氮气，钢瓶总开关，调节减压阀旋钮，使压力传输表压力不超过 0.6～0.8 MPa。

（4）手术台上马达手柄处按手术需要正确安装钻头、铣刀等附件（① 钻头：先将钻头和套筒箭头对箭头安装，再稍旋转钻头插紧钻头直到听到"咔"声，最后扭动套筒直到锁住，检验：钻头不能拔出，但可旋转 360°即可。拆卸时解锁套筒即可拆开。② 铣刀：先安装铣刀头，再套入铣刀套筒，箭头对箭头，向柄处压下弹簧扭至锁紧，检验：铣刀头可转动即为安装正确。拆卸：向刀头端推弹簧旋钮同时扭开套筒解锁即可）。

（5）踩动脚踏，设备正常运转。

（6）手术结束后，关闭氮气钢瓶总开关，应把调节阀关上，排除余气，脚踏上压力表指针到降至 0，取下润滑帽，气钻线，脚踏板放置合适位置。

（7）整理、清洗、保养各部件。

【注意事项】

（1）氮气压力钢瓶内充满氮气时约 40 kg，压力在 10～20 MPa，当总压力表显示压力小于 3 MPa 时，应及时更换。

（2）手术中使用磨钻时，应及时清除术野周围的棉片及纱布，以防卷进钻头引起组织甩鞭样损伤和出血。

（3）在钻、铣、磨的过程中产生热量，应不断对钻孔区冲水降温冷却，避免高温对周边组织造成损伤。

（4）使用前马达上务必安装润滑油扩散器且旋紧锁定，使用结束务必卸下润滑油扩散器后再将马达及钻头高压灭菌备用。

（5）马达手柄处清洁时则要先锁住手柄，再用清洁剂喷瓶喷洗手术柄处污屑，然后再开锁清水冲洗，吹干后解锁。附件用高压水枪冲洗，毛刷蘸多酶液刷洗，清水冲洗，高压气枪吹干，喷入润滑油。

（6）注意刀头的维护，包装时钻头、铣刀头先用小布包裹后再同马达管一起打包，防止锐利的钻头损伤马达管。

二、心电监护仪 (electrocardiogram monitor)

心电监护仪通过对患者的心电活动进行监护，并显示连续波形和参数数值以准确评估患者当时的生理状态。动态监测患者生命体征，了解病情变化，为临床诊断、治疗提供依据，保证患者安全。

【基本功能与结构】

（1）显示、记录和打印心电图波形和心率数字。

（2）心率报警上下限。

（3）图像冻结供仔细观察和分析。

（4）数小时到 24 h 以上的趋势显示和记录。较高级的心电监护仪尚可提供心律失常分析功能，如室性期前收缩次数报警和记录；ST 段分析，诊断心肌缺血；ECG 与除颤起搏器相结合。

【操作步骤】

(1) 核对医嘱、患者,向患者解释操作目的、注意事项及配合技巧。

(2) 打开电源,监护仪设定,选择患者种类(成人/儿童/新生儿)。

(3) ECG 监护

① 皮肤准备:选择平坦的、肌肉较少的地方作为安放电极的部位,必要时用肥皂水彻底清洗皮肤,不可使用乙醚和纯酒精,因为这会增加皮肤的阻抗。

② 在电极安放前先安上夹子或按扣,将电极安放到患者身上,将导联线和心电主电缆连接,然后将主电缆与监护仪上的 ECG 接口连接。

③ 将光标移动到 ECG 参数区或由主菜单进入,打开"ECG 设置"菜单,选择导联类型(3 导联/5 导联/12 导联)。

④ 根据实施的手术类型安装电极:

3 导联的电极安放位置:RA:安放在锁骨下,靠近右肩;LA:安放在锁骨下,靠近左肩;LL:安放在左下腹。

5 导联的电极安放位置:RA 电极:安放在锁骨下,靠近右肩;LA 电极:安放在锁骨下,靠近左肩;RL 电极:安放在右下腹;LL 电极:安放在左下腹;V 电极:安放在胸壁上。

对于开胸手术,胸电极可置于胸部侧面或背部。另外,使用外科电刀设备时,为减少伪差对 ECG 波形的影响,可以将电极放置在左、右肩部,靠近腹部的左右侧,而胸导联(V 电极)可放在胸部正中的左侧,要避免把电极放在上臂,否则 ECG 波形会变得很小。

⑤ 选择波形:用旋钮将光标移动到 ECG 波形左上方显示"Ⅰ/Ⅱ/Ⅲ"等数字处,选择需要显示波形的导联。

⑥ 选择滤波方式:高频干扰通常会引起高幅度的尖脉冲,导致 ECG 信号看起来不规则。低频干扰通常会导致基线漂移或变粗,选择手术方式可以减小伪差和来自电外科设备的干扰。

⑦ 调整报警上下限。

(4) RESP 监护:将光标移动到主屏参数区的 RESP 热键处,按下旋钮进入"RESP 设置"菜单,可设置报警开关、报警高低限、波形速度、波形幅度等。

(5) SpO_2 监护:探头线应置于手背,避免与 NIBP、IBP 或腔内管路在同一侧肢体。

(6) NIBP 监测

① 选择合适的袖套,袖带宽度应是肢体周长的 40%(新生儿为 50%),或者是上臂长度的 2/3。袖带的充气部分长度应足够环绕肢体的 50%~80%。确认袖套已经完全放气,然后捆绑在患者上臂或大腿上,将袖套和充气管连接,保证充气管的通畅。用于测量的肢体应与患者心脏置于同一水平位置。

② 选定测量模式:

自动测量:进入"NIBP 菜单",选中"间隔时间"项,选择间隔时间进行自动测量,之后,按下前面板上的"START"键,系统就按照设置间隔时间进行自动充气测量。

停止自动测量:在自动测量过程中的任一时刻按下"START"键都会停止自动测量。

进行一次手动测量:进入"NIBP 菜单",选中"间隔时间"项,设为"手动",然后按下前面板上的"START"键,便开始一次手动测量。

进行连续测量:进入"NIBP菜单",选中"连续测量"项,便开始连续测量。此过程将持续5分钟。

(7)观察记录,处理报警。

(8)停止心电监护步骤:关机,按医嘱停用监护仪,关掉监护仪开关,切断电源,撤各种线路,整理用物,记录撤离时间。

【注意事项】

(1)放置监护导联的电极时,应不影响心电导联心电图,也不能影响除颤时放置电极板,因此必须留出暴露一定范围的心前区,操作过程中注意患者保暖。

(2)袖带绑扎松紧合适,避免与静脉输液在同一手臂,如有可能,避免与测血氧饱和度在同一手臂,长时间监护,应定期检查袖带部位和肢体远端皮肤颜色、温度、感觉等,一旦发现异常,要把袖带放在另一个地方或立即停止测量。

(3)测压肢体与患者心脏置于同一水平位置,如果对测量结果准确性有怀疑,应先用其他方法检查生命体征,然后检查监护仪的功能是否良好。

(4)不要将血氧探头安放在有动脉导管或静脉注射的肢体上,每2～3 h检查位置,避免压迫性坏死。

(5)保持仪器清洁,建立登记制度,专业人员定期进行检修、维护。

三、超声诊断系统(ultrasound diagnostic machine)

超声在基础医学、临床医学、卫生学等领域中的应用已相当广泛,其通过超声向人体器官发射并接收其回声信号来进行诊断。超声诊断的优点:操作简便,结果迅速,受检者无特殊不适,所输出的声强较小,对人体及胚胎都是安全无害的。综合国内外资料,一般认为:超声功率小于20 mW/cm^2,照射时间不超过3 h,则对机体无损害作用。

【超声诊断仪的分类】

(1)脉动式超声诊断仪:

① A型(单相和双相)超声诊断仪:可获得探查点的断层声像。

② B型超声诊断仪:一般探头呈直线扫查运动,可获得直线切面声像图。又可分为B型超声手动扫查仪和B型快速自动扫查显示仪。

③ PPI型超声诊断仪:采用雷达扫描方式可获得扇形或圆周切面声像图。

④ BP型(混合型)超声诊断仪:可获得B型和PPI型的混合切面显示。

⑤ C型超声诊断仪:能显示出声束垂直方向的横断面声像图。

⑥ M型超声诊断仪:专门用于检测运动脏器的超声仪。

(2)连续式超声诊断仪

① 监听式超声多普勒诊断仪。

② 相位式超声多普勒诊断仪。

③ 超声多普勒血流计。

④ 超声多普勒显像仪。

【B型超声诊断仪使用方法】

(1)根据手术需要选择B超的探头及附件,并检查零件是否齐全、完好,根据需要灭菌备用。

（2）将稳压电源与 B 超机相接，将附加器及探头与 B 超机正确连接。

（3）先打开稳压电源的开关，待电压稳定在 220 V 以后，方可开启"B"超机。

（4）术毕，先关闭 B 超机的电源，再关闭稳压电源。

（5）卸下附加器及探头，擦干净后放回原处。注意探头只可用清水擦洗，不可使用乙醇，以防损坏。

（6）用完后再次检查、清点配件，并做好记录。

【注意事项】

（1）了解扫描速度和扫描时间的关系：根据脏器深度、大小调整粗调、细调和比例转换开关，以选择合适的扫描时间。

（2）标距的使用：采用电子学方法制成的深度计以指示所探测的深度。

（3）深度补偿调节：组织深度越大，反射的超声信号就越弱，故可随时调整"增益"、"抑制"、"补偿"以更好地显示出近场（浅部组织）和远场（深部组织）的反射信号。

（4）耦合剂：当接头与被测物之间的间隙为 0.1 mm 时，超声将 100% 产生全反射，因此，必须用耦合剂作为探头与体表的媒介物。

（5）常见故障原因

① 整机不亮：电源接头接触不良，熔丝熔断，电源线折断。

② 探头无反射：探头导线折断、损坏，接收电路故障。

③ 灵敏度下降：发射电路、接收电路中的电子管失效或老化。

④ 扫描线上带交流波纹：电源滤波被电容漏电、变质所致。

⑤ 有扫描线无发射波：发射管损坏。

四、除颤器（defibrillator）

除颤器又名电复律机，是一种应用电击来抢救和治疗心律失常、重建正常窦性心律的医疗电子设备，由心电放大器、心电示波器和储能电路组成。在极短促的时间内将高能直流电通过除颤的电极板对心脏放电，使整个心肌同时除极化，中断各种折返途径，消除各种异位兴奋，使患者恢复窦性心律。

【工作原理】

电除颤是用瞬间高能电脉冲使整个心脏同时除极，以消除全部异化节奏点及边界电流，打断全部折返，从而终止快速性心律失常，让心脏起搏传导系统中具有最高自律性的窦房结重新控制心脏的活动。

【类型】

（1）按是否与 R 波同步来分

① 非同步型除颤器：常用于室颤、室扑。

② 同步型除颤器：用于除室颤和室扑以外的所有快速型心律失常，如室性心动过速、室上性心动过速、房颤、房扑等。

（2）按电极板放置位置来分

① 体内除颤器：将电极放置在胸内，直接接触欲除颤的心肌而进行除颤，通常在胸内心脏按压时应用。

② 体外除颤器:将电极放于胸外,间接接触进行除颤。这是目前临床上最常用的一种类型。

【操作方法】

(1)电除颤必须争分夺秒,检测除颤器的同步性能,建立静脉通道,充分给氧,备好呼吸机和急救药品,移除假牙、解开衣领。

(2)设定电能,电击除颤分胸外、胸内两种方法。

① 胸外放电:电除颤用 300～360 J,电复律转房颤用 100～200 J,转室上速用 75～150 J,转房扑、室速用 50～100 J。

② 胸内放电:胸内放电因电流避开了阻抗较大的心外组织,故所需电能可降至胸外放电时的 1/10 以下。

(3)安置电极板

① 胸外除颤:将两个电极板各放在左前胸、后壁;或一个放在心尖区,另一个放在右侧第 2 肋间。电极接触皮肤处应涂以导电糊或盐水,并用力紧压,按照医嘱调好除颤器所需的能量,一般成人用 150～400 J,小儿用 50～200 J,然后电击。

② 胸内除颤:两电极板蘸盐水后,分别置于心脏前、后壁,并紧贴心脏,按照医嘱调好除颤器上所需的能量,一般成人用 10～50 J,小儿用 5～40 J,进行电击除颤。

(4)电击放电:电除颤必须采用非同步放电。室颤发生时间超过 2 s 者,应先行复苏再予电击,无效或室颤反复发作者,应迅速查明缺氧、酸中毒、电解质紊乱、休克等可能原因并及时处理。

① 接通除颤器电源,看显示灯是否亮。

② 根据需要选择体内、体外除颤极板。

③ 将极板与除颤器连接,打开电源开关,根据医嘱调节所需输出量。

④ 按"充电"钮,待显示屏上显示数字后,按"放电"钮。

⑤ 观察心电波形,如需再次除颤,可重复以上步骤。

⑥ 使用完毕,先关闭电源开关,再拔除电源。

⑦ 整理完后,在记录本上登记。

【注意事项】

(1)接地式的除颤器必须接上地线方可使用。

(2)除颤前应详细检查器械和设备,做好一切抢救准备。

(3)电极板放的位置要准确,并与胸壁皮肤间应保持良好的接触,保证导电良好使高能电脉冲有效传到心脏,防止接触面灼伤。

(4)确保人身安全,必须有良好的绝缘措施,放电前告知周围工作人员、任何人不得接触床缘,保证操作者及他人不会被电击。

(5)除颤功率由小到大逐级增加,不可首次即选用较高功率。

(6)胸内除颤手柄及电线不耐高温高压,应尽可能用气体灭菌,除非紧急情况才用高温灭菌,每次使用行低温等离子或环氧乙烷气体灭菌放置备用。

(7)定期保养、检查、调试,保持性能良好。

五、激光机

激光是一种特殊的光,是受激辐射所产生的光放大,与普通光的最大区别在于激光是一种单色性好、方向性和相干性强、高亮度的光。生物组织在吸收激光后会产生一系列的生物效应,如光热效应、压强效应、强电场效应、光化学效应、弱激光的刺激效应等。根据这些生物效应研制出不同类型的医用激光机,从而达到治疗各种疾病的目的,目前外科手术医生应用激光主要是在直视或内镜下对组织进行凝固、切割、汽化及击碎体内结石等,在对组织进行切割、汽化消融的同时,对组织有较好的止血效果,使手术出血少,创伤小,术后愈合快,因此,被广泛应用于各个外科领域。

【操作流程】

(1) 接电源,打开激光机电源总开关。

(2) 将钥匙插入钥匙开关孔,顺时针旋转至 On,机器处于开机状态。

(3) 按下操作盘上的 Standby 键,机器开始预热,全程需要 5~10 min。

(4) 打开激光机的激光输出口盖并插入输出光纤,取出脚踏控制开关并放于术者合适位置。

(5) 先选择激光光型,然后调节输出功率、输出时间及间歇时间。

(6) 准备就绪后,按下"Ready 键",操作者可以通过控制脚踏开关进行工作,暂不使用时,按下"Standby 键",使机器处于备用状态。

(7) 使用结束,先按下"Standby 键",拔出输出光纤并盘旋放置好,然后用钥匙关闭机器,并取下钥匙。关闭激光机的电源总开关,拔下电源插头,盘好脚踏控制开关,把机器推回原处。

【注意事项】

(1) 操作激光机尽量在暗室内进行,墙壁不宜用反光强的涂料。在激光机使用期间,在手术间外应有警示标志,无关人员不要随便进入。

(2) 激光机内部有很多精密的光学元件,在使用时尤其要注意防潮、防尘,潮湿环境下容易使光学镜面发霉,光学性能降低,灰尘也可造成激光机能量下降,影响正常使用。光纤连接口不能用手指触摸,使用完毕即套上保护套,以防灰尘进入机内。

(3) 正确连接激光机的输出系统,在各种附属设备都正常工作后才开始使用激光机,不要将激光机的脚踏开关靠近其他设备的开关,确保能准确控制。在使用间隙,应将激光机的输出置于备用位置。激光机应安装锁具,防止非工作人员操作。

(4) 做好光纤的保管,光纤不能屈曲放置,防重压或掉地,光纤头要套上保护套。需重复使用的光纤可采用低温灭菌法灭菌。

(5) 做好工作人员的安全防护,激光对工作人员造成意外伤害最多的是眼睛和皮肤,在使用前应进行安全教育,掌握基本的安全防护知识。在使用治疗时,工作人员应戴合适的护目镜,护目镜的类型视所使用的激光仪器型号而定。手术间内应尽量避免放置具有镜面反射的物品,如手术器械、仪器表面反光等。激光启用前,应通知室内工作人员。此外,组织气化时产生的烟使组织突变,同时又会使病变微粒实体散播,对工作人员的呼吸道有一定的损害,所以应设有适当的通风设备。

(6) 注意防火,激光机能量很高。在使用过程中,不要将激光对准含乙醇的液体、干燥敷料等易燃物品照射;手术区不要开放性给氧或开放性滴吸麻醉药;在气管内使用激光时要关闭氧气方可使用。

六、能量平台(force triad)

能量平台利用实时反馈技术和智能主机技术,输出高频电能结合血管钳口压力,使人体组织的胶原蛋白和纤维蛋白熔解变性,血管壁融合形成透明带,产生永久性官腔闭合,保证了止血的可靠性。通过一次操作,可闭合直径 $0 \sim 7mm$ 血管或组织束,且在切割前仪器能自动识别判断血管或组织束的凝固、闭合效果,无异物残留,减少术后感染和粘连,侧向热传导大大减少,对周围组织损伤极小。

【特点】

1. TissueFectTM 组织感应技术

(1)在所有模式下敏锐感应组织变化,实时调整输出。

(2)实现了能量传输的精确控制,以达到最佳组织效果,减少热损伤。

2. 独创的电外科 ValleyladTM 模式

(1)单极电切和电凝的完美结合,采用更低的电压设计,实现更少的焦痂、热损伤和电火花,比传统的电凝模式更容易穿过组织。

(2)极大增强外科医生的可控性,穿过组织速度越快,切割效果越好,反之越慢,则凝血效果越好。

(3)对于每种输出模式均有五种功率区域可选择,每种功率区域可通过触摸屏来选择。

在每种功率区域下可通过器械上的档位调整钮来选择不同的功率级别,实现远程功率和模式的调整,更加灵活、人性化。

3. 更加优秀的 LigasureTM 闭合技术

(1)更短的闭合周期,仅需 $2 \sim 4$ s。

(2)更有弹性的闭合带。

(3)更少的热损伤。

(4)安全和永久性闭合直径大至 7 mm 血管、淋巴管和组织束。

(5)直接闭合组织束,无须切开或剥离。

(6)减少出血,大大缩短手术时间。

4. 人性化设计的智能主机——操作更加灵活、直观、便捷

【操作流程】

1. 使用前,仔细阅读随机的使用说明书。

2. 将能量平台电源线插入接地的电源插座。

3. 打开电源开关,确认自检系统成功完成。此时患者回路电极板会报警,"REM"红灯闪亮,将患者回路电极板粘贴在患者身体适当位置,此时"REM"报警解除,绿灯闪亮。

4. 根据手术需要将脚踏开关及单极、双极或 Ligasure 外科手术器械连接到相应插座。第一个屏幕和第二个屏幕下方的插座只能同时插一把器械,第三个屏幕下方的插座可同时插入两把 Ligasure 器械,但都不能同时激活或输出。

5. 前方面板有三个独立的触摸式显示屏:左屏幕包括三个界面(标准单极、Valleylab 选项和双极输出);右屏幕(Ligasure™1,Ligasure™2);系统盘(标注光亮度,系统设置)。

6. 标准单极界面位于第一个显示屏和第二个显示屏的左边。单极切割(CUT)有纯切(Pure)和混切(Blend)两个模式;单极凝血(Coag)有电灼(Fulg)和喷凝(Spray)两个模式。

7. 威利模式界面位于第一个显示屏和第二个显示屏的中间,自动选择三个光条,此模式下切割功能被禁止,主机可跟踪滑块的位置,手动模式可共选择。

8. 双极界面位于第二个显示屏的右边,包括精确双极(Low),标准双极(Sandard)和宏双极(Macro),可设置为自动双极,可将电流表设置为静音,可以外接电流表。

9. Ligasure 结扎束界面位于第三个显示屏,可用于组织束和直径不超过 7mm 的动脉、静脉和淋巴管。能量输出设置:将 Ligasure 操作手柄插入紫色 Ligasure 插座或橙色 Ligasure 插座,机器显示两个默认绿色方块,正常情况无需调节。选择一个绿色方块对较薄的组织束和孤立的细小脉管可能更为有效,选择三个绿色方块,对于较厚的组织束可能更为有效。Ligasure 可手控控制能量输出,也可脚控控制能量输出。

10. 屏幕亮度有两种亮度供设置选择。

11. 系统设置主菜单包括以下:工作记录(最近 1000 次的工作记录),维护显示(维护和校准),恢复(最近设置),设置(语言,日期和时间,自动双极和单极脚控 1),演示模式。

12. 术毕,关闭电源开关,拆除回路板,断开所有附件。一次性附件,根据使用说明处置使用后的附件;可重复使用的附件,根据厂商说明对附件进行清洗,消毒;妥善放置脚踏。

13. 清洁机器。清洁前,关闭电源,拔掉电源插头。用温和的清洗剂或湿布擦拭机器的表面和电源线,防止液体流入机壳,禁止使用腐蚀剂、溶剂及其他可能擦伤面板或损坏机器的物品清洁机器。

【注意事项】

1. 五个不要

(1) 不要在 Ligasure 器械使用前钳口表面和内侧有组织等异物。

(2) 不要在扳手卡在卡槽前激发按钮或脚踏。

(3) 不要在未闭合完成时扣动切割键。

(4) 不要在扣动切割键时松开扳手。

(5) 不要尝试闭合输卵管、胆囊管、肠管等官腔组织。

2. 六声鸣响

当 Ligasure 屏幕出现"检查器械"时,发出 6 声断续鸣响。如果出现这一信息,使用者应:

(1) 放开脚控开关踏板或松开启动按钮。

(2) 张开器械钳口,检查是否已成功闭合。

(3) 按照"检查器械"屏幕上建议的纠正措施进行。

3. 四声鸣响

当 Ligasure 屏幕出现"重新启动"时,发出 4 声断续鸣响。如果出现这一信息,使用者应:

(1) 松开脚控开关踏板或手控按钮。

(2) 不要调整器械的位置,直接重新启动闭合周期。

4. 清洗与灭菌

术后应及时彻底地清洗闭合钳,腔镜永久闭合钳只浸泡钳端,不要将手柄浸泡在液体中,以免损坏手控键。金属闭合钳选用高温高压灭菌,其他闭合钳选用环氧乙烷、过氧化氢等离子低温灭菌法。

5.专人负责保管、保养及联系维修等工作。

七、腹腔镜系统(laparoscopy system)

腹腔镜系统是集检查、治疗、手术、图像显示为一体的全数码摄像系统,通过将腹腔镜镜头插入腹腔内,运用数字摄像技术使腹腔镜镜头拍摄到的图像通过光导纤维传导至后台信号处理系统,并且实时显示在专用监视器上。然后医生通过监视器屏幕上所显示患者器官不同角度的图像,对患者的病情进行分析判断,并且运用特殊的腹腔镜器械进行手术。

(一)腹腔镜设备

【组成】

监视器、摄像系统、腹腔镜主镜、气腹机、冷光源、冲洗水泵、高频电刀、手术器械。

【操作流程】

(1)检查各仪器电源插头与仪器是否插好,接通电源。

(2)将二氧化碳与气腹机相连,打开二氧化碳开关。

(3)打开气腹机电源开关,气腹机自检完成后待用。当气腹针穿刺成功确定进腹腔后,打开进气开关。

(4)将摄像头的目镜端用镜头纸擦掉灰尘,套以无菌塑料套。接机器端水平插入机器接口中,打开摄像机及监视器开关。

(5)将导光纤维插入冷光源机的光纤接口中,打开电源开关。当镜头进入腹腔前,打开光源开关。

(6)将单极电刀负极板贴于患者身上肌肉丰厚处,将单极电凝线与单级电刀机器相连,打开电源开关。也可根据手术需要向上或向下调节电切或电凝输出功率。

(7)手术结束后,关闭单级电刀电源,拔掉单极电凝线和负极板线。

(8)关闭冷光源时,先关闭光源开关,再关闭冷光源开关。

(9)关闭气腹机,步骤是:关闭进气开关→关闭二氧化碳开关→打开气腹机进气开关→放余气→关闭进气开关→关闭气腹机电源开关→将二氧化碳与气腹机分离。

(10)关闭摄像机、监视器电源开关。切断仪器电源。将电源线盘好系于仪器后,将仪器归位。

(二)器械的清洗、灭菌

腹腔镜器械用后应根据其性能、结构及生产厂家要求分别采用不同的方法清洗。为获得清洗最佳效果,从清洗剂、清洗工具到清洗的方法均有特殊要求。清洗剂的选择,首选是酶清洗液,有较强的去污能力,它能迅速分解所有人体分泌物,对蛋白质、糖类、脂肪及碳水化合物充分有效。

【清洗工具】

高压冲洗枪、软毛刷、软清洁布、脱脂棉球、擦镜纸、高压气枪等。

【清洗方法】

(1)预处理:手术当中及时擦净手术器械上血迹,避免血迹黏附在器械上形成血痂,造成术后清洗困难。

（2）初洗：流动水反复冲洗各种有腔的导管，初步去除污染物，器械可拆卸部分必须拆卸到不能拆卸为止，零碎及精细物件放入独立带盖的小筐内。

（3）酶洗：浸泡于多酶液的超声清洗机内超声 5 min，水温在 30～40℃为宜。

（4）刷洗：在液面下用软毛刷彻底刷洗管腔、带齿钳等，刷洗时注意两头见刷。

（5）漂洗：用软水或纯化水进行冲洗内镜各部件，高压水枪冲洗管腔。

（6）干燥：将腔镜器械放于干燥台上→用洁净的纱布擦干器械外表面水分→用高压气枪，烘干机充分吹干器械表面和管腔内部。

（7）感染手术器械的清洗：先将器械泡入 500 mg/L 的含氯消毒液内浸泡 30 min，然后按上述步骤清洁器械。

（8）光学器械及导线、管道的清洗：用蘸有上述清洁液吸水性强的清洁软湿布，擦去血迹、污渍，再用干净湿布擦拭，最后擦干；镜面用湿的脱脂棉球沿一个方向擦拭干净后，以擦拭镜纸擦干，保护帽套住，避免摩擦碰撞，磨损镜片，影响清晰度。

【包装灭菌】

（1）包装前质量检查：检查器械的清洁度，功能完好程度等；无纺布等包装材料无破损，消毒盒等开启灵敏；化学指示卡和胶带在有效期内。

（2）组装器械：器械包装前，应点清包内的器械，按照顺序先后摆放包内器械，打开关节部位及咬合部位，尖锐的器械加用保护套，化学指示卡放置于包内中心位置，器械排放整齐，便于核对。

（3）核对包装：再次查对器械的清洁度、数目、规格、功能及结构完好性；根据物品的性能选择恰当的包装材料与灭菌方式；包外黏贴化学指示胶带及标签，注明器械包名称、灭菌日期、失效日期、包装者、核对者、灭菌者或代码。

【注意事项】

（1）细小器械放于容器中清洗，防止丢失；器械管腔必须用高压水枪彻底清洗。

（2）内窥镜镜头不能放于多酶溶液中超声清洗。

（3）酶洗后的器械必须用清水冲洗，多酶溶液应按规定更换。

（4）按要求做好个人防护。

（三）3D 高清腹腔镜

【工作原理】

患者体内的腹腔镜镜头包含两个距离非常近的小镜头，各自拍下腹腔内图像，通过高性能的摄像主机进行处理后，在专用的 3D 监视器上呈现逼真的立体图像，完全再现人体内的真实情况。由高分辨率的摄像头控制器主机、高亮度冷光源、高清晰双通道摄像头、高清晰双通道光学视管 0°和 30°、高透光性能的导光束、专用医疗 3D 高清液晶监视器、3D 偏振光眼镜、数字化 3D 高清工作站、专用台车组成卓越的三维高清可视化系统。

【操作流程】

（1）正确合理放置 3D 腹腔镜系统，因目前系统只有一个显示器，一般置于患者的头侧，调整位置减少术者的疲劳。

（2）打开各种仪器，协助连接光源线、摄像头连线及二氧化碳气腹线，连接超声刀、电刀、吸引器，将电凝器脚踏、超声刀脚踏放置于主刀医生脚下，并调至正常使用状态。

（3）给医生带上 3D 眼镜，器械护士和巡回护士也佩戴眼镜。

（4）镜头对准白纱布，长按摄像头白色按钮，直至白平衡"OK"，中途松按钮需重做白平衡直到成功。

（5）进腹前用 50℃ 左右的 0.9% 氯化钠溶液浸泡镜头约 10 s，或者用碘伏抹拭镜头，然后进入腹腔，防止气雾产生。

（6）调整焦距：不同的景深距离需通过摄像头调整焦距达到最佳清晰效果，一般镜头先端与病灶部位在 5~8 cm 为最佳景深和视野范围，调焦至清晰时，裸眼看 3D 图像为左右错开，上下重合为正确。

（7）术后依次关闭 3D 腹腔镜系统的主机—冷光源—显示器，依次取下 3D 镜头—导光束—摄像头。

【注意事项】

（1）术中请尽量关闭外界照明灯光和无影灯光，使 3D 视觉更加清晰。

（2）3D 腹腔镜采用双通道镜头技术，镜管较普通腹腔镜粗长，重量更重，装配期间要更加注意无菌操作，3D 腹腔镜镜头非常昂贵，使用中注意其摆放，防止损坏。

（3）清洗、消毒、灭菌时应避免设备碰撞、扭折、敲击、挤压、损伤。3D 镜头、导光束、摄像头需冷却后才能进行清洗，否则会使表面玻璃破裂。

（4）3D 腹腔镜镜管，不能高压灭菌，需采用过氧化氢低温等离子或环氧乙烷消毒。

（5）偏光眼镜无需灭菌，每次手术结束后如有污渍，用擦镜纸沾水或消毒酒精擦拭，晾干后放入专用盒。

八、酸性氧化电位水（acidity electrolyzed oxidizing water）

【生成原理】

酸性氧化电位水系将普通的自来水经过软化处理后，添加一定量的氯化钠，经过特殊的离子交换隔膜电解装置进行微电解处理，在阳极区产生的具有高氧化还原电（oxidation reduction potential，ORP）和低 pH 值的特殊离子水。

【特性】

该水氧化还原电位 >1 100 mV、pH<2.7、有效氯含量 10~100 mg/L。活性氧含量（10~30）mg/L，性质不稳定，接触空气、光、有机物或加温至 40℃ 以上可逐渐还原成普通水，腐蚀性小，安全无毒，对环境无污染，是一种环保消毒剂。

【杀菌机制】

AEOW 氧化还原电位 >1 100 mV，大大高于细菌和病毒等微生物的生存依赖的 -400~+900 mV 电位环境，EOW 是强酸的，pH<2.7，而微生物生存一般环境为 pH 4~9，AEOW 在电离过程中出现了大量的活性氧和 HClO，它们可使微生物细胞膜的电位发生改变，使细菌细胞肿胀、裂变，细胞内容物溢出，以及超微结构改变，而起杀菌和杀病毒的作用。

【操作流程】

（1）检查盐水筒内的溶液量，保证桶内始终有 20% 氯化钠溶液。

（2）开进水开关及电源开关。

（3）调节 pH 值设定在高盐档。

（4）按生成量设定键，选择所需生成量。

（5）按下生成键，开始键亮红灯 25 秒后，生成键亮，装置开始生成。

(6) 生成量达到设定量后,生成装置停止工作。

【注意事项】

(1) 了解 AEOW 的杀菌机制,每次使用前,应分别检测 pH 值和有效氯浓度,检测数据应符合标准要求。

(2) 重视水处理器的应用,确保氯化钠浓度准确和持续供应,一般不低于盐箱 1/3 高度,禁止使用含有各种添加剂盐类,避免盐桥产生。

(3) AEOW 杀灭率受有机物的影响,应先彻底清除器械和物品上的有机物,再进行消毒处理。

(4) AEOW 对光敏感,有效氯浓度随时间延长而下降,宜现制备现用。

(5) 对铜、铝等非不锈钢的金属器械有一定的腐蚀作用,应慎用。

(6) 贮存时最好选用不透明硬质聚氯乙烯材质制成的容器,室温下储存不超过 3 天。

九、快速高压蒸汽灭菌器(fast autoclave sterilizer)

【工作原理】

快速高压蒸汽灭菌器的工作原理是利用电加热蒸馏水在密闭条件下产生高温高压蒸汽进行灭菌,其整个工作过程包括预真空、脉动升温、灭菌、减压、通风烘干和真空烘干 6 个阶段。一次高度的预真空和多次的脉动循环蒸汽升温,可保证空气的有效排放和热蒸汽进入被灭菌物品。多次低压后真空干燥可有效缩短干燥时间,并达到最佳干燥效果。一次性内部供水系统,每次灭菌后冷凝水全部排入废水箱,可有效保护灭菌器和器械不受污染和损坏。

【操作流程】

(1) 检查供水、供电是否正常,打开电源开关,显示"Please wait Door release"字样,提示等待 5 s 后,设备进入预备状态。

(2) 将需要消毒灭菌的物品均匀地放在托盘上,装入灭菌室,关上仓门。关门时向灭菌器容器方向轻推门,同时按下滑动门把手。如警告信息显示"Error 9 door open"提示门未关严。

(3) 按所需灭菌物品的性质,按程序键"Program selection"浏览可选程序后按启动钮(Start/Stop 键),灭菌器开始工作。

(4) 灭菌循环开始后,如有必要中途停止,5 min 内可按"Start/Stop"中止程序。

(5) 灭菌过程中,必须注意报警信息,采取相应的紧急处理。

(6) 灭菌结束打开门后,不要用手触及金属表面,容易烫伤,应使用取盘器取出消毒物品。

【注意事项】

(1) 准备灭菌的器械必须清洗干净。灭菌过程中各种器械必须保留一定的间隔,空瓶应倒放,以免集水,不可用于液体灭菌。

(2) 灭菌物品装载遵循以下要求:① 托盘之间应有大约 2.5 cm 的距离;② 同类材质物品置于同一批次灭菌;③ 材质不同时,纺织品放在上层,金属器械类放在下层。

(3) 储水罐注入的水为蒸馏水或去离子水,储水罐盖上勿放重物。

(4) 掌握面板上按键功能,操作时轻触按键,不可用力过猛。

（5）取出无菌物品时应遵循无菌原则,使用无菌容器或包裹使用。

（6）包裹灭菌的物品 24 h 用完。裸露灭菌的物品及时灭菌及时使用,不得存放超过 4 h。

（7）每日早晨做好清洁工作,每周进行一次生物监测以确保达到灭菌效果。

（8）灭菌器新安装,大修,移位后的监测:应连续监测 3 次,合格后方可使用。

十、过氧化氢低温等离子灭菌（hydrogen peroxide low-temperature plasma sterilizer）

【工作原理】

低温等离子灭菌设备是在密封容器形成的灭菌室内,根据预设条件和特定的设备,激发产生辉光放电,形成低温等离子体。即形成包括正电氢离子（H^+）和自由电子［氢氧电子（OH^-）、二氧化氢电子（HO_2^-）等］的电离气体。等离子体形成过程中产生的大量紫外线直接破坏微生物的基因物质,紫外光子固有的光解作用打破微生物分子的化学键,最后生成挥发性的化合物如 CO、CH_x,通过等离子体中活性基团与微生物体内的蛋白质和核酸发生化学反应,而导致微生物的死亡,达到灭菌的目的。

【组成部分】

（1）真空系统:使灭菌舱内的压力在几帕到几十帕之间达到等离子体放电条件。

（2）排气过滤系统:真空系统在向外抽气时,保证外围环境不受真空泵油烟的污染。

（3）注入系统:当程序进入到注液程序后,自动将过氧化氢灭菌剂注入灭菌舱内。

（4）等离子体发生系统:灭菌舱内在注入过氧化氢后,真空度达到预定值,开始产生等离子体进行灭菌。

（5）进气过滤系统:在灭菌程序结束后,向灭菌舱内注入洁净的空气,使灭菌舱内的压力达到一个大气压。

（6）自控控制:由 PLC 和触摸屏组成,控制机器每一个部件的协调作业。

（7）打印系统:打印机器运行的每一项参数及故障提示,更加直观的了解机器的运行状态。

【适用范围】

（1）适用等离子体灭菌的范围:适用于不耐高温、湿热的电子仪器、光学仪器等诊疗器械的灭菌,包括金属制品、非耐热物品、非耐温物品。例如,腹腔镜、电切镜、输尿管镜、鼻窦镜、关节镜等软硬式内镜,内镜器械、镜片、光学纤维及起搏导线、内置或外置的起搏器、无影灯柄、电池、电锯、超声刀头等等均可以适用。

（2）不适用等离子体灭菌的范围:不适用于布类、纸类、粉剂、油脂类及对过氧化氢具有吸附性的物品和含水物品以及一头闭塞的内腔的物品的灭菌。

【操作流程】

（1）检查电源是否已连接,检查过氧化氢位置及有效期,确认药盒的包装盒上的化学指示条没有变红,红色表示药盒可能已经损坏。

（2）彻底清洁,干燥需灭菌的物品和器械,按要求进行打包,装载,物品之间应留空隙,不可堆叠器械托盘。

（3）在灭菌舱正确装载以及生物指示剂和化学指示剂就位后,即已准备好开始灭菌周期运行。显示屏上应显示出"Ready To Use"字样,或者,如果灭菌舱没有达到工作温度,显示出"Warming Up Cycle Will Start"(周期将在升温后开始)。当灭菌舱达到工作温度时,灭菌周期即自动开始运行。

(4) 按显示屏操作,按 Close Door 按键,自动关门。

(5) 选择循环时间并按下"Start"键:选择短循环"Short",再次按下"Start"键。

(6) 循环过程 8 个阶段:真空期—注射期—扩散期—等离子期—第二次注射期—第二次扩散期—第二次等离子期—通风期灭菌周期的监控。可以通过观察信息显示屏幕和前面板上的状态指示灯来监视灭菌周期的进展情况。

(7) 灭菌循环正常运行结束后,机器的液晶显示屏幕会显示灭菌过程完成字样,并有长鸣音提示,即可开门取出灭菌好的物品,打印灭菌参数,打印字应当用黑色。

(8) 记录并登记灭菌结果。

【注意事项】

(1) 准备灭菌的物品及器械必须都已清洁、冲洗、擦干,通过清洁,可从器械表面去除一些组织、微生物及细菌孢子;而灭菌过程是抑制全部微生物及细菌孢子的生存功能;冲洗是为除去被消毒物品的血迹、组织及其他非器械本身之物质,并用热水及去污剂洗涤器械;最后,所有被灭菌物品均须擦拭干燥,任何部位均不能潮湿,否则灭菌循环即被取消。

(2) 过氧化氢低温等离子灭菌器对纸、油、粉、水、木质材料不能进行消毒,所以在进行消毒前应先检查有无该消毒设备不兼容的物质,避免消毒过程终止和对消毒物品的损坏。

(3) 灭菌系统加载时要将金属和非金属物品组合安装配置加载,在器械盒内外都不可堆叠,需平放,不要让任何物品触及到灭菌舱的壁、门或电极,电极和加载物之间至少保留有 25 mm 的距离,加载物品容量最多不能超过舱体容量的 80%。

(4) 确认卡匣的日期仍在有效期内,确认卡匣上的化学指示剂条不是红色的,不管包装上印什么截止期,药盒插入以后 10 天,Sterrad 灭菌器即认为该药盒已经到期并将它弹出。

(5) 灭菌流程未完成被中止的情况下,被灭菌物品必须重新包装并用新的化学指示条,化学指示胶带。

(6) 灭菌后认真检查灭菌效果,化学指示胶带和化学指示条颜色由橘红色变为黄色,按要求存放灭菌物品,消毒后物品应专柜单独放置,保证无菌、干燥,避免挤压,定期检查,过氧化氢低温等离子消毒后可保存 3~6 个月。

(7) 定期进行监测和维修,建立仪器使用档案进行管理,对消毒物品进行生物监测,化学监测,灭菌流程图监测,并进行登记,以备查询。

十一、婴儿辐射保温台(infant radiation thermal platform)

婴儿辐射保温台是指专用于新生儿、早产儿和需要快速复温者的护理保温器械。它配备有红外辐射装置用于向婴儿提供持续温暖,并有数字式肤温传感器、远红外温度探测器,以时刻监控护理过程中婴儿体表温度及床面温度,选配的婴儿黄疸治疗仪可用作新生儿黄疸治疗。

【结构】

主机、皮肤温度传感器、有机玻璃挡板、输液架、托盘、床垫。

【特点】

1. 微电脑高精度伺服控温。

2. 预热、自动、手动三种控制模式可调。

3. 设置温度/肤温/计时/加热功率百分比分屏显示。

4. LED 照明灯方向可调可翻转、黄疸治疗采用 APGAR 评分计时。

5. 具有断电、偏差、超温、传感器故障等故障报警功能。

6. 床面倾斜可调；床面护栏可翻转，方便医护临床。

7. 婴儿床下置 X 光拍片盒。

8. 辐射头水平方向±90°旋转。

9. 仪器托盘高度可调，并可转动。

10. 温度误差及超温报警值可在前面板修正。

11. 具有传感器掉落保护功能，免除超温危险。

12. 婴儿辐射保暖台可选配输氧装置、羊水吸引器、RS－232 接口。

【操作流程】

1. 锁紧整机脚轮，防止机器工作时移动。

2. 检查氧气，吸引器完好备用。

3. 接通电源、打开控制仪电源开关，自动进入预热模式，保暖台在预热模式下运行 30 min，床垫表面温度至少能升高 4℃。

4. 如需改变温度控制模式时，按一下设置键，再按模式键进行温度控制模式的选择，选定后再按一次设置键，即完成温度控制模式的设置。

5. 使用肤温模式时，系统默认的设置温度值是 36 ℃，一般调至为 32～34 ℃，若要改变设置值时，在设置状态下（设置温度窗的数值闪烁），通过按加键或减键对温度值进行调整。

6. 如在操作时需要灯光照明时，打开位于辐射箱正前方的照明灯电源开关即可。

7. 如需要打开床四围的挡板，可用手抓住挡板上缘向上提并向外翻下。

8. 使用后将吸引压力调至 0，氧流量调至 0，关闭吸引器、氧气开关。

9. 每次使用结束后，先切断电源，再用"84"消毒液擦试

【注意事项】

1. 仪器必须接地，放置在环境良好的场合使用。

2. 在手控模式下及挡板翻下时，使用者不得离开，以免对患儿造成危害。

3. 每次使用后，应让其冷却至少 30 min，再进行彻底的清洁和消毒。

4. 为避免有机玻璃挡板出现银丝裂纹，不能使用酒精或其他有机溶液进行清洁，也不能让其处于紫外线的直接辐照之下。

第八节 手术室医院感染控制与管理

一、特殊感染手术患者的管理

特殊感染手术指的是甲类和按甲类管理的乙类传染病感染患者,包括鼠疫、霍乱、重症急性呼吸综合征、人感染高致病性禽流感、肺炭疽、脊髓灰质炎以及破伤风、气性坏疽、艾滋病、朊毒体及其他突发不明原因传染病等。

(一) 特殊感染手术的预防措施

1. 应选择靠近手术室入口的隔离手术间(最好负压)进行,有"隔离标志",禁止参观,尽量减少环境的污染。

2. 参观手术人员应穿具有防渗透性能的隔离衣,戴双层手套、防渗透型口罩、面罩或防护眼镜、隔离鞋。如医务人员手皮肤有破损,应避免参加手术。进入手术间后,不得随意出入。

3. 手术间物品、设备尽可能准备齐全,但力求精简。不用的物品术前移出手术间,不能移动的物品用大单遮盖,以减少污染范围。

4. 人员分工明确,应安排巡回护士2人,其中1人负责由室外专人供应物品,内外用物不能相混,以免交叉感染。手术间内准备(1 000~2 000)mg/L 的消毒液2盆,一盆用于手术器械初步清洗,一盆用于物品表面擦拭消毒。

5. 疑似或确诊特殊感染的患者宜选用一次性诊疗器械、器具和物品(包块治疗巾、大孔巾、手术衣、敷料、针、线、吸引瓶、吸引管、床单等)以及患者推车上铺一次性中单,使用后应进行双层密闭封装焚烧处理。

6. 严格医疗操作程序,手术操作中应小心谨慎,避免意外损伤。使用后锐器应当直接放入锐器盒内,禁止对一次性使用后的针头复帽。

7. 术中接触伤口的敷料、一次性医疗用品,应放置在防水防漏的黄色塑料袋内,尽量减少地面的污染。切除的肢体用双层黄色垃圾袋包扎,并注有特殊感染标识,单独运送。

8. 可重复使用的污染器械、器具和物品,气性坏疽感染应先采用含氯或含溴消毒剂(1 000~2 000)mg/L 浸泡 30~45 min 或更长时间,有明显污染物时应采用含氯消毒剂(5 000~10 000)mg/L 浸泡至少 60 min 后,送供应室清洗消毒灭菌。

9. 突发原因不明的传染病病原体污染的处理应符合国家当时发布的规定要求。

10. 手术间的环境消毒

(1) 负压手术间于术前1 h采用高风量运行净化程序,手术开始后调节为低风量运行,在手术结束前1 h再采用高风量。

(2) 手术台及床垫(正反面)用(1 000~2 000)mg/L 含氯消毒剂或 0.5%过氧乙酸擦拭,作用 30 min。

(3) 治疗车、托盘、器械桌、推车监护仪连线、血压计袖带等物品用含氯消毒剂1 000 mg/L 擦拭,地面及 2 m 以下墙壁用消毒液喷洒、擦洗。

（4）手术间空气：手术结束后，继续运转负压 15 min 再用 1 000 mg/L 含氯消毒剂擦拭回风口内表面，达到自净要求后方可进行下一台手术。Ⅰ类手术间应更换粗效滤网和粗效、中效、亚高效过滤器；Ⅱ类手术间（或非负压手术间）按照终末消毒的方法处理。0.1%过氧乙酸 1 g/m³ 熏蒸消毒，或 5%过氧乙酸按 2.5 ml/m³ 或 3%过氧化氢按 20 ml/m³ 气溶胶喷雾，密闭 24 h 后通风。

11. 所有手术人员离开手术间时，应脱掉防护用品，进行手的清洁消毒，然后在门口换清洁鞋后才能外出。

（二）朊毒体消毒隔离措施

朊毒体是人畜共患的传染性中枢神经系统慢性退行性变的病原体，人类朊毒体病（如库鲁病、克雅病、杰茨曼-斯脱斯勒-史茵克综合征、致死性家族性失眠症等），动物朊毒体病〔如牛海绵状脑病（疯牛病）、羊瘙痒症等〕。朊毒体对常用的理化消毒及灭菌因子抵抗力很强，消毒及灭菌处理困难。其消毒隔离措施是：

1. 严禁朊毒体病患者及任何退行性中枢神经系统疾病患者捐献组织器官。

2. 对该患者或疑似患者的血液、体液及手术器械等污染物必须彻底灭菌。使用后的器械单独放置，按"消毒-清洗-再消毒-高压灭菌"的处理方法。

3. 耐热器械先浸泡于 1 mol/L NaOH 溶液 60 min，清洗后再行 134～138℃预真空压力蒸汽灭菌 18 min（或者 132℃ 30 min）。

4. 不耐热器材用 2 mol/L NaOH 浸泡 60 min 或用 20 000 mg/L 有效氯次氯酸钠或优氯净浸泡 60 min 以上，再洗净。

5. 患者用过的一次诊疗性器械、器材或物品应放入防水防漏的双层黄色医疗垃圾袋内，并标记传染性污物，单独运送到医疗垃圾站进行焚烧处理。

6. 患者的提取液、血液等用 10%漂白粉溶液或 5%次氯酸钠处理 2 h 以上，能使其失去传染性。

7. 医护人员及实验室研究人员应严格遵守安全操作规程，加强防范意识，注意自我保护。同时，告之医院感染管理及诊疗涉及的相关临床科室。

8. 由于现有的灭菌方法对朊毒体病感染的医疗设备进行灭菌时不充分，如条件允许，朊毒体感染患者使用过的神经外科器械应该丢弃。

9. 医疗器械：先经清洗设备洗涤，再通过 134℃预真空灭菌 18 min 或 132℃下排气压力灭菌 1 h。快速灭菌不适用于该类器材的灭菌处理。没有按正确方法消毒灭菌处理的物品应召回重新按规定处理。

10. 污染环境的表面应用清洁剂清洗，采用 10 000 mg/L 的含氯消毒剂消毒，至少作用 15 min。为防止环境和一般物体表面污染，宜采用一次性塑料薄膜覆盖操作台，操作完成后按特殊医疗废物焚烧处理。

（三）群发性特殊感染手术配合与处理

如果同一天手术中有 3 例或以上同种同源感染病例，消毒隔离措施应特别加强。除现有特殊感染手术护理措施外，还应做到以下防护。

1. 手术科室应于术前 1 d 或术前提前通知手术室做准备，在手术通知单上明确注明：感染疾病的名称、特殊感染类型、感染的部位/程度、手术方式、预计手术时间、术中所需特殊的手术用物和器械以及参与手术的医护人员人数等。

2. 手术室成立专科手术护理小组,将手术团队(手术医生、麻醉医生、护理人员、工人)分为三组。A组直接接触患者,每台手术安排护理人员1~3名及工人1名,主要负责全程的护理及手术配合;B组不接触患者,一般安排1~2名护理人员及工人1名,主要负责在隔离区内传递物品和信息,患者进出感染区后立即对隔离区进行消毒,减少对手术室环境的污染;C组不接触患者,不进入隔离区域,主要负责在隔离区域外传递物品和信息,控制人员进出。

3. 设临时手术区域,分为感染区(手术室间)和隔离区(患者进出所经过的区域),悬挂隔离标识牌,严格控制手术人数,严禁无关人员进出,减少对手术室环境的污染。手术室间原则上应安排在负压手术间或感染手术间进行手术。若现有房间不足,应严格控制当日手术例数或实施错峰手术等。

二、手术室的医院感染监测

医院感染监测是医院感染管理的重要内容,医院应有计划、连续、系统、科学地开展手术室医院感染的各项监测工作,从而有效地预防和控制医院感染的发生。监测的主要内容有医院感染监测、环节质量监测及消毒灭菌效果监测等。

(一) 感染监测的目的和要求

1. 监测目的

(1) 了解医院感染的危险因素,及时采取干预措施,切断感染途径,减少医源性感染的发生。

(2) 了解消毒灭菌效果,改进和加强手术室感染管理,为手术患者的安全提供保障。

(3) 监督医护人员手卫生和无菌操作的执行情况,提高感染控制各项规范的执行力。

(4) 了解医院感染发生情况,评价感染控制效果,完善和改进工作流程,达到持续质量改进。

2. 监测要求

(1) 成立手术室医院感染监控小组,由麻醉科主任、手术室护士长、麻醉科感控医生和感控护士组成。负责对本科室工作过程中可能存在的与医院感染发生有关的各个环节进行监测,如手卫生、手术中无菌操作执行情况、无菌物品管理情况、消毒液使用情况等。一旦发现违反操作规范和其他感染危险因素应立即采取措施予以纠正。

(2) 建立感染监测制度,制订监测计划,由专人负责对手术室环境、医务人员的手、消毒液、无菌物品等进行微生物学监测,并做好记录。当怀疑医院感染暴发与手术室方面的因素有关时,应及时全面监测,并进行相应致病性微生物的检测。

(3) 对监测人员进行知识和技能的培训,监测方法正确、规范,提高分析和判断能力。

(4) 在监测过程中发现有医院感染暴发和集聚性医院感染的发生情况应及时向上级部门汇报。

(5) 定期总结分析监测资料,提出监测中发现的问题,向相关科室、相关医务人员进行反馈,并提出改进建议。

(二) 感染监测的内容及方法

1. 医院感染监测

【手术部位感染目标性监测】

（1）监测目的：通过对外科手术后患者发生的手术部位感染的监测，了解不同手术部位感染率及其危险因素，并及时发现感染率变化情况，以利于有针对性地及时采取干预措施，达到迅速有效地控制手术后感染的目的。

（2）监测内容

① 基本资料：监测月份、住院号、科室、床号、姓名、性别、年龄、调查日期、疾病诊断、切口类型（清洁切口、清洁-污染切口、污染切口）。

② 手术资料：手术日期、手术名称、手术腔镜使用情况、危险因素评分标准（表 6-8）、围术期抗菌药物使用情况、手术医师。

③ 手术部位感染资料：感染日期与诊断、病原体。

表 6-8　危险因素评分标准

危险因素	评分标准	分　值
手术时间（h）	≤75 百分位数	0
	＞75 百分位数	1
切口清洁度	清洁、清洁-污染	0
	污染	1
ASA 评分	Ⅰ　Ⅱ	0
	Ⅲ　Ⅳ　Ⅴ	1

（3）监测方法

① 针对所要监测的外科手术种类，医院感染管理专职人员每天去病房了解监测手术患者的情况，并填写调查登记表。与手术医师确定换药时间，查看手术切口愈合情况，督促医师对异常切口分泌物送检，及时追查送检结果。

② 每个手术患者需建立出院后追踪档案，患者出院时，给患者出院指导，并告之一旦切口出现异常，及时与感染管理科联系，随访观察至术后 1 个月（有植入物的为 1 年）。

③ 每个月对监测资料进行汇总，分析感染发生的可能因素及感染率的变化趋势。

④ 监测结果可反馈给临床科室，临床科室及手术室寻找发生感染的原因，评价自己的工作成效，确定下一步工作目标。

2. 环节质量监测

手术室工作中有许多环节因素是医院感染发生的危险因素，如医务人员手卫生、手术中无菌操作、隔离防护执行情况，消毒药械管理，一次性用品、手术器械、麻醉器具使用管理处理情况以及医疗废物处理情况等。手术室及相关职能部门应严格监控，及时查找工作中薄弱环节，加以整改。其中医护人员的手是医院感染的主要传播媒介，据报道直接或间接经手传播病原菌而造成的感染占医院感染的 30%，应重点做好手卫生依从性的监测。

【手卫生依从性监测】

（1）监测目的：了解手术室工作人员（含外科医生、麻醉医生、器械和巡回护士）手卫生执行情况，探讨提高手卫生依从性的措施，督促医务人员规范执行手卫生操作。

（2）监测内容：包括手卫生指征、手卫生方法（洗手、卫生手消毒和外科手消毒）、手卫生时间是否正确。其中手卫生指征：① 直接接触每个患者前后；② 接触患者黏膜、破损皮肤或伤口前后；③ 接触患者血液、体液、分泌物、排泄物、伤口敷料后；④ 进行无菌操作、接触清洁、无菌物品前；⑤ 接触被传染性致病微生物污染的物品后；⑥ 穿脱手术衣前后，摘手套后。

（3）监测方法：① 随机选择医务人员观察，随机观察手卫生指征，在医务人员注意到被观察时即终止观察。② 监测情况反馈给相关人员，提出整改措施。

3. 清洁、消毒与灭菌效果监测

【手术器械、器具和物品清洗与清洁效果监测】

（1）日常监测：在检查包装时进行，应目测和（或）借助带光源的放大镜检查。清洗后的器械表面即其关节、齿牙应光洁，无血渍、污渍、水垢等残留物质和锈斑。

（2）定期抽查：每个月应随机至少抽查 3～5 个待灭菌的包内全部物品的清洗效果，检查的方法与内容同日常监测，并记录监测结果。

（3）可采用蛋白残留测定、ATP 生物荧光测定等监测清洗与清洁效果的方法及其灵敏度的要求，定期测定诊疗器械、器具和物品的蛋白残留或其清洗与清洁的效果。

【手和皮肤黏膜消毒效果监测】

（1）手消毒效果监测

① 采样时间：接触患者、进行诊疗活动前采样。

② 采样方法：备检者五指并拢，用浸有含相应中和剂的无菌洗脱液的棉拭子在双手指屈面从指根到指端往返涂擦各 2 次，一只手涂擦面积约 30 cm^2，涂擦过程中同时转动采样棉拭子，剪去操作者手接触部分，将棉拭子投入 10 ml 含相应中和剂的无菌洗脱液试管内，及时送检。

③ 合格标准：卫生手消毒，监测的细菌菌落总数应≤10 cfu/cm^2；外科手消毒，监测的细菌菌落总数应≤5 cfu/cm^2。

④ 注意事项：开展卫生手消毒效果监测的同时，应关注手依从性的监测。每季度对手术室开展手消毒效果监测。

（2）皮肤消毒效果监测

① 采样时间：达到消毒效果后及时采样。

② 采样方法：用 5 cm×5 cm 的标准灭菌规格板，放在备检皮肤处，用浸有含相应中和剂的无菌洗脱液的棉拭子 1 支，在规格板内横竖往返均匀涂擦各 5 次，并随之转动棉拭子，剪去手接触部位后，将棉拭子投入 10 ml 含相应中和剂的无菌洗脱液的试管内，及时送检。不规则的皮肤处可用棉拭子直接涂擦采样。

③ 合格标准：遵循外科手消毒卫生标准。

④ 注意事项：采样皮肤表面不足 5 cm×5 cm 可用相应面积的规格板采样。

【物品和环境表面消毒效果监测】

（1）采样时间：在消毒处理后或怀疑与医院感染暴发有关时进行采样。

（2）采样方法：将 5 cm×5 cm 的灭菌规格板放在被检物体表面，用浸有含相应中和剂的无菌磷酸盐缓冲液（PBS）或生理盐水采样液的棉拭子 1 支，在规格板内往返均匀各涂 5 次，并随之转动棉拭子，连续采样 4 个规格板面积。被采表面＜100 cm^2，取全部表面；被采表面≥100 cm^2，取 100 cm^2。剪去手接触部分，将棉拭子放入装有 10 ml 无菌检验用洗脱液的试管中送检。门把手等小型物体则采用棉拭子直接涂抹物体采样。采样物体表面有消毒剂残留时，采样液应含相应中和剂。

（3）合格标准：细菌总数≤5 cfu/cm²。

（4）注意事项：每季度进行物体表面消毒效果监测，怀疑与医院感染暴发有关时，进行目标微生物的检测。

【空气消毒效果监测】

（1）采样时间：采用洁净技术净化空气的房间在洁净系统自净后与从事医疗活动前采样；未采用洁净技术净化空气的房间在消毒或规定的通风换气后与从事医疗活动前采样，或怀疑与医院感染暴发有关时采样。

（2）采样方法：洁净手术部（室）可选择沉降法（表6-9）或浮游菌法，参照GB 50333要求进行监测。浮游菌法可选择六级撞击式空气采样器或其他经验证的空气采样器。监测时将采样器置于室内中央0.8～1.5 m高度，按采样器使用说明书操作，每次采样时间不应超过30 min。房间面积>10 m²者，每增加10 m²增设一个采样点。

表6-9　洁净手术室静态（空态）时空气采样方法（沉降法）

等级	空气洁净度级别		布点要求	细菌最大平均浓度[个/（φ90 Ⅲ·0.5 h）]	
	手术区	周边区		手术区	周边区
Ⅰ	100级	1000级		0.2	0.4
Ⅱ	1000级	10000级		0.75	1.5
Ⅲ	10000级	100000级		2	4
辅Ⅲ	100000级			5	

未采用洁净技术净化空气的手术间采用沉降法：室内面积≤30 m²，设内、中、外对角线三点，内、外点应距墙壁1 m处；室内面积>30 m²，设四角及中央五点，四角的布点位置应距墙壁1 m处（图6-5）。将普通营养琼脂平皿（φ90 mm）放置各采样点，采样高度为距地面0.8～1.5 m；采样时将平皿盖打开，扣放于平皿旁，暴露规定时间（Ⅱ类环境暴露15 min，Ⅲ、Ⅳ类环境暴露5 min）后盖上平皿盖及时送检。

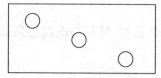 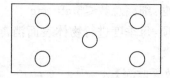

A. 室内面积≤30 m²； B. 室内面积＞30 m²

图6-5 非洁净技术手术间空气采样布点图(沉降法)

(3) 合格标准

① 洁净手术部空气中的细菌菌落总数符合 GB50333 的要求(表 6-2)。

② 非洁净手术部细菌总数≤4 cfu/15 min 平皿。

(4) 注意事项：① 采样前，关闭门、窗，在无人走动的情况下，静止 10 min 进行采样。② 平板摆放如取一条对角线，避免离门近的一条。③ 工作人员不要靠近自动门，以免影响监测结果。④ 每季度进行空气消毒效果监测，新建与改建验收时以及更换高效过滤器后进行监测；若怀疑与医院感染暴发有关时随时进行监测，并进行目标微生物的检测。⑤ 根据洁净手术间总数，合理安排每次监测的房间数量，保证每个洁净房间能每年至少监测一次。

【消毒液监测】

(1) 使用中消毒液有效浓度监测：使用中消毒液的有效浓度可使用经国家卫生行政部门批准的消毒剂浓度纸(卡)进行监测。

(2) 使用中消毒液染菌量监测

① 采样方法：用无菌吸管按无菌操作方法吸取 1.0 ml 被检消毒液，加入 9 ml 中和剂中混匀。醇类与酚类消毒剂用普通营养肉汤中和，含氯消毒剂、含碘消毒剂和过氧化物消毒剂用 0.1% 硫代硫酸钠中和剂，氯己定、季铵盐类消毒剂用含 0.3% 吐温-80 和 3% 卵磷脂中和剂，醛类消毒剂用含 3% 甘氨酸中和剂。

② 合格标准：灭菌用消毒液：无细菌生长；皮肤黏膜消毒液：菌落总数≤10 cfu/ml。消毒用消毒液：菌落总数≤100 cfu/ml。

③ 注意事项：采样后 4 h 内检测；使用中消毒剂应每季度进行监测，灭菌剂应每个月进行监测；对未使用的低效消毒剂和皮肤、黏膜用消毒剂，使用前应按照使用中消毒液染菌量的方法进行细菌检测，未检出细菌为合格。

【灭菌物品监测】

(1) 灭菌物品

① 采样时间：在消毒或灭菌处理后，存放有效期内采样。

② 采样方法：敷料类：纱布、棉球、无菌包内物品，于无菌条件下剪取面积约 1 cm×3 cm 的样品，全部置于培养试管中，然后放(36±1)℃恒温箱培养 48 h，观察结果。导管类：无菌条件下，用无菌剪刀取被检导管 1~3 cm，置肉汤培养试管内送检。医用缝线：用无菌剪刀剪取中间层缝线，或将线圈直接置入肉汤管中送检。缝合针、针头、手术刀片等小件，各取 5 枚，分别投入肉汤管中送检。一般器械(持物钳、手术剪、镊子等)：无菌条件下，用浸有含中和剂的肉汤棉拭子涂搽持物钳、镊子内外侧尖端，将棉拭子放入肉汤试管内送检。引流条：无菌操作剪取 1~3 cm，放入肉汤试管中送检。

③ 合格标准：无细菌生长。

④ 注意事项：无菌条件是指操作空间采用空气消毒或净化，并在酒精灯下操作，操作时

戴帽子、口罩、手套、工作服等；每个月进行无菌物品监测并做好监测记录。

（2）灭菌内镜及附件

① 采样时间：在消毒灭菌后、使用前进行采样。

② 采样部位：为内镜的内腔面。

③ 采样方法：用无菌注射器抽取 10 ml 含相应中和剂的缓冲液，从待检内镜活检口注入，用 15 ml 无菌试管从活检孔出口收集，及时送检，2 h 内检测。

④ 合格标准：无菌生长。

⑤ 注意事项：灭菌后的内镜及附件应每个月进行生物学监测并做好监测记录；采样部位为内镜的内腔面。

【灭菌效果监测】

（1）通用要求

① 对灭菌质量采用物理监测法、化学检测法和生物监测法进行，监测结果应符合 WS310.3 要求。

② 物理监测不合格的灭菌物品不得发放；并应分析原因进行改进，直至监测结果符合要求。

③ 包外化学监测不合格的灭菌物品不得发放，包内化学监测不合格的灭菌物品不得使用，并应分析原因进行改进，直至监测结果符合要求。

④ 生物监测不合格时，应尽快召回上次生物监测合格以来所有尚未使用的灭菌物品，重新处理，并应分析不合格的原因；改进后，生物监测连续三次合格后方可使用。

⑤ 灭菌植入型器械应每批次进行生物监测。生物监测合格后，方可发放。

⑥ 按照灭菌装载的种类，可选择具有代表性的 PCD 进行灭菌效果的监测。

（2）压力蒸汽灭菌效果监测

① 物理监测法：每次灭菌应连续监测并记录灭菌时的温度、压力和时间等灭菌参数。温度波动范围在 ±3℃ 以内，时间满足最低灭菌时间的要求，同时应记录所有临界点的时间、温度与压力值，结果应符合灭菌的要求。

② 化学监测法：应进行包外、包内化学指示物监测。具体要求为灭菌包包外应有化学指示物，高度危险性物品包内应放置包内化学指示物，置于最难灭菌的部位。如果透过包装材料可直接观察包内化学指示物的颜色变化，则不必放置包外化学指示物，通过观察化学指示物颜色的变化，判定是否达到灭菌合格要求。采用快速压力蒸汽灭菌程序灭菌时，应直接将一片包内化学指示物置于待灭菌物品旁边进行化学监测。

③ 生物监测法

a. 应每周监测一次，监测方法如下：

标准指示菌株：嗜热脂肪杆菌芽孢，菌片含菌及抗力符合国家有关标准。

标准测试包的制作：由 16 条 41 cm×66 cm 的全棉手术巾制成。制作方法：将每条手术巾的长边先折成三层，短边折成两层，然后叠放，制成 23 cm×23 cm×15 cm 的测试包。

标准生物测试包或生物 PCD 的制作方法：将至少一个标准指示菌片装入灭菌小纸袋内或至少一个自含式生物指示剂，置于标准试验包的中心部位即完成标准生物测试包或生物 PCD 的制作。

培养方法：经一个灭菌周期后，在无菌条件下取出标准试验包的指示菌片，投入溴甲酚紫葡萄糖蛋白胨水培养基中,经56℃±1℃培养7 d(自含式生物指示物按产品说明书执行),观察培养结果。

结果判断:阳性对照组培养阳性,阴性对照组培养阴性,试验组培养阴性,判定为灭菌合格。阳性对照组培养阳性,阴性对照组培养阴性,试验组培养阳性,则灭菌不合格;同时应进一步鉴定试验组阳性的细菌是否为指示菌或是污染所致。自含式生物指示物不需要做阴性对照。

注意事项:监测所用菌片或自含式菌管应取得卫生部消毒产品卫生许可批件,并在有效期内使用;如果1 d内进行多次生物监测,且生物指示剂为统一批号,则只设一次阳性对照即可。

b. 紧急情况灭菌植入型器械时,可在生物PCD中加用5类化学指示物。5类化学指示物合格可作为提前放行的标志,生物监测的结果应及时通报使用部门。

c. 采用新的包装材料和方法进行灭菌时应进行生物监测。

d. 小型压力蒸汽灭菌器因一般无标准生物监测包,应选择灭菌器常用的、有代表性的灭菌包制作生物测试包或生物PCD,置于灭菌器最难灭菌部位,且灭菌器应处于满载状态。生物测试包或生物PCD应侧放,体积大时可平放。

e. 采用快速压力蒸汽灭菌程序灭菌时,应直接将一个生物指示物,置于空载的灭菌器内,经一个灭菌周期后取出,规定条件下培养,观察结果。

④ B-D试验:预真空(包括动脉真空)压力蒸汽灭菌器应每日开始灭菌运行前进行B-D测试,B-D测试合格后,灭菌器方可使用。B-D测试失败,应及时查找原因进行改进,监测合格后,灭菌器方可使用。

⑤ 灭菌器新安装、移位和大修后的监测:应进行物理监测、化学监测和生物监测。物理监测、化学监测通过后,生物监测应空载连续监测三次,合格后灭菌器方可使用,监测方法应符合GB18278的有关要求。对于小型压力蒸汽灭菌器,生物监测应满载连续监测三次,合格后灭菌器方可使用,预真空(包块动脉真空)压力蒸汽灭菌器应进行B-D测试并重复三次,连续监测合格后,灭菌器方可使用。

(3) 干热灭菌的监测

① 物理监测法:每灭菌批次应进行物理监测。监测方法为将多点温度检测仪的多个探头分别放于灭菌器各层内、中、外各点,关好柜门,引出导线,由记录仪中观察温度上升与持续时间。温度在设定时间内均达到预置温度,则物理监测合格。

② 化学监测法:每个灭菌包外应使用包外化学指示物,每一灭菌包内应使用包内化学指示物,并置于最难灭菌部位。对于未打包的物品,应使用一个或者多个包内化学指示物,放在待灭菌物品附近进行监测。经过一个灭菌周期后取出,据其颜色的改变判断是否达到灭菌要求。

③ 生物监测法:应每周监测一次,监测方法如下:

a. 标准指示菌株:枯草杆菌黑色变种芽孢,菌片含菌及抗力符合国家有关标准。

b. 标准生物测试管的制作方法:将标准指示菌片分别装入灭菌中试管内(1片/管)。

c. 监测方法:将标准生物测试管,置于灭菌器最难灭菌的部位,即灭菌器与每层门把手对角线内、外角处放置2个含菌片的试管,试管帽置于试管旁,关好柜门,经一个灭菌周期后,待温度降至80℃时,加盖试管帽后取出试管。并设阳性对照和阴性对照。

d. 培养方法：在无菌条件下，加入普通营养肉汤培养基(5 ml/管)，36℃±1℃培养48 h，观察初步结果，无菌生长管继续培养至第7 d。

e. 结果判定：阳性对照组培养阳性，阴性对照组培养阴性，若每个指示菌片接种的肉汤管均澄清，判为灭菌合格。若阳性对照组培养阳性，阴性对照组培养阴性，而指示菌片之一接种的肉汤管浑浊，判为不合格。对难以判定的肉汤管，取0.1 ml接种于营养琼脂平板，用灭菌L棒或接种环涂匀，置于36℃±1℃培养48 h，观察菌落形态，并做涂片染色镜检，判断是否有指示菌生长。若有指示菌生长，判为灭菌不合格；若无指示菌生长，判为灭菌合格。

f. 注意事项：监测所用菌片应取得卫生行政部门消毒产品卫生许可批件，并在有效期内使用。

④ 新安装、移位和大修后的监测　应进行物理监测、化学监测和生物监测法监测(重复三次)，监测合格后，灭菌器方可使用。

(4) 环氧乙烷灭菌的监测

① 物理监测法：每次灭菌应连续监测并记录灭菌时的温度、压力和时间等灭菌参数。灭菌参数符合灭菌器的使用说明或操作手册的要求。

② 化学监测法：每个灭菌物品包外应使用包外化学指示物。作为灭菌过程的标志，每包内最难灭菌位置放置包内化学指示物。通过观察其颜色变化，判定其是否达到灭菌要求。

③ 生物监测法：每次灭菌批次应进行生物监测，监测方法如下：

a. 标准指示菌株：枯草杆菌黑色变种芽孢，菌片含菌及抗力符合国家有关标准。

b. 常规生物测试包的制作方法：取一个20 ml的无菌注射器，去掉针头，拔出针栓，将标准生物指示菌放入针筒内，带孔的塑料帽应朝向针头处，再将注射器的针栓插回针筒(注意不要碰及生物指示剂)，之后用一条全棉小毛巾两层包裹，置于纸塑包装袋中，封装。

c. 监测方法：将常规生物监测包放在灭菌器最难灭菌的部位(整个装载灭菌包的中心部位)。灭菌周期完成后应立即取出指示菌片接种于含有复方中和剂的0.5%的葡萄糖肉汤培养基管中，36℃±1℃培养7 d，观察培养基颜色变化，同时设阳性对照和阴性对照。

d. 结果判定：阳性对照组培养阳性，阴性对照组培养阴性，判为灭菌合格。阳性对照组培养阳性，试验组培养阳性则灭菌不合格。同时应进一步鉴定试验组阳性的细菌是否为指示菌或是污染所致。

e. 注意事项：监测所用菌片应取得卫生行政部门消毒产品卫生许可批件，并在有效期内使用。

(5) 过氧化氢等离子灭菌的监测

① 物理监测法：每次灭菌应连续监测并连续记录每个灭菌周期的临界参数，如舱内压、温度、过氧化氢的浓度、电源输入和灭菌时间等灭菌参数。灭菌参数符合灭菌器的使用说明或操作手册的要求。

② 化学监测法：每个灭菌物品包外应使用包外化学指示物。作为灭菌过程的标志，每包内最难灭菌的位置放置包内化学指示物，通过观察其颜色变化，判定其是否达到灭菌合格要求。

③ 生物监测法：应每天至少进行一次灭菌循环的生物监测，监测方法应符合国家的有关规定。

【紫外线消毒的效果监测】

(1) 紫外线辐照度值的测定

① 监测方法

a. 紫外线辐照计测定法:开启紫外线灯 5 min 后,将测定波长为 253.7 nm 的紫外线辐照计探头置于被检紫外线灯下垂直距离 1 m 的中央处,特殊紫外线灯在推荐使用的距离处测定,待仪表稳定后,所示数据即为该紫外线灯的辐照度值。

b. 紫外线强度照射指示卡监测法:开启紫外线灯 5 min 后,将指示卡置于紫外灯下垂直距离 1 m 处,右图案一面朝上,照射 1 min,紫外线照射后,观察指示卡色块的颜色,将其与标准色块比较,读出照射强度。

② 结果判定:普通 30 W 直管型紫外线灯,新灯管的辐照强度应符合 GB 19258 要求;使用中紫外线灯辐照强度 $\geqslant 70\ \mu W/cm^2$ 为合格;30 W 高强度紫外线新灯的辐照强度 $\geqslant 180\ \mu W/cm^2$ 为合格。

③ 注意事项:测定时电压 220 V±5 V,温度 20~25℃,相对湿度<60%,紫外线辐照计应在计量部门检定的有效期内使用;指示卡应获得卫生行政部门消毒产品卫生许可批件,并在有效期内使用。

(2) 生物监测法:空气消毒的效果监测同前述。

(3) 注意事项:紫外线灯在投放市场之前因按照卫生行政部门有关规定进行产品卫生评价。紫外线消毒的效果监测时,采样液(平板)中不加中和剂。

第九节　手术室突发事件的应急处理

一、手术室突发事件应急处置预案

1. 总则

(1) 组织目的和依据:手术部是医院水、电、气、各种医用气体、各种设备、仪器数量和使用集中的主要场所,它承担着全院繁重、复杂的手术治疗工作,任务艰巨,出现紧急情况的几率高,问题严重,经常遇到特殊事件或急、危、重患者的抢救。为了提升护理服务品质,增强护理人员的急救意识与应急能力,规范急救护理行为,争分夺秒地挽救患者生命,保障医疗安全和患者安全、提高对突发性医疗事件的应对和处理能力,根据手术室工作性质和相关管理规范的要求,结合手术室实际工作情况,制定本预案。

(2) 适用范围:在手术室各项护理工作中可能遇到的各种突发事件以及意外紧急情况时的处置应对。

(3) 工作原则:任何时间发生紧急、特殊情况时,在岗人员便是当然的第一组抢救成员。需要大量人员参与或有要解决的问题,及时与护士长联络并采取相应的紧急措施。

(4) 突发事件的种类

① 群伤群发事件,大批伤员手术。

② 患者意外情况的发生:麻醉意外;手术中患者突然呼吸或心跳骤停;术中大出血;手术部位错误;手术患者错误;坠床;电灼伤等。

③ 仪器、设备意外情况的发生：接错气体，电线短路，仪器、吸引器故障等。

④ 停电、火灾、泛水等意外情况的发生。

⑤ 物品清点有误，给药、输液、输血有误。

⑥ 医护人员意外的发生：锐器伤，遭遇暴徒等。

2. 应急组织体系和职责

（1）应急处置工作领导小组：手术室成立突发事件应急处置工作领导小组，负责手术室相关事件的应急处理工作。组长由护士长担任，组员由应急能力强、抢救技能好的主管护师和高年资护师担任，手术室的应急小组应服从医院及护理部的统一领导、统一指挥。

（2）职责：由手术室突发事件应急处置工作领导小组负责制定手术室突发紧急事件应急处理预案，并组织对手术室护士进行有关应急处理知识和技术的培训；按规定报告事件的有关信息。统一组织、指挥应急处理工作；手术室每位护士在工作中遇有突发事件及紧急情况，按照手术室突发事件及紧急情况的响应原则，启动应急预案。

3. 运行机制

（1）应急处理流程

① 遇有工作中发生意外或紧急抢救者，手术室护士立即采取应对处理及配合抢救，并认真记录。

② 及时向护士长汇报，协助成立抢救小组，保证各项抢救措施尽快到位。

③ 护士长根据了解的实际情况，向科主任汇报。

④ 根据突发事件性质及需要，立即通知相应数量及资质的护士到岗。按技术程度、能力大小来组织配备相应的力量。

（2）预警

① 手术室护士发现有关情况后及时向护士长报告并提出预警；达到预案规定情形的，启动相应级别的应急响应。应急保障：人员、物资、通讯。

② 人员：手术室每天安排不同年资备班护士 2 名，根据急诊应急需要，首先通知第一备班护士到位，仍不能满足应急需求时，再通知第二备班护士到位。还不能满足应急需求时，由护士长通知相应数量及资质的护士到位。

③ 物资：手术室负责手术所需各种器械、敷料及耗材的供应，如库存物资不能满足手术所需，由护士长通知相关部门及人员到位，保证手术及抢救需要。

④ 通信：应急小组人员的通讯方式和地址留存作为手术室紧急通讯资料（包括住宅电话、个人移动电话、亲属电话），如有突发事件发生时，能迅速联系到应急小组人员。小组成员 24 h 保持联系通畅，以最短的时间启动应急体系，可以最大限度地降低伤亡人数、经济损失和社会影响。

4. 监督管理

（1）宣传与培训：制定手术室各种突发事件及紧急情况应急预案，手术室护士人手一册，对新入职护士要求自学，并在科室组织学习和培训，要求每位护士熟悉内容并掌握。

（2）演练：对常见突发事件及紧急情况开展情境培训及护理查房，开展相关演练，提高手术室护士应急能力及水平。

二、重大突发公共卫生事件护理应急预案及流程

【应急预案】

(1) 凡遇引发 10 人以上创伤,需要紧急手术救援的灾害性事件应立即报告。

(2) 值班护士详细了解伤员人数、创伤部位、病情及拟施手术。

(3) 报告麻醉医师、护士长,节假日及晚夜间还应报告总值班。

(4) 护士长做出应急处理的同时,报告科护士长、科主任。

(5) 科护士长报告护理部。

(6) 值班护士按病情及手术需要,准备手术物品。

(7) 根据创伤危及生命的程度,按照轻重缓急合理安排手术次序。

(8) 配合抢救。

【流程】

10 人以上创伤→详细了解伤员人数、病情及拟施手术→逐级上报→根据病情及手术需要备物→根据病情安排手术次序→配合抢救

三、急诊手术安排应急预案及流程

【应急预案】

遇急诊手术不能及时安排,必须一切以患者为重,任何人不得以没有人、没有手术台为由,耽误急诊手术时机。为确保手术及时实施,手术室急诊值班人员有权统一调度安排,其余人员必须服从。

(1) 患者情况紧急,任何一间手术台均应无条件接受急诊抢救手术。

(2) 一般急诊手术,在规定时间内无手术台,原则上本专科择期手术让急诊手术。

(3) 缺手术室护士或麻醉医生时,呼叫备班护士或麻醉医生,仍然不能满足急诊需求时,汇报护士长或科主任安排协调。

【流程】

遇急诊手术,在规定时间内无法安排手术──→先评估手术紧急程度──→Ⅱ类急诊优先安排在本专科最先结束的择期手术后──→Ⅰ类急诊优先安排在任意一间最先结束的择期手术后──→医护人员紧缺──→及时通知备班人员到岗──→仍然不能满足需求──→汇报科主任护士长协调

四、接错患者的应急预案及流程

【应急预案】

(1) 发现后立即上报护士长,通知手术医师。

(2) 妥善处置患者,做好解释安慰工作。

(3) 如已经做完静脉穿刺、麻醉、深静脉穿刺等工作,应注意保护性医疗,与护士长、麻醉师、术者协商,做好患者及家属的交代工作。

(4) 按护理缺陷流程逐级上报处理。

【流程】

向护士长汇报→通知医师→安慰患者→向家属交代→逐级上报处理

五、被困电梯时的应急预案及流程

【应急预案】

（1）接送患者时如果被困电梯，应保持镇定，可用电梯内的电话紧急报修，按下警铃报警。

（2）安抚好患者，并同时采取求救措施：可采取叫喊、拍门发求救信号，若无人回应，需镇静等待，观察动静，等待营救。

（3）因电梯内的人无法确认电梯所在位置，因此不要强行扒门，以免带来新的险情。

（4）手术室方面发现接、送患者时间过长，护士长或值班护士应马上予以调查是否被困电梯中。

（5）当接到报告电梯出现故障后，护士长或值班护士应马上上报有关部门予以解决，并组织营救工作。

【流程】

按梯内警铃报警→电话紧急报修→安抚患者→呼叫或拍门→护士长或值班护士组织营救

六、患者坠床时的应急预案及流程

【应急预案】

（1）保持镇定，立即通知医师、护士长，洗手护士、巡回护士迅速同手术医师或麻醉师一起将患者抬到手术床上（若为清醒患者，首先要安抚患者）。

（2）检查患者全身情况，准确判断患者头部及身体有无跌伤、四肢有无骨折，进行相应处理。

（3）根据病情需要做好急救准备，遵医嘱进行相应处理。

（4）巡回护士立即检查输液情况，若已脱出，需马上重新进行静脉穿刺。观察患者生命体征，若出现危急情况马上参与抢救并仔细核对抢救用药。

【流程】

通知医师、护士长→检查伤情→抬患者至手术床上→有问题备急救物品实施抢救处理

七、手术开错部位时的应急预案及流程

【应急预案】

（1）立即停止手术，注意保护性医疗，不慌乱，不在手术间议论。

（2）向护士长及科主任汇报，采取妥善应急措施。

（3）重新核对病历及相关检查资料，确认手术部位后缝合原切口重新开始手术。

（4）按护理缺陷上报流程逐级汇报处理。

【流程】

停止手术→向护士长及科主任汇报→再次核对病历及相关检查资料→确认手术部位→重新开始手术→按流程逐级上报处理

八、术中物品清点不清时应急预案及流程

【应急预案】

(1) 台上、台下仔细查找,包括手术台、器械车、脚底、污染敷料、手术衣、垃圾袋、吸引器瓶、房间各个角落。

(2) 立即报告术者,暂停手术,协助在术野内查找。通知护士长,再次查找。

(3) 可显影物品通知放射科即刻拍片,确认是否遗留术野内,术中无法拍片时,应于手术结束后在手术室拍片,确认无误后,将患者送回病房,如在术野内即行取出。

(4) 不显影物品,请术者在术野内仔细查找,确认未在术野内遵医嘱关闭切口。

(5) 撤除手术铺单时,再次注意查找有无夹带手术清点时缺失物品。

(6) 术后另填手术护理记录单,详细记录并请术者签字后交护士长存档,如有 X 线片一同存档。

【流程】

仔细查找→报告术者→术野内查找→显影物即刻拍片或术后拍片→非显影物术野及室内查找→术者确认术野没有→关闭切口→撤除铺单时,再次查找有无夹带→记录→术者签字→同 X 线片一并存档

九、术中发生电灼伤的应急预案及流程

【应急预案】

(1) 如为电击伤立即切断电源,通知术者、麻醉师、护士长,夜班上报主班,观察患者病情,给予对症处理。严重者通知相关科室及时进行抢救。

(2) 保护现场仪器状态,通知器械工程师查找原因。

(3) 如为皮肤电灼伤通知术者、麻醉师、护士长,请相关科室会诊,对症处理,采取必要的护理措施。

(4) 保护好受伤部位,较小的烧伤涂抹烫伤药物。

(5) 在手术记录单上做详细记录,并和病区护士当面交接。

(6) 按护理缺陷上报流程逐级汇报处理。

【流程】

切断电源→通知术者、麻醉师、护士长→检查伤情→通知相关科室处理→工程师查原因→手术记录→和病区护士当面交接→按流程逐级上报处理

十、术中给错药的应急预案及流程

【应急预案】

(1) 立即停止给药,保留好注射器及安瓿,报告术者及麻醉师。

(2) 采取急救措施,遵医嘱给予拮抗药。

(3) 密切观察患者生命体征,备好抢救药物及物品。

(4) 通知护士长,协助抢救患者,保持清醒、冷静,认真核对,防止乱中出错。

(5) 按护理缺陷上报流程逐级汇报处理。

【流程】

停止给药→保留安瓿、注射器→报告术者、麻醉师、护士长→观察生命体征→备抢救药品→参与抢救→按流程逐级上报处理

十一、术中输错血的应急预案及流程

【应急预案】

（1）立即停止输血，更换输血器，报告术者及麻醉师。

（2）密切观察患者生命体征及有无输血反应，备好抢救药物及抢救物品。遵医嘱采取相应的急救措施。

（3）保留血袋及输血器，并抽取患者血样一起送输血科。

（4）报告护士长，积极配合抢救，保持清醒、冷静，认真核对，防止乱中出错。

（5）当事人详细记录，再次核对患者姓名、年龄、性别、床号、住院号、血型、献血者血型、交叉配血实验结果、血液有效期，通知血库查找原因。

（6）按护理缺陷上报流程逐级汇报处理。

【流程】

停止输血→报告术者、麻醉师→观察生命体征→备急救药物→参与抢救→保留血袋、抽血送检→报告护士长→详细记录→按流程逐级上报处理

十二、手术患者发生输血反应时的应急预案及流程

【应急预案】

（1）反应轻者减慢输血速度，报告医生。

（2）反应重者立即停止输血，密切观察生命体征，给予对症处理（发冷者注意保暖、高热者物理降温），并及时通知医生。

（3）遵医嘱给予抢救药物时严格查对，并保留空安瓿和药瓶。

（4）呼吸困难者给予氧气吸入，严重喉头水肿者由医生行气管切开。

（5）循环衰竭者遵医嘱予以抗休克治疗。

（6）按要求填写输血反应报告卡，上报输血科。怀疑溶血等严重反应时，将保留血袋及抽取患者的血样一起送输血科。

（7）密切观察病情变化，监测体温，做好护理记录。

【流程】

反应轻者减慢输血速度→报告医生→反应重者立即停止输血→密切观察生命体征→遵医嘱给予对症处理→保留血袋，必要时抽血送检→密切观察病情变化→监测体温

十三、术中吸引器故障的应急预案及流程

【应急预案】

（1）仔细查找，各连接处是否脱落，有无堵塞，压力表是否正常，及时处理上述情况。

（2）折住吸引器管道，防止管道内的液体回流，污染术野。

（3）报告术者暂停手术，如有出血，使用纱布、纱垫、棉条、棉片压迫止血。

（4）如仍不能有效吸引，更换吸引接口或使用电动吸引器后继续手术。

（5）通知护士长、设备层协助查找原因。

（6）通知麻醉师做好应急措施，防止患者误吸。

【流程】

找原因→处理→折住吸引器管道以防回流→报告术者暂停手术→台上备齐止血用物→取备用吸引器→通知护士长、设备层→通知麻醉师

十四、手术患者发生呼吸心搏骤停时的应急预案及流程

【应急预案】

（1）患者进入手术室，在手术开始前发生呼吸心搏骤停时，应立即：

① 建立静脉通道，必要时开放两条静脉通道，快速备好急救药物。

② 配合手术医师及麻醉师行胸外心脏按压、人工呼吸、气管插管，根据医嘱应用抢救药物。严格查对，保留各种药物安瓿及空瓶，据实记录抢救过程。

③ 必要时准备开胸器械，行胸内心脏按压术。

（2）术中患者出现呼吸心搏骤停时：

① 呼叫其他医务人员抢救，配合术者及麻醉师先行胸外心脏按压。

② 未行气管插管的患者，应立即行气管插管辅助呼吸，必要时再开放一条静脉通道。

③ 参加抢救人员互相密切配合，有条不紊，根据医嘱应用抢救药物时严格查对，保留安瓿及药瓶。

④ 据实准确记录抢救过程。

【流程】

开放静脉→备抢救药物→胸外按压→气管插管→遵医嘱用药→密切配合→保留安瓿、药瓶→据实记录

十五、医疗设备故障应急预案及流程

【应急预案】

（1）手术中发现医疗设备出现异常情况，应及时通知设备维修工程师并根据情况关机或切断电源，保证人员的安全，控制设备的损坏程度。

（2）设备维修工程师在接到医疗设备故障报告后，应在10分钟内携带工具到达现场。

（3）维修工程师到达现场后，应立即协助临床医务人员做好患者安全的相关补救措施，并尽快对设备进行故障的初步分析检查，了解故障发生的原因、性质、范围、严重程度，做出是否立即修复或拖离工作区域维修的判断。

（4）对立即可修复的设备现场修复使用，对不能立即修复的设备，应将故障设备拖离工作区域。

（5）调用相应的备用机或其他替代方法。

（6）不易搬动的设备，应挂上"故障暂停使用"的禁用标识牌。

【流程】

发现设备异常→及时通知工程师→根据情况关机或切断电源→工程师到达现场→做好患者安全的相关补救措施→尽快对设备进行故障的初步分析检查→可立即修复的设备现场修复使用→不能立即修复的设备→拖离工作区域→调用相应的备用机或其他替代方法→不

易搬动的设备→挂上"故障暂停使用"的禁用标识牌

十六、工作中遭遇醉酒或暴徒时的应急预案及流程

【应急预案】

（1）护理人员应保持头脑冷静，正确分析和处理发生的各种情况。

（2）保护现场，设法报告保卫处，夜间通知总值班，或寻求在场其他人员的帮助。

（3）安抚患者及家属，减少在场人员的焦虑、恐惧情绪，尽力保证患者及自身的生命安全，保护国家财产。

（4）肇事者逃走后，注意其去向，为保卫人员提供线索。

（5）主动协助保卫人员的调查工作。

（6）尽快恢复手术室的正常医疗护理工作，保证患者的医疗安全。

【流程】

保持冷静→保护现场→通知保卫处或寻求帮助→安抚患者→保证生命安全→保护财产→注意肇事者逃跑方向→协助调查→恢复正常工作

第七章 手术室 N2 级护士培训

【培训对象】 手术室工作 5～10 年的护士。

【培训目标】 达到手术室 N2 级护士能力要求。

1. 掌握 国家手术室相关管理规范、洁净手术室基本概念及管理、巡回护士工作任务及工作质量标准、手术室应急预案的处置、手术室二级专科操作技术、手术室常见 3 级手术的配合及相关理论知识。

2. 熟悉 手术患者病情评估及观察、手术患者的抢救配合、手术室护理教学、手术室三级专科操作技术、手术室常见 4 级手术的配合及相关理论知识、手术室护理教学。

3. 了解 手术室护理、手术室护理管理相关理论、手术室护理研究基本知识及方法。

第一节 手术患者安全及管理

一、手术患者的护理评估

手术患者的护理评估是针对手术患者术前医疗护理状况进行评估,及时发现问题,估计患者手术耐受能力,在术前及时纠正,术中术后护理时加以预防,帮助手术患者进入最佳手术状态,同时有利于手术室护理人员在围手术期间为手术患者提供最适当的护理,降低围手术时期护理风险。

(一) 术前评估

1. 评估健康史

(1) 现病史:高血压、糖尿病、心脏病、呼吸系统疾病等。

(2) 手术史:骨外科手术等有无金属内置物存留。

(3) 用药史:抗凝药、降压药、利尿药、降糖药等。

(4) 药物过敏史:如青霉素、普鲁卡因等。

(5) 个人史:家族性疾病史。

2. 评估身心状况

(1) 生理状况:评估术前年龄,营养状况,体液平衡状况,有无感染情况,重要器官功能(心血管功能、呼吸功能、神经系统功能、肾功能、肝功能、血液功能、内分泌功能),皮肤完整性,压疮风险因素,血管状况,下肢深静脉血栓风险因素。

(2) 心理社会状况:评估术前心理活动,有无心理障碍,家庭社会支持状况。

3. 护理会诊

术前评估过程中,发现有跨学科护理问题时,为了给手术患者提供最适当的护理,请相关科室护理人员进行护理会诊,以提供最佳护理方案。护理会诊可以贯穿于整个围术期护理始终。

4. 手术患者信息评估

评估患者身份证、医保卡与本人身份是否一致。

5. 设备仪器评估

设备仪器准备及性能完好状况。

6. 手术器械数量、功能

评估手术器械是否能够满足手术的需要。

(二) 术中评估

1. 针对术前评估状况采取相应护理措施。

2. 心理状况评估:手术患者入室后心理状况变化。

3. 输液护理评估:根据手术性质选择输液部位和静脉留置针型号,确保术中液体通畅。

4. 体位放置评估:是否存在神经、血管、肌肉损伤的风险,是否能够满足手术视野暴露的需要,评估手术时间延长时受压部位皮肤、血管、神经保护等。

5. 设备仪器评估:术中设备仪器参数设定,随时根据手术需要调整使用模式和功率。

6. 体温评估:围术期体温变化对手术患者复苏,术后快速康复影响显著,因此重视体温评估,以利采取相应措施。

7. 术中患者出入液量评估:充分评估术中液体平衡,减少并发症。

8. 术中管路评估:评估术中影响管路通畅的因素。

(三) 术后评估

1. 手术部位恢复状况。

2. 非手术区域皮肤状况:手术受压部位,电极板黏贴部位等。

3. 输液护理评估:术后输液是否通畅。

4. 非手术区域肢体活动评估。

5. 术后心理状况评估。

(四) 手术患者评估流程及内容

1. 术前一日,评估手术排班情况,了解手术名称、手术方式、手术步骤、注意事项、手术体位及麻醉要求、手术特殊要求、手术医生习惯。

2. 访视患者,评估手术相关信息,相互认识,了解患者病情、皮肤、血管、心理状况等。

3. 术晨评估手术间环境,调节手术间温湿度适宜,所有平面清洁。

4. 评估手术所需仪器物品,电刀、无影灯及仪器性能良好,配件及摆放合理;手术器械、手术敷料包、一次性物品的效期、包装、数量及体位垫等符合要求。

5. 评估病房带入物品,按照手术患者交接记录单核对带入物品并签名。

6. 评估患者心理状况,自我介绍及手术间环境介绍;患者能以平和心态配合手术评估患者病情。

7. 了解患者术前准备到位情况,了解病情、病史、术前八项、血糖、出凝血时间、阳性检验结果等。

8. 评估安全核查执行情况,麻醉前是否共同安全核查签名。

9. 评估患者血管,静脉开放部位及留置针选择符合要求。

10. 评估患者皮肤、体重、手术体位,手术体位安置符合原则,负极板黏贴及电刀使用安全规范。

11. 评估手术间开台环境,无菌物品灭菌效果,环境整洁,手术间门关闭,无菌物品符合要求,铺设无菌台规范。

12. 评估安全核查情况,是否按照规范内容及要求在切皮前共同安全核查签名。

13. 评估手术需求及术中病情变化,履行职责到位,配合主动默契。

14. 评估手术标本处理,标本申请、固定及登记符合要求。

15. 评估患者术后处理,患者皮肤完整、输液通畅、切口清洁、引流管有标识。

16. 评估安全核查情况,患者离开手术间前是否共同安全核查签名。

17. 评估护理文件,护理文件书写及时符合规范。

18. 评估术后手术间规范化管理情况,手术间消毒,所有平面清洁无尘,器械、仪器、物品登记归位,无菌物品在有效期内基数符合要求。

19. 评估手术护理效果,患者及手术医生对手术室护理工作是否满意。

二、手术患者基本观察内容

1. 术前观察

(1) 皮肤状态。

(2) 静脉通路。

(3) 肢体功能(双手握力,伸腕情况,截石位检查足背屈曲功能)。

2. 术中观察

(1) 生命体征。

(2) 静脉通路。

(3) 肢体安置状态(上肢过伸、过展,足外旋状态)。

(4) 导尿管是否通畅,胃管引流、吸引管是否通畅。

(5) 负压吸引袋内容量及出血量。

(6) 外力压迫患者情况。

(7) 角膜暴露情况。

3. 术后观察

(1) 静脉通路。

(2) 各种管路在位、通畅。

(3) 皮肤完好(骨突出处、体位受压处、负极板处、足跟)。

(4) 肢体运动良好。

(5) 患者整洁。

三、各类手术患者的观察要点

1. 胃肠手术

(1) 手术患者的基本观察内容。

(2) 胃管引流是否通畅。

(3) 引出胃内容物的颜色、性质、量。

2. 脊柱后路手术

(1) 手术患者基本观察内容。

(2) 体位观察

① 头面部受压情况、眼受压情况(30分钟抬起头部1次)。

② 尺神经受压情况(前臂垫起,保持远端关节低于近端关节)。

③ 外生殖器受压情况。

④ 膝部受压情况。

(3) 生命体征,脉氧饱和度。

(4) 出血

① 手术野出血情况。

② 吸引袋内血量。

③ 纱布浸湿量。

3. 老年患者手术

(1) 手术患者基本观察内容。

(2) 保持静脉通路通畅,注意静脉滴速。

(3) 观察室内温度,注意患者保暖。

(4) 注意手术出血情况:负压袋内血量、纱布浸湿量。

4. 婴幼儿手术

(1) 手术患者基本观察内容。

(2) 保持室内适宜温度,注意患儿体温。

(3) 保持静脉通路通畅,注意静脉滴速(采用精密输液器)。

(4) 注意手术出血情况,负压袋内血量、纱布和布单浸湿量。

(5) 保持手术体位,观察肢体及头面部受压情况(脊柱手术同成人)。

5. 截石位手术

(1) 手术病人基本观察内容。

(2) 术前观察患者下肢活动情况,有无足下垂。

(3) 悬吊两下肢时,注意腘窝处衬垫,避免过度外旋及外展(防腓总神经受压)。

(4) 术中避免外力作用于患者下肢上(避免手术人员对肢体的倚、靠)。

6. 侧卧位手术

(1) 手术患者基本观察内容。

(2) 腰部或腋下软枕垫起高度适宜,防止臂丛神经受压。

(3) 枕头高度适宜,避免颈部过度拉伸。

(4) 上方上肢避免过度外展。

（5）消瘦患者注意髂部及外踝处衬垫，防止压疮发生。

（6）身体两侧固定卡位置适宜，防止外生殖器受压。

（7）体位安置后须稳妥固定。

（8）防止肢体与体位架金属杆接触，避免挤压及灼伤。

7. 腔镜手术

（1）手术患者基本观察内容。

（2）CO_2 气体外泄现象：皮下气肿。

（3）生命体征，脉氧饱和度。

（4）气腹机压力，进气阻力。

（5）手术体位调节的影响。

8. 使用止血带手术

（1）手术患者的基本观察。

（2）要求止血带包扎服帖，部位准确。

（3）术前抗生素在充气前输入。

（4）根据疾病种类完成驱血后，再进行止血带充气。

（5）密切观察止血带压力、效果。

（6）密切观察止血带使用时间，提前 10 分钟提醒手术医生。

（7）放松止血带前，包扎伤口，观察出血情况。

（8）拆除止血带后观察局部皮肤状况。

9. 神经外科手术

（1）手术患者基本观察内容。

（2）出血情况：吸引袋内血量、纱布浸湿情况。

（3）血压、脉搏、脉氧饱和度、尿量。

（4）脑棉在脑内使用情况。

10. 移植手术

（1）按手术患者基本观察内容。

（2）体温维持在 36.5～37.5℃，观测血压变化。

（3）出血量：吸引袋内血量、纱布、布单浸湿量、回收血量。

（4）静脉通路情况。

（5）分段记录尿量，观察尿色。

（6）足跟及外踝的受压情况。

四、手术患者安全管理

（一）急诊手术的管理

1. 目的

加强急诊手术的管理，确保急诊手术及时顺畅开展。

2. 各部门人员职责

（1）医生：决定急诊手术，通知麻醉科和手术室。

（2）麻醉科、手术室：及时会诊、及时实施麻醉、及时安排急诊手术。

3. 具体要求

(1) 急诊手术权限:病房急诊手术由临床科室医疗组长决定,急诊室患者由当天值班最高级别医生决定,并遵照《手术分级管理及审批制度》执行。

(2) 急诊手术范围:急诊手术指病情紧迫,需在最短时间内手术,多见于创伤、急腹症、大出血、急性严重感染、危及母子安全的产科急症等情况。

(3) 当值医生发现患者需要急诊手术应立即请示当天值班级别最高医生,必要时应请示科主任。

(4) 决定手术后,立即通知手术室、麻醉科。

(5) 由专科医生尽快完成必要的术前检查、配血、术前准备。

(6) 决定急诊手术后,主刀或第一助手应详细向患者和/或家属说明病情、手术必要性、手术风险、替代治疗等情况,征得患者和/或家属签字同意。如患者因特殊原因(如昏迷)又无家属在身边,应报医务处或总值班审批。

(7) 由手术医师或科室护士共同护送患者进手术室。

(8) 手术室急诊手术安排

① 每天手术室保留两间手术室为急诊手术专用,择期手术不得占用。

② 同时有两台以上急诊手术,对于危及生命的急诊手术,应立即以最短的时间安排手术,非危及生命的急诊手术,根据情况安排,原则上由本科室接台、患者等待手术时间不得超过 2 小时,必要时请示护士长、科主任协调安排。

4. 注意事项

(1) 抢救患者的特急手术,必须争分夺秒。

(2) 对 1 类急诊手术患者应立即开通绿色通道。

(3) 急诊手术应提前通知麻醉科和手术室进行术前准备。特殊情况下(如需立即手术),手术室可先接受患者,尽可能缩短抢救时间,挽救患者生命。

(4) 是否危及生命的急诊手术的判定,由当日最高值班医生负责确定,经治医生在联系手术时应予以说明。

(5) 对不服从手术室安排,拒不让手术台,造成后果由该主刀医生承担全责,同时报请医务处以及相关院领导。

(6) 医技科室等相关科室应无条件配合完成相关工作。

5. 急诊手术的环节管理

(1) 术前评估和准备:值班护士接到急诊通知后,迅速对患者的病情、医生术前评估情况、麻醉方式、过敏史、禁食状况、各类检查状况、手术部位标记、首饰、假牙等进行评估,确定参加手术的人员,准备手术器械和耗材,为手术提供人力、物力各方面安全保障。

(2) 术中管理

① 患者身份和手术部位的识别:手术室护士通过腕带信息、病历信息及与清醒患者交谈,核对姓名、住院号、性别、年龄、术前诊断、过敏情况、手术名称。根据相关的病历资料结合患者的主诉,对手术部位的标记进行核查。

② 手术过程中严格执行手术物品清点制度、术中用药制度、标本管理制度。

③ 严密观察病情变化,做好相关人员的互相配合和协调,保证手术的顺利进行,及时记录各项护理文件,保证应急设施的完好备用,对于每例患者在手术过程中可能出现的突发情

况进行分析,必要时启动相应的应急预案。

(3) 术后管理

① 麻醉复苏:专人守护在患者身旁,严密观察病情变化,注意保暖,做好必要的约束,防止坠床。

② 患者转运:由于急诊手术本身具有高风险性,手术医生、护士和麻醉医生根据病情危重程度送回病房或 ICU 监护,做好手术患者的转运和交接班,以确保患者的安全和手术、治疗、护理的连贯。

(二) 手术患者抢救配合

当术中患者出现大出血、药物中毒、心跳呼吸骤停等需要抢救者,巡回护士立即通知护士长、科主任,同时协助麻醉医生配合抢救。

1. 护士长

根据病情需要组织相关人员进行抢救,分工明确,必要时通知上级医生和领导,争取更多的援助(包括人员和物资的调配),管理手术间人员流动,保持手术间内工作的有序进行,必要时协助手术医生与患者家属沟通,取得家属的理解和信任。

2. 巡回护士

(1) 提供手术台上急救物品,保证良好照明。

(2) 迅速准备台上需要器械、敷料、缝针等用物,保持镇定清醒,与器械护士认真清点台上用物,及时正确做好记录。

(3) 管理负压吸引装置,严密监测出血量。

(4) 密切观察生命体征变化,抢救时重新监测、记录尿量。

3. 洗手护士

(1) 集中注意力配合外科医生手术,主动、准确、快速传递手术器械,做好器械台管理,及时与巡回护士清点临时添加的器械、敷料、缝针等,做到忙而不乱、心中有数。

(2) 及时、准确留取各种标本。

4. 辅助护士协助麻醉医生

(1) 开放静脉通路,管理液体,遵医嘱用药,记录输入量。

(2) 备血、取血、正确使用血液制品。

(3) 正确使用冰帽、冰袋。

(4) 正确使用除颤器。

(5) 保留所有用药后输液空瓶、输血袋、药物空瓶并定位放置。

5. 抢救完毕及时与麻醉医生及手术医生共同核对和统计,做好抢救记录,记录时间应与麻醉相符,完成其他各种记录。

6. 患者抢救成功,送入 ICU 交接。

7. 患者病情恶化,抢救无效死亡者立即通知上级领导,协助外科医生做好患者家属的安抚工作,及时完成各项记录。

(三) 手术患者病情观察

患者的病情包括主诉和临床表现,麻醉后的患者病情多数不能及时通过患者主诉表达,只能通过麻醉和护理人员的细心观察。观察指标有皮肤黏膜外观,尿色、尿速、尿量,瞳孔大小,血压,心率(心率),脉搏氧饱和度,体温,气道压力和呼气末二氧化碳等。

1．皮肤黏膜外观

患者麻醉后生命体征平稳的前提下，皮肤黏膜色泽红润；低血压和缺氧后，皮肤黏膜可出现湿冷、苍白、发绀甚至水肿的表现。

2．体温

人正常体温是比较恒定的，但因种种因素它会有变化，但变化有一定规律。麻醉手术过程中，通常通过口咽温、肛温或血温评价患者的体温。正常人的体温在37℃左右，24小时内略有波动，一般情况下不超过1℃。生理情况下，早晨略低，下午或运动和进食后稍高。老年人体温略低，妇女在经期前或妊娠时略高。全身麻醉后的患者可因产热减少、散热增加出现低体温，特别是对于开胸和开腹的长时间手术患者和输入大量较冷液体或血液的患者。低体温容易导致术中止血困难、诱发心律失常和造成术后苏醒延迟。如果出现全身麻醉过程中体温增高伴随高二氧化碳血症、酸中毒，应该考虑恶性高热的诊断，死亡率极高，需要使用特效药丹曲林治疗。

3．尿色、尿速和尿量

是内脏重要器官灌注的一个客观表现，是手术过程中评价出入量的一个必需指标。另外尿液反映肾脏灌注和液体负荷的状态。尿速减慢、尿量偏少是容量欠缺、全身灌注压低下的一个表现，尿色可反映全身液体负荷和渗透压的初步情况，也可早期提示可能出现的溶血情况，在手术过程中，尿液是一个非常重要和具有意义的观察指标。

4．心率（脉率）

心脏每一次心电活动都会导致心脏发生周期性舒缩，心脏射血使得血管内具有一定的压力，称为动脉血压，是机体一些生命活动和器官代谢的基本条件。心脏搏动后动脉管壁有节奏地、周期性地起伏，体表感知为脉搏，通过监护仪可分别检测为心率和脉率。一般心率与脉率相等，但是房颤时心率将大于脉率。婴幼儿正常心率为130～150次/分，儿童110～120次/分，正常成人60～100次/分，老年人可慢至55～75次/分，新生儿可快至120～140次/分。手术中，血压和心率可因麻醉、手术刺激、神经反射和出血出现相应改变，需要医护人员密切观察与处理。

5．呼吸

呼吸是呼吸道和肺的活动。人体通过呼吸，吸进氧气，呼出二氧化碳，是重要的生命活动之一，一刻也不能停止，也是人体内外环境之间进行气体交换的必要过程。正常人的呼吸节律均匀，深浅适宜。手术过程中，局部麻醉和椎管内麻醉，患者可保留自主呼吸，全身麻醉后患者接受机械控制通气以维持氧合和二氧化碳交换，控制通气时需要密切观察气道压力、氧合情况和二氧化碳指标。氧合情况可通过脉搏氧饱和度直接测量得出，动脉血二氧化碳可通过血气分析和呼气末二氧化碳值进行评价。

6．血压

是衡量心血管功能的重要指标之一，血压的产生推动血液在血管内流动并作用于血管壁的压力称为血压，一般指动脉血压。心室收缩时，动脉内最高的压力称为收缩压；心室舒张时，动脉内最低的压力称为舒张压。收缩压与舒张压之差为脉压。血压的正常值：正常成人收缩压为90～140 mmHg(12～18.7 kPa)，舒张压60～90 mmHg(8～12 kPa)；新生儿收缩压为50～60 mmHg(6.7～8.0 kPa)，舒张压30～40 mmHg(4～5.3 kPa)。手术过程中，患者可接受袖带间接测压和动脉内直接测压，动脉直接测压能够准确及时的发现麻醉手术过程中血压的瞬间变化,特别是对于心脏手术和其他较大类型的手术尤为重要。

7. 瞳孔

正常瞳孔在一般光线下直径为 2~4 mm,两侧等大同圆。吗啡、有机磷和水合氯醛等中毒时,瞳孔缩小;麻黄碱、阿托品等中毒时,瞳孔散大;脑肿瘤或结核性脑膜炎等颅内疾病,两个瞳孔大小不等。而双侧瞳孔散大对光反应消失是病危濒死的征象。瞳孔反射有光反射、调节反射和瞳孔-皮肤反射。在病理情况下,大脑功能障碍可使调节反射迟钝或消失。中脑病损时,光反射障碍而调节反射正常。

(四) 围术期体温护理

围术期低体温是指人体在麻醉和手术期出现的非控制性体温下降的现象,是麻醉和外科手术期常见的并发症,手术期间如果人体的体温在 36℃ 以下称为体温过低。50%~70% 的手术患者会因为各种原因而出现低体温。虽然在某些情况下(颅脑手术、心肺复苏脑保护时)低体温可以降低组织的耗氧量,从而对机体有一定的保护作用,但是围术期低体温可引起机体多个系统的不良反应并且直接或间接地影响到手术患者的预后效果。因此手术室护士应采取有效的护理措施来维持手术患者的正常体温,预防低体温的发生。

1. 术中患者低体温的常见原因

(1) 手术间室温过低,导致患者过度散热。

(2) 手术野皮肤消毒,导致身体过多暴露,使用易挥发消毒剂,使机体蒸发散热增加。

(3) 大量静脉输入室温下的血液和液体。

(4) 开放体腔手术(如开腹手术)切口大、暴露时间长、创伤重,使体内热量进一步蒸发和丢失。

(5) 体腔冲洗液未加温,带走大量热量。

(6) 全身麻醉对体温调节中枢的抑制作用。

(7) 组织灌注不足等。

(8) 腹腔镜手术还和二氧化碳(CO_2)建立气腹有关。

(9) 自身因素,小儿、老年、体质差者易出现低体温。

2. 低体温对机体的影响

(1) 正面影响:低体温可以降低细胞氧耗,降低机体代谢率,提高机体对缺血、缺氧的耐受力,对机体有保护作用。如心脏手术时将中心体温降到 28℃,以保护心肌和中枢神经系统,在主动脉弓手术时常需将中心温度降至 20℃ 以下,目的是为保护大脑。

(2) 负面影响:围术期低体温,除了给手术患者带来不适、寒冷的感觉外,在术中及术后可能导致一系列不良后果和并发症,包括术中出血增加,导致外源性输血、术后伤口感染率增加、术后复苏时间延长、麻醉复苏时颤抖、心肌缺血、心血管并发症、药物代谢功能受损、凝血功能障碍、创伤手术患者的死亡率增加、免疫功能受损、深静脉血栓发生率增加等。

3. 围术期预防低体温的护理干预措施

低体温造成的危害已经引起了广大医护人员的重视。多项护理研究表明,通过护理手段预防围术期低体温已经取得了很大的进展,有了很多行之有效的方法。

(1) 术前护理评估及心理疏导,减轻患者因为精神因素导致对冷刺激的阈值下降。

(2) 在转送患者至手术室之前,应给患者保暖,尽量保持正常的体温进入手术室,使病室温度保持在 21℃ 以上,给予患者足够的包裹,使之与周围的冷空气隔离,最好车床上的被子每次接送患者前预先加温。

（3）调节手术室室温，是避免术中发生低体温的关键和决定性因素。手术室内温度控制在 22～25℃，最好不低于 24℃，但不宜调节至 26℃以上，新生儿及早产儿手术室室温保持在 27～29℃，湿度在 40%～60%。施行麻醉或消毒皮肤时，则调至 25～28℃。

（4）麻醉前预热，进行麻醉诱导前对手术患者进行至少 15 分钟的预热，能有效缩小患者核心温度和体表温度的温度梯度，同时能减少麻醉药物引起的血管扩张作用，预防低体温的发生，特别是对四肢进行足够的保温，可抑制正常的阵发性血管收缩，从而抑制体温的再分布。

（5）术中尽可能减少患者暴露，非手术部位注意覆盖保暖，并保持体表覆盖物的干燥，包括手术铺巾及衣服，能减少由空气对流引起的热量散失。对手术部位皮肤，采用含碘的手术粘贴巾粘贴在切口周围裸露的部位，保护皮肤，减少皮肤散热，减少手术中无菌单对皮肤的冷刺激。

（6）正确使用安全有效的保温仪器设备（充气式保温毯，循环水毯，自动控温手术）。已证明加温保暖装置能安全有效预防术中低体温，对新生儿、婴幼儿、老年人、极度瘦弱患者均有效果。

（7）加温术中输液或输血，术中当手术患者需要大量输液或输血时，应该考虑使用加温器将补液或血液加温至 37℃，防止因过量低温补液输入引起的低体温。

（8）加温术中灌洗液，在进行开放性手术的过程中，应当将灌洗液加热至 37℃进行冲洗，而且术中若使用经温水浸泡后的敷料，可减少患者热量的丢失。

（9）气道的加热与湿化，临床上常用的冷凝湿化和人工鼻能保持气道内部分热量，但效果不如主动气道内加温和湿化。研究表明，对吸入的气体进行加热和湿化，代谢所产生的热量由气道丧失不到 10%，故不影响中心温度。

（10）气体加温，腔镜手术中，特别是时间较长的手术，使用加温气腹机，将 CO_2 加温至 37℃是一项有效的保温措施。

（11）术毕用温水垫擦拭伤口周围的血迹及污迹，及时给患者穿衣和盖被。

（12）维持复苏室环境适当温度。

（五）手术室常用灌注液

内窥镜手术理想的灌注液应使用方便、无导电性、不干扰透热疗法、透光性、液体渗透压与血浆渗透压相近及不良反应小。目前常用的灌注液有 1.5% 甘氨酸溶液、5% 葡萄糖溶液、甘露醇、0.9% 氯化钠注射液和蒸馏水。

1. 常用的灌注液的特点

（1）甘氨酸溶液：TURP 术中常用 1.5% 的浓度，甘氨酸是一种非必需氨基酸，易通过血脑屏障。其主要优点是低导电性，颜色透明，价格合理，且过敏反应发生率极低。缺点是大量甘氨酸被吸收后通过肝、肾组织脱氨作用引起高氨血症，导致脑合成异常神经介质，阻碍去甲肾上腺素和多巴胺的合成，导致患者定向力消失、视力障碍，出现氨中毒、昏迷等中枢神经功能紊乱，即所谓的"TURP 性脑病"。此外，甘氨酸大量被吸收后，可引起高草酸尿，患者易发生尿路结石；肝病患者应避免使用甘氨酸冲洗液。

（2）葡萄糖溶液：常用 4%～5% 的浓度。其主要优点是不会出现蒸馏水所致的溶血现象，不导电，且吸收后易于代谢，因此不易引起电解质紊乱、低血压等并发症，价格也相对便宜。缺点是透明度较差，手术野不如蒸馏水那样清楚，葡萄糖溶液有一定黏性，使用时手套、器械会有发黏感，影响电切镜操作的灵活性，此外葡萄糖溶液被机体吸收后可影响血糖的变化。临床发现，凡使用葡萄糖溶液作为冲洗液的患者，术后均有血糖浓度升高。TURP 患者一般都是老年患者,使用葡萄糖溶液后易诱发糖代谢紊乱,对糖尿病患者更不宜使用,术后易引起血糖升高。

(3) 甘露醇溶液:其等渗浓度为 5%,口服不吸收,79%~89%经肾小球滤过而排泄。研究证实,3%浓度以下的甘露醇溶液可引起溶血,故临床上多采用 3.3%或 5%浓度的溶液作为冲洗液。目前市场上已出现每袋 3 000 ml 软包装 5%甘露醇冲洗液,虽然价格稍贵,但使用起来颇感方便顺手,不易污染,大大减轻了护士的劳动强度。甘露醇溶液有以下优点:手术野清晰度好,不会产生溶血现象,无葡萄糖溶液样黏性,对糖尿病患者也可以使用,大量配置比较方便。此外,甘露醇溶液尚具有一定利尿作用,能促进自身排泄,但由于其半衰期长(平均约 2 小时),对体液平衡和心肺功能恢复不利。主要经肾脏排泄,故当患者并发肾病、有肾功能不全时不宜使用,可选用其他类型的冲洗液。

(4) 0.9%氯化钠溶液:作为灌注液时,由于机体自身存在一定的代偿和排泄能力,所以即使存在吸收,其对血电解质的影响亦不大,出现电解质平衡紊乱的情况极少。Koroglu 等报道,PCNL 手术使用 0.9%氯化钠注射液作为灌注液,术前、术后的血 Na^+ 和 K^+ 均无显著变化,同时也未发现上述指标与灌注液用量和灌注时间之间存在联系。目前市场上销售的每袋 3 000 ml 软包装 0.9%的氯化钠溶液又名“等渗液”。

(5) 山梨醇溶液:等渗浓度为 5%,TURP 术中常用 3%~5%浓度。其优点与甘露醇溶液相似,也具有利尿作用,能促进自身排泄。山梨醇主要经肝脏代谢,故慢性肝病患者,功能不全时,可能使其半衰期延长,使用时应予以注意。

(6) 无菌蒸馏水:蒸馏水是低渗液,一般适用于需要冲洗液较少的,经尿道膀胱肿瘤切除手术。蒸馏水可使脱落的肿瘤细胞水肿、胀裂、溶解、坏死。TURP 手术一般不宜使用。因被身体大量吸收后,蒸馏水可引起血渗透压降低,水进入红细胞后导致细胞肿胀破裂,引起血管内溶血;严重者出现血红蛋白尿,造成对肾脏的显著损害,甚至有引起急性肾衰竭的危险。

(7) Cytal 溶液:这是一种山梨醇与甘露醇的复合液,具有利尿作用,无溶血现象发生,能软化血凝块,使血块不易黏附在电切环上等优点。其配方如下:山梨醇 27.00 g;甘露醇 5.40 g;对羧基苯甲酸甲酯 0.005 g;对羧基苯甲酸丙酯 0.001 g;对羧基苯甲酸丁酯 0.001 g;蒸馏水加至 1 000 ml。

相比甘氨酸和葡萄糖,0.9%氯化钠注射液作为内窥镜手术灌注液有其特殊的优势所在。但是最近研究发现,0.9%氯化钠注射液作为灌注液行 PCNL,术后血液 pH 值显著降低,存在代谢性酸中毒的倾向。因此,使用 0.9%氯化钠注射液作为灌注液同样存在风险,尤其是手术时间长及创面大的手术,实时监测血电解质、pH 值仍然非常有必要。

2. 灌注液吸收对机体的影响

(1) 血流动力学:灌注液吸收可导致中心静脉压(CVP)增高,其高峰期一般出现在手术开始 15 min 之内。循环血容量过多后随之而来的将是持续的血流动力学抑制效应,表现为低心输出量、低血容量及低动脉血压。因此,在手术末期发生心动过缓及动脉收缩压显著下降(低至 50 mmHg,1 mmHg≈0.133 kPa)常提示可能存在 TURP 综合征。

(2) 心脏:灌注液吸收可诱发严重心力衰竭,其主要原因是机体循环血容量过多导致的心功能紊乱。机体吸收大量灌注液后可出现传导阻滞、心动过缓、ST 段及 T 波压低等心电图(ECG)表现。研究发现甘氨酸大量吸收可致心内膜缺氧病变从而引起心肌结构破坏及心脏重量急性增加。

（3）脑：灌注液吸收所致的脑水肿常常进展迅速，术后数小时内发生的小脑疝是灌注液吸收的最主要死因。有报道显示，TCRE术中应用1.5％甘氨酸其吸收量达1 L时即可于CT上出现脑水肿迹象。机体吸收甘氨酸之后即使无脑水肿症状也可能发生昏睡、嗜睡症状，这可能与甘氨酸代谢后引起血氨增加有关。

（4）肾脏：中等量（2.5 L）的灌注液吸收可引起渗透性利尿，导致体内钠的绝对缺失，若不及时处理，灌注液吸收量进一步增加，肾脏组织膨胀，最终可出现无尿等肾衰竭表现。此外，大量的液体外渗可引起低血压，导致肾小管细胞缺氧。

（六）关节置换术中无菌管理

感染是导致人工关节置换手术失败的灾难性并发症，直接影响关节假体在体内的存留和术后的康复治疗。预防人工关节置换术后感染必须抓好术前、术中及术后处理3个环节。而术中的无菌管理是预防人工关节置换术后感染、保证手术成功不可缺少的重要环节。

1. 手术环境管理

关节置换手术应安排在百级层流洁净手术间进行，严格控制参与手术的人数，手术室门口有明显标识，除参加手术人员外，谢绝他人参观。手术人员严格遵守层流手术室的管理要求，减少不必要的手术室进出，杜绝开门施行手术，维护层流手术间相对密闭的环境。巡回护士做好充分的术前准备，合理摆放手术用物，避免术中移动，合理安排工作程序，有计划地操作，动作要稳、准、轻，减少无效走动，以维护手术室空气的洁净。

2. 手术物品的管理

外来器械在手术前一天将手术所需的器械送至供应室，由专职护士检查、交接、登记后，重新机械清洗一次，方可打包进行灭菌处理，生物监测合格后方可使用。巡回护士还需对植入的产品进行验收，查看包装是否完整，有无中文标识，是否在灭菌有效期内，符合要求方可使用。将骨科常规器械、外来器械分别放置两个无菌器械台上，并将器械台布置在层流出风天花板范围内，尽可能地减少无菌台上器械在空气中的暴露，必要时使用无菌单覆盖手术器械，保持无菌台的无菌状态。同期双侧关节置换者，一侧手术完毕，更换另一套手术器械，重新开始对侧手术。消毒铺单后更换手套，切皮后更换手术刀片。不允许术者使用无影灯把手对手术灯，由巡回护士协助对手术灯。

3. 手术人员的管理

要求手术医生在外科刷手后戴上无菌手套方可进行术侧肢体皮肤消毒，采用密闭法铺无菌单，先用一次性抗菌贴膜把手术切口部位的皮肤连同无菌单严密封闭固定，然后用双层布单套住患肢远端，绷带包裹，无菌手术膜封闭，既充分暴露手术切口部位，又避免了因术中多次活动患肢而污染手术野。要求手术人员穿戴连体手术帽以覆盖全部头发，穿全包围式无菌手术衣，戴双层无菌手套。一侧手术完成后，全部清理手术间布料、敷料，密闭手术间自净15 min。在进行另一侧关节置换手术前，手术人员重新更换新的口罩、无菌手术衣及无菌手套。手术中医务人员要严格遵循无菌技术原则。术者轻柔操作，以减少组织创伤，尽量缩短手术时间，彻底止血，防止术后血肿形成。患者在手术前应彻底清洁手术部位及周围皮肤，消毒使用碘酒、乙醇，消毒范围应当符合手术要求。髋关节置换消毒前用无菌手术薄膜封贴会阴及肛门。

（七）外来医疗器械管理

1. 外来医疗器械（loaner instrumentation）概念

由医疗器械生产厂家、公司租借或免费提供给医院可重复使用的医疗器械。

2. 外来医疗器械的特点

种类繁多、结构复杂、价格昂贵、专业性强、医院之间流动频繁。

3. 外来医疗器械的管理

（1）建立健全外来医疗器械准入与管理制度。

① 手术室使用的外来医疗器械包括植入物必须符合《医疗器材和药品准入制度》及相关规定，三证齐全（即医疗器材生产企业许可证或经营许可证、产品注册证、税务登记证），通过相关部门统一招标，属于招标目录中的产品。外来医疗器械（包括植入物）初次使用前须至使用部门所在医疗机构的医务处、设备及相关部门备案、审核把关后进入后续的使用程序。任何医务人员个人及科室不得以任何名义、任何方式私自使用以上物品及器械，否则由此造成的一切后果由当事人承担。

② 器械租借公司必须向使用部门提供所租用器械及植入物的相关资料，包括：器械及植入物的材质、清洗消毒、包装灭菌参数及方式和正确的操作指引。租用器械及植入物须由消毒供应中心进行集中清洗消毒灭菌监测。

③ 除急诊手术外，器械租借公司应根据手术安排于术前一日将手术器械送至消毒供应中心去污区。

④ 手术室器械打包护士（消毒供应中心专职负责手术器械的护士）和器械租借公司双方共同清点核对器械相关信息无误后，在医疗器械及植入物清点签收单上签字并存档。

⑤ 器械租借公司人员原则上不允许进入手术室，如器械使用时必须由技术人员进行现场指导的，应事先经过手术室护士长同意并进行必要的培训后方可进入，每次限一人。

⑥ 所有送至消毒供应中心的外来医疗器械均视为污染器械，必须在消毒供应中心记录每套的清洗、消毒、灭菌监测及应用等相关信息，便于随时跟踪和查询。

⑦ 每天集中有外来医疗器械及植入物时，宜在同一灭菌器进行灭菌；大包装的器械须分开包装，一些确实无法分开包装的器械灭菌时，应适当延长灭菌与干燥时间，同时进行快速生物监测，合格后方可放行。

⑧ 对于急诊手术，有植入物的灭菌过程除了快速生物学测试，还应放置第五类化学指示卡，化学指示卡合格可放行使用；若快速生物学监测结果不合格应立即通知手术医生，采取适当补救措施。

⑨ 器械租借公司向消毒供应中心提供器械包的名称（公司简称＋手术使用部位的简称）和包内所有器械的名称及数量，便于制作器械清单；实行信息化管理的消毒供应中心应将器械包的相关信息录入系统，纳入科室的质量控制和管理。

（2）规范外来医疗器械接收、清洗、包装、灭菌操作流程。

① 根据手术安排，由手术室专人通知相应的器械公司。公司业务员将手术器械于手术前一天的 14：00～17：00 送至消毒供应中心去污区，与专科护士共同清点核对器械包的名称、器械的数量、名称及完好状况，植入物的种类、规格、数量，无误后在手术通知单相对应的手术患者一栏进行标记，将器械包录入信息系统。

② 专人进行规范分类清洗消毒。可拆卸的器械必须拆卸清洗，耐水洗的器械首选清洗消毒器清洗消毒，不耐水洗的动力器械工具可采用手工清洗；污染严重的应先进行手工预处理；特殊器械按照器械公司提供的器械适用的清洗方法进行规范清洗消毒，并在信息系统中

录入器械清洗方式的相关信息。

③ 认真检查器械的清洗质量,根据器械清单整理器械,避免器械包过大、过重;正确放置包内化学指示卡,包外黏贴化学指示胶带,注明包的名称并录入信息系统。

④ 根据器械材质的不同选择灭菌方式。如器械中含有植入物,灭菌同步进行生物监测,结果合格器械和植入物方可发放使用。

⑤ 在确认灭菌合格,包的各种信息正确后可以发放至手术室,手术室将器械包分类存放。

(八) 植入物消毒管理及追溯

1. 植入物(implantable medical device)概念

放置于外科操作造成的或者生理存在的体腔中,留存时间为 30 天或者以上的可植入型物品。

2. 植入物的特点

与人体组织有良好的组织相容性,无毒性。人体常用植入物有钢板、螺钉、吻合钉、补片、心脏瓣膜、人造血管、关节假体等。

3. 植入物消毒管理及追溯

(1) 植入物必须采用合适的清洗方式进行有效的清洗。清洗中使用精细带盖的篮筐,避免较小物品的丢失。

(2) 灭菌植入物应每批次进行生物监测。生物监测合格后,方可发放使用。紧急情况进行灭菌时,可在生物 PCD 中加入第 5 类化学指示物,5 类化学指示物合格可作为提前放行的标志,生物监测的结果应及时通报使用部门。在生物监测结果出来前使用植入物应视为特例,而不是常规。

(3) 植入物首选压力蒸汽灭菌,根据厂家建议可选用环氧乙烷灭菌。一般情况下快速灭菌、等离子灭菌均不能用于植入物灭菌。不得使用自然熏蒸法进行灭菌。

(4) 每件植入物清洗消毒灭菌必须有完整的监测记录,包括清洗质量监测、物理监测、化学监测及生物监测。

(5) 植入物使用记录应可追溯到产品名称、型号、数量、生产厂商、供应商。以上资料一式两份,一份留病历,另一份保存于设备科或药械科。

(6) 已灭菌的植入物,不需进行生物监测,可直接接收使用。因为它们在出厂前已有生产厂家、生产批号、灭菌日期等,应保留产品的灭菌标识条形码,供追溯。但使用前必须严格检查包装的完整性,若包装破损或被怀疑可能遭到损坏时应视为未灭菌,应退回厂家重新消毒或做其他处理。

(7) 有条件的手术室可存放 1～2 套已做好生物监测的钢板、螺钉,以备急诊手术用,用后及时补充。

五、手术分级分类管理

1. 手术分级

(1) 手术分级的原则:根据各科手术风险性和难易程度不同,将手术分为四级。

一级手术:是指风险较低、过程简单、技术难度低的普通手术。如简单胃肠道破裂修补术、硬膜下血肿清除术、膀胱切开取石术等。

二级手术：是指有一定风险、过程复杂程度一般、有一定技术难度的手术。如胃大部切除术、肝左外叶切除术、蛛网膜下腔血肿清除术、膀胱部分切除术等。

三级手术：是指风险较高、过程复杂、难度大的重大手术。如胃癌根治术、脑膜瘤切除术、膀胱颈楔形切除形成术等。

四级手术：是指风险高、过程复杂、难度大的重大手术。如乳腺癌扩大根治术、胰十二指肠切除术、颅底肿瘤切除术、根治性膀胱全切肠代膀胱术等。

（2）分级手术目录：将每一专科开展的手术种类，根据分级原则逐级设置手术目录。手术分级目录通常由医院根据规模、人才、技术、设备、辅助条件等因素自定，医院之间可存在差异。

外科医师手术权限的获得：每位不同专业技术职务任职资格的医师开展不同级别的手术，必须获得资格准入的授权。也就是说，手术权限必须对应相应的手术分级，如三级手术资格医生可以从事三级（含三级以下）手术目录范围内的手术，但不能从事四级手术目录范围的手术。目前，外科手术医师资格授权，无统一标准，由各单位自行制定。一般不与职称挂钩，不随职称晋升而变动。实施手术分级管理的意义在于：根据手术的难易度、复杂性、风险性将手术划分为四个级别，外科医生根据资质和能力授予相应等级的手术权限，不同级别手术权限的外科医生对应相应级别手术目录的手术，不可越级。这样既发挥医师专业特长、又规范了外科医生的医疗行为，有效控制手术风险，促进医疗质量提高和技术进步。

2. 分级管理

手术室护士作为手术团队成员，不仅要掌握医疗技术和手术分级的管理要求，还应协助医院职能部门对科室实际落实情况进行监督，这样才能真正落实依法行医，实施有效的监管和控制。

（1）定期组织全科护士学习医院医疗技术分类和手术分级管理规范，掌握实施办法和管理要求。若遇公布新的二、三类医疗技术目录，出台新规定，调整外科医师手术权限时，以及在新护士入职上岗前，应随时组织学习。

（2）手术室应将允许医院开展的二、三类医疗技术的审核批文、具体项目名称的复印件放在科室备案，并告知所有护士。

（3）手术室护士应配合医院对医疗技术分类和手术分级制度实施监管，发现手术医师开展未经审核通过的手术、非资质认定的手术时，应及时反馈麻醉师制止。

（4）手术室护士长应与医院手术资质审核小组、医疗质量管理科等相关部门保持紧密联系，掌握动态、积极跟进、及时调整允许开展使用的项目，从而规范医院手术医师的资质与技术管理。

（5）手术室应通过规范化的能级培训，逐步实行亚专科相对固定，根据手术室护士能级安排相应分级的手术配合，以保证分级手术的安全顺利开展。

第二节 手术体位护理

一、侧卧位手术体位安置流程及标准

侧卧位分脑科侧卧位,一般侧卧位及髋部手术侧卧位(图 7 - 1、图 7 - 2)。

最常用的为一般侧卧位。适用于肾,上段输尿管手术,肾上腺手术,食管、贲门及剖胸探查等手术。

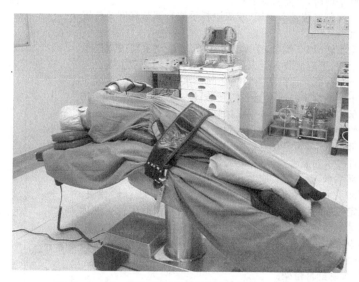

图 7 - 1 肾、上段输尿管手术、肾上腺手术侧卧位

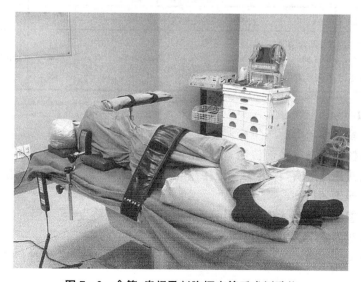

图 7 - 2 食管、贲门及剖胸探查等手术侧卧位

表 7‑1　一般侧卧位操作流程及评分标准

项　目	步　骤	标准分	扣分依据
个人准备	衣着整洁、举止大方、操作前洗手。	5	一项不符扣1分
环境准备	清洁、安静、整齐。	5	一项不符扣1分
物品准备	长方形体位垫1(腰部手术2),方形体位垫2,大软垫1,头圈1,悬空手架及附件(或自制双层托手架),手术床腰卡及附件各2,约束带1,束臂带2。	10	少一件扣1分
操作流程	1. 按手术核查表核对患者信息及手术部位。嘱患者脱去上衣反穿。	3	体位不舒适扣10分,不能满足手术需求扣10分
	2. 麻醉平稳后,脱去患者上衣。	2	
	3. 非手术侧安装悬空手架(或双层托手架),调节高度及位置适宜。	7	
	4. 将患者转成90°侧卧,手术侧上肢置于悬空手架或双层手架上层,下侧上肢置于床手臂板。束臂带约束双上肢。	10	
	5. 头下垫头圈。保持头与脊柱在同一水平高度。	7	
	6. 腋下距腋窝10 cm处垫长方形软枕。腰部手术于11～12肋部垫一软枕,并对准手术床腰桥。	10	
	7. 对侧手术床骶尾部上腰卡,固定骨盆后方。手术侧耻骨联合部上腰卡,固定骨盆前方(在腰卡与患者间加方形软垫缓冲腰卡对患者身体的压力)。两膝间垫大枕头。 胸部手术:上方下肢屈曲60°～70°,下方下肢自然伸直。 腰部手术:下方下肢屈曲60°～70°,上方下肢自然伸直。 固定髋部后调节手术床呈头高足低位后调低床背板使床板呈∧形(或升起腰桥),使腰部平直舒展。	12	
	8. 约束带固定髋部。松紧适宜(可通过1指)。	3	
	9. 轻轻向外牵拉下方手臂(防止臂丛神经受压)。	2	
	10. 放置麻醉幕帘架。	2	
	11. 放置器械托盘。	2	
理论回答	目的,注意事项。	10	少一条扣1分
评　价	1. 动作规范、顺序正确。 2. 符合节力原则。 3. 体现以患者为中心原则。	4 3 3	酌情扣分

【注意事项】

（1）翻转患者时须与麻醉医生协调一致,防止气管插管脱出。

（2）腋下软枕垫起高度及部位适宜,防止臂丛神经受压。

（3）头下软枕高度适宜,保持头与脊柱在同一水平高度,避免颈部过度拉伸。

（4）上肢外展不超过90°。

（5）消瘦患者注意非手术侧髂部及外踝处衬垫,防止压疮发生。

（6）身体两侧固定卡位置适宜,注意男性外生殖器的受压。

（7）体位安置后须稳妥固定。防止身体前倾而压迫下位上肢,致神经受损及静脉回流受阻。

（8）防止肢体与体位架金属杆接触,避免挤压及灼伤。

二、俯卧位安置流程及扣分标准

适用于后颅凹、脊柱后入路及背部手术、肛门直肠手术(图7-3)。

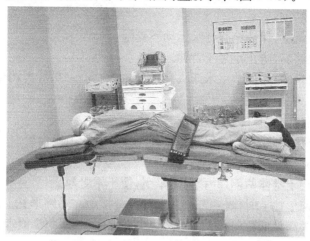

图7-3 后颅凹、脊柱后入路及背部手术、肛门直肠手术俯卧位

表7-2 俯卧位操作流程及评分标准(枕垫法)

项目	步骤	标准分	扣分依据
个人准备	衣着整洁、举止大方、操作前洗手。	5	一项不符扣1分
环境准备	清洁、安静、整齐。	5	一项不符扣1分
物品准备	长方形肩胸体位垫1,方形体位垫2(或成组体位垫6),大软垫1,头圈或头架1,约束带1,束臂带2。	10	少一件扣1分
操作流程	1. 按手术核查表核对患者信息及手术部位。嘱患者脱去上衣反穿。	3	体位不舒适扣10分, 不能满足手术需求扣10分
	2. 麻醉平稳后,脱去患者上衣,贴合眼睑。颈椎后路及后颅凹手术须上头架。	5	
	3. 将手臂板向上反置于头板两侧或取下。	3	
	4. 与麻醉医师合作将患者翻身呈俯卧位,头转向一侧,垫头圈,或将头置于头架上。椎间盘突出手术切口处对准床背板分隔线或腰桥。	12	
	5. 胸部放肩胸体位垫(平肩),用方形体位垫垫起两侧髂部,使胸腹部悬空,或用成组体位垫先垫起两肩,再垫起两侧髂部,最后垫两侧肋部。用床单固定体位垫。	12	
	6. 双上肢根据需要屈曲置于头两侧,束臂带固定。或置于体侧,用中单包裹固定。	12	
	7. 胫前垫大软枕,使双足自然弯曲下垂。	5	
	8. 约束带固定大腿,松紧适宜(可通过1指)。	5	
	9. 放置器械托盘。	3	
理论回答	目的,注意事项。	10	少一条扣1分
评价	1. 动作规范,顺序正确。 2. 符合节力原则。 3. 体现以患者为中心原则。	4 3 3	酌情扣分

【注意事项】

(1) 翻转患者时要与麻醉医生协调一致,防止气管插管及静脉输液管滑脱。使用头架者翻转时同时将患者头部移出手术台。翻转时双上肢紧贴于身体两侧,呈轴心翻身,身体不扭曲,肩与臀在同一平面。

(2) 胸腹部确保悬空,保持胸腹呼吸运动不受限。

(3) 胫部枕头要够高,防止足过于背伸。

(4) 椎间盘突出手术,先调节手术床头高足低位(约 5°~10°),再调低床背板(拉开椎间隙,利于操作)。

(5) 头偏向一侧时注意耳廓折叠、受压。

(6) 髋部垫枕应垫于髂嵴以下,以免压伤外生殖器和压迫髂血管。

(7) 如为颈后部或后颅手术应注意

① 两上肢需固定于身体两侧,并稍向后牵引,便于术野暴露。

② 头部放在马蹄形托上时保持额部、两颧部充分接触在马蹄形托上。防止眼睛受压。

③ 手术床调节头高足低位(约 5°~10°),约束带兜住臀部,向头侧牵引固定,防止患者下滑。

(8) 骨折患者宜选用脊柱体位架,便于骨折复位,强直性脊柱炎选用弓形手术体位架。

三、截石位

适用于会阴部手术及腹会阴联合手术(图 7 - 4)。

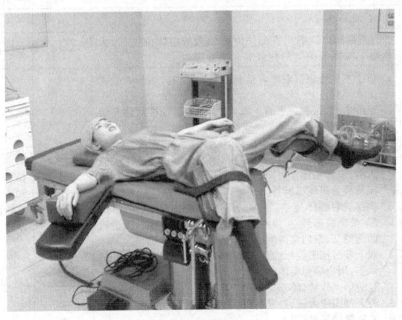

图 7 - 4　截石位

表 7-3　截石位操作流程及评分标准

项　目	步　骤	标准分	扣分依据
个人准备	衣着整洁、举止大方、操作前洗手。	5	一项不符扣 1 分
环境准备	清洁、安静、整齐。	5	一项不符扣 1 分
物品准备	长方形体位垫 3,托腿架及附件,约束带 2,束臂带 1~2。	10	少一件扣 1 分
操作流程	1. 按手术核查表核对患者信息及手术部位。 2. 麻醉后,患者平卧于手术台上。放置腿架(位置:手术床背板下缘,高度:患者大腿长度 2/3)。 3. 脱去患者裤。 4. 将患者臀部移至手术床背板下缘,骶部垫长方形软垫抬高臀部。 5. 两腿屈髋、屈膝分别置于腿架上,腘窝处垫长方形体位垫,两腿呈 60°~90°夹角。 6. 约束带固定膝关节上方大腿。松紧适宜。 7. 放下或取下手术床腿板。 8. 根据手术需要上肢置于身体两侧,用中单包裹固定。上肢平伸外展置于手臂板上时＜90°,并注意保持。用束臂带固定。 9. 放置麻醉幕帘架。 10. 放置器械托盘。	5 7 2 10 10 10 5 5 3 3	体位不舒适扣 10 分不满足手术需求扣 10 分
理论回答	目的,注意事项。	10	少一条扣 1 分
评　价	1. 动作规范,顺序正确。 2. 符合节力原则。 3. 体现以患者为中心原则。	4 3 3	酌情扣分

【注意事项】

（1）如为高架腿,应将小腿比目鱼肌放在腿架上。

（2）注意小腿不可外旋,防止腓总神经受压。

（3）手臂外展不可＞90°,避免损伤臂丛神经。

（4）需要调成头低足高位时,将床背板抬高 5°,或在头、背部垫肩垫,有利于呼吸。

四、相关并发症的预防及护理

术中可能发生的并发症有:压疮,外周神经损伤,角膜损伤及视力受损至失明。造成神经损伤的原因除了直接压迫,还有牵拉以及缺血。角膜擦伤多由于面罩、手术巾或其他异物直接擦伤角膜所致。视力受损或失明除了外力直接压迫外,导致围术期视力丧失的原因似乎是多方面的。

（一）截石位相关的损伤

坐骨神经和腓总神经损伤多见于截石位患者。

1. 因为坐骨神经在坐骨切迹和腓骨颈间相对固定,故腿外旋可牵拉坐骨神经,截石位时髋关节过度屈曲和膝关节过伸可加重坐骨神经损伤。

2. 腿固定架压迫腓骨头可造成腓总神经损伤,临床表现为患者足下垂。

3. 当手置于身体侧方时手术床腿板回位时可能挤压患者手部。

【预防及护理】

除手术患者体位安置符合标准,还应注意:

(1) 术前观察患者下肢活动情况,有无足下垂及感觉异常。

(2) 悬吊或支撑两下肢时,注意腘窝处衬垫,避免过度外旋及外展(防止腓骨头处腓总神经受压)。

(3) 安置体位时避免过度屈曲髋关节、拉伸膝关节或扭转腰椎。

(4) 术中避免外力作用于患者下肢上(避免手术人员对肢体的倚、靠)。

(5) 调节手术床前检查患者手的位置

(二) 侧卧位相关的损伤

1. 臂丛神经损伤。

2. 眼睛磨损。

3. 耳挫伤。

【预防及护理】

除手术患者体位安置符合标准,还应注意:

(1) 腋下软枕垫起高度及放置位置适宜,防止臂丛神经受压。

(2) 头下软枕高度适宜,保持头部与脊柱在同一水平高度,避免颈部过度拉伸及臂丛神经牵拉性损伤。避免头圈压迫眼睛。经常检查下侧耳朵,防止折叠或受压。

(3) 手术侧上肢避免过度外展。有些开胸手术切口位置较高,为了利于暴露常抬上肢超过肩部,此时需要注意对神经及血管的影响。

(4) 消瘦患者注意非手术侧髂部及外踝处衬垫,防止压疮发生。

(5) 身体两侧固定卡位置适宜,注意外生殖器的受压。

(6) 体位安置后须稳妥固定。

(7) 防止肢体与体位架金属杆接触,避免挤压及灼伤。

(三) 俯卧位相关的损伤

1. 软组织受压。

2. 角膜擦伤和失明。

3. 男性外生殖器受压导致坏死。

4. 神经损伤。

【预防及护理】

除手术患者体位安置符合标准,还应注意:

(1) 头面部受压情况:预防措施:头托选择合适,根据需要加垫硅凝胶垫,确保额部、两侧面颊部受力支撑。避免颧部一点受力。气管插管固定胶布避免贴在颧骨上。定时托起头部(托头时应托住下颌及头顶,从面颊两侧托起会造成面部皮肤被绷紧易摩擦损伤),改善面部血液供应。

(2) 观察眼受压情况及角膜暴露情况:确保眼睛不受压。应用胶条或敷贴贴合眼睑。头部处于中立位时经常使用镜子观察眼睛是否受压。头侧向一侧时应经常检查下侧眼睛以防受压。对高危患者尽量保证他们的头部齐平或略高于心脏,尽量保持中立位(无明显的前屈、后伸、侧屈或旋转),避免眼内压明显升高。

（3）防止神经受损

① 尺神经损伤预防措施：双臂自然屈曲放置于头两侧，用棉垫或薄海绵垫于前臂，使肘部稍悬空或减少受力，避免压迫肱骨髁后神经沟。保持远端关节低于近端关节。

② 眶上神经损伤预防措施：安放体位使整个额部受力，避免眉弓处受力，有颅骨牵引时，牵引力保持水平或略向上。

（4）观察软组织受压情况

① 膝关节：垫海绵膝圈，以缓冲膝部软组织受力。

② 乳房：置于两枕垫之间。

③ 阴囊、阴茎：悬垂于两垫之间。避免因留置导尿管的牵拉而受压。

第三节　专科仪器设备使用及管理

一、手术显微镜（surgical microscope）

手术显微镜是显微外科的必要设备，通过显微镜的高倍放大，组织的显微结构能清楚地显示，应用显微外科器械进行精细操作，减轻了对正常组织的损伤，提高了手术成功率，有助手术后恢复。

手术显微镜的放大倍数能变换，并有足够大的工作距离，其成像是完全一致的立体成像，照明装置的范围足够大、亮度适中。深部手术时采用同轴照明，光路中设有隔热片或采用冷光源。灵活方便，可在三维空间内做各个方向的自由移动，可连接照相机、摄像机等附件。

【基本结构】

1. 机械部分　由镜座、镜柱、镜臂、镜筒、旋转器、镜台和调节器等部分组成。

2. 照明部分　反光镜、集光器。

3. 光学部分　目镜、物镜。

【工作原理】

利用光学原理高倍放大，清晰显示组织的显微结构。

【应用范围】

1. 神经外科的应用

（1）颅内肿瘤切除：脑深部、脑室内及颅底肿瘤，如蝶骨嵴内侧脑膜瘤、垂体瘤，听神经瘤、颅咽管瘤等。

（2）脑血管类：① 动脉瘤。可清楚地看清肿瘤界限，操作精确，减少出血。② 脑血管狭窄或闭塞，即闭塞后的重建手术，如血管吻合。③ 动-静脉畸形。

（3）脊髓手术：椎管内肿瘤，颈椎病。有助于彻底切除肿瘤而不损伤正常脊髓组织。

（4）周围神经外科：可看清神经束及神经外膜的结构，增加手术成功率。

（5）口腔入路环枕畸形矫正术。

（6）颈内动脉剥脱术。

2. 耳鼻咽喉、头颈外科手术

3. 眼科手术

4. 骨科的断肢再植手术

【操作流程】

（1）松开底座刹车，移动显微镜至手术床旁的合适位置，并固定底座刹车。

（2）将制动手轮放松，根据手术部位安放显微镜，使显微镜位于可调节范围的中间位置，正对手术野的中心，重新旋紧制动手轮。

（3）插上电源插座，摆放脚控开关，开启显微镜电源开关。

（4）光源的调节应从最小亮度调节至合适。

（5）调节目镜需根据术者的瞳距和眼睛的屈光度进行目镜的调节，再调节物镜焦距，达最大清晰度。

（6）术中调节时应无菌操作，使用一次性无菌显微镜透明塑料薄膜袋，套住显微镜的镜头及前臂，剪去镜头下的薄膜，方便术者观看。或将各调节手轮用无菌手套套上后再进行调节，禁止套住显微镜光源，避免温度过高。

（7）可根据需要摄取目镜中所见影像。

（8）使用完毕应将亮度调至最小时再关闭电源开关，以延迟灯泡的使用寿命。

【注意事项】

（1）禁止采用高压、蒸熏等方式消毒：高压会使旋钮变形，镜片分离；蒸熏可在整个显微镜表面和镜面留下黏性污斑。可取的方法是用无菌橡皮帽盖在所有旋钮上，其他部位用无菌敷料包裹；或用按显微镜形状剪裁的无菌布（或塑料袋）套在显微镜上，仅留孔露出目镜和物镜。注意不要包裹显微镜的光源，以免温度过高，尤其是连续摄片或摄像时，否则灯泡和灯室的温度有可能达到足以软化灯座焊接物的程度。

（2）注意防尘防潮防高温或温差剧变。

① 使用完毕用防尘布罩盖住显微镜，保持光学系统的清洁。

② 透镜表面定期用橡皮球将灰尘吹去，然后用脱脂棉蘸 95% 的乙醚和无水乙醇混合液轻轻擦拭镜头表面，从中央到周边反复轻抹至干净，切勿擦拭镜头内面，以免损伤透镜，勿用乙醇乙醚丙酮擦拭显微镜镜身。

③ 平时每天用拭镜纸擦拭镜头表面即可。

④ 存放间应有空调调节温湿度，相对湿度不超过 65%，以保持仪器的干燥，暂不使用的光学部分应放置于干燥箱或干燥瓶内，同时加入硅胶干燥剂，若镜筒内受潮，应将目镜、物镜、示教镜等卸下，置于干燥箱内干燥后再用。

（3）防止振动和撞击，尽量放置在经常使用的手术间内，避免反复推动。每次使用完毕后收拢各节横臂，拧紧制动旋钮，锁好底座的固定装置。

（4）保护导光纤维和照明系统。使用时切勿强行牵拉和折叠，使用完毕后理顺线路，不要夹压或缠绕于支架上，导光纤维的两端要定期清洁，防止污染和积尘。

（5）保持各部位的密封性，严禁随意拆卸目镜、示教镜等可卸部分，拆卸后立即加防护盖。如仪器保管不良，密封性破坏，外界的潮湿气流进入仪器内，造成仪器内部发霉、生锈。

（6）专人负责检查，设专用登记本，随时记录显微镜的使用情况、性能、故障及解决办法，定期维修保养。

二、移动 X 线机（mobile X-ray machine）

移动式的 X 线机有可推动式和固定吊天花式两种，常应用于手术室配合外科手术做定位使用。它的结构较简单，将全部机件装在活动车架上，移动方便，并且可通过影像增强器在监视器的荧屏上直接显示被检查部位的 X 线图像。

【结构及配件】
一般由高压发生器、X 线管、操纵控制系统、显示器等组成。

【工作原理】
通过影像增强器在显示器屏幕上直接显示被检查部位的 X 线图像。

【应用范围】
（1）外科手术定位：如骨科内固定手术、溶栓术、支架置入术、介入手术等。
（2）寻找体内金属异物或器械、敷料、纱布等异物遗留体内的定位。

【操作步骤】
（1）松开脚刹车，将操作机推至手术床，调节手术床。显示器放于面对术者便于观看的位置。
（2）连接操作机和显示器的高压电缆，接通电源。
（3）打开操作机控制面板上的电源开关。
（4）松开 C 型臂上的制动开关，调节 C 型臂使球管和接收器对准拍摄部位，然后锁定制动开关。
（5）在操作机控制面板上选择透视或拍片功能，选择手动程序或自动程序调节能量大小。
（6）工作人员穿戴防护用具、做好防护准备，选择手控开关或脚控开关进行放电拍片。
（7）操作完毕，关闭控制面板上的电源开关，拔下电源插座，整理线路。
（8）将操作机退出术野，分离操作机和显示器的高压电缆。将设备放回原处，锁定所有的制动开关。

【注意事项】
（1）手术床应可以让 X 线透过。
（2）保持清洁，防止灰尘引起 X 线管面放电导致球管破裂。
（3）保护高压电缆避免受损，禁止过度弯曲高压电缆。
（4）操作人员必须经过培训后方能使用。
（5）移动设备时注意控制方向，防止撞击 C 型臂使球管受损。
（6）术中使用时，可预先在 C 型臂两头套灭菌布套，或者在手术拍摄部位加铺无菌单，照射完毕再撤除，避免污染手术无菌区域。
（7）X 线的安全防护
① 手术室内应设有防 X 线的专用手术间，墙壁、天花板、门含有铅层可防 X 线；手术室外的辐射剂量应低于 3Gy。
② 手术间门口悬挂警示标志，使用 X 线时应打开手术间门口的红色警示灯。

③ 使用防护设备,如可移动的铅挡板、铅衣、铅围裙、铅围颈、铅短裤、铅橡皮手套等,除工作人员使用防护用具外,也应注意使用防护用具保护患者的生殖器官和甲状腺。

④ 放电时,室内人员尽量远离球管 2 m 以上,距离球管 1 m 的工作人员必须穿戴防护用具,避免原发射线的照射。

三、氩气刀(argon beam coagulation)

【工作原理】

氩气电刀是一种高频能量的电刀系统,由氩气束凝血器、单双极高频电刀、电极检测系统三部分组成。氩气电刀利用纯氩气作为高频电流的传导媒介,在 12 000 V 高压 620 kHz 高频下作用于钨钢针电极,产生分布均匀、100 线以上的高密度氩气电弧束,距离组织 1.5 cm 喷射到组织表面快速凝血,产生的焦痂厚度仅有 0.2～2 mm,在大血管壁电凝不至于损伤血管。氩气刀有氩气覆盖的高频电切割、氩气增强的高频电凝和氩气电弧束喷射凝血三种功能。

【操作步骤】

(1) 使用前检查氩气电刀的主机及其各配件是否完好、齐全。打开氩气瓶开关,检查氩气瓶的压力是否足够,当压力<300 PSI 时,则需更换氩气瓶。

(2) 妥善固定负极板于病人肌肉丰厚的部位,如大腿外侧或臂部。

(3) 连接电源线,打开氩气电刀主机开关,待系统自检完毕,接氩气电刀手柄,安置脚控踏板。

(4) 根据手术部位,选择合适的输出功率及输出模式:手动模式(依据手术需要调节氩气流量)或自动模式(自动模式下流量可随凝血功能的变化而改变),一般输出功率为 40～150 W。

(5) 按下手术开关或踩下脚腔开关,将氩气喷头靠近需凝血部位 1～1.5 cm,自动激发氩气束电弧进行止血。

(6) 手术结束时先关闭氩气钢瓶开关,排尽管道内的残余气体后,再关闭流量开关。

(7) 关闭氩气电刀主机开关,拆除氩气电刀手柄和负极板,切断主机电源及脚腔踏板。

【注意事项】

(1) 常规电外科设备的安全使用同高频电刀。

(2) 腔内操作时氩气气流可造成腔内气压升高,应严密监测,适时调节,以防气压过高引起呼吸、循环等功能障碍。

(3) 术中应随时检查氩气钢瓶的压力,并合理调节氩气流量。流量过小,吹不净创面积血,影响止血效果;流量过大,容易吹起焦痂,影响凝血效果,且有产生血管气栓的可能。

(4) 最佳工作距离为 1～2 cm,勿将喷头直接接触组织。喷射时正常的氩弧为蓝色。若喷头发红,说明喷头与组织之间的距离太近或功率设置太高,可将喷头稍抬高或调整功率。当距创面 2 cm 以外时,只产生吹气效果而失去激发功能。

(5) 保持正确的角度:激发出电弧后,将氩气喷头略为抬起,刀头与组织应保持 30°～60° 的角度,缓慢匀速移动,不可垂直于组织进行操作。

(6) 调节合适的时间:直径 2～3 cm 的血管,使用时间要延长、不可急速扫射或点射。也可用止血钳夹住出血点后,再对准血管断裂处喷射止血。

（7）清洗氩气电刀头时，应避免水渗入手柄管道内部，损坏线路。氩气刀手柄采用低温灭菌，手柄输气软管应宽松盘绕，严禁折叠。

（8）氩气电刀属于精密仪器，专人负责管理和维护，并熟练掌握其操作流程及注意事项。配备使用登记本，每次使用完毕，登记其性能、时数并签名随机保存

四、超声吸引（cavitron ultrasonic surgical aspirator, CUSA）

【工作原理】

利用超声波产生瞬时冲击加速度、微声流及声空化，将要切除的组织粉碎，再经冲洗液与切除组织碎屑混合乳化后经手柄上的吸引装置吸除。它具有振荡切割、乳化与吸引三种功能。可控的五级组织选择性能提供更大的控制性和精确度，使医生在手术过程中减少或避免了神经、血管等损伤。超声对细胞的作用主要有热效应、空化效应和机械效应。

【操作流程】

（1）检查机器的配件是否完整，将灭菌的工作手柄交予洗手护士，由其将连接线、冲水吸引管与手柄尾端相应接口接上。

（2）正确连接电源线、脚踏开关，并挂上无菌生理盐水。

（3）连接吸引管到吸引瓶，冲洗管与生理盐水瓶相连接，将冲洗管较粗的一段根据机器上的箭头指示妥善放到冲洗泵内，压好冲洗泵压杆，手柄连线白点对主机插孔白点正确连接。

（4）打开电源开关，主机进行自检（30 s 左右），正常状况下主机无报警音且"Error"指示灯不闪亮。开机后，在手术开始前，按冲洗区的快速冲洗键"Filling hose"，直到手柄头滴水为止。

（5）根据医生习惯及手术的需要调节吸引、振幅大小和输液泵的速度。

（6）完毕，先将管道冲洗干净，将冲洗管与输液器分离，待温度指示红灯亮后，将所有功能键复原归零后方可关闭电源开关，卸下手机各部的连接线，拔去电源。

（7）清洁机器：清洁前，关闭电源，拔除电源插头。用温和的清洗剂或湿布擦拭机器表面和电源线，防止液体流入机壳，禁止使用腐蚀剂、溶剂及其他可能擦伤面板或损坏机器的物品清洁机器。

【注意事项】

（1）必须严格按程序先行测试，连接前确保刀头及联线的各接头处干燥；测试及使用时，手柄刀头不能与金属器械碰撞，以免受伤及损坏刀头。

（2）术中应呈握笔状持手柄操作，不可放平甚至倒置刀头操作，以避免冲洗水不仅不能从刀头处流下冲洗术野，甚至会倒流至手柄与连接线接口处，引起机器报警损坏。

（3）术中根据所切肿瘤的性质选择相应的功率、冲水量、吸引力，原则是在达到效果的前提下，以功率最小为宜。根据手术部位深浅决定是否需要在刀头上加直（弯）延长器。

（4）术中经常吸取生理盐水冲洗管道，以保证管道畅通，以免破碎组织附着管壁甚至堵塞刀头，冲洗完毕妥善放置，防止滑落。

（5）使用过程中如有报警，应根据警灯指示调整，或关闭电源开关，重新启动。

（6）使用完毕后，按流程正确处理，切勿冲洗手柄与连线的插孔，因进水后会导致手柄

短路,每次使用后手柄一定要用专用疏通器疏通,用高压水枪冲洗吸引管,而且应该在使用后立即清洗,拆洗的配件要及时安装。

(7) 专人负责,定期检查、测试和维修。

五、医用加压器(medical pressure device)

医用加压器利用液体介质对腔体进行加压膨胀以形成可视空间,并可清洗腔内血污,使检查和手术视野更加清晰,适用于泌尿外科的膀胱及输尿管手术的液体灌注,也可用于关节镜、腹腔镜、胆道镜及宫腔镜的手术液体灌注。

【工作原理】

打开电源开关,主机工作,设定所需冲吸压力,关闭冲洗阀,等储气罐(主机内置)和吸引瓶达到设定压力。主机气泵、吸引泵自动停止,并随着压力变化自动补气或吸气。打开冲洗阀,储气罐内的气压把盐水瓶中的盐水压出冲洗器至腔内冲洗污血。关闭冲洗阀,打开吸引阀,把冲洗后的污血混合盐水吸入负压瓶内。重复冲洗吸引,便能洗清腔内的污血。

【结构组成】

本产品由电源主机,生理盐水瓶、瓶架、冲气液转换针、冲吸器、负压瓶、硅胶管、吸引管等组成。正压调节范围 10 ～ 50 kPa,负压调节范围－10 ～ 50 kPa,最大冲洗量≥3 000 ml/min,最大吸气量≥5 000 ml/min。

【操作流程】

(1) 使用前将冲气液转换针、冲吸器、硅胶管进行消毒备用。

(2) 将主机泵出气口与冲气液转换针用硅胶管连接,将冲气液转换针插入生理盐水瓶中,与冲洗器用硅胶管相连。挂上负压瓶,用吸引管连接主机吸泵进气口与吸瓶盖(带溢流阀)插嘴,另一个插嘴则连接到冲吸器嘴。检查出入水胶管是否接反;入水管口放入液体中,出水管所接三通阀打开,向内压紧 C 型压块并固定。

(3) 检查电源插座,插入电源线,打开电源开关,此时面板指示灯亮,机器处于待机状态。

(4) 将功能状态键选择至 1 档,流量设定旋钮和压力设定旋钮均调至最小。

(5) 调节流量设定旋钮和压力设定旋钮,使转轮快速转动,使液体充满全部胶管内,并保持冲洗 20～30 s,排出管内空气。

(6) 设定适当的压力和流量,一般压力上限调至为 200～250 mmHg,流量在 300～400 ml/min,以形成连续或脉冲较强水流为宜。

(7) 在使用中如遇阻力较大,或管腔较细时,可适当调高设定压力,但此时流速不宜调得过大,否则会形成间断喷流。但在需要间断喷流场合,可以把流速调到最大,压力给定值减低,以形成脉冲式的间断喷流。

(8) 如压力超过所设定上限时,机器通过压力传感器检测控制,使转轮停转,停止抽水;当压力降低时,转轮重新转动,使压力保持在给定值附近。

(9) 注意 C 型压块是否压得合适,太紧会影响转轮转动,太松则压力不足液体抽不上来。应注意供液瓶内水平面,要随时加液体以避免抽入空气(抽入空气会使压力传感器失灵,控制电路失败)。

(10) 机器使用完毕后,让机器继续空转,抽出剩余在胶管内的灌注液,抽入普通清水

（或蒸馏水）冲水,减少灌注液对机器(特别是压力传感器)的腐蚀,最后将清水全部抽干。

（11）松开 C 型压块,关闭电源开关,拔去电源。

（12）注意机器内部勿进水,避免短路;避免剧烈碰撞损坏压力传感器内部传感丝。

（13）当所需压力低于 150 mmHg 时,应将功能状态键选择至 0 档,可延长压力传感器寿命。

【注意事项】

（1）如有故障,需请专业人员维修,切勿自行打开机盖。

（2）压力连续超出 300 mmHg 的时间不得超过 3 min,否则压力传感器的寿命将大大缩短。

（3）在保证术中视野清晰的情况下,尽量用最低的灌注压力及适当的灌注流量,提高手术的安全指数。

六、制冰机

制冰机是一种将水通过蒸发器由制冷系统制冷剂冷却,将预制冷至 4℃ 的生理盐水制作成一种柔软的无尖刺冰屑的冰泥,来满足外科手术过程需要的一种医疗设备。

【操作流程】

（1）插上电源插头,供给 220 V 电压。

（2）按下控制开关,接通电源。此时红色指示灯亮。

（3）加入热传导媒介(容量 1 200～1 800 ml)到绝缘蒸汽室,该媒介需满足两个条件:① 有很好的导热性。② 在−32.7℃不会冻结。建议选用 50%乙醇。需置冷 15 min 后方可加入冷冻液。

（4）置冷以后,把消毒袋盖在绝缘蒸汽室,但不要掩盖散热孔。

（5）把经过消毒的制冰盆放入蒸汽井内,轻压盆底,使盆底与绝缘蒸汽室充分接触。

（6）往盆中加入适量预制冷生理盐水,为了缩短冷冻时间,盐水需预冷至 4℃。

（7）经过 15 min 以后,当融冰形成时,用随机携带的聚碳酸酯铲(经过严格消毒)搅拌融冰,直至形成所需冰泥。如果不立即使用,则冰泥将被冻结在盆的两侧,一旦发生这种情况,用铲重新搅拌直至形成冰泥即可使用。

（8）冰泥用完后如还需要,可酌情加入适量生理盐水,重复以上步骤。如不需要,关闭电源,清理盆中用物,用清水洗净冰盆及冰铲,并重新消毒备用。

（9）手术结束关闭电源,把一医用小盆放在排水管下,排水管位于制冰机底部右下角,用手松动蒸气室中部的排水阀,直至所有热交换液排尽至小盆中为止,最后把排水阀拧紧。

【注意事项】

（1）制冰机应由专人负责,定期维护,检查其制冰效果,以免在手术过程中因制冰效果不好而影响手术。

（2）制冰机内的热传导媒介的浓度,应随时添加并定期更换,保证其良好的制冰效果。

（3）在放置冰盆时要保证盆底和热传导媒介充分的接触,才能达到最好的制冷效果。

（4）在制冰的过程中应及时搅拌使冰盐水形成柔软的冰泥,防止形成尖冰而造成组织的损伤。

七、电动止血带机(electric hemostasis machine)

在施行四肢手术时,应用多功能电动气囊止血带机,可最大限度地制止创面出血,达到止血、暴露术野的目的,可缩短手术时间,减少或避免输血。

【工作原理】

根据手术部位的需要设定压力、时间等各种参数,通过高效气压泵快速泵气,充气于止血带,从而压迫肢体,暂时阻断血流流向肢体、阻断血流循环,提供一个无血的手术视野,同时减少手术出血量,有助于手术操作。形成的"无血区"能最大限度地制止创面出血,使肌腱、神经等微细结构清晰可辨,提高手术效率和手术质量

【应用范围及适应证】

(1) 应用范围:骨科四肢手术及肝胆科肝移植手术。

(2) 适应证

① 股骨,肱骨远端,胫、腓骨,尺、桡骨骨折切开复位内固定术。

② 手、足部的手术。

③ 尺神经、桡神经、腓肠神经探查松解术。

④ 膝、踝、肘、腕、指关节置换术。

⑤ 肝移植手术中休克裤的使用。

【操作方法】

(1) 选择、安放止血带,止血带分成人、儿童两种规格。根据患者的情况选择合适的止血带,松紧适度,缚于患者手术肢体的适当部位,一般距手术部位 10～15 cm。止血带的蓝色连接口向上,以免接触无菌区,将止血带上的蓝色连接口与止血主机上的蓝色螺旋管的接口拧紧。

(2) 开机接通电源,红灯亮自动程序启动,经 5 s 的自检后红灯熄灭,自检正常,电源指示灯显示绿色。

(3) 工作压力的选择:压力止血的最低期望值,即一般体型患者超过其收缩压 100～150 mmHg(1 mmHg≈133.322 Pa)即可达到止血效果,通常下肢压力不超过 500 mmHg,上肢不超过 350 mmHg。

(4) 设定工作时间:时间设定为 60 min,设置正计时或倒计时。在工作至设定时间时,仪器自动报警,有蜂鸣声提示。

(5) 选择驱血套:用彩色标尺紧贴患者皮肤测量其手术部位周长,确定后选择与标尺同色的驱血套。驱血套与蓝色充气管连接,手动充气表与蓝色充气管相接,手动充气至 130 mmHg。充气后自患者肢体末端向上滚动驱血套至缠好的止血带。

(6) 充气:根据所需的压力,旋转压力调节钮充气。

(7) 调整止血压力:手术中可在任何时候调整止血压力。

(8) 瞬间放气:术中如需要可做瞬时放气。按下瞬时放气钮,止血带压力回到"0",手指抬起,驱血带马上恢复到原设定的压力。

(9) 手动充气:发生断电或无电源时,可用手动充气球为止血带充气。

(10) 肢体加压驱血:确认驱血部位的压力调节阀位于"0",将加压驱血服套在患者的肢体上,并将驱血服上的连接管与机器上的黑色螺旋管上的接口拧紧,旋转压力调节钮至

270～300 mmHg。充气,当压力达到 260 mmHg 左右时,为避免压力过高,驱血服上的超压阀断续放气,表示驱血完成。

(11) 驱血服放气:拔开驱血服的上、下两只放气塞,断开驱血服与肢体的连接,压力阀回"0",拉开驱血服的拉锁,从肢体上取下。

(12) 输血、输液与加压冲洗:配备容量为 5 000～10 000 ml 的加压冲洗袋,加压袋与止血带机器上的黑色螺旋口相接。可根据所要吊挂的血袋、输液袋、水袋的容量选择不同规格的加压袋。

【注意事项】

(1) 止血带型号的选择

① 袖带:大袖带长 105 cm、宽 7 cm,小袖带长 50 cm、宽 5 cm,有成人、儿童两种规格。

② 使用时根据患者情况、年龄、手术等因素选择长短、宽度适合的止血带口。

③ 应尽可能挑选宽的止血带,因为宽的止血带和皮肤接触的面积增大,能以较小的压力提供止血效果,对止血带边缘的神经所造成的压力较小,减少对神经和软组织的伤害。

④ 儿童应根据年龄大小选择袖带的宽窄,一般下肢部位手术及较大儿童的上肢部位手术选择大号袖带,大龄儿童上下肢部位手术均选用大号袖带,婴幼儿四肢手术及上、下肢部位手术均选用小号袖带。

(2) 止血带压力的选择

① 止血带压力的选择没有统一标准,一般根据患者的年龄、收缩压、止血带的宽度、肢体的大小而决定。

② AORN 建议:就健康成人而言,上肢压力为患者收缩压加 50～75 mmHg(6.7～10.0 kPa),下肢压力为收缩压加 100～150 mmHg(13.3～20.0 kPa)。

③ 进口止血带厂家建议:上肢压力为收缩压加 75 mmHg(10.0 kPa),下肢压力为收缩压加 150 mmHg(20.0 kPa),一般工作压力小于保险压力 5～10 kPa,上肢工作压力 35～45 kPa,下肢不超过 75 kPa。

④ 国内研究建议:成人根据术侧肢体的周径来设定压力大小,下肢直接测量止血带应用部位的周径(cm)数值作为工作压力,保险压力在工作压力的基础上加 10 kPa。

⑤ 儿童:严格掌握压力大小,一般在 30.4～45.6 mmHg(4.5～6.1 kPa),上肢在 30.4 mmHg(4.5 kPa)以内,下肢在 45.6 mmHg(6.1 kPa)以内。

(3) 止血带时间的设定:止血带使用的时间无统一标准。通常由患者的年龄、生理状况及肢体的血管供应情况而定。AORN 建议 50 岁以下的健康成人,上肢应少于 60 min,下肢应少于 90 min。止血带生产厂商建议健康成人止血带持续时间不应超过 120 min。儿童一般不超过 60～90 min。若需继续使用,可放气恢复肢体血流 10～15 min,再重新充气阻断血流。

(4) 止血带放置的部位:一般距离手术部位 10～15 cm,止血带连接口朝上,避免污染无菌区,上肢止血可选在上臂近端 1/3(上肢中上 1/3)或远端 1/3 处,避免在中 1/3 段,否则会压迫桡神经。下肢止血应选在大腿中、上 1/3 交界处。由于前臂及小腿的主要血管均位于尺、桡骨和胫、腓骨之间,因此在上述部位扎止血带起不到止血作用。儿童根据手术部位固定止血带于肢体近端单根骨处,使之尽量远离手术野。如果止血带与骨之间的组织很薄,可能会造成神经损伤。

(5) 止血带固定的方法：使用止血带之前，先将止血带内空气驱净；用无皱纹保护垫或平整的衬垫保护皮肤。为避免引起皮肤压伤或水疱，不能将止血带直接绑在皮肤上，除非说明书注明不用保护垫；止血带松紧要适度，以摸不到远端动脉搏动和使出血停止为度。过紧可伤及神经引起肢体麻痹；过松没有阻断动脉仅阻断了静脉，阻断血流效果不佳。止血带固定好后，不可旋转移位。用碘酒消毒皮肤时避免消毒液流至止血带下引起皮肤化学灼伤。患有肿瘤的肢体，使用止血带时禁止使用驱血带驱血。应将该肢体抬高 45°后再扎止血带。

(6) 止血带的安全使用

① 注意调节好室温，室温高时要相应地缩短上止血带时间。

② 四肢多发性骨折需同时使用止血带时，应轮流间隔充气、放气，并准确记录时间。

③ 使用过程中，如发现气囊漏气，应及时更换，否则导致气泵持续工作，影响使用寿命。

④ 放气时应将伤口加压包扎好的手术肢体抬高。观察有无疼痛、局部皮肤瘀血、水疱、灼伤、肌肉、神经损伤、出血加重、出血性休克等并发症的发生，并及时处理。

⑤ 定期维护、记录，确保设备处于功能状态。

八、神经外科手术头架 (neurosurgery head frame)

手术头架是通过将头钉刺穿头皮，嵌于颅骨上固定患者头部的手术设备。头架固定可靠，能够根据手术需要进行前伸后仰、左右倾斜摆动等调节，满足颅脑疾病各种手术入路的需要，充分暴露术野，使头颅具有稳定性、牢固性和灵活性，有利于手术操作；同时避免耳部、眼部、头面部受压的风险，利于麻醉医生术中观察和妥善管理气管、导管；头架附件还可辅助牵拉暴露深部组织并减少脑组织损伤。目前，头架已经广泛应用于神经外科手术中患者头部的固定，成为现代显微神经外科手术必不可少的手术设备。

【结构】

底座、连接器、头夹、颅骨钉

【操作流程】

(1) 安装底座

① 卸下手术床头板。

② 调整 MAYFIELD 底座的两根端臂间距，使之适应手术床，锁紧调节螺丝，并插入手术床。

③ 锁紧手术床头板插孔固定螺丝。各关节处于开放状态。

(2) 连接底座

① 将连接器扭矩螺钉插入底座连接臂棘齿孔内。

② 顺时针拧紧扭矩螺钉。

③ 扭矩螺钉拧紧后，连接器固定不旋转。

(3) 安装头夹

① 在确认颅骨钉无损坏的情况下（若有损坏应更换）将颅骨钉分别安装在头夹上并压紧至无缝隙（注意保证颅骨钉无菌）；建议备用颅骨钉以防颅骨钉有损坏。

② 拉起弹簧锁，将延伸臂从固定臂中向外抽出足够的距离，然后松开弹簧锁。

③ 松开摇臂固定旋钮。

④ 将双钉侧加压旋钮调节至压力起始线或将各钉分别调节至压力起始线。

⑤ 选择合适的手术体位,确定合理的颅骨固定位置,固定患者头颅,固定时要遵循下列原则:

- 固定时保证三钉连线呈等腰三角形(双钉侧两钉连线为底线)。
- 三钉位置均在止汗带(双耳上方绕头一周宽约 3 cm)范围内。
- 颅骨钉位置要避开矢状窦、颞窝、大血管区及外伤骨薄弱区等危险部位。
- 卧姿时双钉侧摇臂应大致与地面呈垂直位,坐姿时双钉侧摇臂应与地面大致呈水平位。
- 固定颅骨时先将双钉侧贴紧已选择好的位置,然后将单钉侧向双钉侧推近,直到单钉侧也贴紧颅骨,接着用力将头夹收紧至压力显示计有了一定的压力显示(约 20lb)为止。
- 顺时针旋转单钉侧加压旋钮至理想压力(建议:成人 60lb,儿童 40lb,临床医生应该根据实际情况进一步确定,但压力值一定不要大于 80lb)。
- 以双钉侧和单钉侧连线为轴旋转头夹至理想位置,将头夹与连接器连接(若底座为 A-2009,可以将头夹与底座的相应接口直接连接),在未完全固定以前再次确认手术体位比较理想。

(4) 完全固定头部固定系统:在确认手术体位处于比较理想的位置后由上至下依次锁定各个关节,最后锁上摇臂固定旋钮,完成头部固定系统的最后固定。

(5) 头部固定系统的拆卸。

① 助手托住头夹,另一人旋开头夹与连接器的连接,扶住连接器,松开底座手柄,拧松底座固定螺丝,抽出底座并安装手术床头部段。

② 两人配合,一人托住患者头颅,另一人扶住头夹,打开摇臂固定旋钮以双钉侧和单钉侧连线为轴旋转头夹至水平位,然后将患者头颅妥善摆放。

③ 逆时针旋转双钉侧加压旋钮,直到压力显示计没有压力显示为止。

④ 拉开弹簧锁,抽出延伸臂直至延伸臂和固定臂完全分离。

⑤ 分别将延伸臂和固定臂从患者头颅处拿开并取下颅骨钉。

(6) 清洗和消毒

① 应用非腐蚀性抗菌剂清洗和擦拭。

② 头钉使用高温高压方式灭菌消毒。

【注意事项】

(1) 头夹在每次使用前及使用后均要仔细检查,如有功能不良或损坏请立即修理或更换。

(2) 确保颅骨钉底部完全嵌入头夹,并确保颅骨钉尖端已嵌入颅骨,固定牢靠,并且没有穿透危险,否则可能会给患者造成严重伤害。

(3) 保证所有的关节和锁的机械装置能够可靠使用,否则可能会导致患者严重受伤。

(4) 锁定各个带有咬合齿的关节以前务必保证这些关节已经充分咬合,以确保锁定牢固并减小磨损。

九、螺旋水刀

【工作原理】

通过其专利压力发生系统对水压进行精确控制,使液体通过高压管到达喷嘴,形成细小的高压水速,使组织结构形成一个膨胀空间,软的实质组织在很小的压力下即能被分离,而血管、胆管、淋巴管以及神经等可以不受损伤的保留下来或另行处理,这样的作用原理完美地保证了手术时对组织有选择性的精确而安全的操作,并缩短了手术时间。

【应用范围】

(1) 普通外科:肝切除、直肠系膜全切术、腹腔镜胆囊切除、胰腺手术、乳腺手术。

(2) 泌尿外科:部分肾切除,开放式前列腺手术。

(3) 神经外科:胶质瘤切除术,癫痫病灶切除术。

(4) 整形外科:耳廓成形术。

(5) 耳鼻喉科:腮腺手术,舌部手术,扁桃体切除术。

(6) 矫形外科:经皮分离,关节镜下滑膜切除术。

【特点】

(1) 具有高度灵活的组织选择性,定位准确的组织分离。

(2) 不损伤周围组织,切除时对器官的损伤减小。

(3) 分离冲洗及液体抽吸使手术视野保持清晰。

(4) 出血量少,缩短了手术时间。

【操作流程】

(1) 接通电源,开机。

(2) 安装介质水筒,卡入卡槽中,顺时针拧紧,按提示锁定介质筒。

(3) 安装手柄及吸引袋,选择水刀头。

(4) 根据手术需要设置抽吸或脉冲模式。术中可根据需要改变压力。

(5) 递脚踏开关予术者自行控制使用。

(6) 术毕,分离连接的手柄,解除介质水筒,逐步退出系统,关闭机器。拆下负压吸引袋,整理好脚踏板,如机身上有血迹或水迹,擦拭干净,归放位置。

【注意事项】

(1) 使用介质水筒,用于手术的水刀附件以及切割介质筒都保持处于安全的无菌密封状态。

(2) 使用时喷嘴与组织的距离应适当,不应停留于组织上的某一位置,作用于组织时应来回移动手柄,手柄应以正确角度作用于组织。

(3) 开始工作时应选用较小水压,然后根据需要调整水压,以提高分离组织的速度。

(4) 特别注意介质筒内生理盐水的使用量,如果用完,提示医生暂停使用,立即更换介质筒后,再继续使用。

(5) 术中由于水刀喷射有可能会打湿布单,应注意保持手术区域干燥,如有潮湿及时加无菌巾覆盖。

(6) 螺旋水刀属于精密仪器,应专人负责,定点放置,定期保养。

十、超脉冲等离子双极电切系统(super-pulse plasmakinetic system)

超脉冲等离子双极电切系统是一种适用于开放手术、内窥镜手术和腹腔镜手术中的软组织切割和凝结的全面电外学装置。系统装置有以下项目组成:发生器、脚踏开关、连接线、PK 手术器械和其他双极手术器械等。发生器可以识别不同的专用器械,自动设定能量输出,无需调节,热扩散少于 1mm,可以永久闭合 7mm 以下血管。

【工作原理】

利用蒸汽脉冲原理,在电极工作端等离子动态能量高度集中,作用于组织细胞,使组织细胞液膨胀,细胞溶解,同时使氢键断裂,蛋白重新组合,从而使人体蛋白重新凝固变性,起到切割凝血的作用。而等离子汽化表面层稍离开电极工作端,能量密度急剧下降,使组织温度剧降,从而形成极其有限的热扩散,安全可靠。

【特点】

(1) 低温状态下切割和凝血,温度只有 40~70℃。

(2) 无电热的传导损伤。

(3) 因射频电流仅局限在刀头的双极之间,有效避免了手术对神经的损伤。

【操作流程】

(1) 连接电源线和脚踏开关,确保脚踏开关与发生器主机旋钮向右顺时针拧紧。

(2) 打开背面主机电源,此时电源指示开关绿灯亮,发生器进入待机状态,待机指示灯将迟缓的闪烁。按下待机钮,完成系统初始化校验。

(3) 选择和连接电缆接头,所选的使用器械可以通过任意一根五孔和三孔 PK 连线来连接。

(4) 连接 PK 器械与 PK 电缆接头,同时对准并推动两根连线把 PK 连线接到 PK 器械上。一旦连接,发生器显示将变为适用所接器械的默认设置。

(5) PK 默认设置,按照器械包装上标明的默认输出功率和功率范围限制进行设置。

(6) 使用脚踏开关上的蓝色和黄色踏板来激活功率。① 蓝色踏板:脉冲凝结(VP1、VP2、PV3)和标准凝结(DES)。② 黄色踏板:电凝(PK1,PK2,PK3)和电热(T1、T2)

(7) 术后从连线上分离器械,然后取下连接线,最后关闭电源。

(8) 用温和的清洁剂清洁脚踏开关、发生器,消毒连接线。

【注意事项】

(1) 严格遵循所有的安装过程,确保使用前所有连线正确连接,以免造成短路和仪器损坏。正确安装双极电切操作器械,安装时注重先后环节,以免影响切割效果。

(2) 术中应尽量采用低压持续灌注,压力一般在 5.88 kPa 较为安全,以减少灌洗液的吸收。

(3) 在治疗过程中防止冲洗管路的生理盐水中断,气泡进入腔内影响超脉冲等离子双极电切的正常运行。

(4) 应注意巡查吸引器套袋内抽出液体是否满出,以防因套袋内的液体过满被误抽入吸引器表而损坏吸引器表。

(5) 因术中持续用生理盐水冲洗,为防止患者体温降低,应将冲洗液加热到 36~37℃,室温调节到 22~25℃。

(6) 禁止液体进入发生器连线,清洁宜使用温和的清洁剂,禁止使用腐蚀性或研磨清洁剂。发生器、脚踏开关不能消毒。

(7) 仪器保养,专人保管,精密仪器与普通仪器分开放置,光源摄像系统勿折叠。

第四节　手术室护理教学

随着医学技术的飞速发展和医学模式的迅速变化,临床工作对护理人员的基础知识和操作技能提出了更高的要求,这一改变也促使临床教学进行相应的改革,手术室采用双导师制进行实习带教,通过自愿报名和全科竞聘、领导考核的方式选取科室教学组长,并经过考核聘任带教导师实施一对一导师带教。学生进入手术室后,教学组长负责对实习生进行基础知识和基本技能的培训并进行评估,考核合格后跟随带教导师进入手术间实习。实习生管理要求

1. 实习生应严格遵守医院及手术室各项规章制度和技术操作规程,虚心听取手术室工作人员的指导意见,服从安排,不得随意换班。

2. 着装、仪表符合手术室规范,保持手术室肃静、整洁,工作认真负责。

3. 手术室必须有护士长分管实习带教工作。

4. 跟班导师必须认真学习护理部制定的教学大纲及教学计划,有目的地安排并完成教学计划;对护生进行技能操作指导,检查并修正教学计划,了解阶段性的考核情况,重视素质教育,重点培养护生分析及解决实际问题的能力,对带教工作中发现的典型问题做好记录,定期进行座谈。交流经验与不足,便于进一步提高。

5. 手术室每一位护士均有带教职责和义务,必须以身作则、言传身教,确保教学质量和效果。

6. 实习生应尊敬老师,虚心求教,认真回答老师的提问,积极参加护理部和科室组织的业务讲座,并做好笔记。应学会主动和导师联系,定期向导师请教实际护理工作中遇到的问题;护理工作中有什么想法及时向导师反映;认真书写实践总结,向导师反映自己的生活、工作及学习情况,主动将实践总结交给导师批阅。

7. 带教过程中遇到的问题应及时向跟班导师、教学组长及护士长汇报。

8. 实习生如发生差错或损坏物品,应立即报告,按医院规定处理。

9. 遵守手术间内的安全管理规范,严禁在手术间污物桶(盆)内丢弃纱布、纱垫或其他点数物品,以免混淆清点的数目。未经允许,不得随意触摸手术室器械、设备及物品。

10. 参观手术时,距手术人员应超过 30 cm。不得在手术间内,尤其是器械台旁随意走动,不得进入非参观手术间。不在限制区内看书、闲聊或从事与手术无关的工作。工作时间禁止携带手机。

11. 严格履行请假手续

(1) 原则上不准请事假,确需请假者,需先向学校履行请假手续,由学校向我院护理部请假。

(2) 病假需提供在我院就诊的病历和疾病诊断书(急诊除外),不得电话请假。

(3) 双选假按各校规定,只用于参加工作应聘,原则上须有应聘单位盖章证明。

(4) 护生请假程序:在实习手册第一页的请假登记表上填写好请假事由及日期→护士长(科护士长、护理培训科)审核、签章→休完及时销假。

（5）病、事假累计超过 14 天（或按学校规定）者需补实习。

12. 出科考核方法

（1）理论：采用笔试或口试的方法。

（2）技能：根据实习内容，选择 1～2 项进行考核。

（3）能力：包括工作能力、紧急处理能力、人际交流和沟通能力等，由老师根据平时考察进行综合评定。

13. 实习结束时，必须认真填写实习手册，交由科室写评语。

有报道称，双导师制利于带教老师和护生近距离接触，从各方面对其有一个综合了解，依据个人情况而制定不同的实施步骤或培养方法，提供欢快的学习氛围，使他们的特长得以充分发挥，培养其专科技术能力，让其专业理论知识和实际操作能力得以同步提升，提高教育质量。

二、多媒体课件的制作与演讲技巧

（一）PPT 课件的简介

"多媒体"一词译自英文 multimedia，它由 multiple 和 media 复合而成。多媒体技术是指把文字、声音、图像、动画、视频等多种媒体的信息通过计算机进行交互式综合处理的技术。多媒体技术具有集成性、交互性、实时性、数字化、多样性的特征。因此，多媒体课件的作用具有丰富的表现力，交互性强，共享性好，有利于知识的同化。我们最常用的多媒体课件即 PPT 课件。

PPT 的构成元素有：① 文本：由语言文字和符号字符组成的数据文件；② 图片：指多媒体文件中的静态图形图像；③ 音频：声音信号，数字化音频；④ 视频：可视信号，即计算机屏幕上显示出来的动态信息，如动态图形、动态图像、动画等；⑤ 背景。

PPT 构成元素的特征：① 文本：信息丰富，可以反复阅读，不受时空的限制，但是容易引起视觉疲劳，因此，文本信息量不要太大；② 图片、音频：直观，不受宏观和微观、时间和空间的限制；③ 视频和动画：再现真实，表现力强，生动有趣，不受时空限制。

因此，正确合理地使用 PPT 课件进行教学，可以有效地提高讲课的效率和效果。

（二）PPT 课件制作前的准备工作

1. 首先要对 PowerPoint 这个软件比较熟悉。这样才能得心应手地制作理想的课件。

2. 其次，对你的授课课程要熟悉。做 PPT 课件首先要对课程内容熟悉，了解课堂上所要表达的全部内容，重点、难点的内容要做到心中有数，从而可以积极地、有重点、有针对性的来做课件的 PPT 演示文稿。

3. 了解你的授课对象。因为不同的授课对象其基础知识不一样，听课接受能力不一样，所需准备的素材应有所区别。

4. 进行教学设计：PPT 的逻辑性很重要。根据你的授课目的列出授课题目和授课大纲。

5. 搜集相关素材：包括文字素材、图形图像素材、声音素材、动画文件、视频素材等。要注意，针对不同的授课对象，采用不同的素材教学。

6. 选择开发工具：PowerPoint、Flash、Authorware、课件大师、几何画板等。

（三）PPT 课件的制作技巧

在前期准备工作的基础上，建立授课标题、授课提纲的制作、导入或链接事先制作好的各种素材、设计交互、制作效果等。

在课件制作过程中，课件的首页通常是授课的标题辅以图片。标题要求简洁明了，让人看了大致能了解讲解的内容，图片的呈现最好和主题比较吻合。

PPT 课件的授课大纲页面，因为是要展示 PPT 课件的一个大致思路，所以需要用高度概括的语言来写，这样让听众能提前知道你的授课思路，做到有所准备、能选择重点的内容来听。大纲页面最好选择平和的色调，字体搭配合理，这样会给人一种一目了然的干净。而且目录里最好有一个退出按钮，使整个课件可以随时退出到 PPT 课件的尾页。

PPT 课件中文字的设计要注意恰当的字体，合适的字号和优美的排版。文字应该尽量的少，遵循"用图不用表，用表不用字"的原则来进行书写。在字体选择时，通常宋体严谨，适合正文，显示最清晰；黑体庄重，适合标题，或者强调区；隶书、楷体，艺术性强，使用需谨慎。文字较少时可以采用比较大的字号，给人一种醒目和重点提示的感觉，但不要用太大字体，显得比例不协调。如果在 PPT 课件中实在是需要较多的文字来表达自己的思想，可以考虑采用"文本移动"的办法，但是标题不要随之移动。排版时要注意视觉效果，对齐是第一要素，常规左对齐，标题中心对齐，特殊内容右对齐和两端对齐；一个中心思想最好用一段。行距最好是 1.5 倍行距，至少是 1.2 倍行距。关键字词要加粗、加大字号、变色。

图片的选择要符合主题内容，恰当运用可以增强教学效果，帮助听课对象记忆。

在课件制作中，好的配色让你阅读舒适，最好不要超过三种色系：背景色、正常色和强调色。颜色可分为冷色（如蓝和绿）和暖色（如橙或红）两类，冷色最适合做背景色，暖色最适于用在文字上。颜色的搭配建议使用设计中的配色方案，使用经典的对比色，即反色。配色方案由八种颜色组成，用于演示文稿的主要颜色。

背景颜色	蓝色	黑色	紫色	黑色	绿色	红色	蓝色	红色
文字颜色	白色	白色	白色	黄色	白色	白色	黄色	黄色

PPT 课件的背景选择，力求简洁，切合主题，风格统一。

（四）PPT 课件制作的评价

一般来讲，课件整体的质量通常从内容、界面、表现、风格四个方面着手进行评价。

1. 内容 能够正确运行，没有出错信息；突出重点难点，符合教学规律；演示内容正确，没有任何错误；内容覆盖面广，符合授课大纲，适合教学或自学。

2. 界面 色彩柔和，搭配合理，画面要符合学生的视觉心理。主次分明，不喧宾夺主。配音要恰当，且音色优美。动画要流畅，无停顿、跳跃的感觉，但运动的对象不要超过两个。

3. 表现 文字：字体、字号、颜色、位置相互协调，前后对应；图形处理：位置、大小、色彩协调，有出现、消失方式；声音处理：吻合主题，有开关能随时控制，能循环；屏幕效果：屏幕综合表现印象好，符合学习心理。

4. 风格 能进行交互，且操作方便，进入、退出、选择、停止等控制简单；具有动感，简单的自制动画、复杂的动画、视频剪辑效果显著；美观大方，按钮、热区多姿多彩，有动态特征、声音等效果。

（五）运用 PPT 进行演讲的技巧

授课用 PPT 都是为了一定的教学目标而制作的！PPT 课件本身从来不是演示的主角。要做到成功、出色的演讲，首先要确定你的教学目标，分析你的听众，听众背景、听众立场、兴奋点和兴趣点，有针对性地进行授课。

讲课前要准备一段开场白，有礼貌的欢迎，同时做一个自我介绍。介绍今天的授课目的和意图，展示授课提纲，让听课对象能一目了然、带着问题去听课。

讲课过程中，要注意：内容正确，重点突出；选择的教学方法恰当，适合教学内容；表达清晰，组织得当；语言要丰富多彩，控制语速，授课过程中与听众有适当的互动，及时了解授课效果，把控授课的进度。

在授课快要结束时，最好对所授课程内容作一个简短的小结和回顾，既是帮助听众总结、归纳所学内容，同时又是对自己的教学结果做一个简单的评价。

讲课结束通常要有一段结束语，同时对听众表示感谢。

第五节　评判性思维及在手术室护理工作中的应用

评判性思维是一种逻辑思维过程，是一种不断训练、自我修正的思考方法，是运用已有的知识经验，对问题及解决方法进行选择、识别假设，在反思的基础上进行分析、推理，作出合理判断和正确取舍的高级思维方法及形式。

一、评判性思维与护理的关系

国际医学教育组织（IIME）所制定的《全球医学教育最基本要求》（GMER）中规定：医学生必须具备 7 个领域的基本要求，其中评判性思维被列为三个主要的领域之一。评判性思维要求医学生在职业活动中表现出有分析批判的精神、有根据的怀疑、创造精神和对事物进行研究的态度；懂得根据从不同信息源获得的信息在确定疾病的病因、治疗和预防中进行科学思维的重要性和局限性；应用个人判断来分析和评论问题，主动寻求信息而不是等待别人提供信息；根据从不同来源获得的相关信息，运用科学思维去识别、阐明和解决患者的问题；理解在作出医疗决定中应考虑到问题的复杂性、不确定性和概率；提出假设，收集并评价各种资料，从而解决问题。

在护理专业中，"评判性思维"被界定为专业核心能力之一。在整体护理的实践中，无论是收集资料、评估患者、提出护理问题、制定和实施护理计划还是对护理效果进行评价，每个环节都离不开评判性思维。

因此，在护理实践中，评判性思维能力是指护士在复杂情景中，能灵活地应用已有的经验及知识，对面临的问题及解决方法进行选择，在反思的基础上进行分析、推理，做出合理的判断，在面临各种复杂问题及各种选择的时候，能正确进行取舍，做出最佳决策，为患者提供安全高效的护理。

二、为什么手术室需要评判性思维

外科医疗技术的飞速发展,带动了手术室护理的迅猛发展,同时,手术室也是对患者实施手术治疗、实施抢救的重要场所,其工作具有特殊性和独立性,工作紧张、涉及专业面广、技术要求高、责任重大。这就要求手术室护士除了要具备一般护理知识和手术中配合的相关技能外,还要具备多种素质和能力,如处理复杂手术中出现的护理问题的能力,与团队有效合作的能力,独立获取信息、自主学习的能力,发现问题、分析问题并解决问题的能力即评判性思维能力等等。其中评判性思维作为临床决策和解决问题的思维基础,已成为手术室护士职业能力的重要组成部分,可以将临床护理的实践经验上升为理论,从而为解决护理问题提供科学的依据,为患者提供安全、有效护理的保证。

三、培养手术室护士评判性思维的方法和途径

建议通过手术室护理查房、手术个案分析等方式,应用以问题为基础的学习(PBL)、循证护理学习法、反思性教育法等教学方法,提高手术室护士评判性思维的能力。

1. 以问题为基础的学习(PBL) 定期组织业务学习,指定专人主持,根据实际工作中存在的问题设计提出问题,如手术配合要点、手术室安全质量管理、患者的舒适护理、护士的继续教育、特殊仪器设备的使用及保养等,组织护士开展小组讨论。鼓励护士积极踊跃发言,不拘泥于答案的对错,各抒己见,分析产生问题的主要和次要原因,如何采取针对性措施去解决。在讨论过程中,主持者负责引导组员分析思考,出现有争议,指导组员查找相关文献,寻找充分的理由或证据来支持自己的论点,并对其他观点积极质疑、分析、推理和评价,勇于反思自己是否存在偏见,从而进行客观、公正的评价,以此培养手术室护士寻找问题真相的能力及评判性思维的能力。既能解决实际问题,又能充分调动护士学习的积极性和主动性,避免惯性思维,从而形成科学的工作思维习惯。这种以交流讨论的形式进行也能使全体护士达到资源共享,积累更多有益的工作经验。

2. 循证护理学习法 循证护理,即以证据为基础的护理,是护理人员在计划其护理活动过程中将科研结论和临床经验、患者的需求相结合,获取实证,作为临床护理决策的过程。例如,止血带是手术室常用的工具,能减少手术野出血,同时也可引发并发症,那么如何正确使用止血带以保障护理安全?再如,术前访视可以缓解患者对即将面对的陌生环境和工作人员的恐惧心理,但由于患者地位被动、访视时间短,患者的焦虑、紧张状况很难得到明显改善。如何发挥术前访视的最大功效,使患者更好地面对手术这样的应激源?鼓励护士通过积极查阅文献、交流经验得出结论,应用科学的理论来指导临床实践。如术前访视,可以运用达标理论,在访视时加强与患者之间面对面的沟通交流,鼓励患者主动参与护理活动和决策,从而干预手术患者的负性情绪。

循证护理学习和应用,提出问题寻找实证的过程,能培养手术室护士的主动学习习惯和理性思维习惯。避免经验主义,增加护理干预的科学性和有效性,从而提高评判思维的能力。

3. 反思性教育 反思性教育是 20 世纪 80 年代末引入欧美护理领域的,它侧重的不是实践者对实践进行预测和控制,而是在活动中确认和分析问题的思考方式。

书写反思日记是反思性教育的方法之一。书写反思日记是将自己的亲身经历、观察到的事物、临床实践中的体会和感受以日记的方式记录下来,尤其是独立完成复杂手术的过程、印象深刻的抢救、手术中遇到的难题及成功解决的经验等。这样,可促使个体更好地利用经验,从经验中发现新的观念和信息。护士通过自我反思建立良好的主动思维习惯,展现自己的认知和思维活动过程,学习运用分析、综合评价等评判性思维的技巧,不仅拓宽了思维空间,促进了有意义的临床学习和评判性思维的发展,也以更科学的思维方式适应手术室各种复杂的护理工作情况。反思日记还可作为护理管理者与临床护士的有效沟通工具,管理者可以从临床护士的角度来分享工作体验,帮助护士整理思维和澄清疑问。

第六节　护理文献检索与专科文献阅读

一、文献概述

1. 什么是文献

文献是记录了知识或信息的载体,是以文字、图像、公式、视频/声频、代码等形式,将信息、知识记录或描述,加以存储、传播的一切载体。

医学文献:是记录与医学相关知识或信息等一切载体的总称。

文献的三个基本要素:知识信息内容、信息符号和载体。

文献的基本功能:存贮功能,传播功能,评价功能,教育和娱乐功能。

文献的特点:数量庞大、文种繁多、分布分散、老化加快、交流传播速度加快。

2. 文献的类型

(1) 印刷型:以纸张为载体,以印刷技术为手段而产生的文献,如传统的图书、期刊等。

(2) 电子型:采用电子手段,将文献信息数字化,并借助于计算机及现代化通讯手段传播和利用的一种文献,如电子期刊、图书以及各种类型的数据库。

(3) 声像型和缩微型:声像型文献指唱片、录音带、录像带以及高密度视听光盘等声音与图像资料。缩微型文献是指用传统摄影方法制作的缩微胶卷或胶片。近几年来这两种文献形式的利用有萎缩的现象。

3. 文献的级别

(1) 一次文献:是指以著者以及本人的研究成果和自身实践为基本素材写成的原始创作,如期刊论文、科技报告、学位论文等,一次文献所记录的是著者的最新发现或发明,以及新的见解、新的理论、新的方法,是科学研究等工作的最主要信息源,已成为了科技文献的主题,但由于一次文献量大、分散而无序,给读者查找和利用带来极大的不方便。

(2) 二次文献:是将大量的无序、分散的一次文献收集、整理、加工,并按一定顺序加以编排,提供读者检索所需一次文献检索的工具,也就是文献检索工具。

(3) 三次文献:也就是成熟的文献,是著者围绕某一专题,利用二次文献的检索,选用大量的一次文献,经过阅读研究,并浓缩而写成的,属于这类文献的主要有年鉴、进展、述译、综述等。三次文献常被称为高级情报产物,读者借此便可了解当前的研究水平和动态。

(4) 零次文献:指未经加工、直接记录在载体上的原始信息,如实验数据、观测记录、调查材料等。这些未融入正式交流渠道的信息,往往反映的是研究工作取得的最新发现,或遇到的最新问题,或是针对某些问题的最新想法等等。而这种文献无疑是启发科研人员的思路形成创造性思维的最佳素材。

4. 文献在科研中的作用

(1) 科研选题:启迪思维、避免不必要重复。

(2) 研究方案制定:了解课题的发展历史、现状、动向、别人成功的经验、失败的教训、最大限度地利用别人的成果,在此基础上开展新的探索。

(3) 研究技术:查阅最新最有效的研究技术。

(4) 成果鉴定:判定成果的先进性、科学性和实用性。

(5) 体现论文的创新性和科学性。

据估计科研人员 1/3 左右的时间用在文献检索上。

二、文献检索

1. 文献检索的目的

(1) 总结学术背景,理清研究脉络;

(2) 分析学术发展,寻找热门领域;

(3) 寻求立题依据,确定研究课题;

(4) 直接提供分析报告材料(用于系统综述和 Meta 分析)。

2. 文献检索的要求

(1) 全:全面检索,不遗漏关键临床研究证据;

(2) 新:跟踪前沿,不仅检索"过去",更要了解"未来";

(3) 准:精准检索,只检索高相关、高目标文献。

3. 国内外常用的文献检索数据库

(1) 国内

① CBMDisc(中国生物医学文献数据库):由中国医学信息研究所开发的文献书目数据库,收录了从 1978 年以来我国出版的生物医学期刊的题录,是查找我国医学期刊文献和文献课题查新的权威性检索工具。

② CMCC(中国生物医学期刊文献数据库)。

(2) 国外

① Medline (Pubmed)美国医学索引。

② EM(荷兰医学文摘)。

③ BA(生物学文摘)。

④ CA(化学文摘)。

4. 国内外常用的文献评价数据库

(1) 国内

① CSCD(中国科学引文数据库)。

② CSSCI(中国社会科学引文索引)。

（2）国外

① SCI（科学引文索引）。

② EI（工程索引）。

③ ISTP（科学技术会议录索引）。

④ JCR（期刊引用报告）。

5. 国内外常用的全文数据库

（1）国内：国内全文期刊数据库既可即时提供全文又可进行库内检索，也是当今人们查找文献的主要工具，在 2005 年以前只要用上述某一库就可查全我国所有出版的期刊上的文献，但现在不行，每个库都有自己的特色，都有一部分单独签约的期刊，如查找中华医学会的系列杂志必须要在万方数据库中查找，查找《中国实用护理杂志》必须要在清华同方数据库中查找，这就提醒大家在查阅文献时一定要注意这问题，以免主要文献的遗漏。

① 清华同方（中国医院知识仓库 http://chkd.cnki.net）。

② 万方（万方数据库 www.wanfangdata.com.cn）。

③ 维普（中国科技期刊全文数据库 http://202.119.47.6）。

（2）国外：国外全文期刊数据库一般仅提供全文文献，不作为检索用。

① OVID 主要收录 Williams Lippincott 的期刊。

② Sciencedirect 主要收录 Elsveier 出版社的期刊。

③ Springer 主要收录 Springer 出版社的期刊。

④ Wiley 主要收录 Wiley 出版社的期刊。

⑤ Nature 主要收录 Nature 出版社的期刊。

⑥ Oxford 主要收录英国牛津大学出版社的期刊。

⑦ ProQuest 主要收录学位论文等。

⑧ EBSCOhost 等。

6. 国内外全文推送数据库

全文推送服务数据库是我国目前中外文文献资源共享的一个高级平台，它既提供了实时检索又可按需要定时邮箱推送文献。

（1）国内：维普、大医网等。

（2）国外：NSTL（国家科技图书文献中心 www.nstl.gov.cn）；KJ（www.kjebm.com 北京康健世讯科技有限公司）；医知 365（www.yz365.com）等。

7. 文献检索的基本方法

（1）检索语言：是规范化的自然语言，它保证了文献标识与检索提问的一致性。主要有：

① 体系分类法语言：是一种直接体现知识分类等级概念的标识系统，如中图法。

② 标题词语言（subject heading）：使用规范化的科技术语、名词作为标识。

③ 关键词语言（key words）：以能表达文献主题内容的词汇作为检索标识。未经规范化处理，对同义词、近义词等不进行严格优选。

（2）文献检索途径

① 主题途径。

② 关键词途径。

③ 题名途径。

④ 著者途径。

⑤ 分类途径。

⑥ 序号途径。

⑦ 其他途径：如美国《化学文摘》有分子式索引，美国《生物学文摘》编制有"属类索引"、"生物分类索引"等。

（3）整本刊浏览（万方数据库-中华护理杂志为例）

第一步：进入数据库-学术期刊；

第二步：选择学科分类导航：医药卫生-临床医学；

第三步：选择核心刊：临床医学（109）→核心刊（69）→中华护理杂志。

（4）PubMed 检索技巧：http://www.ncbi.nlm.nih.gov/pubmed。

① 基本检索

单著者检索：键入著者姓氏全称和名字的首字母全写或缩写，如：Gene[au]；Wong julia s；利用高级检索中的"Author"检索，选下拉选项定位；

单主题检索：直接输入关键词或主题词，英文单词或短语（大小写均可）；

著者与主题联合检索：直接输入作者姓名与主题词，不用"AND"。

② 期刊检索

输入期刊名，ISSN，Medline 期刊名缩写；

用 single citation matcher 中的期刊名称检索；

用 journal database 检索。

③ 组配/截词/短语检索

布尔逻辑运算符（AND，OR，NOT），如 Oncology AND（treatment OR research）；

截词符（＊）/通配符（?），如 bacter ＊ / "en? oblast"。

④ 词组检索：（" "），如"Single cell"。

⑤ PubMed 医学主题词表检索

MeSH Database：MeSH 是 Medical Subject Headings 的缩略词，即医学主题词，是用规范化的医学术语来描述生物学概念。

论述文献中心的主题词称主要主题词，论述主题某一方面的内容的词称为副主题词。

⑥ PubMed 检索技巧：确定主题词和副主题词；主题词与副主题词组合检索；使用滤镜，缩小检索范围；合理利用关键词；多向有经验的人求教。

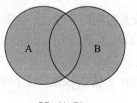
OR=(A+B)

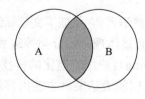
AND=(A*B)

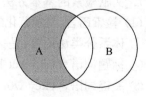
NOT=(A-B)

8. 互联网资源利用

（1）网络信息资源的特点：① 便于查询；② 不受地域限制；③ 全面；④ 垃圾信息较多，因此需要有一定的检索技术，才能避免时间与金钱的浪费。

（2）搜索技巧

① 使用操作符

OR、AND、NOT：布尔逻辑关系；

引号：表示要完全匹配；

? 和 *：用于截词，如 nurs? ＝nurse、nursing 或 nursery。

② 查阅网站帮助条目，使用网页的高级搜索功能。

③ 使用单一关键词页面数量较多时，可添加关键词后查阅，也可在结果中二次检索。

④ 使用文件扩展名作关键词，.PDF.DOC.MOV.PTT 等，和网站属性名，如.edu.gov.org 等。

⑤ 使用引号："肝癌患者的护理"。

（3）常用中文搜索引擎

百度 http://www.baidu.com；

新浪 http://www.sina.com.cn；

搜狐 http://www.sohu.com；

3721 中文网址搜索引擎 http://www.3721.com；

GOOGLE：支持多达 132 种语言；速度快，有 10 000 多台服务器；命中率高；能查询网页所含关键字；"网页快照"功能；具有图片搜索功能。

（4）其他英文搜索引擎

YAHOO：http://www.yahoo.com；

LYCOS：http://www.lycos.com；

WEBCRAWLER：http://www.webcrawler.com；

AOL：http://search.aol.com。

医学专用搜索引擎

Medical Matrix：www.medmatrix.org；

CliniWeb：http://www.ohsu.edu/cliniweb/；

Health Web：http://healthweb.org/；

Pubmed：http://www.ncbi.nlm.nih.gov/PubMed/。

（5）医学网站

37 度医学网：http://www.37c.com.cn；

三九健康网：http://www.999.com.cn；

好医生：http://www.haoyisheng.com；

医学论坛网：http://www.medtrib.com.cn；

美国护理学会：http://www.nursingworld.org；

中华护理学会：http://www.cna-cast.org.cn

美国国家医学图书馆的可视人体教学资源：

http://www.nlm.nih.gov/research/visible/visible_human.html；

华盛顿大学的数字解剖学系统：

http://www1.biostr.washington.edu/DigitalAnatomist.html；

杜克大学的交互性解剖课程：http://www.vesalius.com/；

Virginia 大学的医学教育资源：

http：//www. med. virginia. edu/med-ed/MedEdHome. html；

斯坦福大学的基础护理教学：

http：//www-med. stanford. edu/school；

网络医学俱乐部：http：//www. journalclub. org/；

美国医学会的医学教学软件资源目录：

http：//www. aamc. org/meded/software/start. htm；

纽约大学的医学教学软件资源：

http：//www. nyu. edu/education/health/healthed；

医学书籍 ——超星数字图书馆 ：http：//www. ssreader. com/；

医学大观：http：//www. roboword. com. cn/；

丁香园论坛：http：//www. dxy. cn/bbs；

生物谷：http：//www. bioon. net/index. shtml；

三、专科文献阅读

1. 期刊知识

（1）核心期刊：由某个机构经过严格的定量和定性分析选取的各个学科常用的而且学术水平高的期刊叫核心期刊。

双核期刊是：中文核心期刊和中国科技核心期刊。中文核心期刊由北京大学编制，4 年一版。中国科技核心期刊是由国家科技部科技信息研究所负责完成，统计源期刊绝大部分都是中国科技核心期刊，但不等于就是中国科技核心期刊，一年一版。这些网上"google"和"baidu"上都可查到。

（2）影响因子：是反映期刊影响大小的一项定量指标。也就是某刊平均每篇论文被引用数，它实际上是某刊在某年被全部源刊物引证该刊前两年发表论文的次数，与该刊前两年所发表的全部源论文数之比。一种期刊的影响因子越高，其刊载在当年的文献报道的研究成果影响力大，另一方面也反映了该刊的学术水平高。

（3）CN 刊物和 ISSN：CN 是国内统一刊号的英文缩写。CN 刊物指在我国境内注册，国内公开发行的刊物。国内统一刊号由 CN32—1221/R 组成，CN—中国国别代码，32—出版该刊所在地区代号，1221—出版管理部门分配的序号，R—是分类码。ISSN 是国际标准刊号的英文缩写。

（4）期刊鉴别：① 上国家新闻出版总署网站上查找；② 上万方和清华同方全文数据库上查找；③ 核对有否 CN、ISSN 和邮发代号。

2. 面对课题如何查找文献

（1）找一篇本研究领域的文献综述：期刊文章或博硕士毕业论文的绪论部分；

（2）精读此文献综述：这一步主要是了解研究领域的框架，熟悉研究重点和焦点，掌握研究领域的大方向和框架；

（3）检索相关文献：根据综述的作者、所引用的文献以及被引用的情况进行展开搜索。

3. 阅读文献的目的

（1）总结以该问题为中心目前为止所发现的所有事实，发现他们之间的逻辑关系——

文献总结的这个目的是最重要的；

（2）关注对于该问题基于事实基础之上形成的各种假说和理论，发现他们之间的共同点和矛盾点——这是对问题进一步研究的灵感来源；

（3）通过阅读各类文献（相关或非相关性的文章），理解和探究作者开展工作时最初想法的来源，实验方法选择的艺术，结果与讨论的技巧等——这种知识和经验的积淀，会最终产生一种"厚积薄发"的效果。

4. 阅读文献的三重境界

（1）"知事"：了解所读论文的研究内容和研究结果。

（2）"知人"：从文章中可以知道研究人员及其所在研究机构的背景资料，了解研究及研究人员的背景，有助于了解论文的水平、研究的现状以及进行学术交流。

（3）"知因"、"知短"：为什么研究者能够想到做这个研究？研究者为什么这样设计实验？如果让我们来做，我们会怎样设计我们的研究？研究的缺陷或破绽、未解决的问题？如何改进？进一步研究？

5. 文献阅读技巧

（1）论文结构：文题、作者及单位、摘要、关键词、正文、参考文献。

（2）文献筛选：泛读—大多数文献；精读—少数重要相关文献。

首先看原始文献的题目、摘要；近 2~3 年近期的文献。

筛选：具有代表性的原文；标题非常醒目者作为精读候选；知名/信誉度高的研究机构；作者/合著者为其领域内知名专家；根据摘要内容及引言；做笔记或卡片（题目、摘要、论点等）。

（3）精读

① 先看摘要——略读：看看是否跟自己的研究方向相关；

② 再看引言——概读：看看引言中是怎么阐述其研究思路的，是怎么得出所做研究的想法的；

③ 阅读全文——精读：觉得以上几点都比较合乎自己的研究方向，那么就开始全面仔细地阅读全文。

（4）阅读一篇文献（Original article）需掌握五个要素

① 研究对象（P）；

② 干预方法/暴露因子（I）；

③ 对照（C）；

④ 观察指标：哪些指标（O）；

⑤ 研究设计（S）。

（5）文献阅读的注意事项

① 多数文章看摘要，少数文章看全文：选取比较经典及更具价值的文献来进行精读，因为真正有用的全文并不多；

② 集中时间看文献：看文献的时间越分散，浪费时间越多，越容易遗忘，集中时间看更容易联系起来，形成整体印象；

③ 做好记录和标记：好文章可能每读一遍就有不同的收获，每次的笔记加上心得最后总结起来就会对自己大有帮助；

④ 准备引用的文章要亲自看过，避免以讹传讹；

⑤ 注意文章的参考价值：刊物的影响因子、文章的被引次数能反映文章的参考价值，要注意引用这篇文章的其他文章是如何评价这篇文章的（支持还是反对，补充还是纠错）；

⑥ 搜索近期（最近 1~2 年，最多 5 年）相关的期刊论文和会议论文，但是一些老的经典文献还是要看的，有些基础性的东西需要掌握，才能帮助你进行研究。

（6）举例：不同插管深度对药物灌肠治疗放射性直肠炎效果的影响。

① 文题：反映研究的对象、手段、方法与达到的程度。用最少的词语最确切反映论文的内容（科研设计的三大要素）。准确——题目要准确地反映论文的内容，既不能过于空泛和一般化，也不宜过于繁琐，使人得不出鲜明的印象。简洁——用词简短、明了，以最少的文字概括尽可能多的内容，过长容易削弱读者的印象。中文文题一般不超过 20 个汉字，外文文题不超过 10 个实词。

文题中一般不使用缩略语，最好不用副标题。

② 摘要：四要素，结构式。

目的：说明研究宗旨和论文要解决的问题。

方法：说明研究对象、研究所采用的方法、途径、对象、仪器等，新的方法须详细描写。

结果：介绍所发现的事实、获得的数据、资料，发明的新技术、新方法、取得的新成果。

结论：对结果分析的基础上所得出的观点或看法，提出尚待解决、或有争议的问题。

摘要以提供内容梗概为目的，不加评论和补充解释，简明记述文献重要内容。摘要应具有独立性，不阅读全文就能获得必要的信息。摘要一般应说明研究的目的、方法、结果和结论，重点是结果和结论。摘要应着重反映新内容和作者特别强调的观点。不要简单地重复题名中已有的信息。

③ 正文

i. 前言-我为什么做这项研究？

前言需对题名进行解释。前言需阐明研究的目的，简洁明确地阐明本研究想要回答的问题，就该问题向读者简介并给出必要的文献。前言一般为 150~200 字。

ii. 方法-我做了什么？

应按逻辑顺序描述研究的设计（方法学上的交代不清是退稿的最常见原因）。

详述研究的步骤或给出有关文献。给出对所得资料进行分析的方法。对象与方法的内容要与结果相呼应。

实验性研究：研究对象，抽样与分组方法，收集资料的场所，实验的方法，观察的项目，如何遵循伦理原则，统计分析方法等。

调查研究：调查对象的选择方法、标准；量表的来源，有几个的维度，有多少条目，如何评分以及填写方法，回收率情况等；如果使用自行设计的量表或在成熟量表的基础上修订的量表，则需要介绍量表设计的依据，量表是否经过预调查，及量表的信度、效度；统计分析方法。

iii. 结果-我发现了什么？

针对研究的问题，逐一列出结果。选择代表性数据，进行必要的统计学方法处理。采用文字、图、表并用的方式（用文字叙述结果，用表格给出结果的实质，用图来给读者留下深刻印象）。注意组间的可比性，说明与对照组比较的结果。统计分析结果的正确表述，结果中不要有评论性的文字。

iv. 讨论-意义何在?

全文的精华。结合研究结果与主题。结合基础理论和前人成果,论点和论据充分。联系实际,应用国际国内最新的学说、理论、见解对该课题进行分析、作出解释。指出所用方法的不足之处,对实验结果受影响的因素进行分析。对意外发现作出解释、建议和设想,对将来研究有启示。

v. 结论

根据研究结果和讨论所作出的论断。主要指出:解决了什么问题,总结发现的规律,对前人的研究或见解做了哪些修正、补充、发展、证实或否定。

④ 参考文献:撰写论文的依据,表示尊重被引证的学者的劳动,表明文章中引用的资料是有根据的,为读者深入探讨某些问题时,提供寻找有关文献的线索。

所引用的参考文献应仅限于作者亲自阅读过的、主要的、发表于正式出版物上的原始文献,按文献出现的先后顺序用阿拉伯数字连续编码,并将序号置于方括号中。在参考文献表中表示文献页码起止范围时,为与外文文献表达方式统一,应一律采用半字线。

第八章 手术室 N3 级护士培训

【培训对象】 手术室工作 10 年以上护士。

【培训目标】 达到手术室 N3 级护士能力要求。

掌握:手术患者情况评估及观察、手术病人的抢救配合、手术室三级专科操作技术、手术室常见 4 级手术的配合及相关理论知识、手术室护理教学、手术室护理管理理论。

熟悉:手术室护理管理相关理论、手术室护理研究及应用。

了解:手术室护理新进展、各专科手术护理新进展。

第一节 手术室常见危重症患者的抢救与配合

一、血气分析及中心静脉压的监测

(一) 血气分析

自 20 世纪 50 年代末丹麦的 Poul Astrup 研制出第一台血气分析仪,40 多年来,血气分析技术一直在急性呼吸衰竭诊疗、外科手术、抢救与监护过程中发挥着至关重要的作用。随着科学技术的迅猛发展,血气分析仪的各项性能也得到极大的提高。各公司生产的仪器均实现了自动定标、自动进样、自动清洗、自动检测仪器故障和电极状态,并自动报警,电极的使用寿命和稳定性不断提高,仪器的预热和测量时间也逐步缩短。丹麦 Radiometer 公司的 ABL 系列,美国 IL 公司的 1300 系列,瑞士 AVL 公司的 AVL 系列,美国 CORING 的 16、17 系列都属于该类产品。90 年代以来,计算机技术进一步渗透到血气分析领域,先进的界面帮助模式、图标模式使操作更为直观,许多厂家把血气和电解质等分析结合在一起,生产出了血气电解质分析仪。

1. 血气分析技术的仪器原理 测定血气的仪器主要由专门的气敏电极分别测出 O_2、CO_2 和 pH 三个数据,并推算出一系列参数。其结构组成基本一致,一般包括电极(pH、PO_2、PCO_2)、进样室、CO_2 空气混合器、放大器元件、数字运算显示器和打印机等部件。

(1) 电极系统

① pH 测定系统:包括 pH 测定电极即玻璃电极、参比电极及两种电极间的液体介质。原理是血样中的 H 离子与玻璃电极膜中的金属离子进行离子交换产生电位变化,此电位与 H 离子浓度成正比,再与不受待测溶液 H 离子浓度影响的参比电极进行比较测量,得出溶液的 pH。

② PCO_2 电极:PCO_2 电极属于 CO_2 气敏电极,主要由特殊玻璃电极和 Ag/AgCl 参比电极和电极缓冲液组成。原理与 pH 电极基本相同,只是 pH 电极外面还有一层聚四氟乙烯

或硅橡胶膜，CO_2 自由透过，其他离子不能透过，此膜与 pH 电极间含有电解液，PCO_2 的改变可影响电解液的 pH，PCO_2 的对数与 pH 呈直线关系。

③ PO_2 电极：PO_2 电极是一种对 O_2 敏感的电极，属于电位法。样本中的 O_2 经过聚丙烯膜到达铂阴极表面时，O_2 不断地被还原，阳极又不断地产生 Ag 并与 Cl 结合成 AgCl 沉积在电极上，氧化还原反应在阴阳极之间产生电流，其强度与 PO_2 成正比。

（2）管道系统：主要由测定室、转换盘系统、气路系统、溶液系统及泵体等组成。

2. 标本采集

（1）采血部位：血气分析的最佳标本是动脉血，能真实地反映体内的氧化代谢和酸碱平衡状态，常取部位是肱动脉、股动脉、桡动脉等，也可用动脉化毛细血管血，只是 PO_2 低于动脉血，静脉血也可供作血气测定，但与动脉血差别较大。

（2）抗凝集的选择：因需测定全血血气，所以必须抗凝，一般用肝素抗凝（最适用肝素锂，浓度为 $500 \sim 1\,000$ U/ml）。

（3）注意防止血标本与空气接触，应处于隔绝空气的状态。与空气接触后可使 PO_2 升高、PCO_2 降低，并污染血标本。

（4）标本放置时间：宜在 30 分钟之内检测，否则，会因为全血中有活性的 RBC 代谢，不断地消耗 O_2，并产生 CO_2，从而影响结果的准确性。如 30 分钟内不能检测，应将标本置于冰水中保存，最多不超过 2 小时。

（5）采血前应让患者在安定舒适状态，避免非静息状态造成的误差。

3. 常用指标

（1）酸碱度（pH）：参考值 $7.35 \sim 7.45$。< 7.35 为失代偿性酸中毒症，> 7.45 为失代偿性碱中毒。但 pH 正常并不能完全排除无酸碱失衡。代偿性酸或碱中毒时 pH 均在 $7.35 \sim 7.45$ 的正常范围。

（2）二氧化碳分压（PCO_2）：参考值 $35 \sim 45$ mmHg（$4.65 \sim 5.98$ kPa）乘 0.03 即为 H_2CO_3 含量。超出或低于参考值称高、低碳酸血症。> 50 mmHg 有抑制呼吸中枢危险。是判断各型酸碱中毒的主要指标。

（3）二氧化碳总量（TCO_2）：参考值 $24 \sim 32$ mmHg，代表血中 CO_2 和 H_2CO_3 之和，在体内受呼吸和代谢两方面影响。代谢性酸中毒时明显下降，碱中毒时明显上升。

（4）氧分压（PO_2）：参考值 $80 \sim 100$ mmHg（$10.64 \sim 13.3$ kPa）。低于 60 mmHg 即有呼吸衰竭，< 30 mmHg 可有生命危险。

（5）氧饱和度（SaO_2）：参考值 $91.9\% \sim 99\%$。

（6）实际碳酸氢根（AB）：参考值 $21.4 \sim 27.3$ mmol/L，标准碳酸氢根（SB）参考值 $21.3 \sim 24.8$ mmol/L。AB 是体内代谢性酸碱失衡的重要指标，在特定条件下计算出 SB 也反映代谢因素。二者正常为酸碱内稳正常。二者皆低为代谢性酸中毒（未代偿），二者皆高为代谢性碱中毒（未代偿），AB$>$SB 为呼吸性酸中毒，AB$<$SB 为呼吸性碱中毒。

（7）剩余碱（BE）：参考值 $-3 \sim +3$ mmol/L，正值指示增加，负值为降低。

（8）阴离子间隙（AG）：参考值 $8 \sim 16$ mmol/L，是早期发现混合性酸碱中毒的重要指标。判断酸碱失衡应先了解临床情况，一般根据 pH、$PaCO_2$、BE（或 AB）判断酸碱失衡，根据 PaO_2 及 $PaCO_2$ 判断缺氧及通气情况。pH 超出正常范围提示存在失衡。但 pH 正常仍可能有酸碱失衡。$PaCO_2$ 超出正常提示呼吸性酸碱失衡，BE 超出正常提示有代谢酸失衡。

但血气和酸碱分析有时还要结合其他检查,结合临床动态观察,才能得到正确判断。

(二)中心静脉压监测

中心静脉压(CVP)是上、下腔静脉进入右心房处的压力,通过上、下腔静脉或右心房内置管测得,它反映右房压,是临床观察血液动力学的主要指标之一,它受心功能、循环血容量及血管张力 3 个因素影响。通常将右心房和胸腔内大静脉的血压称为中心静脉压。测定 CVP 对了解有效循环血容量和心功能有重要意义。正常值为 $0.05\sim0.12$ kPa($5\sim12$ cmH$_2$O)或 $0.49\sim1.18$ kPa($50\sim120$ cmH$_2$O)。

CVP 由四部分组成:① 右心室充盈压;② 静脉内壁压;③ 静脉收缩压和张力;④ 静脉毛细血管压。中心静脉压可作为临床上补液速度和补液量的指标。

容量负荷试验可作为对 CVP 较高、但仍有心排出量不足临床表现患者的治疗参考。如果在 20 分钟内快速输入 500 ml 液体,CVP 升高不明显,甚至有所下降,同时血压有所上升、心率下降,即表明患者有绝对或相对的容量不足,并且心脏有继续接受大量输液的潜力;反之,输液必须慎重。

测定 CVP 对了解有效循环血容量和心功能有重要意义。

中心静脉压的大小取决于心脏射血能力和静脉回心血量之间的相互关系。若心脏射血能力强,能将回心的血液及时射到动脉内,中心静脉压则低。反之由于心力衰竭等原因造成的射血能力下降则会导致中心静脉压变高。中心静脉压提示静脉血回流到中心静脉和右心房的情况,但不直接反映血容量,若因为病因不能取得 CVP,也可测膈肌下的下腔静脉代替中心静脉压,中心静脉压变化一般较动脉压变化早。

若中心静脉压小于 0.49 kPa,为右心房充盈不足或血容量不足;中心静脉压大于 1.47 kPa(15 cmH$_2$O)时,提示心功能不全、静脉血管床过度收缩或肺循环阻力增高;若 CVP 超过 1.96 kPa(20 cmH$_2$O)时,则表示存在充血性心力衰竭。

(1) 严重创伤、各类休克及急性循环功能衰竭等危重患者。

(2) 各类大、中手术,尤其是心血管、颅脑和腹部的大手术。

(3) 需长期输液或接受完全肠外营养的患者。

(4) 需接受大量、快速输血补液的患者。

CVP 常用测压途径:① 右颈内静脉。② 锁骨下静脉。③ 股静脉。

二、新生儿窒息的抢救配合

近年来由于围生期保健更新了观念,剖宫产的适应证也发生了改变,由过去的以难产为主转变为现在的胎儿宫内窘迫为主。因此新生儿窒息在手术室多见于剖宫产手术。

(一)急救措施

1. 急救物品 听诊器(胎心听诊器、新生儿听诊器)、新生儿喉镜、牙垫、给氧装置(湿化瓶、面罩、呼吸囊)、1$^\#$～5$^\#$气管插管、脐静脉针头、吸痰管、负压吸引装置(可调节负压)。

2. 急救药品 4%碳酸氢钠、5%氯化钠、灭菌注射用水、维生素 K$_1$、地塞米松、肾上腺素、纳洛酮。

3. 准备工作 接到剖宫产手术通知后,首先准备新生儿急救用品,程序如下:

(1) 准备负压吸引装置:连接吸引管、吸痰管于吸引瓶上,一般调节负压应小于 0.04 MPa。

(2) 准备氧气装置:将湿化瓶连接到氧气上,连接吸氧管及呼吸囊并将氧气流量调至 5 L/min。

（3）准备气管插管用物：装好喉镜并检查备用，估计新生儿体重，选择合适的气管插管及导芯。

（4）备好急救药品和脐静脉针头，必要时将药抽好。

（5）备好听诊器。

4. 新生儿急救程序

（1）处理上呼吸道阻塞：新生儿仰卧，头后仰，用吸球或吸痰管吸出口腔、气管内的液体，窒息或者阻塞较严重时，在喉镜直视下将吸痰管插入气管内进行吸痰。

（2）必要时行气管插管：早期气管插管可以较为彻底的清除呼吸道深部的羊水及分泌物，一般对出生后 2 min 内仍无自主呼吸的患儿行气管插管，迅速纠正缺氧，对提高新生儿窒息 5 min 内复苏成功率在临床上有重要意义。

（3）充分给氧：面罩给氧、气管插管加压氧气人工呼吸。

（4）脐静脉给药：常用的有 4% 碳酸氢钠、5% 氯化钠、灭菌注射用水、维生素 K_1、地塞米松、肾上腺素、纳洛酮。

5. 注意事项

（1）接到剖宫产手术通知后，应按照新生儿抢救程序做好充分的准备。

（2）医护人员在进行抢救时应严肃认真，争分夺秒。

（3）新生儿复苏的过程中应注意保暖，充分给氧。

（4）做好抢救记录及与病房的交接班。

（5）急救完成后，补充物品和药品。

（二）新生儿窒息急救流程

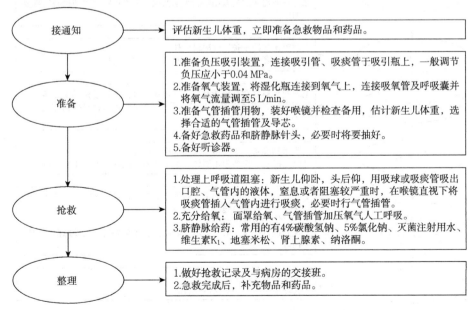

图 8-1　新生儿窒息急救流程

三、复合伤的抢救配合

复合伤是指在同一伤因打击下，人体同时或相继出现两个或两个以上解剖部位或脏器受到严重创伤,其中至少一处是危及生命者,例如临床中常见的由于车祸所致外伤性脾破裂合并颅内血肿者。一般来说,对生命不构成严重威胁的伤情如单纯的椎体压缩性骨折等不属多发伤的范畴。多发伤的临床特点是:伤情变化快,死亡率高;伤势重,休克发生率高;伤情复杂,容易漏诊,处理顺序上矛盾;伤后并发症和感染发生率高。

(一)急救措施

1. 接到通知　接到通知应先了解患者的受伤原因、生命体征、诊断以及拟行手术,提前备好手术间、各种急救手术器械、无菌物品、仪器设备,通知涉及的手术科室做好人员准备。

2. 汇报　对于伤情特别严重者,抢救涉及各临床外科医生、麻醉医生、手术室护士、工勤、血库工作人员甚至后勤保障人员等,单纯依靠手术室护理人员很难协调管理,因此,特别严重的复合伤首先应遵照抢救及特殊事件处理报告制度,及时逐级向护士长及医院有关部门和院领导汇报,以便医院掌握情况,协调各方面的工作,更好地组织力量进行及时有效的抢救。

3. 手术　应按照患者的各部分伤情严重程度,对生命的危及程度,先进行对生命危及程度重的手术,有序安排手术。一般情况下,如果病情严重需要同时手术,如脾破裂合并颅内血肿并发脑疝时,可以安排剖腹探查术和颅内血肿清除术同时进行,此时应安排 2 名洗手护士,分别负责各自手术配合,2 名巡回护士,1 名负责手术间内巡回,1 名负责物资供应,抢救记录等。复合伤手术由于涉及多科室医务人员联合手术,手术配合时要注意加强对人员和物品的管理,防止人员进出导致的感染和物品清点错误,不同手术的物品清点应分开记录。

(二)流程图

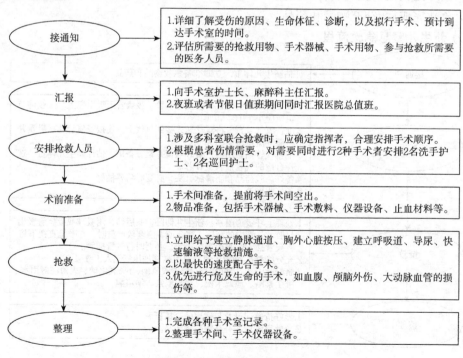

图 8-2　复合伤抢救流程

四、群发伤的抢救配合

群发伤是指由于发生地震、车祸、火灾、空难等意外灾害,有成批的伤病员需要救治的紧急情况。成批的伤病员的抢救应由院领导指挥,手术室应组织人力、物力积极进行抢救。

(一)急救措施

1. 接到通知　接到群发伤的通知应详细了解受伤原因、人数、伤势、预计到达手术室的时间,手术室应立即着手准备手术间,备齐各种急救器械、无菌物品、仪器设备等,保持备用状态,并安排充足的护理人员确保及时抢救。

2. 汇报　成批的伤病员的抢救需要大量的人员,包括各临床外科医生、麻醉医生、手术室护士、工勤、血库工作人员以及后勤保障人员等,单纯依靠手术室护理人员很难协调管理。因此,发生群发伤时首先应遵照抢救及特殊事件处理报告制度,及时逐级向护士长及医院有关部门和院领导汇报,以便医院掌握情况,协调各方面的工作,更好地组织力量进行及时有效的抢救。

3. 手术　应按照患者的病情严重程度,对危及生命的程度,有序安排手术。如果由于伤病员数量较多较严重,超过手术室的负荷时,应提前汇报,以便及时寻求其他支援。

4. 紧急情况下,在医师未到达之前,护士应果断进行心脏按压、人工呼吸、给氧、吸痰、建立静脉通道、快速输液、紧急止血等急救处理。在执行医师口头医嘱时,必须复述一遍,避免医疗差错或事故的发生。

(二)流程图

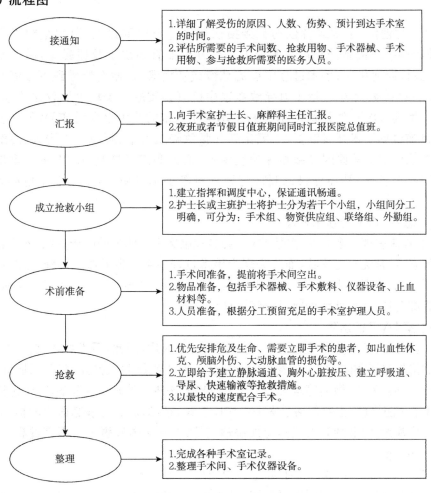

图 8-3　群发伤抢救流程

五、深静脉血栓预防与护理

深静脉血栓(deep venous thromboembolism,DVT)是指血液在深静脉不正常的凝结而堵塞静脉管腔,从而导致静脉回流障碍,好发于下肢,其发病率约为上肢的 10 倍。目前我国的 DVT 发病率尚无确切的统计资料,但有逐年上升的趋势。DVT 形成在急性阶段如果不及时诊断和处理,一些患者可因血栓脱落造成肺栓塞。据文献报道,美国每年死于肺栓塞者约为 10 万人。此外,未能及时处理者,多数不能幸免慢性血栓形成后遗症的发生,造成患者长期病痛,影响生活和工作能力,严重者可以致残。随着人们健康意识的提高,DVT 在手术患者手术过程中的预防也越来越受到重视。

1. 手术患者 DVT 形成的高危因素

(1)患者内在因素:主要是指非所处外在环境的内在非疾病因素,多为遗传性或者原发性深静脉血栓发病相关因素,包括以下几点:① 年龄:DVT 的发病率是随着年龄的增长而逐渐升高的。② 制动:外伤、疾病等导致患者长期卧床,下肢静脉回流不畅,DVT 发生率增加。③ 原发性血液高凝状态:如高半胱氨酸血症、纤溶系统部分因子缺乏等。④ 肥胖:肥胖患者多有血脂、血糖代谢异常,进而影响心血管功能,增加心脏负荷,降低静脉回流,从而 DVT 发生率增加。

(2)手术与创伤:手术或者创伤直接损伤血管壁及周围组织,引起组织因子释放入血,启动外源性凝血机制;同时,手术或者创伤导致血管内皮下胶原暴露,激活凝血因子Ⅷ,启动内源性凝血机制;手术过程中血流减慢或者瘀滞,如截石位导致下肢静脉回流受阻,长时间手术制动、术中大量出血导致血浆中抗凝物质减少等均可导致血流速度缓慢,血液黏滞度增高,DVT 发生率增加;骨科手术中止血带的使用也会增加 DVT 的发生率增加;另外,目前微创手术开展较多,二氧化碳气腹致膈肌上抬、腹腔压力增大、溶解于血液中二氧化碳浓度增加等原因导致血流速度缓慢,血液黏滞度增高,DVT 发生率增加。因此,有文献报道,骨科、神经外科、妇科、泌尿外科等手术可使 DVT 的发生危险增加 6～22 倍。

2. 手术患者 DVT 的临床表现

DVT 的临床表现呈多样性,多数 DVT 患者在临床上无明显的临床症状,术中由于患者处于麻醉状态,通常无自主症状,而是表现为手术过程中突发患者血压下降、心跳停止等肺栓塞的表现;术后患者可表现为下肢肿胀发硬、感觉麻木、皮肤青紫等,并可发生血栓脱落,引起血栓后综合征,致死性肺栓塞,甚至引起死亡。

3. 手术室 DVT 的预防

DVT 是多因素参与的常见病、多发病和高病死率疾病,因此,手术患者这样的高危人群采取有效的措施对于预防 DVT 的发生尤为重要。对于高风险人群如老年人、肥胖患者、接受妇科、骨科、神经外科、微创等重大手术患者应提前评估并采取相应策略,具体包括:

(1)基本预防措施:主要包括手术中操作应轻柔、精细、避免对静脉内膜的损伤;使用止血带的时候应注意使用时间,放气前应加快输液等;二氧化碳气腹压力不宜过高,一般不超过 12～15 mmHg。

(2)机械预防措施:主要包括手术过程中使用足底静脉泵、间隙充气加压装置、逐级加压弹力袜等,利用机械原理挤压按摩下肢,促进静脉血流速度,进而降低 DVT 的发生。

（3）药物预防措施：常见抗深静脉血栓预防药物主要分为直接凝血酶阻滞剂和间接凝血酶阻滞剂。临床上常用的主要包括阿司匹林、低分子右旋糖酐、华法林、肝素、利伐沙班等。

（4）下腔深静脉滤器的放置：下腔静脉滤器的放置一般用于DVT高危患者，或者有过DVT病史，为防止肺栓塞的发生预防性使用。文献报道，下腔静脉滤器可以显著的防止肺栓塞的发生，但也容易发生包括滤器移位、血栓复发、滤器周围血肿等继发并发症。目前普遍认为在抗凝的基础上，下腔静脉滤器不作为常规使用。

第二节　手术室护理教学及管理

一、手术室护士规范化培训与带教

导师带徒是一种有目的、有针对性的临床带教模式，近年来，为了提高年轻护士的护理专业理论知识水平和临床护理实践技能，适应新形势下护理工作的需要，对于分配到手术室的新护士采取一师一徒的带教方式。由在护理工作中专业理论知识扎实，临床护理经验丰富，思想素质较高的护师以上职称的护士担任带教老师，师徒组合采取双向选择、自愿组合或科室安排并举的办法，并双方签订"导师带徒"结对协议书。带教期限一般为新护士规范化培训结束。

带教导师必须按照护理部规范化培训和手术室各个专科手术间轮转的要求，履行的带教职责，在初步了解学生的知识结构、专业特长、性格特征等实际情况下制定年或季带教计划目标，毫无保留地将自己所掌握的手术室相关理论和操作技能传授给自己的徒弟，包括培训掌握相关的法律法规以及与人沟通的艺术等等。逐步培养学生独立胜任本职工作的能力和独立分析解决问题的能力。

建立学习档案，带教老师建立带教培训计划和考核记录本，日常工作中老师随时讲解传授学生需要掌握的学习内容、重点和难点；学生建立学习记录本记录学习的内容、学习情况。老师每月检查考核学生按当月计划学习掌握情况，指出不足，提出要求，学生也可以随时提出问题以期获得更好的掌握和更快的提高。科室每季对结对的学生进行德、能、勤、绩等方面的考核，年终进行总结评比，对考核优秀的学生的带教老师给予表彰。

带教导师参与到学生的各专科手术间轮转计划，各专科手术的配合带教由导师完成并对学生该专科手术配合能力予以评估，能单独配合该专科的手术时，由新同志独立完成，导师在手术台下巡回，对徒弟的台上配合工作予以关注指导。当徒弟在该专科的轮转结束时，由带教导师和该专科的专科组长一起对新同志的专科理论知识和临床实践能力进行考核，合格后完成该专科手术间的轮转。

在整个带教过程中要向新护士强调团队协作精神，并且带教老师以身作则，在小组中营造一个融洽互助的氛围，使新护士可以在这种氛围中潜移默化地学到专业知识和互助精神。在新护士刚进手术室之初带教老师还应该培养其慎独修养，因为手术室人员的一举一动关乎患者的生命安全。特别在独自当班的情况下,更需要护士具有高度负责的精神。作为带教老师在带教期间有必要向新护士强调慎独精神,培养其自律、洁身自爱的个人修养。此外,带教老师还要细心留意新护士的情绪变化,在带教中注意方式方法。

导师带教工作完成情况根据导师工作任务及工作质量考核标准进行每月一次的考核(表8-1)。

表8-1 手术室导师工作任务及工作质量考核标准

编　号	任务内容	任务完成质量考核标准	扣　分
1	服从护士长领导,以身作则	1项未做好扣1分	
2	每年参与制定科室规范化培训护士的培训计划	未完成扣0.5分	
3	全面负责所指导护士见习期间的思想,学习,工作和生活	一项未完成扣0.1分	
4	根据新护士规范化培训的要求,督促检查所指导护士培训计划的落实情况,评估培训效果	未完成扣0.5分	
5	指导所带护士完成护理"三基"理论培训和基础护理操作培训	未完成扣0.5分 1人1次不合格扣0.1分	
6	参与手术室规范化培训护士的临床实践能力考核工作(每个手术专科轮转结束前完成)	1次未参加扣0.2分	
7	督促所指导护士参与手术室公共培训内容的学习,并及时检查其签到和学习笔记	1人1次未参加扣0.1分	
8	每月与指导对象进行面对面交流,了解其工作和学习情况,帮助解决工作、学习、生活的困难,听取其对带教工作的意见	未完成扣0.5分	
9	每月审阅指导对象的培训手册、关护日记、工作笔记及量化考核手册,并提出指导意见	1人1次未审阅扣0.1分	
10	每季度参加大科,每半年参加培训科召开的导师和新护士座谈会,了解计划落实情况,协调带教工作中存在的问题	1次未参加扣0.2分	
11	在指导对象规范化培训结束后一周内做好指导总结	未完成扣0.5分	

备注:满分为2.5分,扣完为止。

"一对一导师制"带教模式的实施加深了导师与护生之间的沟通与了解,密切了师生关系。导师制能更好地贯彻全员育人、全过程育人、全方位育人的现代教育理念,更好地适应素质教育的要求和人才培养目标的转变。导师针对新护士的个性差异,因材施教,鼓励优点,帮助其改正缺点。使他们的特长得以充分发挥,培养其专科技术能力,让其专业理论知识和实际操作能力得以同步提升,提高教育质量。

手术室的护理工作专科性很强,各个专科的手术配合也各不相同,新工作的护士往往思想压力很大,尤其在新入手术室和各个专科手术间交接的时候,导师制的实施,带教导师时刻在学生的身边,工作中给学生一个良好的示范作用,生活上关心学生,使新同志感到亲近,缓解工作和学习的压力,以良好的状态投入到手术室工作中来。师带徒活动让带教老师有了一定的压力和动力,促使她们不断加强自身学习和知识更新,促进了老师的长足进步和提高,也营造一个学习气氛浓厚的科室氛围。

二、手术室进修护士带教

进修作为基层单位护士学习深造的一条重要途径,目的是要尽快提高基层医疗机构的护理水平。同时进修学习也是提高中高级护理人员的继续教育的方法之一。进修生带教应遵循以下原则:

1. 进修护士在手术室进修期间按照院护理部规定统一管理。护士长严格把关,科室不得自行接受人员进修学习。

2. 进修生要服从护士长的安排,团结协作,服务态度好,按照本院护理部和手术室要求,遵守各项规章制度和操作流程等。

3. 进修生的学历水平、工作时间及工作经历参差不齐,有中专生、大专生,也有本科生,有来自社区医院、县级医院,也有来自市级医院甚或二级甲等医院;有的进修生有手术工作经历,有的则没有。总体来说,进修生学历结构偏低、年龄跨度较大、专业知识和操作技能相对薄弱。传统的、单一的带教模式已满足不了现实的需求,为了实行人性化带教模式,在带教的过程中将人性化的理念融入其中,充分考虑到实习进修人员的需求,并根据不同人员的学习需求给予相应的满足。入室第一天由护士长进行工作能力评估,并根据进修时间的长短和主要学习目标,双方共同参与制定出该进修生进修学习计划,包括轮转各手术间的专科、日期、时间。在临床带教中,按计划对进修生进行教学与指导,定期进行考核并听取进修生的意见,并根据考核结果与进修生的反馈修改教学计划。

4. 进修过程中如遇到问题,应及时向教学组长及护士长汇报,与科护士长和护理部联系。

5. 手术室护士长分管进修带教工作。带教老师必须严格按照进修计划和流程进行带教工作。

6. 手术室每一位护士均有带教职责和义务,必须以身作则,言传身教,确保教学质量和效果。在各个专科轮转的时候,由各个专科组长总负责带教的内容以及出科的理论和操作考试的安排。

7. 进修人员应尊敬老师,虚心求教,认真回答老师的提问,积极参加护理部和科室内安排的业务学习、护理查房等拓展专科知识的学习、讲座,并做好笔记。

8. 遵守手术间内的安全管理规范,严禁在手术间污物桶(盆)内丢弃纱布、纱垫或其他点数物品,以免混淆清点的数目。未经允许,不得随意触摸手术室器械、设备及物品。

9. 参观手术时,距手术人员应超过 30 cm。不得在手术间内,尤其是器械台旁随意走动。不在限制区内看书、闲聊或从事与手术无关的工作。

10. 进修过程中如违反院规章制度,经教育不改者可退回。

11. 进修结束时,进修生必须接受所在科室的考核,考核内容包括笔试及实际能力考核,在进修结束前一周写好个人小结,交到所在科室,并提前1~2天办理离院手续,各科室应在进修护士离院后一周内写好鉴定送护理部。

临床综合护理能力是指护理人员在临床工作中应具备的理论联系实践、思维与分析、技能操作、沟通协调、人文关怀、心理护理和健康教育等能力。有研究证明:在临床教学中,因材施教,结合实际情况及进修过程中综合护理能力的表现,动态地评估、修改、实施教学计划,不仅可以做到有的放矢,同时师生之间可形成良好的互动,利于教学的顺利开展,有效提高了教与学的质量。也大大提高了进修生的临床综合护理能力。在带教过程中尤其注意语言及动作,尽量使进修人员感受到受重视,对于问题进行引导性解决,激发其学习的积极性及发散性思维,能够自主提出问题并解决,产生学习的热情,使其觉得学习的过程是一种乐趣,对于带教人员的信赖感增强,从而达到最佳的沟通学习模式,最终达到预期的进修目标。

三、手术室护理查房

手术室护理查房是护理管理中评价护理质量,发现护理问题,寻求最佳解决方案,改进护理工作的一种常用方法。同时也是规范化培训手术室各能级护士,提高手术室护士护理评估能力、评判性思维能力及整体护理观念,从而全面提高手术室护士临床实际工作能力的有效手段。

(一)护理查房目的

1. 及时发现护理工作中的优缺点,及时总结,吸取教训,推广经验。

2. 了解对患者的护理是否按常规、规范等进行,患者的护理问题是否被及时发现并采取了相应的护理措施,护理效果如何。

3. 学习各专科常见疾病的相关理论知识,掌握手术配合要领及整体配合的关键环节。提高手术配合水平和质量。

4. 学习和了解相关专科领域的新进展,掌握复杂疑难手术的护理配合要点、步骤及注意事项。提高专科理论知识及实际护理能力。

5. 根据患者具体情况,特别是重危患者、特殊手术、新开展手术等情况,组织护理人员进行讨论,修订护理计划,确定最佳的护理方案。

6. 对护理查房中确定的方案,如效果好,则可以总结形成护理常规和护理流程;如效果欠佳,则需不断寻找好的方案,进行持续质量改进。

(二)查房范围及时间

1. 护理部查房　每季度一次,特殊情况及时查房。

2. 科护士长查房　每月一次,每周重点查房,特殊情况及时查房。

3. 护士长查房　每天早晚各一次,每周一次总查房,特殊情况及时查房。

(三)查房内容

1. 全院统一查房

查房内容由护理部根据情况确定。疑难病例、首次开展新业务、新技术病例时及时查房,了解患者情况,组织院内护理会诊,解决护理问题,保证护理效果和护理安全。

2. 科护士长查房

每日查看全科危重患者手术、特殊、重大手术的护理及手术室管理情况,针对平时检查中发现的问题、科室反映的问题、护理部检查中发现的问题,有计划地进行专题查房。指导护理措施的制定和督促落实各项护理措施,保证手术室护理质量;疑难病例护理查房,了解患者情况,组织护理会诊,解决护理问题;批量急诊手术患者抢救查房,根据患者的数量和患者的情况,及时调配护理人员,制定抢救护理方案,保证及时迅速完成手术救治任务;死亡病例查房,听取病情分析,总结护理经验教训,并对常规、流程、制度等进行修正;首次开展新业务、新技术时查房,组织护理骨干现场观摩,制定护理方案,协调关系,保证护理效果和护理安全。

3. 护士长查房

实行早晚查房和重点查房。

(1) 对重点患者手术进行查房,如新开展手术、危重患者手术、特殊手术、重大手术等。查房的内容为:手术前各项准备是否齐全到位,术中护理配合是否规范,患者的护理问题是否被全部发现,有无及时采取护理措施,护理的效果如何。护士长按护理程序检查措施落实情况,是否达到预期目标,目前存在的护理问题,同时安排当日的工作重点。

(2) 对手术室的硬件进行查房,确保患者得到安全、快捷、高效的护理,如仪器物品的准备、环境中危险因素等。

(3) 针对重症或特殊手术患者或按计划,每月组织一次整体护理大查房,配合手术护士重点做准备,对患者围术期的状况、手术护理过程及配合、手术的结果、需解决的问题和采取的措施共同讨论,必要时请有关科室进行护理会诊,以达到真正为患者解决问题的目的。

(四) 查房前准备

为了使查房取得预期的效果,在预定查房前应做好充分准备。护理部和大科查房时科室护士长应做重点准备,责任护士应查阅有关资料,做好充分准备。对每次查房时间、内容、成绩及存在问题等应详细记录并存档。

(五) 手术室护理查房要求及质量标准

手术室常用护理查房分为案例查房和管理查房。案例查房包括教学查房和疑难、复杂、新开展手术查房等。手术室管理查房包括循证护理查房、情境查房、护理缺陷查房等。

1. 教学查房

多用于对各专科常见疾病的经典手术配合及护理。查房目标为:帮助手术室低年资护士、实习护士学习各专科常见疾病的相关理论知识,掌握手术配合要领及整体配合的关键环节。提高手术配合水平和质量。查房过程如下:

(1) 主持人讲话:说明查房背景和目的。

(2) 病例汇报:包括主诉、现病史、过去史、体格检查、专科体检及实验室检查结果、诊断、拟施手术名称。

(3) 主持人组织讨论:以问答的形式,引导出要阐述的内容及相关知识。包括病因、发病机制、临床表现、治疗方法、解剖特点、手术方法、预后、术前准备、手术步骤及配合等等。

(4) 护士长总结:对基础知识、基本理论、基础操作等加以总结概括。对查房过程、效果等给予评价。

2. 疑难、复杂、新开展手术查房

多用于对病情复杂、疑难、新开展手术、少见、罕见病例手术配合及护理。查房目标为:帮助资深手术室护士学习和了解相关专科领域的新进展,掌握复杂疑难手术的护理配合要点、步骤及注意事项。提高专科理论知识及实际护理能力。查房过程如下：

（1）主持人讲话，说明查房背景和目的。

（2）病例汇报：包括简要病史、专科体检及检查结果、特殊情况、诊断、拟实施手术名称。

（3）主持人组织讨论：以问答的形式，讨论凸显特殊复杂性、个体独特性、并发症。以难点、新进展、新方法、护理及配合新要求、新尝试、独创性为主。一般侧重1～3个重点内容进行拓展。

（4）护士长总结：强调关键内容、重点关注问题、注意事项。对查房过程、效果等给予评价。

3. 循证护理查房

多用于护理改革及研究。查房以问题为导向，围绕如何解决问题进行循证，引出解决问题的方法和措施。查房过程如下：

（1）主持人讲话，说明查房背景和目的。

（2）主讲者汇报：包括存在问题、原因分析、改进措施，运用相关指南、文献作为改进依据。

（3）主持人组织讨论：提出疑问和不同见解。

（4）护士长总结：汇总并给出结论。

4. 情境查房

多用于提高护士临床实际技能及工作能力。通过现场观摩、实地操作、情境再现、图片或录像等形式，查找问题，分析原因，提出改进措施，拓展专业知识，提高专业技能。查房过程如下：

（1）主持人讲话，说明查房背景和目的。

（2）事先写好脚本，分配角色扮演任务，模拟现场，通过情境再现、实地模拟操作、图片或录像等形式完成查房。

（3）主持人组织讨论：以问答形式对存在问题进行原因分析，提出改进措施，也可提出疑问和不同见解。

（4）护士长总结：汇总讲评，给出结论和正确答案。

5. 护理缺陷查房

多用于护理质量管理。对工作中存在的质量缺陷和安全隐患，进行分析和讨论，提出改进措施。查房过程如下：

（1）主持人讲话，说明查房背景和目的。

（2）主讲者汇报事件、案例过程或安全隐患。

（3）主持人组织分析讨论。

（4）具体步骤：运用头脑风暴法，探讨和定义问题；找出直接原因、间接原因、确认根本原因；进行原因分析；深层次挖掘问题的根源；探讨改进措施；提出改善计划，制定具体的措施和流程。

（5）护士长总结：概括分析原因，着重提出改进措施和流程落实的具体方法及检查方法。

（6）执行持续质量改进和跟踪，直至形成常规和习惯。

6. 护理查房流程及质量标准

表 8 - 2　护理查房质量标准

查房流程	质量标准
1. 查房前准备	根据查房目的选择合适的病例或事件,由主讲者重点准备,并根据讨论的内容,确定参加讨论人员的范围,可邀请相关专业人员及上级领导参加。
2. 护士长主持	组织有序,有提问,有点评,时间把握适当,整体控制能力强。
3. 护士汇报	准备充分,语言流畅、思路清晰、计划完善、措施得当、把握重点,幻灯片制作好。
4. 各级护士参与讨论发言	思路清晰、回答准确流畅,讨论问题针对性强,结合个案具体情况分析患者的问题及措施的可行性、有理有据、措施得当。
5. 护士长总结	内容充实,针对性强,有很好的指导和提高作用,能够充分体现查房的内涵质量。
6. 查房过程评价	讨论过程互动性好,充分热烈,不随意私下议论。
7. 查房效果评价	结合个案追踪,机制合理,对临床有指导意义。对讨论后形成的新规范、流程在日常工作中落实有效。
8. 查房记录	对查房过程完整记录,并保存电子版备案。

第三节　专科仪器设备使用及管理

一、自体血液回收机(autologous blood recovery equipment)

自体血液回收机(简称血液回收机)是通过一定的机械吸引和血液回收装置,把患者的术中失血、体腔积血、手术后引流血液收集起来,然后用高科技手段对血液进行回收、过滤、分离、清洗、净化、选择后再回输给患者。

【工作原理】

自体血液回收机通过负压吸引装置将患者创伤或术中流出的血液收集到储血器中,在吸引过程中与适当的抗凝剂混合,经多层过滤后再利用高速离心的血液回收罐把血细胞分离出来,把废液、破碎细胞及有害成分分流到废液袋中。用生理盐水或复方林格氏液等对血细胞进行清洗、净化和浓缩,最后血细胞保存在血液袋中,回输给患者。自体血液回收机有以下功能:① 把手术中如心血管手术、髋关节置换、脊柱等手术的失血收集处理后回输给患者自己;② 可分离红细胞、血小板、血浆,进行成分输血,还可提供洗涤红细胞给特殊患者输用;③ 可用于创伤、大量出血抢救,回收血液。

【应用范围和禁忌证】

(1) 应用范围

① 创伤外科手术,如大血管损伤、肝破裂、脾破裂、脊柱外伤手术。

② 心脏外科手术。

③ 血管外科手术。

④ 脑外科手术。

⑤ 全髋置换、脊柱手术。

⑥ 妇产科异位妊娠破裂大出血等手术。

⑦ 腹部外科肝脾手术。

⑧ 器官移植手术。

⑨ 泌尿外科大出血手术。

⑩ 对于一些术中渗血多、血小板消耗破坏严重的手术,可在麻醉后分离提出血小板,术后再回输给患者,以减少血小板损耗,防止术后渗血。

⑪ 可回收手术后无污染的引流血液。

(2) 禁忌证

① 血液流出血管外超过 6 小时。

② 败血症。

③ 血液被严重污染的病例,怀疑被细菌、粪便、羊水、有毒物质、恶性肿瘤细胞污染。

④ 流出的血液严重溶血时。

【操作流程】

以自体-2000 型血液回收机为例。

(1) 用物准备

① 血液回收机一台。

② 一次性使用的配套物品一套,包括抗凝吸引管、抗凝药袋、储血器、血液回收罐、清洗液袋、浓缩血袋、废液袋,抗凝溶液。

③ 生理盐水或林格液。

④ 负压吸引装置一套。

(2) 安装、连接各部件,检查各管道安装是否正确。

(3) 失血的收集与抗凝处理。利用负压吸引使储血器形成持续负压,通过吸引头和吸血管把患者创口内血液吸入储血器中,并经多层滤网过滤。在吸血的同时,通过连在吸血管上的抗凝药滴管,抗凝药被吸入吸血管与血液混合,使血液不凝固。收集的血液和抗凝剂暂时储存在储血器内备用。抗凝药为肝素生理盐水,即生理盐水 500 ml 加肝素 12 500 U,抗凝药与吸血量比例为 1 : (5～7)。

(4) 接通电源开关,当"欢迎使用自体-2000 型血液回收机"界面出现时,按手动或电动键,机器按设置程序分别进行进血、清洗、排空、浓缩、回血、总结等过程。

① 进血:进血夹开,调速泵转,通过一次性管道,把抗凝血泵入离心罐。离心罐高速旋转,在高速离心作用下,血细胞留在血液回收血罐内,破碎细胞、抗凝剂、血浆等废液被分离到废液袋内。当血细胞层累积到一定厚度时,被血层探头感知,进血夹关闭,进血停止。

② 清洗:进液夹开,生理盐水或林格液等清洗液进入回收血罐,回收血罐高速离心旋转对血细胞进行清洗,血细胞保留在回收血罐内,清洗后的液体进入废液袋。一般清洗液为1 000 ml。

③ 排空:清洗完成,排空夹打开,回收血罐停转,调速泵反转,回收血罐内血细胞被注入储血袋中,供患者输用。一般情况下,一次回收血 250 ml,若储血罐内仍有血液,可重复进

血、清洗、排空,直至储血器内血液全部清洗完为止。

④ 浓缩:只有在特殊情况下才使用,即当储血器内原血全部进入血液回收罐内,血层较薄,血球压积很低,无法使血层探头感知,而血液袋内存放有浓缩血细胞。可按浓缩键,使血液袋中的浓缩细胞进入血液回收罐,原来较薄的血层迅速增厚,被血层探头感知,进血停止,再进入清洗。

⑤ 回血:只有在特殊情况下使用,当储血器内原血全部进入血液回收罐,血细胞少、血层较薄,而血袋中又无浓缩血细胞时,可用回血的方式把血液重新排到储血器中,等收集到更多的血液时,再重新进行回收处理。

⑥ 回收结束后,按总结键,显示屏上出现总结界面,此时血液回收机会将各种数据自动显示出来。

【注意事项】

(1)及时准确连接各管道,并保持通畅,防止扭曲、打折,以免管道压力过高导致泄漏、爆裂。

(2)储血器肝素预充要到位,150~200 ml肝素0.9%氯化钠溶液,防止储血器凝血;注意随时根据出血情况调节抗凝剂的滴速,抗凝剂与吸入血量比为1:(5~7);在大出血时,应及时加快抗凝剂的滴数;全身肝素化患者,回收血时不需再加抗凝剂。

(3)吸引负压要控制在20 Pa以内,保持储血器顶端减压阀开放,防止因负压吸引力过强而导致红细胞破坏。

(4)手术过程如出现血液被细菌污染或恶性肿瘤细胞严重污染时要停止自体血回收,避免吸入骨水泥、污染物、药物等禁忌物。建议可以使用双重吸引管路。一根吸引管路连接血液回收机回收血液,另一根吸引管路连接普通吸引器吸走禁忌物。

(5)回收的浓缩血红细胞可用普通输血器直接回输给患者,一般应回收后就及时回输给患者,在常温下,处理后的浓缩红细胞须在6 h内回输给患者,在4℃冰箱内可保存24小时。

(6)严密观察有无自体血回输的输血反应。由于回收的自体血存在细胞组织、脂肪颗粒,若洗涤不彻底,会造成肺栓塞等不良反应,输注过程中要密切观察患者的生命体征、尿量等变化,及时发现异常情况,报告医生,立即处理。

(7)机器定期由专业人员进行检测及保养。

二、超声乳化仪(phacoemulsification system)

【工作原理】

利用超声波的高频振动对晶体核及皮质进行粉碎、乳化,并将其吸出。主要功能有超声乳化、灌注抽吸、前段玻璃体切割、回流及双极电凝功能。因具有对组织损伤小、愈合快、住院时间短、术后散光小及视力恢复快而稳定等优点,成为当今世界白内障手术的先进设备。

【结构】

超声乳化仪的种类较多,但基本结构相似,其主要部分包括:① 换能器;② 手柄;③ 乳化头;④ 泵系统;⑤ 控制系统,包括脚控踏板和控制面板,⑥ 电源。

【操作流程】

(1)接通电源,接好脚踏控制板,按医生习惯放置于合适位置。

（2）接通气源，包括医用压缩空气，如医用氮气。

（3）备好灌注液，调整好灌注液袋的高度，一般高于床头 60 cm。

（4）开机，机器进行自检并进入主屏幕，推进集液盒。

（5）正确连接好灌注液和吸引管、超声手柄等，排尽管道内的空气。

（6）选择工作模式，根据需要进入固定式乳化状态或线性乳化状态。

（7）手术完毕，在超声状态下把灌注液换成蒸馏水，踩脚踏板 2 档或 3 档，用蒸馏水彻底清洗乳化头、注吸头、手柄、灌注管、吸出管、残留内部的晶状体碎片，或用注射器抽取蒸馏水，分别于各管腔内反复冲洗至通畅为止。

【注意事项】

（1）由于仪器管腔较细小，在环氧乙烷气体灭菌前必须完全干燥，以免灭菌过程环氧乙烷气体溶解于水中影响灭菌效果及增加毒性。

（2）超声乳化手柄经高温灭菌后，应当放在空气中自然冷却约 15 min 之后方可使用，不能用水或其他溶液冷却，以尽可能延长使用寿命。

（3）超声乳化手柄是精密器械，禁止摔、碰、磕，以免损坏压电晶体。

三、射频消融仪（radio frequency ablation system）

【工作原理】

射频消融是把电能充分地转化为热能，通过提升靶组织的温度产生凝固性坏死以实现对病灶的灭活。其基本设备由射频发生器、治疗电极和中性电极板所组成，三者与患者一起构成闭合环路。当电子发生器产生射频电流（460 kHz）时，通过裸露的电极针使其周围组织内的极性分子和离子振动、摩擦，继而转化为热能。通常射频消融所产生的组织坏死灶的大小和形态与射频仪所采用的发射能量、暴露电极的长度、电极针的空间分布、预设定温度、组织阻抗和治疗持续的时间有关。

【操作流程】（心脏射频消融术为例）

（1）按手术通知单准备，并与外科医生确认使用。

（2）检查仪器设备是否完好、功能正常。

（3）准备 500 ml 袋装生理盐水插上输液器，排好气，备用。

（4）将插口式负极板贴于患者左侧背部，正对心脏，连接负极板连接线，尽量使插口处夹子不压在患者身下，并使夹子黄色面朝向手术床，蓝色面对患者皮肤，插好后连接主机。

（5）摆好体位，铺完巾后，将脚踏放至主刀侧，打开主机电源等待自检，自检完成后显示 Self Test Pass，方可连接射频笔。

（6）主机自动显示功率 25 W 或根据医嘱调节。

（7）洗手护士将射频笔的两个末端递给台下，一端接准备好的输液泵，一端插入主机，注意射频笔的凸面与主机的凹面吻合，连接好后按 OK 键。

（8）将冲洗液与射频笔相连，用灌注泵将生理盐水流速调至 300 ml/h（5 ml/min）。切勿使用注射器驱动泵，冲洗整条管道直至生理盐水流出至笔尖端。

（9）使用完毕后，应关闭主机电源，分离主机与负极板的连接线。

（10）填写射频消融术护理记录单。

【注意事项】

（1）每次开始使用射频笔之前应确认冲洗已开始，即笔端有盐水滴出。

（2）插负极板时，负极板银色面应与夹头的蓝色面同一方向，即蓝色朝向患者，黄色面对床。

（3）术毕应将仪器各缆线依次缠绕整齐，避免打折，防止断裂。

四、微创旋切系统（breast vacuum-assisted biopsy system）

微创旋切系统可以在微创条件下完整切除乳腺病变，是目前病理活检确诊乳腺病变，尤其是临床不可触及的病灶最理想的微创取样方法，也是目前创伤最小、最安全、最美观、患者最满意的治疗小乳腺肿块的方法。

【工作原理】

微创旋切系统主要由旋切刀手柄、控制主机和真空抽吸泵三大装置组成，其设计的最大特点就是简单易用，并且具有多种功能。利用真空负压抽吸乳腺组织，完全自动地对乳腺病灶进行重复切割，不需重复进针退针，可大大缩短整个手术时间。

【特点】

（1）精确定位，准确切除病灶。

（2）切口微小，美容效果好。

（3）独特的空心穿刺针设计。

（4）诊断更准确。

（5）感染率低、更经济。

（6）手术快速、方便。

【操作流程】以安珂（EnCor）旋切系统为例

（1）检查各部分连接线路均连接正常，电源线已接上外部电源。

（2）打开真空系统模块 VS3000 电源开关，绿色指示灯亮，表示正常启动，打开控制系统模块 CM3000 电源开关，"Power"按键变为橘红色，按下"Power"按键，启动成功后，"Power"按键变为绿色，表示开机自检和驱动手柄自检完成。

（3）安装真空管，真空罐和活检取样探针，安装冲洗管，无菌盐水包。

（4）确认 CM3000 控制模块的"full sample 刀槽全开"和"half sample 刀槽半开"功能可以正常使用。

（5）按下 CM3000 上切割模式选择按钮"sample selection"切割模式选择，确认需要的"切割"功能模式。根据需要，可按下"顺时针旋转"或"逆时针旋转"按钮，定位刀槽的旋转方向。

（6）手术完毕，按下"Power"按键将 CM3000 控制模块关闭。依次关闭 CM3000 控制模块和 VS 3000 真空系统模块的电源，拔下电源插头。

（7）把取样探针上的真空管连接头与真空管分开。按下解锁按钮将探针从驱动手柄上取下，妥善处置。取下并清洗真空管和真空罐，以便下次使用。

【注意事项】

（1）保持工作手柄的清洁，干燥，不要将其浸泡于液体中或让液体进入手柄端部的连接器内。

(2) 每次使用前,检查真空系统软管及真空罐是否完好、无损坏,检查仪器推车上的把手有无松脱,检查推车顶板下面的锁紧钮是否牢固,保证主机固定平稳、操作安全。

五、神经内镜(neuroendoscope)

神经内镜又称脑室镜,是 10 余年发展起来的一种用于神经外科的内窥镜。整套的神经内镜设备包括摄像系统,光源系统,冲洗系统,各种专用神经内镜(包括硬镜和软镜)以及配套器械和设备。不同类型的内镜的成像原理各不相同,硬性内镜主要靠多个柱状凸透镜成像,而纤维内镜和电子内镜成像原理相对复杂。

【技术优势】

(1) 手术视角广,可多角度观察,显示某些手术显微镜无法到达的盲区和死角,内镜可以把外科医生的"眼睛"带到使用显微镜无法清晰地看到的手术区域,经过同样的手术通道,其观察及手术操作范围明显扩大。

(2) 在较深的术野,手术显微镜的光亮度可能出现衰减,神经内镜可以近距离观察病变,不受术野深度影响,为深部术野提供更好的观察质量,分辨清晰度优于显微镜,更有利于精细手术。

(3) 内镜神经外科技术减少了手术中对脑和重要神经结构的强力牵拉,大大减小了手术创伤。

【操作流程】

(1) 检查各仪器电源插头以及仪器之间是否连接完好。

(2) 开启无菌设备附件及辅助器械,洗手护士妥善固定无菌神经内镜摄像头数据线、导光束、吸引管和电凝线。

(3) 洗手护士将仪器端递给巡回护士,插入设备对应插口。

(4) 依次打开监视器、摄像机、光源等电源开关,调节好亮度备用。

(5) 连接单、双极电凝线,先检查负极板是否正确黏贴好,连接电凝线,再打开双极电凝和电刀电源开关。根据需要调节好输出功率备用。

(6) 待"十"字切开硬脑膜后,置穿刺鞘;置入内镜检查脑内,安装固定架,进行镜下操作。

(7) 手术结束后,将光源亮度、电凝的功率调到最小,然后依次关闭光源、摄像主机、监视器、电刀、电凝等仪器的电源开关。

(8) 拔出摄像头数据线、导光束、电凝线等附件。

(9) 清洁、整理仪器设备。

(10) 按规范要求处理内镜、摄像头数据线、导光束、显微剪、抓钳、电凝钳、双极电凝线等。

【注意事项】

(1) 摄像导线,窥镜接头,冷光源线

① 等离子消毒或使用无菌保护套。

② 表面有污迹,可用镜头纸或纱布蘸清水或乙醇擦拭外面,去除污迹。

③ 不要拉伸或过度弯曲,防止折断内部电缆,使用后盘旋(直径大于 15 cm)存放。

④ 存放于清洁、温湿度适宜处。

（2）镜体部分

① 腔镜镜体是贵重的精密光学仪器,在使用和清洗、消毒中应格外小心,不可弯折,落地,碰撞,造成镜片破损或光轴偏移致图像不清,影响使用。

② 禁止把内镜及器械等交替或重叠放置,禁止抓握镜杆。

③ 流水下彻底清洗,用纱布反复擦洗镜体,镜鞘,用高压水枪冲洗内镜各孔道,如进出水孔道,活检孔道等。

④ 灭菌时,镜体不得接触消毒容器的内壁,采用单一的灭菌方式进行灭菌,以免造成损坏。

（3）镜下手术器械

① 镜下手术器械在术后必须拆卸清洗,在流水下用软毛刷将前端血迹等污物清除,彻底洗净,吹干。切不可用硬物除污。器械干燥后必须上油。

② 所有器械必须尽可能的拆卸,防止清洗不彻底,特别是管腔、关节、缝隙等地方。

③ 清除器械上所有的有机物,组织碎片,血污及冲洗液的痕迹。

④ 进出水管腔要用注射器注入清水冲洗,防止组织碎片阻塞管腔。

⑤ 流水冲洗后用压缩空气吹干,不能有残留水分,特别是孔管内,否则会造成器械生锈。

⑥ 所有器械关节、活动的连接、螺纹、阀门等,清洗吹干后必须加入润滑油,防止关节活动不畅。

⑦ 禁止把内镜及器械等交替或重叠放置,或依靠在消毒箱的侧壁上,各个器械应单独平稳放置,所有锐利器械应加保护帽防止损坏。

六、神经导航系统（neural navigation system）

神经导航系统又称为无框架立体定向导航技术或影像导向外科。是立体定向技术、现代影像学技术、人工智能技术和微创手术技术结合的产物。神经导航系统能对虚拟的数字化影像与神经系统实际解剖结构之间建立起动态关系,更重要的是它具有三维空间定位和术中实时导航功能,实时向神经外科医生反馈手术过程。

【基本原理】

（1）工作站和软件功能:工作站可快速处理大量的数据图像资料。导航系统有自己独特的软件,用于存储并处理图像资料,进行三维重建,术中利用软件的多种功能帮助定位,辅助手术。

（2）定位装置:包括三维数字转换器和定位工具（如定位探针）。目前最常用的是主动红外线定位装置,它包括工具（知探头、标准手术器械）、发射红外线的二极管,以及位置感觉装置。位置感觉装置接受附于探针及参考环上发射红外线的二极管所发出的红外线,并将此信息传出计算机,从而实时确定探针的三维位置。

（3）定位标志:定位标志在做完 CT 或 MRI 后可同时从患者身上和影像图像上看到,导航系统正是通过两者的联系来达到导航目的。标志分为 3 种,有皮肤标志、解剖标志和固定标志。

【应用范围】

（1）颅内深部病变的手术治疗。

（2）深部胶质瘤借助导航系统可提高手术全切率，又可减少组织损伤。

（3）活检、颅内异物取出术。

（4）功能神经外科定向手术。

（5）神经内镜结合手术。

（6）脊柱和脊髓手术。

（7）脑血管畸形手术。

【操作流程】

（1）术前根据病灶部位，在患者头部黏贴7～10枚皮肤标志物（marker）。

（2）行头部CT或MRI扫描，并存储其影像资料。

（3）将患者影像资料输入神经导航系统工作站中。

（4）重建3D模型，命名Marker，制定手术计划。

（5）摆体位，上头架，连接参考环及定位探针，校准位置感觉装置。

（6）注册探针，并将工作站中的影像资料与患者的解剖结构进行配准注册。

（7）消毒铺单，换上无菌参考环、定位探针和导线。

（8）常规开颅，术中导航。

【注意事项】

（1）手术前用环氧乙烷消毒参考环、定位针、导线及遥控板。

（2）正确连接各仪器间导线后开启电源，接头勿用暴力拆卸。

（3）红外线位置感觉与靶目标接收有效距离为1.9 m，定位工具和参考环上的发射红外线的二极管与位置感觉装置之间不能被遮挡。

（4）使用探针时尽量垂直于参考环，动作轻柔，避免磕碰、摔坏损伤探针。

（5）系统设定进行配准注册时误差应小于4 mm。

（6）移动仪器时勿用力过猛，避免仪器磕碰、倾覆。

（7）术中及时用清水擦拭被血污染的红外线接收小球，以免影响红外接收。

七、钬激光碎石系统（holmium laser lithotripsy system）

【工作原理】

钬激光是以钇铝石榴石（YAG）为激活媒质，掺敏化离子铬（Cr）、传能离子铥（Tm）、激活离子钬（Ho）的激光晶体（Cr：Tm：Ho：YAG）制成的脉冲固体激光装置产生的新型激光。可应用于泌尿外科、五官科、皮肤科、妇科等科室手术。该激光手术为无创或微创手术，患者的治疗痛苦非常小。钬激光的应用，使泌尿系结石的治疗迈上了一个新台阶。钬激光波长2.1 μm，脉冲式激光，是目前众多外科手术用激光中最新的一种。产生的能量可使光纤末端与结石之间的水汽化，形成微小的空泡，并将能量传至结石，使结石粉碎成粉末状。水吸收了大量的能量，减少了对周围组织的损伤。同时钬激光对人体组织的穿透深度很浅，仅为0.38 mm。因此在碎石时可以做到对周围组织损伤最小，安全性极高。

【特点】

（1）能粉碎任何成分的结石。

（2）良好的软组织切割性能。

（3）确切的凝固止血作用。

（4）热损伤小，穿透仅 0.2～0.4 mm。

（5）通过纤细的光纤传导（0.22 mm），光纤可以弯曲，能够配合软镜使用。

【操作流程】

（1）取下激光发射口和光纤上的保护帽。

（2）将光纤连接到激光器的发射口。检查整条光纤，如果有漏光，应更换新的光纤。

（3）在激光器的后面连接电源线和脚踏开关。

（4）顺时针转动钥匙开关，在这个位置一直扶住钥匙直到显示器上显示"STARMEDT-EC"的字样。激光系统进行自检，如果自检发现问题，机器会自动关闭。

（5）用左下方的两键选择正确的光纤型号，按下左上角的"SELECT"，确认光纤的型号后按下"YES"键，激光器将保持在"STANDBY"模式。

（6）按最左上角的按键选择当前手术模式 LITHO（碎石）、ABLATION（切割）、COGA（凝血），以上模式均可在手术过程中根据需要切换。根据显示器上的箭头指示选择所需的能量和频率。确认后，按"STANDBY"键使其显示"READY"模式。

（7）完成以上步骤之后，踩下脚踏开关即可进行手术。

（8）手术完毕，及时关闭仪器（关闭顺序：钥匙开关、空气开关、电源开关），从装置上移除光纤，将保护帽还原在光纤和装置的激光发射口，并再次检查机器保护镜和光纤是否完好。

【注意事项】

（1）将装置的插头插入 16A 带保护体触头的保护电源插座，最好使用墙壁上的电源接口。

（2）激光使用的室温在 18～28℃，湿度≤80％。如果在不适宜的环境下会损坏设备。

（3）使用光纤检测镜检查光纤端面（连接设备的一端），端面必须干净明亮。如有灰尘，用棉签加无水乙醇（＞95％）擦拭干净。如果发现擦不掉的痕迹或斑痕，不要使用。

（4）在使用激光前务必确保光纤保护镜和手术光纤都是完好的，其中任何一个有问题，手术都不可以进行。

（5）每一年更换一次去离子交换剂和去离子冷却水。

（6）不要过度弯曲或缠绕光纤，因为这可能导致泄漏。

八、双导管碎石系统（dual catheter ultrasound lithotripsy system）

双导管超声碎石系统由内外两支导管组成，使用单一超声能源，同心结构使外导管能在内导管上自由滑动，能够迅速有效地击碎各种结石，内导管中空，排石空间大，碎石和清石同时完成，标准外径，适用于多种肾镜。

【工作原理】

双导管碎石系统使用单一超声能源，利用自由振子专利技术完美地集高频超声振动与低频冲击于一身，同时独特的双导管碎石杆使外导管产生的弹道运动和内导管的超声波产生协同效力，中空的内导管通过负压吸引结石，能有效避免碎石过程中结石的移位，并可在碎石的同时直接将结石排出体外，排石空间大，无需借助其他工具。

【操作流程】

（1）检查双套管碎石机性能，连接脚踏及负压控制器，将脚踏板主机插头插入主机面板的插孔,将负压同步插头插入负压控制盒上插孔。

(2) 连接负压控制器的负压管:拇指用力按压负压控制装置上的控制阀开关,然后将负压软管按压,卡进控制槽内,连接结石收集器与负压控制器之间的负压管。

(3) 安装手柄碎石探针:用扳手将内导管在手柄上拧紧,按顺序安装自由振子、外导管,安全弹簧以及手柄帽。

(4) 连接手柄负压吸引管,将一次性负压吸引管连接到手柄及结石收集器上。

(5) 连接主机,打开电源开关,主机亮黄灯闪烁。

(6) 手持手柄,持续踩住踏板 3 s 机器开始自检,主机由闪烁黄灯变为绿灯常亮,自检结束。

(7) 术中,如果调频的声音越来越弱和击打石头的力量不如一开始,要检查内外导管是否损坏,如果损毁,关闭电源,改用另一套导管,打开电源,调频,然后继续操作;如果没有任何内外管损坏,用扳手将内导管在手柄上拧紧,然后继续操作。

(8) 术后,按顺序拆卸手柄帽、外导管、弹簧及自由振子,用专用扳手卸下内导管,清洗结石收集器及冲洗管并吹干。

【注意事项】

(1) 保持手柄与镜体同轴,不能别、撬探管,以防内外管相互作用,导致效率降低甚至断管。

(2) 手柄在术中尽量避免转动(外管会自动旋转),应当专注于将探管轻压结石表面。

(3) 脚踏应尽量避免短时间内反复启动,以保证主机根据结石情况自动调节频率,同时也提高机器及碎石探管使用效能及寿命。

(4) 术中如果探管松动或者折断,应关闭机器,拧紧或换管后需重新启动机器。

(5) 检查负压吸引器的负压必须达到 0.06 kPa 以上效率才会最佳。

(6) 随时检查整个清石通道,保持通畅,防止负压控制装置处软管及其他排石软管打折堵塞。

(7) 每台手术都应准备两套以上的激振器与导管。

九、超声气压弹道碎石系统(ultrasonic pneumatic ballistic lithotripsy system)

超声气压弹道碎石系统是将气压弹道碎石和超声波碎石技术两者结合起来的一体机,具有碎石及吸引清理碎石的功能,既可分别使用,又可同时使用,而且在碎石的时侯,负压吸引可将小结石颗粒同时吸出,吸出的结石大小均一如细砂,这项技术显然比单纯气压弹道或超声碎石更优越,大大缩短了手术时间,明显提高了临床疗效。

【工作原理】

(1) 气压弹道碎石:由压缩空气推动弹子高速运动并撞击探针尾部,瞬时撞击产生强大冲击力作用于探针头部与结石的接触点,从而将结石击碎

(2) 超声碎石:超声手柄将电能转换成机械能,然后通过超声探针将能量直接传给结石,导致结石发生高频振动而破碎。

【组成】

(1) 超声碎石手柄、超声碎石探针、碎石乳胶管、扳手。

(2) 气压弹道碎石手柄、气压弹道碎石探针(2 mm、1 mm)、快速连接器之管嘴、快速连

接超声波碎石之管嘴。

(3) 主机。

(4) 结石收集器。

(5) 双脚踏开关。

【操作流程】

(1) 接通电源,打开主机背面的电源开关,仪器首先进行自检,自检通过后显示屏会显示出累积使用时间。然后处于待机状态(指示灯为红色)。

(2) 将空气压缩机的开关由"O"打到"1"位置,启动后,待压缩机储气罐压力达到限定压力后,空气压缩机自动关闭,治疗中,当系统压力小于压力下限时,空气压缩机将自动启动以补充压力。

(3) 将结石收集器置于主机的环状挂架上;将吸咐管插接至超声波手柄接头上,另一端插接下来结石收集器上端的接口上,按下针顶阀的黑色按钮将连接下来结石收集器侧边的硅胶管置于针顶阀门内夹紧。

(4) 将超声波手柄和气压弹道手柄分别连接至主机的相应接口上。

(5) 按下待机/启动按钮,指示灯为绿色,仪器处于启动状态,选择适当参数,即可通过脚踏开关控制超声、气压弹道以及吸附功能的操作可进行操作。

(6) 按下功能选择按钮,通过调节提高/减低按钮,可调整超声波脉冲比率和气压弹道脉冲频率(当显示数字下部的绿点变亮时方可调整)。

(7) 踏下脚踏开关左侧的踏板一半可启动吸附功能;完全踏下脚踏开关左侧的踏板即同时启动超声波及吸附功能。

(8) 踏下脚踏开关右侧的踏板可启动气压弹道功能。

(9) 左右同时踏下,可实现气压弹道、超声、吸附同时工作。

(10) 治疗结束后,按下待机/启动按钮,指示灯显示为红色。关闭主机电源,并关闭空气压缩机(将开关由"1"打向"0"位置),然后缓慢放出余气。

【注意事项】

(1) 由于超声碎石棒具有前倾性,因此,可能会破坏在结石后面的肾脏或膀胱黏膜组织。如同时结合使用 1 mm 探针与超声波探针,更应注意避免不必要的损伤。并建议低频率进行(2~3 Hz)。

(2) 超声碎石时严禁时间连续输出,应采用间断输出方式;即踩下脚踏板 10~30 s 后脚抬起 1~2 s,这样既可有效防止碎石探针过热,也可使探针更有效的对准结石。

(3) 经常观察吸引是否通畅,因为堵塞会减低超声吸引功能及令超声碎石探针和手柄发热,损耗碎石棒的寿命,当吸引瓶吸满冲洗液时应告知医生暂停操作,更换吸引瓶后再继续手术,以免损坏探针。

(4) 连接吸引时必需要用有压力显示的吸引装置,以便于控制吸力。

(5) 脚踏在使用前应套上防水的塑料套,以防止术中的血液及冲洗液浸湿脚踏控制板而难于清洁及导致电路故障,影响寿命。

十、骨科牵引架(extension device)

股骨骨折是老年人好发的下肢骨折中的一种,其中大多数患者通过牵引和闭合复位内固定手术能够达到愈合。在闭合复位内固定手术中,有效的牵引和准确良好的复位是手术成功的关键。骨科牵引架,可以让患者很容易地在 C 型臂 X 光机透视下通过调整牵引装置达到良好的复位效果,并且在术中操作时始终保持良好的体位,不易发生体位改变,可明显缩短手术时间。

【主要部件】

连接座、牵引杆、延伸杆、专用推车、牵引器、腿部固定器、牵引器固定杆、托板、会阴支架等。

【特点】

(1) 主要金属部分采用优质不锈钢制造,经久耐用。

(2) 骨盆架具有左、中、右三个选择插接位置,在做髋关节透视手术时可避免牵引支架的阻挡,并能让医师于两侧更接近患者进行手术。

(3) 便于与 C 型臂任何位置配套使用,无障碍、死角,可完全透视。

(4) 升降立柱上的骨盆架亦可插接侧卧架或膝关节架使用,上升下降行程为有 30 cm,足以适应男女老幼不同大小骨骼之差异。

(5) 牵引杆可大幅变换角度,并有伸缩设计,脚踝固定器除了本身可 360°旋转外,亦可卸下以装置其他配件,应用灵活。

(6) 具有 6 个不锈钢万向刹车轮,移动和定位方便。

(7) 能够随时搭配不同厂家的一般手术床,而达到骨科手术的需求

【操作流程】

以 P650 骨科牵引架为例:

(1) 将 P650 置于专属推车上。

(2) 麻醉前将患者尽量靠 P2000 手术床的头部放置,全麻后,患者健侧腿屈曲,一人托着患腿,一人卸下手术床两个腿板,暴露出连接孔。

(3) 将 P2000 手术床床面调整至与推车同样高度,将牵引架连接杆与手术床对接孔轻轻对合,螺母固定妥当。

(4) 撤走专属推车,放下两个牵引器固定杆使之与地面结合,临时固定两侧支架,避免左右摆动。

(5) 装上骶座及套上海绵套的会阴柱,四人合力提起床单将患者向床尾方向水平移动至会阴柱,患侧贴于床边,臀部与床下缘平齐,男性患者将阴囊、阴茎用敷贴固定于健侧腹股沟,理平患者身下的床单。

(6) 健侧下肢屈髋、膝各 90°,呈"双直角",肥胖患者,屈髋应>90°,摆放成截石位的姿势,将大腿置于腿架上外展约 40°,高度以腘窝为准,黏贴电刀电极板。

(7) 将患肢足跟、足背及踝关节处以棉垫包裹,固定于牵引架的足托上,调节患肢牵引架,保持踝关节自然生理位置。转动牵引器摇把慢慢牵引患肢,牵引力不可过大,待患肢原长度恢复后行外展 30°内旋 15°,使骨折前成角消失,正确复位后固定牵引架各部位,使之稳定。

(8) 健侧上肢自然放于托手架上,外展角度<90°。固定头架的嵌合器放在健侧,测量血压的袖带放于患侧上肢,在绑缚时将连接充气管的一端朝向近心端。

(9) 患侧上肢屈肘上举置于胸前,以棉质包布自肘上 5 cm 至完全覆盖手指环绕两圈

后,绷带环绕,妥善固定于金属头架上。

【注意事项】

(1) 防止神经损伤:患侧悬吊手臂与身体纵轴角度<90°,悬吊松紧适宜,避免过度牵拉,健侧手臂外展<90°,防止臂丛神经受损;小腿托架与小腿之间垫棉垫,避免过度外旋,牵引复位时避免暴力,逐步缓慢牵引,并防止过度旋转,避免腓总神经、胫神经受损。足部包扎固定时足跟、踝部前后垫棉垫,松紧适宜,避免牵引时使皮神经受损。

(2) 防止局部皮肤损伤:向下移动患者时避免拖拉动作,减少对臀部皮肤的剪切力,臀下床单拉平整;会阴部与会阴柱间垫棉垫,男性患者阴囊和生殖器推向上方避免牵拉时直接受压;足踝前后、足跟部棉垫保护、松紧适宜;患侧手臂用棉质包布包裹,确保皮肤不与金属头架接触,防止使用电刀时发生灼伤。

(3) 防止关节功能受损:放置体位时使膝关节置于屈曲功能位,踝关节中立微外展,保持关节和韧带松弛,避免关节功能受损。

(4) 各关节螺纹确保紧固,防止术中松动影响手术顺利进行和出现体位并发症。

(5) 手术过程中随时关注患者身体各部位是否出现移位,随时调整,观察足趾的颜色有无变化,防止包扎过紧出现足部缺血。

(6) 严格无菌操作:C 型臂 X 线机球形臂套上 70 cm×100 cm 无菌保护罩,防止术中反复透视时污染。

十一、脊柱手术床(spinal-surgery table)

脊柱外科手术中最常用的体位是俯卧位,具有视野暴露充分,切口不偏离中线,便于医生操作等优点,但此体位会造成患者生理学的改变,易导致循环呼吸障碍,神经损伤和皮肤压伤等并发症。良好的手术体位安置需要遵循以下原则:保持呼吸通畅,循环稳定,避免肌肉骨骼的过度牵拉,避免外周神经受压,手术野暴露清楚。应用脊柱手术床,其腹部悬空位能减少腔静脉的压力,明显减少术中出血,改善手术视野。并且可以做到不移动患者即可完成侧向的翻转,以提供最佳的透视体位。

【特点】

(1) 碳纤维合成材料制造的床面可透 X 线,手术床的构造具有使 C 型臂没有任何移动障碍的特点。

(2) 手术床的中空特点,有利于更好地维持患者腹部术中悬空,降低术中腹腔静脉的压力,最大限度地减少术中因静脉压力增高而引起的出血,改善手术视野。

(3) 独一无二的术中翻身功能,快速实现俯卧位、仰卧位之间的安全转换,为医生开展前后路联合手术提供安全保障。

(4) 颈椎手术术中牵引功能,可连接 DORO 或 Mayfield 头架及马蹄形面托,并具备万向轴调节模式,可以进行术中牵引。

【操作流程】

(1) 连接电源线,打开电源开关,确认指示灯亮,按下控制器上的六个按钮来核查以下功能:升高、降低、头高足底、左旋、右旋。

(2) 准备体位用具,颈椎及上段胸椎手术用头架,下段胸椎及腰椎手术时选用啫喱凝胶材料头托,根据患者身高初步调节胸垫和头架(托)以及腿支撑板的位置,挑选安装适合患者的双侧髋支撑垫及大腿支撑垫,将锁扣锁定。

(2)全麻成功后,给患者眼内涂抹眼药膏,贴合眼睑,额头、眉弓、颧骨等部位粘贴减压敷料。

(3)将手术推车调整到脊柱手术床的高度,使患者的髂嵴对准髋垫的中间位置,麻醉师站在头侧,保护呼吸管路的稳定,托住患者头、颈部,手术医生托住患者肩背部、臀部及下肢,维持脊柱功能位,将患者完全托起翻转至脊柱手术床上。

(4)调整胸部支撑垫的上缘与患者的胸骨上窝对齐,保持胸垫平整,调整髋部支撑垫使之保持在髂嵴下方,髂嵴应位于髋垫的中心线上,确认所有支撑垫的锁扣都已锁定。

(5)根据患者头部调节头架宽度及前倾角,并锁定各个关节,啫喱凝胶材料头托可较好地缓解头面部受压。

(6)将患者双腿置于腿吊袋内,根据患者的体型调节腿吊袋高度以满足屈曲度的要求,然后将锁带锁住,海绵垫垫于膝部及胫前成屈膝功能位,可减小患者膝部和小腿的压力。

(7)颈椎及上段胸椎手术将患者双上肢自然弯曲放置头部两侧,或置于托车架上,下段胸椎及腰椎手术将患者双上肢自然紧靠身体两侧。

(8)及时检查各种管道是否扭曲、脱落,导尿管是否通畅,避免打折引起膀胱膨胀造成无尿,影响术中对患者循环判断。检查受压点,垫软垫加以保护。

(9)确认体位满意后,将安全带放在臀部稍低的位置,朝向头部绕过髋垫锁紧,松紧适宜,防止术中体位发生变动。

(10)若需要调整体位,只需轻轻抬起患者,松掉支撑垫的锁扣,滑动支撑垫到相应的支撑位置锁定锁扣。

【注意事项】

(1)使用前先将手术台连接到交流电源 3 h,等电池充电完毕以保证正常使用。头端基部电源开关旁边的电池指示灯红色代表电池需要进行充电。

(2)手术台的头端枢纽部分共有三个指示灯。这些指示灯为:① 180°旋转锁指示灯;② 倾斜驱动状态指示灯;③ 旋转安全锁指示灯。将患者转移到手术台上之前必须确认旋转安全锁开关处于打开的状态,180°旋转锁手柄处于锁定的状态。

(3)如需术中将患者进行 180°旋转时,需要将锁定控制杆向逆时针方向旋转大约半圈,直到锁定指示灯灭为止。并确保接合装置和 H 型架都正确安装,T 型钉完全穿过 H 型架和交叉棒,掉落锁和枢轴倾斜可见。将患者调整到相应位置后,顺时针旋转锁定控制杆,直到旋转锁定指示灯亮为止。

第四节　手术室护理管理

一、手术室风险管理

手术室是医院的重要部门,是进行手术及抢救的重要场所,手术室环境及其工作的复杂性和不可预知性使手术室存在诸多风险和不安全因素,从而决定了手术室是一个高危险科室,任何疏忽大意都可能导致差错事故和医疗纠纷。因此,加强手术室的风险管理是手术室质量管理的重要内容。

手术室风险管理是手术室的组织机构鉴别、评估和减轻患者、手术室人员以及机构资产风险的过程。风险因素指潜在的不利条件和对患者的意外伤害因素。

1. 手术室风险管理的意义

在医疗过程中,医疗护理风险始终存在,医疗风险无处不在已成为医疗界的共识。而风险的存在可能与制度、流程、能力、沟通、设施、程序等问题有关。近年来,随着人们自我保护意识的增强,医患矛盾问题也越来越突出,人们对医院内护理的要求也越来越高。因此,加强手术室内的风险管理,加强相关医疗法律法规的学习,完善手术室内的规章与制度,重视手术室内的护理人员的职业防护教育,对降低手术的风险和提高护理质量非常重要。如何认识和防范医疗风险,并从根本上杜绝医疗护理差错和事故的发生,建立健全风险管理机制至关重要。

2. 风险管理的目标

建立、维持及保障医疗服务环境的安全,避免或降低严重事故发生机会,减少因医疗纠纷带来的损失。

3. 风险管理的原则

找出风险、分析风险、控制风险。

4. 手术室风险及安全隐患的识别

首先,要做好手术室内风险的识别与评估,这是实施风险管理的基础。手术室风险的因素主要包括人为因素和系统因素两大类。其中人为因素一般是指与知识、技术或者制度相关的因素。知识网络不够,缺乏相关的理论知识导致遇见某些问题时不能应付自如而出错;护理人员的注意力不够集中,导致习惯性的操作失误;或是未能严格地按照制度的要求,对制度的了解不足而出错。另外,系统因素一般是指相关的制度不够健全和完善,培训方面还待提高,人力资源不足,手术室内各个护理人员的分工不够明确,设备支持仍需加强等。对上述因素一一列出,对其风险性进行大致的评估。

5. 手术室风险管理的措施

(1) 建立健全风险管理机制:由护理部主任、护士长、安全员等组成的风险管理架构,建立、完善护理环节的预警值、质量标准。对手术室工作定期和不定期进行全面检查,找出风险因素,进行评估、控制、再评估,做好持续质量改进。

(2) 警钟长鸣、强化风险意识:思想认识水平的提高是素质提高、质量提高的前提和必要条件,因此,安全教育要经常、及时、反复地进行。可定期开展安全知识讲座,学习有关安全规定和工作制度,让护理人员了解安全管理规定,正确按操作规程办,以增强做好安全工作的自觉性。同时,将安全教育与职业道德教育、人生观教育、法律知识教育有机地结合起来,树立正确的人生观和全心全意为患者服务的思想,确实从思想上增强工作责任感、使命感,在各项工作中防范差错、落实安全。如手术室内的一些仪器设备如果未能按时维护和检查,可能会出现某些方面的故障,也是安全隐患,所以应注意加强手术相关仪器设备的维修,如电刀、无影灯等,这些都是手术顺利进行的重要保证。做好手术室内感控消毒隔离工作,如果消毒隔离不够严格,可能会导致手术患者的交叉感染,因此要严格按照医院消毒隔离的要求以及相关规章制度执行,降低感染的风险。

（3）建章立制、完善管理制度：制度是工作的法规，是处理各项工作的准则，是评价工作质量的依据，是消灭差错、事故的重要措施。通过建章立制，使管理有章可循、质量评价有量化标准，实现护理管理的规范化、程序化和科学化。因此，建章立制是确保护理安全、防范风险的关键环节。

（4）加强培训、提高护士素质：护士业务素质提高是护理水平提高的基础，鉴于手术室的专业特点，加强护士专业技术培训十分重要。要通过岗前、岗位培训，学习、强化和弥补专科业务技术的不足，从根本上提高护理人员的专业技术水平，才能把好安全的技术环节关。还应该对一些护理造成失误的事故进行讨论与分析，从讨论中认识到风险防范的重要性。要指导护理人员把每一个患者都当做是自己的亲人，从而认真地按照规程进行护理，这对提高护理人员的责任感、同情心和同理心具有重要作用。在手术的过程中取下的任一组织，护理人员都应该询问医师是否应该留取标本，不能够自己处理或者弄错；如果某一组织需要留取，护理人员要与医师共同核对后并放到指定的位置内锁好，及时做好记录。加强理论知识的学习，建立比较完善的知识网络，提高护理人员的护理技能也是手术风险管理和安全隐患预防的一大重要措施。因此，可以组织护理人员进行定期的学习和培训，同时要注意理论联系实际，将学习及培训应用到护理实践中。护理人员之间还应该积极交流心得，鼓励护理人员到上级医院进行学习或者接受继续教育。

（5）重视现场、加强防范措施：通过带教组长、高年资护士、护士长不定期地进行工作跟班，即可了解护士的工作质量，又可发现护理中存在的问题，及时提出防范措施。重视手术记录，手术过程中护理人员的记录非常重要，如果出现医疗纠纷，这些记录也就可能成为法律的重要依据。然而，手术室护理人员的工作非常忙，特别是在抢救过程中，要及时的输液、输血，如果没有做到及时地补充真实的记录，就有可能出现错记、漏记的现象，注意文件记录的字迹一定要清晰，并采用规范的用语，护理记录要客观、准确，尽量具体详细，不能出现有涂改。

（6）优化组合、科学运用人力资源：护理人员的调配和使用直接影响到护理质量，实施护士长、专科组长二级管理体制，在工作安排上做到新老搭配、强弱搭配，分工明确，充分发挥各级人员的潜力和创造力，以保证安全、提高效率。还要与护理人员积极互动，及时掌握并了解身心状况，进行满意度调查，保证其能够以饱满的精神状态投入到护理工作中。

（7）定期分析、提高护理质量：定期召开护理风险分析会，查找工作中风险因素、薄弱环节，针对存在的问题，制定新的修改意见和实施办法。通过 PDCA 等质量管理手法，做好风险防范，确保患者安全。

二、手术室护理流程管理

流程一词，是按照一定的形式，主体进行的连续不断的一系列动作或行为，旨在达到某种特定目标。流程管理是进行整体化、系统化的管理，旨在加大组织的工作效率，增进工作效果。流程由核心流程、辅助流程、质量控制流程三部分组成，核心流程通常又称主流程，就手术室而言，是指手术护理人员各个班次的职责划分，主要是指值班护士、洗手护士与巡回护士的职责流程。辅助流程又称子流程，是各项护理活动的内容。质量控制流程是由手术室医院感染控制组、手术室质量控制组等一起管理，它不是哪个部门的专属职责。一般性的流程管理工作包含对象、价值、管理结构、资源、管理过程、结果这几部分。手术室流程管理的方法是：参考流程学原理，分析手术室的自身特点，将流程管理的原理应用到手术室管理工作中去。成立流程管理小组,遵循认识流程—制订、修改流程—建立确定流程—培训、试行流程—运作流程—监督检查—优化流程的管理体系,不断学习、创新、再认识、改造流程。

(一)流程管理的着眼点

1. 移动分析:考虑患者在手术室移动的距离以及被消耗的时间等,移动路径的减少和手术室与各相关科室或设备科室间的路线的调整均可减少患者的体力消耗和时间浪费。

2. 操作分析:操作方法是否合理、是否必要,分析后则可以省去许多不必要的环节和操作。

3. 贮存分析:应重点对手术室的大输液、外用消毒液、耗材进行调查与分析,避免不必要的药品物品积压,保证良性周转。

4. 根据具体患者的病情,在最短时间内完成相关检查与检验,节省人力、物力等。

5. 等待分析:等待的时间应降到最低限度,针对性地采取对策加以解决。

在此分析的基础上,手术室工作流程的改善应在对原有工作流程的基础上,灵活运用删除、简化、合并、重排和新增的改善手段,对原有手术室流程进行系统性改善,以实现使患者更加满意、效率更高和成本更低的目标(图8-4)。

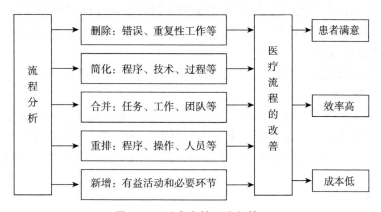

图8-4　手术室护理流程管理

(二)流程管理的具体内容

1. 人员管理

通过计划、组织、指挥、协调、控制的职能,遵循手术室护理人员和手术台的配比,制定各能级人员职责,要求各能级人员除了了解自己的岗位职责,也要了解与其他岗位之间的联系,使单一的岗位管理变为系统的流程管理。

(1)设立协调组织:护士长前天负责安排第二天所有择期手术,预留急诊手术间和负责急诊手术人员,与麻醉科主任共同安排急诊手术和突发事件。

(2)设立保障组织:手术室流程管理不仅在手术室环境内,同时涉及病房和相关的辅助部门。① 计算机联网管理:使用电脑进行手术安排,监测手术室的使用情况,运用局域网对手术间的使用和不同的时间数据进行监控,如患者到达手术室时间、麻醉开始时间、手术开始时间、手术结束时间等。② 手术科室的管理:手术科室必须及时做好手术患者的各项准备和查对工作,患者术前准备工作是否完善直接影响到手术开始时间,对因某些原因取消的手术要求提前通知。③ 患者的转运管理:手术患者的及时转运能提高手术间的利用效率,手术室可安排男性卫生员负责接送患者,女性卫生员负责整理、打扫手术间;专门配备2台手术患者专用电梯来保障手术患者的及时转运。④ 仪器维修及设备的管理:工程处在手术室专门配备工程师,全天候巡视手术间,负责仪器设备的维修保养工作,发现仪器设备故障,第一时间检修,保证器械设备的完好使用。同时,定期做好手术室各种仪器设备的保养及检修。

(3)设立督查组织:制定全面、安全、有效、职能清晰的流程图,通过强化培训,提高医护人员对新流程的依从性,了解自己处于流程的哪一个节点,每一个节点的职责与内容,上下节点的交接。成立以手术科室、医务处、分管院长为主的督查小组,建立督查制度,调整绩效考核分配机制,通过定期检查和不定期抽查,兑现绩效奖惩,充分调动各级人员积极性。科室成立质控小组,每月有检查有记录,有检查结果分析汇总。

2. 时间管理

每日手术间的第一台择期手术是否准点开始将影响该手术间后续的连台手术开展,并将直接影响到整个手术间的利用率;手术医师未及时到位,致使第一台手术不能在预计时间内准点开展,或是手术医师到位后,麻醉医师和手术室工作人员未能及时做好术前准备,都会无形中造成人力资源浪费与人力成本的增高,使许多患者未能在期望时间内接受手术的同时也需手术室工作人员频频加班,改进的流程要对此方面进行完善和细化,要求各级人员按新流程职能,从约定时间开始工作,院部对各级手术医师进入手术室的时间进行指纹监控,医务处定期进行考核。

(1)第一台手术管理:手术室安排专职人员于上午 7:30 开始接手术患者,完成核查及麻醉,8:30 手术准点开始。

(2)连台手术管理:第一台手术结束,由巡回护士负责通知病房护士做好下一台手术患者术前准备并安排人员接手术患者。由手术室卫生员协助麻醉医师及巡回护士将前一台手术患者送至复苏室。同时,由专职人员整理、打扫手术间,洗手护士检查、添加、准备下一台手术物品。

3. 空间管理

为了保证连台手术有序、高效进行,手术室应专门设术前准备室,连台手术患者可以在此进行一些术前准备工作,如动静脉的穿刺、硬膜外麻醉的穿刺等。术后患者在病情允许的情况下,全部进入麻醉复苏室复苏,一部分全麻患者也可直接带管进入复苏室,由复苏室工作人员负责手术患者的术后复苏和患者返回病室的运送工作。

将作业流程重组(BPR)应用于手术室工作流程的研究中,将流程管理应用到手术室管理中,能够缩短手术时长,降低护理缺陷出现率,减少医疗费用,提升手术室护理服务的质量与成效。提高患者满意度与手术人员满意度,保证护理安全,提升护理人员的工作能力。

三、手术室物品及成本管理

医疗市场的激烈竞争,迫使护理管理者主动适应市场变化,探索新的管理体制和运行机制,逐步实行成本核算等企业化管理体制。掌握现代化手术室医疗护理设备、设施与物品的使用与管理,是做好手术患者术中医疗护理工作的基本条件,也是适应现代化手术室管理,进一步提高护理质量的要求。

(一)成本管理概论

手术室成本管理是医院总成本管理的一个重要组成部分,其主要目的是在追求医疗技术水平不断提高的同时,最大限度降低医疗成本。按责任会计理论方法对手术室在医疗经营过程中所耗费的资金作出预测核算、控制和决策的管理方法。根据收集对象不同分为三个管理阶段:成本核算阶段、成本控制阶段及管理决策阶段。

1. 成本核算阶段

主要为成本管理提供数据依据,主要侧重于手术室成本信息的核算,主要涉及责任成本、非责任成本和间接成本。例如卫生材料、人员工资等责任成本的消耗是科室可以控制的,其成本管理责任在于科室,这种责任成本是手术室成本管理和控制的重点;非责任成本虽然是科室消耗使用,但科室并不能通过自身的成本控制来降低消耗,如分配到手术室的水费、电费等。间接成本指不能以经济可行的方式追溯到该成本对象的成本,如管理费用、辅助材料费用、间接人工费和管理人员工资等。

2. 成本控制阶段

是指根据一定时期预先建立的成本管理目标,在职权范围内对影响成本的因素和条件采取预防和调节措施,保证成本管理目标的实现。其中标准成本是作为控制成本开支、评价实际成本、衡量工作效率的依据和尺度。制定标准成本主要为了成本预算,揭示实际成本与标准成本之间的差异和原因,事后通过成本差异分析,评价和考核工作业绩。

3. 管理决策阶段

主要为管理者提供决策时的成本依据,为控制手术室成本提供基础依据。按成本习性分为固定成本和变动成本。固定成本又称固定费用,是指在一定时期和一定业务量范围内,成本相对固定,不受业务量增减变动影响而能保持不变的成本,如按固定资产原值计提的折旧和人员经费等;变动成本则指成本总额随着业务量变动而成正比例变动的成本。主要是科室可以控制的成本,包括各种材料消耗、水电气的消耗等。

(二) 手术室成本管理内容

手术室成本是指手术室开展医疗服务及其辅助活动发生的各项费用,包括人员经费、耗用的药品及卫生材料费、固定资产折旧费、无形资产摊销费、提取医疗风险基金和其他费用。

现代手术室常用设施、设备与物品一般包括:① 大型设施类,如层流设备、中心供气设备、电视电脑中央监控系统、消毒灭菌设备、手术床、无影灯等;② 高值小型仪器设备类,如电刀、超声刀、腔镜系统、显微镜等,还包括各专科特殊仪器如电动磨钻、钬激光等;③ 一次性使用耗材类,包括高值耗材,如进口吻合器、人工晶体、修补材料及骨科内固定材料等,以及低值耗材,如引流管、无菌手套、手术缝针、刀片等;④ 手术器械,包括进口精密器械,以及国产常用一般器械;⑤ 手术敷料,包括布类手术敷料及一次性手术敷料。

各种类别的物品有各自的特点,如何加强管理,保证护理质量,同时节约成本,具有重要临床意义。

1. 成本核算内容

成本核算分为直接成本和间接成本。直接成本包括的内容主要有:不计价手术各种材料及药品成本;直接人工;设备折旧。间接成本包括:维护费用;事物费用;医疗服务费用;手术室管理费用等。

2. 以成本核算为基础进行手术室管理

根据手术室管理目的进行成本分析,成本分析的目的是:为制定及评估收费提供参考标准;对医院成本管理提供报告;应用于手术室内部管理,尤其是绩效评估。在医院成本管理的导向下确定手术室短期成本控制、潜在成本节约、服务价值提高等目标。

（三）大型固定设施设备的管理

现代手术室装备较为完善,先进的大型医疗设施设备,特别是层流系统、闭路电视转播系统及各种中心管道系统,为手术提供了更为安全、便利、优越的条件和环境。但是无论多么先进的设备,都必须进行正规化的管理,强调各项规章制度的落实,培养和提高工作人员的素质,才能做到"物尽其用,人尽其责",更好地发挥现代化医疗设备的功能和优势。

各类设备应由专业人员定期维修,保证功能完好。如手术床,无影灯等应定期监测升、降、转等各项功能,以防术中需要调整时无法完成,影响手术进行。灭菌锅必须定期监测各项功能参数,并按常规做好微生物监测。层流设备必须定期更换过滤器,并监测风速、换气次数、新风量等指标,确保层流级别和效果,中心管道应定时疏通,消防设备应功能完好。

同时,大型设施设备的使用应严格执行有关规章制度,而护理管理者在监督和管理方面负有重要责任。如对层流手术室的管理,应限制参观人数,人员、物品必须经初步处理后方可进入层流区,应尽量减少手术间开门的次数和时间,以防破坏手术间的"正压环境"和"相对密闭状态",增加外来污染的机会。手术间内各项操作应动作缓慢,尽量减少尘埃飞扬。严格划分限制区、半限制区、非限制区,人员、物品各行其道,洁污分流,保证层流手术间在手术过程中的效果,降低感染率。由此可见,先进的硬件设备设施必须与相应的管理软件相辅相成,才能达到预计目的。

（四）专科精密仪器设备的管理

专科精密仪器的管理必须由专人负责,保管人员应熟悉保管的基本要求和详细的操作规程,任何人未掌握使用方法前不得擅自使用。每件仪器均应建立登记本,由使用人员详细记录使用日期、时间、性能,并签名。各种精密仪器建立档案,内容包括验收证明、使用维修说明书、有关技术资料和使用注意事项等,供工作人员参考。保管负责人应定期(每日、每周、每月)进行保养,补充消耗性零配件,并准确记录使用、维修情况。同时,应提前领、购必需的配件,用完或损坏后及时补充。

在仪器设备的使用初期,由于各类人员对物品不熟悉,应特别注意加强管理,避免故障的发生。如出现疑问应及时与临床工程师共同讨论、维修,避免误用而造成不可挽回的损失。同时,应加强各类人员的专业培训,组织多种形式的讲解和演示,使护理人员能够迅速掌握相关的原理、结构、使用方法、简单故障排除和注意事项,并对仪器设备的使用进行考核评估,尽快掌握新仪器设备的临床使用,为患者提供更为高效的护理服务。

（五）一次性消耗物品的管理

1. 高值耗材的管理方法

高值耗材的管理首先应把好医院高层管理关,成立招标委员会,对物品质量、价格严格把关,同时严格控制供货渠道,保证提供货真价实的物品。

在手术室的管理中,应定量备货,根据手术实际需要确定不同物品、不同规格的备货数量,并按照计划领取,不得盲目增加库存,造成资金积压。不同种类的贵重耗材应分类专柜放置,定期盘存,仔细核对请领量、用量、余量是否相符,避免漏收费等现象。消耗性材料应严格按照卫生、物价等行政部门的有关规定收费,专人登记、核查;如手术尚未完成,无法实时收费,应做好交接班工作。患者出院时,应通过电脑查询物品的使用情况和计费情况。

严格完善的管理制度可有效堵塞漏洞,避免医院及科室不必要的损失。同时严格的登记核查制度,可为患者提供清晰准确的费用清单,避免护患矛盾和医疗纠纷。

2. 一次性低值耗材管理方法

手术室内的低值耗材的种类繁多,用量较大,高效的管理可增强手术室财产管理的有序性,避免混乱和浪费。在日常管理中,首先要制定完整的物品清单,将所有物品归类、列表,不遗漏任何细小物品。其次,应科学计算物品用量,如通过计算年平均值的方式确定常规备货数量,避免无计划性和盲目浪费。如果单位时间物品使用超过计划,应核查原因。物品领回后,由专人管理,登记出入库情况。多种类的低值耗材可按照一定的顺序分类摆放,方便迅速取拿。如一次性物品英文首字母顺序排放,引流管(D)、手套区(G)、缝针区(N)、缝线区(T)等,同一区内按照规格大小依次排放。

由于物品种类多、数量大,应有专人定时集中检查、补充各类物品,保证上架物品不失效,把好第一关。同时取用的巡回护士应在供应上台时再次仔细核对物品有效期,把好第二关,杜绝使用过期物品。同时做好无菌库的清洁卫生工作,保证无菌物品的存放环境符合要求。另外,无论是高值或低值一次性物品,都必须严格实行相关规章制度,对使用后的物品处理符合要求,严禁反复使用。对于植入性医疗材料,必须严格按照规定使用,同时做好物品使用登记工作,并在病历中留存条形码,保证物品的安全使用,并接受监督部门的检查。

(六) 手术器械、敷料的管理

手术的器械和敷料传统上由手术室负责管理,即在手术室建立物品清洗、灭菌和准备室,选择责任心强、工作细心的护士担任专职器械、敷料管理护士,设立各科常规器械包和敷料包,按照规定细目进行物品准备。在物品打包前,护士应认真检查物品的完整性和功能,核对数目,器械清洗是否彻底,尤其是管道是否通畅等,还应重点做好精密器械的检查和灭菌前保护工作,如在尖锐器械头端加保护套等。特殊手术前,应会同洗手、巡回护士及手术医生,共同探讨物品的种类和数量,并做好充分准备。随着手术医生个性化要求不断提高,可根据实际情况建立每位医生的特殊喜好卡,为不同的手术医生准备最适当的手术器械和敷料,更好地完成手术配合工作。

近年来,大医院、新建手术室逐渐改变了在手术室内部设小型供应区的做法,实施手术室与中心供应合作,实现手术室-供应室一体化管理,取得了良好的效果。首先,应在建筑布局上为手术室与供应室之间建立紧密的联系,如通过专用电梯为两室之间运送物品。在供应室安装先进的大型专用清洗器,满足手术器械及物品的清洗需要。同时中心供应室人员必须接受手术方面专业培训,掌握手术器械物品的清洗方法和要求,掌握器械、物品的功能检查,掌握器械包和敷料包的准备方法和要求,然后按照正确的操作规程对物品进行灭菌、储存、运送,保证手术室物品的需要。通过手术室-供应室的一体化管理,改变了以往手术室护士进行准备时由于工作繁忙而造成的疏漏,使器械的检查和保养进一步专业化,各方面工作得到加强。同时,避免手术室专业护士从事非专业护理工作的现状,最大限度地节约了人力资源,合理利用了手术室场地,避免了浪费,同时也最大限度地净化了手术室,使手术室内部不再进行清洗、包装等工作,而只储存灭菌物品,减少了污染的概率。对于手术过程中可能出现的意外污染或临时需要,可通过手术室中配备小型灭菌锅解决。

四、循证护理在手术室的应用

循证护理的发展源于循证医学。医疗卫生保健领域循证实践的核心思想是:卫生保健领域的实践活动应以客观的科学研究结果为决策依据。循证实践通过在全球各类数据库中收集关于某项卫生保健决策、治疗方法、护理措施、干预方法的所有单项研究结果，进行系统评价，通过筛选、汇总，必要时进行统计分析，以达到推广有效的科学手段、提出有效的方法的目的，循证实践可提高医疗卫生保健领域决策的科学性、有效性，并可节约卫生资源。

随着护理学科的发展，临床护理人员开始重新思考某些传统的护理技术和护理方式的合理性、科学性和有效性，例如：更换集尿袋的最佳时间间隔是多少？保留导尿管更换的时间 2 周合适吗？术前只能采用剃毛的方式备皮吗？目前临床护理规范中术前禁食禁水的时间是否过长？采用机械通气的患者是否需要限制连续吸痰的次数？如何对躁动的患者进行约束管理？手术患者的眼睛护理有何要求？在这些思考中，循证实践的观念和方法可以帮助护理人员用科学的方法寻求信息、分析信息、利用信息，以解决临床实践中的实际问题。

20 世纪 90 年代起，循证医学对护理学科的发展带来了深远的影响，1996 年总部设在澳大利亚阿德莱德大学的 Joanna Briggs 循证卫生保健国际合作中心成立，2011 年该中心发展成为拥有全球 70 余个分中心和协作组、覆盖近 50 个国家的循证卫生保健国际协作网，促进循证实践在全球护理及相关学科的推广。我国的复旦大学循证护理中心在 2004 年成立并加入该协作网。2004 年 *Worldviews on Evidence-based Nursing* 创刊。

（一）循证护理的定义

循证护理（evidence-based nursing，EBN）可定义为护理人员在计划其护理活动过程中，审慎地、明确地、明智地（conscientious, explicit, and judicious）将科研结论与其临床经验以及患者愿望相结合，获取证据，作为临床护理决策的依据的过程。循证护理构建在护理人员的临床实践基础上，它强调以临床实践中特定的、具体化的问题为出发点，将来自科学研究的结论与其临床知识和经验、患者需求进行审慎地、明确地、明智地结合，促进直接经验和间接经验在实践中的综合应用，并通过实施过程，激发团队精神和协作气氛，改革工作程序和方法，提高照护水平和患者的满意度。

（二）循证护理的基本要素

循证实践是指导临床决策的过程，在该过程中应着重考虑的是：① 所有可获得的来自研究的最佳证据（the best available external evidence from systematic research）；② 护理人员的专业判断（clinical expertise）；③ 患者的需求（patient preferences）；④ 应用证据的情境（context）。现将循证护理的 4 项基本要素分述如下。

1. 最佳证据

最佳证据指来自设计严谨、且具有临床意义的研究的结论。不是所有的研究结论都可以成为循证护理的证据，在循证护理中，证据是经过严格界定和筛选获得的最新、最佳证据。对通过各种途径查询得到的护理研究结果，需应用临床流行病学的基本理论和临床研究的方法学以及有关研究质量评价的标准去筛选最佳证据，对证据的科学性、可行性、适宜性、临床应用价值、有效性以及经济性进行严格评价，即看其研究的设计是否科学合理、研究结果是否具有真实性，干预方法是否对患者有益、是否对提高护理质量有利，并进行证据的汇总。只有经过认真分析和评价，获得的最新、最真实、可靠而且有重要临床应用价值的研究证据才是循证护理应该采纳的证据。

同时,应该注意到护理领域证据的多元性问题。卫生保健领域的问题是多种多样,因此研究方法也是多种多样,护理学科的科学性和人文性决定了护理研究既重视随机对照试验等量性研究资料的价值,又注重质性资料和叙述性研究的意义。当今的循证医疗严格强调随机对照试验的作用,这使在护理学科领域开展和应用循证实践受到挑战。根据护理学科的属性和特点,循证护理注重证据的多元性。因此从护理学科的角度而言,选择文献纳入系统评价时除了考虑传统的定量设计研究的结果外(随机对照试验、非随机对照试验、病例对照研究、队列研究等定量设计的研究结果),人文社会科学和行为科学领域的质性研究和行动研究的设计也应作为进行系统评价时可纳入分析的文献,即也可以成为证据的来源。

2. 护理人员的专业判断

专业判断指护理人员对临床问题的敏感性,以及应用其丰富的临床知识和经验、熟练的临床技能做出专业决策。开展循证护理时,护理人员应能够敏感地察觉到临床问题,并将文献中的证据与临床实际问题实事求是地结合在一起而不是单纯地照搬照套,这些都是解决临床问题的突破口。很重要的前提是护理人员有系统的临床知识、丰富的实践经验、敏感的发现问题的能力、缜密的思维,以及熟练的实践技能。有丰富经验和实践技能的护理人员往往能够应用其临床技能和以往的经验明确患者个体或群体的健康状况、他们所面临的问题、他们的需求和喜好、干预活动的潜在益处等,为患者和家庭提供他们所需要的信息,提供支持性的、舒适的环境。

临床护理人员是实施循证护理的主体,因为对患者的任何处理和对疾病的诊治都是通过护理人员去实施的,因此,护理人员需要不断更新和丰富自己的知识和技能,将其与临床经验密切结合。其中临床流行病学的基本理论和临床研究的方法学是实施循证护理的学术基础。

【案例分析】 手术前禁食禁水时间的循证护理实践

在对患者手术前禁食禁水时间的循证护理实践中,手术室护士凭着自己丰富的临床经验和对临床护理问题的敏感性,能够发现患者在传统的禁食禁水过程中可能发生的不良反应,并敏锐地察觉改革现有禁食禁水常规的必要性,同时联络医院的相关管理机构和研究机构,做出探索改革措施的决定。

在进行国内外关于术前禁食禁水时间的相关证据收集过程中,护理人员同时还必须具备搜寻和评价研究论文的知识和技巧,才能熟练地搜寻到国内外关于禁食禁水时间的文献,尤其是相关领域的系统评价,并对文献的质量进行严格评价,筛选出高质量的证据。因此,护理人员需要不断更新自身观念,丰富自己的理论、知识和技能,并将个人技能和临床经验密切结合,这是开展循证护理的重要前提。

3. 患者的需求

任何先进的诊治手段首先都必须得到患者的接受和配合才能取得最好的效果,因此循证护理必须充分考虑患者的需求。证据能否应用在患者身上解决患者的问题,取决于是否考虑患者本身的需求。患者的需求和愿望是开展循证决策的核心。现代护理观强调为患者提供个性化的、人文化的护理。患者的需求具有多样性,同一种疾病的患者,在疾病的同一个阶段,其需求也可能是不同的。由于患者的病情不同、个人经历和价值观的差异、是否拥有医疗保险、对疾病的了解程度及家庭背景的差异等,患者可能不会表现出有什么要求,也可能会向医务人员表达其多样化的要求。循证护理是对护理人员思维方法和工作方法的挑战,利用自身丰富的临床经验,护理人员可运用"循证实践"的方法分析患者多种多样的需求,寻求满足其需求的最佳方式,而非一味"按常规行事"。因为所谓"常规"往往强调群体,注重习惯;而"循证"则以尽可能满足患者个体的利益和需求为目的,遵循最科学的证据,必要时不惜打破常规。

护理人员、医生、患者之间平等友好的合作关系与临床决策是否正确密切相关,同时也是成功实施循证护理的重要条件。所以强调在开展循证护理过程中,护理人员必须秉承以患者为中心的理念,具备关怀照护的人文素质和利他主义的精神,注重对患者个体需求的评估和满足。

4. 应用证据的临床情境

证据的应用必须强调情境,在某一特定情境获得明显效果的研究结论并不一定适用所有的临床情境,这与该情境的资源分布情况、医院条件、患者的经济承受能力、文化习俗和信仰等均有密切的关系。因此在开展循证护理过程中,除了要考虑拟采纳的证据科学性和有效性外,同时还应考虑证据在什么临床情境下实施,以充分评估证据应用的可行性、适宜性和是否具有临床意义。

(二) 循证护理实践的基本步骤

循证护理实践是一个系统的过程,涉及护理组织、各级各层护理人员。循证护理实践主要包括 3 个阶段:证据综合,证据传播,以及证据应用。具体过程包括 8 个步骤:① 明确问题;② 系统的文献检索;③ 严格评价证据;④ 通过系统评价汇总证据;⑤ 传播证据;⑥ 引入证据;⑦ 应用证据;⑧ 评价证据应用后的效果。

1. 证据综合

证据综合(evidence synthesis)即通过系统评价寻找并确立证据。该阶段包括以下 4 个步骤:① 明确问题:明确临床实践中的问题,并将其特定化、结构化;② 系统检索文献:根据所提出的临床问题进行系统的文献检索,以寻找证据;③ 评价文献质量:严格评价检索到研究的设计的科学性和严谨性、结果推广的可行性和适宜性以及研究的临床意义,筛选合适的研究;④ 汇总证据:对筛选后纳入的研究进行汇总,即对具有同质性的同类研究结果进行meta 分析,对不能进行 meta 分析的同类研究进行定性总结和分析。

2. 证据传播

证据传播(evidence dissemination),指将证据通过杂志期刊、电子媒介、教育和培训等方式传递到卫生保健人员、卫生保健机构、卫生保健系统中。证据的传播不仅仅是简单的证据和信息发布,而是通过周密的规划,明确目标人群(例如临床人员、管理者、政策制定者、消费者等),而后设计专门的途径,精心组织证据和信息传播的内容、形式以及传播方式,以容易理解、接受的方式将证据和信息传递给对方,使之应用于决策过程中。

证据传播主要由以下 4 个步骤组成:

(1) 标注证据的等级或推荐意见。证据具有等级性(hierarchical),这是循证实践的基本特征。根据目前国际循证实践领域普遍应用的 2001 年英国牛津大学循证医学中心证据分级系统,将证据水平(level of evidence)分为 5 级,推荐级别(grade of recommendation) 分为4 级。

2001 年,美国纽约州立大学医学中心提出证据金字塔,按研究对象和研究设计的严谨程度提出证据分级系统,简洁明了,形象直观,得到了非常广泛的传播。2010 年 Polit 的第 9 版《护理研究》提出 7 级的证据分级系统。

(2) 将证据资源组织成相应易于传播并利于临床专业人员理解、应用的形式。由于临床人员大多没有时间仔细阅读包含大量研究方法描述的、完整的系统评价报告,往往需要将系统评价的结果等证据资源总结为简洁易读的形式,但要标注证据的来源和证据的等级,以帮助应用时取舍。例如 JBI 循证卫生保健中心收集并选择历年来全球各地的循证实践中心形成的护理及相关领域的系统评价,经过质量评价后,将各专题的内容进行总结和提炼,突出结论性证据,并清晰标注证据的来源和证据的等级,形成简洁明了的最佳实践信息(best practice information sheet)70 余篇、证据总结(evidence-summary)1400 余篇、循证推荐实践 (evidence-based recommended practice)600 余篇,每一个专题内容只有 2～3 页。增加其可读性,并提高了证据传播的速度和效率。

目前对临床实践决策最具有影响力且最适合于临床专业人员借鉴的证据资源是临床实践指南(clinical practice guidelines,CPG)或集束化照护措施(care bundles)。基于循证的临床实践指南是针对特定的临床情况(例如跌倒的预防、压疮的预防和处置等),将相关专题的各类系统评价结论和其他证据资源汇总,构建出能够具体指导临床人员制定恰当的流程、规范,进行科学有效地评估、诊断、计划、干预、评价等决策的推荐意见。集束化照护措施是解决特定情境下各种临床问题的一系列相互关联的证据汇集,比临床实践指南更具有针对性、涉及的范围窄、更直接、更具操作性。

(3) 详细了解目标人群对证据的需求。不同的目标人群对证据的需求不同,故应进行详细评估和分析,再有目的地组织信息。例如,医院临床一线护理人员需要的是针对性强、可信度高、简洁易读懂的循证结论,例如证据总结、集束化照护措施、最佳实践信息册;医院管理人员需要的是系列化的、与临床护理质量关系密切的、结构清晰、来源明确、可信度高的循证结论汇集,例如临床实践指南。

(4) 以最经济的方式传递证据和信息。证据或知识传播的形式主要有 3 种:教育和培训、通过传播媒体信息传递、通过组织和团队系统传播证据。在这一过程中需要应用网络和信息技术、打印文本、会议、讲座、培训项目等方式。

管理者可组织系列活动让一线护理人员了解最新科研证据,包括:① 组织定期的"期刊阅读俱乐部"(journal club),营造应用研究结果的氛围,鼓励阅读和分享,让护士主动对所在领域的最新研究论文进行讨论、评价。② 制定循证的实践规范,要求临床决策、解决临床护理问题时询问是否依据了设计严谨的研究的结果。如要求护士在术前访视、术中配合、术后回访中,所涉及的护理问题以研究结果为依据。③ 鼓励护士参与到临床研究中,尤其参与构建研究问题、审视研究计划可行性、招募研究对象、收集研究资料、促进研究对象依从性等环节,可让护士从中了解最新研究证据。④ 形成专业规范,开展基于循证的健康教育活动。

3. 证据应用

(1) 证据应用的步骤:证据应用(evidence utilization),即遵循证据改革护理实践活动,该阶段包括以下 3 个步骤:① 引入并应用证据:临床护理人员将证据与临床专门知识和经验、患者需求相结合,根据临床情境,做出适合的护理计划;② 实施计划,改革原有的护理实践活动;③ 评价证据应用后的效果;通过动态评审的方法监测证据实施过程,评价证据应用后对卫生保健系统、护理过程、患者带来的效果。

（2）证据应用的影响因素：证据的应用在循证实践的各个环节中最具挑战性，可能遭到来自个体层面和机构层面的种种阻碍，因此证据应用的标志是发生系统的变革。

证据应用到临床实践实质上就是临床护理质量持续改进的过程，其中主要的障碍因素包括：① 需要应用的研究本身的因素：研究的特征和设计的质量；② 护士因素：护士的循证意识；③ 组织因素：是否获得机构上级管理者和领导者的支持，并为证据应用创造氛围和环境条件。

证据应用涉及护理人员个人层面和护理系统组织层面。其中系统层面的改革显得尤为重要。系统层面的因素主要包括领导的支持、资源、实践支持功能、员工自我发展、人际关系、工作压力以及系统的文化和氛围等。在证据应用之前应对相关因素进行评估，制定相应措施，以降低阻碍因素的影响。

从护理人员个人层面而言，证据的应用往往意味着变革现有的流程，而这种变革需要打破传统的实践方式，需要改变观念，更需要时间和精力的付出，并接受知识和技能的再培训。害怕变革，担心变革对自己的工作造成威胁，是许多消极对待临床证据应用的主要原因。此外，护理人员对自身角色的定位和护理专业信念也影响着证据的应用，例如护士是否觉得自己有能力根据现有证据对临床实践提出变革的建议。事实上，每一位护理人员都应在证据应用中扮演属于自己的角色：在临床工作中善于观察，勤于思考，有质疑常规和标准的勇气。通过阅读本领域的文献、参加继续教育和定期参与专业学术会议等方式掌握国内外护理科研的最新信息，提高评估科研成果的能力，提高自身的专业知识、科研知识和英语水平。

4. 循证护理的实践过程举例

以下通过"全麻手术患者截石位摆放选择在全麻插管前还是全麻插管后"为实例，说明循证护理实践的 8 个步骤：

第一步：确立问题。妇科手术患者大多需摆放截石位，而随着专业研究日益深入，许多过去无法医治的疑难病症现在均可通过手术进行治疗，已逐步进入以往被认为是手术禁区的领域。高、新、尖的手术有时需要较长的时间完成，而长时间的截石位，会导致压疮、神经、血管等并发症。手术体位在麻醉前、麻醉后摆放，目前有两种不同的观点，主张麻醉后（传统的观点）摆放的认为：麻醉后，患者失去知觉，肌腱、韧带松弛，便于体位的摆放，患者无痛苦。而主张麻醉前摆放的则认为，麻醉前患者意识清楚，能积极主动配合，使体位摆在生理条件能承受的恰当位置，而避免用力不当而使肢体处于过度的牵拉强迫位，造成肌腱、韧带、神经的损伤。手术时间缩短，术后并发症显著降低。

第二步：检索证据。系统检索 Cochrane 图书馆、JBI 循证卫生保健数据库、Medline、中国生物医学文献数据库等中英文数据库，关键词为"全麻（general anesthesia）"、"截石位（lithotomy position）"、"摆放（put）"、"时机（opportunity）"等，并首先选择 RCT 研究进行检索，再扩大检索面，包括其他设计的研究（非随机对照试验、质性研究等），获取相关研究的结果。

第三步：对研究质量进行严格评价。对初步纳入的各项研究的质量进行严格评价，包括设计的严谨性（如取样方法、分组方法、干预原则、统计方法等）、结果的准确性和有效性、研究结果的实用意义等，筛选合适的研究。

第四步：综合证据。通过对纳入的研究进行分类、汇总，对具有同质性的多项研究结果进行 Meta 分析，对不能进行 Meta 分析的同类研究进行定性总结和分析，形成"全麻手术患者截石位摆放时机的系统评价"。

第五步：传播证据。按照牛津大学循证医学中心或者 JBI 循证卫生保健中心的证据分级标准对"全麻手术患者截石位摆放时机选择的系统评价"中涉及的各条推荐意见进行分级。例如，全麻插管后，常规摆放截石位（Ⅳ级证据），与传统的全身麻醉后摆放截石位相比，在全身麻醉前摆放截石位可提高患者的舒适度，有效预防并发症的发生；提高护士工作效率；提高手术医生及患者的满意度（Ⅱ级证据）。在全麻患者意识清醒的状态下摆放截石位，患者可以主动配合，巡回护士操作简单省时省力，可以提高工作效率，减少不良反应（Ⅱ级证据）等等。将结果编撰写成"全麻手术患者截石位摆放时机的最佳实践报告"或"全麻手术患者截石位摆放时机的证据总结"、根据护理人员的特点、培训需求，设计培训项目，例如组织讲座、散发材料、利用网络等形式。

第六步：引入证据。在对证据的真实性和相关性进行评价后，通过手术室循证护理小组，根据所在医院的条件，结合自身的临床经验和患者需求评估上述证据中哪些证据可以应用到本医院，预防全麻手术患者截石位并发症。循证小组达成共识，做出决定，引入相关内容，制定本院手术室"全麻患者截石位摆放流程及质量评估标准"。

第七步：应用证据。用新的"全麻患者截石位摆放流程及质量评估标准"，替代已有的流程和标准，开展预防全麻手术患者截石位并发症的护理实践，优化流程，应用新的流程标准进行质量管理，其间需要反复进行护士培训、反馈。同时，手术团队配合，做好和手术医生、麻醉医师的沟通。

第八步：评价证据实施结果。通过严格的质量管理程序，动态随访实施后护理人员的工作程序是否符合实践指南要求；患者截石位并发症是否得到预防等。

总之，实施循证护理应找到科学的研究证据，充分利用"临床实践指南"，并根据科学证据进行临床决策和临床变革，通过系统的管理促进证据的应用，动态监测证据应用后的效果。在这一过程中护理管理部门应关注实施某项护理措施时所处的具体情形，包括主流文化、人际关系和领导方式、管理方法，同时通过相应的促进因素，改变护理人员的态度、习惯、技能、思维方式和工作方法。

（三）循证护理的意义

循证护理是一种观念和工作，开展循证护理对临床专业人员的思维方式和工作方式是一个巨大的挑战，开展循证护理对促进临床护理实践的科学性、有效性、节约卫生资源具有重要的临床意义。

1. 开展循证护理对促进学科发展有着积极深远的意义

（1）循证护理可帮助护理人员改进工作方法，促进学科发展。循证护理可改变护理人员以往按照习惯或凭借经验从事护理实践活动的方式，强调在做出临床判断时，遵循来自研究结论的、有效的、科学的证据，并强调不盲目接受已经发表的科研文章的结论，而要对文献进行审慎地、明确地、明智地评审，同时将科研证据与护理人员的临床专业经验以及患者的需求和愿望相结合，转化为临床证据，而作出最后的临床判断。

美国护理协会"护理认证中心"（American Nurses Credentialing Center，ANCC）推出的磁性医院认证项目（magnet recognition program）特别指出磁性医院意味着护理管理者需要致力于"构建、促进、维持一种将护理研究和循证实践整合在临床护理和护理行政管理的决策系统中的实践氛围"。可见，在全球范围内，循证实践均是专业向高标准发展的途径。

【用循证的观念反思护理常规:实例分析】 关于外科患者术前进食进水时间的问题

多本《外科护理学》权威教材中规定:择期手术患者术前12小时起禁食,4小时起禁水。而据调查,这项护理常规在医院执行时,通常为术前一天晚10点起通知患者禁食、禁饮。

美国麻醉医师协会(ASA)1999年的指南中推荐成人及儿童食用肉类、油煎制品等含脂肪高的食物或固体食物后,手术前应禁食8小时;若食用含脂量较少的饮食、易消化食物如茶、面包、牛奶等,术前禁食6小时即可;任何年龄患者术前2小时以前可以饮用不含酒精、含少许糖的透明液体,如清水、果汁、茶、咖啡等;母乳喂养的婴儿禁食时间为4小时,非母乳喂养和配方奶喂养则禁食6小时。我国临床领域在制定术前禁食禁水规范时,则应系统收集该领域的国内外文献,并考察报道相关文献科学性和严谨性如何? 采用各种方式的适应证如何? 是否导致患者术中呕吐和误吸发生率增加? 对患者禁食禁水后的生命体征、血糖、舒适度的影响如何? 成本和效益之比如何? 所在病房的医生、护士、患者的接受程度、可操作性等等。只有经过这样的"循证"的过程,所做出的临床判断才是最有利于患者的康复。

(2) 循证护理顺应了医疗卫生领域有效利用卫生资源的趋势。目前医疗卫生领域有众多的研究结果,但分布零散;科研经费的有限使充分利用现有的科研结果变得格外重要。同时,临床繁忙的日常工作常常使医务人员不可能及时获取最新学科进展信息;医护人员在阅读文献时常感到文献数量大、发展快,同时其中一些文献质量不高,需进一步筛选、分析、评价,所以临床人员很难迅速、有效地从文献中提取所需信息,做出最有利于患者康复的临床决策。这使得科研与临床之间脱节,理论和实践之间出现断层,临床决策过程往往缺乏对研究结果的系统总结和评价,影响临床决策的科学性。目前现有的研究存在忽视已有研究证据的现象。

随着人们对医疗护理期望值的增高,循证实践将会越来越得到重视,循证护理从临床问题出发,通过对全球已有的相关临床研究进行系统评价,严格评价该领域相关研究的研究设计、研究结果,剔除不严谨的科研,归纳总结合理的科研,形成系统评价,指导临床护理变革,并通过证据应用,进行系统干预和动态监测,保证临床护理变革的正确方向。因此循证护理可充分利用现有的研究资源,避免重复研究,同时减少实践中的变异性带来的不必要的资源浪费,节约卫生资源,并加速新知识和新技术的应用,以满足人群的卫生保健需求,因此循证护理是提高护理质量,为患者提供科学的、经济的、有效的护理服务的途径。

(3) 循证护理可促进临床护理实践的科学性和有效性。

① 循证护理可促进护理实践活动的科学性。护理研究是提高护理服务质量的途径。寻找证据,作出科学的临床护理决策是循证护理的关键,目前世界上有近500种护理专业期刊,而且有许多护理领域的研究文章发表在非护理类的期刊中,但临床护理人员往往觉得很难将科学研究的结果运用到临床实践中,其中的原因主要包括:a. 临床护理人员没有机会了解这些研究结论;b. 护理人员不知道如何有效寻找所需的研究论文;c. 护理人员不知道如何评价研究结果的严谨性、科学性、有效性,因此不确定是否应该应用该研究结果;d. 即使明确了该研究结论的价值,由于该方法没有被写入护理常规和护理质量标准,所以护理人员仍然没有将证据应用到实践中。

而循证护理实践则把在全世界收集的某一特定干预方法的研究结果进行系统查询、严格评价、统计分析、剔除尚无明确证据证明有效的方法,将尽可能真实的科学结论综合后形成系统评价,并将系统评价结果制作成摘要或"临床实践指南(clinical practice guidelines,

CPG)"的形式,提供给临床人员,有利于临床护理人员迅速地获取最佳、最新的科学证据。循证护理充分利用科学研究结果,同时促进了科研结果的推广和应用。但循证护理的概念广于"应用研究结果",循证护理所倡导的是一种科学的决策方法和工作程序,并且要考虑除研究证据外的其他因素,例如临床经验、患者的需求和价值观、资源等等。运用循证护理可帮助护理人员建立严谨的、科学的、实事求是的专业态度和工作方法,促进科学的护理实践活动。

循证护理促进理论和实践有机结合,弥补理论实践的"断层"。循证护理挑战常规和某些习惯性的护理活动,提倡护理人员将临床经验与系统的研究证据相结合,以获得科学的护理方法,这对提高护理学科的地位和独立性有着积极的意义。

② 循证护理可促进护理实践活动的有效性。有效的护理活动是指能够提高或保持患者的健康水平,并保证最大限度地运用现有卫生资源的护理实践活动。护理活动是否有效往往通过质量管理过程来评价。

循证护理与护理质量管理的步骤具有一致性,两者都是一种工作方法,都具有促发变革和评价变革的功能,可通过循证护理促进护理质量提高,保证护理实践活动的有效性。

(4) 循证护理有利于科学有效的临床护理决策。卫生保健服务是通过各种各样大大小小的决定和决策实现的,决策利用知识和信息预测行动的可能后果,决策的好坏是卫生保健服务质量和效益的关键。护理决策涉及的是护理服务需要做什么、由谁来做、如何做等方面的决定,是影响护理质量以及医疗服务费用、效益的重要环节。

所有的医疗卫生领域的决策都受到 3 个因素的影响:证据(evidence)、资源(resource)以及资源分配中的价值取向(value)。传统的决策方式常常是经验式,例如手术室的手卫生问题,手术室护理人员在一般护理操作前、后洗手应采用传统的消毒肥皂流水洗手还是乙醇类消毒剂搓手时,护理人员常常会根据传统习惯进行决策,因此大多会选择传统的消毒肥皂流水洗手,而对现存的证据(乙醇类消毒剂搓手的清洁和消毒效果、花费的成本、操作方便程度、控制院内感染的效果)或不够清楚,或持保守态度。

2. 目前对循证护理理解上存在的误区

目前随着我国护理领域对循证护理认识的深入,临床护理人员开始将循证护理的方法整合到护理实践中,对推动我国护理学科的发展起到积极的作用,并给患者带来直接的益处。然而在认识和推广循证护理过程中,也出现了一些对循证护理概念和方法理解上的误区,影响了循证护理实践的正确实施和推广。

循证护理理解上的六大误区:

(1) 误区一:简单地将循证护理等同于将文献综述后的结果应用于临床实践。

目前在我国循证护理领域最大的误区是将循证护理等同于将文献综述的结果用于临床实践。目前一些循证护理论文中常可以看见作者在确立了研究题目后,进行简单的文献检索,一笔带过地说明"对文献真实性进行评价",然后将文献报道的结果用于指导临床变革,并认为这一过程就是开展循证护理。这是对循证护理简单化的理解。这些论文普遍存在的问题是:要么并未对检索到的文献质量进行严格评价或仅仅简单地一笔带过,要么形式化、简单化地进行文献质量评价而不报道采用的评价标准、评价的过程、文献筛选后的结果,这种实践方式套用了"循证护理"的名义但并未正确理解其实质。如果缺乏对文献严格的质量评价和筛选,则可能将一些质量劣质甚至结果不成立的研究结论作为证据应用到临床,因此可能误导读者、误导护理实践。

(2) 误区二：将系统评价等同于一般综述。

系统评价是循证实践的关键环节，但系统评价绝对不同于一般意义上的文献综述。一般的文献综述有以下局限性：① 其选题往往局限于近年来有较大进展的专题，或存在较多争议，需要整理归纳的专题；② 其检索方法变异性较大，没有统一的规范，也没有对所选择的文献的真实性、可靠性、科学性进行审慎评审的要求；③ 往往对要阐明的观点带有一点的倾向性，收集资料时常常会选择与作者自己观点一致的文献；④ 只对研究结果作定性总结，很少对研究的设计、研究方法、结果的科学性加以评论，对可能存在的偏倚没有进行纠正。

而循证护理要求对文献进行系统评价，该种类型的综述是一种全新的文献综述，系统评价的过程本身就是一项科学研究的过程，该过程不同于一般的文献综述，表现在以下方面：① 系统评价有规范统一的步骤，包括提出问题、检索并选择研究、对纳入的研究进行质量评价、收集提取资料、进行定量综合并形成结果（Meta 分析）、结果的分析、系统评价的修正与更新等步骤，因其系统、全面、深入，称为系统评价，且程序公开、透明，具有可重复性。这是一般综述所不具备的特征。② 系统评价要求在批判、评价的基础上全面收集资料，避免一般综述收集文献上存在的倾向性。③ 系统评价要求根据一定的标准对研究质量进行审慎评审，所得到的科研结论才可以称为证据，对文献的审慎评审一般由两名研究人员对同一篇文章进行独立评阅，如有不相符，再进行讨论解决。对定量研究的评审应包括如何分组、是否随机、对退出和失访的说明、干预组的基本特征是否与对照组可比，干预组中参加干预选择性偏倚的控制、统计方法的选择是否合适等。④ 系统评价还要求对 RCT 研究进行定量综合，因此可避免一般综述的偏倚。

(3) 误区三：将循证护理等同于系统评价或 Meta 分析。

有人片面地认为循证护理就是开展系统评价，循证护理的确应首先建立在对文献的系统评价基础上，但事实上完整意义上的循证护理包括证据综合、证据传播和证据应用 3 个环节，其中证据综合即是进行系统评价。

可见，系统评价只是循证护理 3 个环节的一部分，并不是完整意义上的循证护理，除了通过系统评价"寻找并确定证据"外，完整的循证护理还应包括传播证据以及应用证据指导临床实践的"证据引入、应用、评价"过程。

(4) 误区四：将系统评价等同于 Meta 分析。

有人认为系统评价就是开展 Meta 分析，并认为没有 Meta 分析的系统评价是不合格的系统评价。系统评价针对某一具体的临床问题系统全面地收集全世界已发表或未发表的临床研究，用统一的科学评价标准，筛选出符合质量标准的文章，并根据纳入研究是否具有同质性，对符合同质性要求的研究采用 Meta 分析等方法进行统计上的合成，得到定量的结果。由于进行 Meta 分析这一定量综合时增加了样本数，因此在临床发生率较低情况下为发现两种结果之间的差异增加了统计学上的把握度，有助于防止小样本导致的偏倚，故 meta 分析的结果常被用作开展循证护理的证据。但 Meta 分析必须严格把握条件，即多项研究具有同质性，即相同的研究目的、干预方法、结局指标、测量方法等。对不具有同质性的研究强制进行 Meta 分析，只会得出错误的结论，误导临床护理实践。对不符合同质性原则，但具有相同研究目的的多项研究，虽然不能进行 Meta 分析，但可进行定性汇总、列表比较、分析，同样具有重要的临床价值,也符合系统评价的要求。另外,对多项具有相同研究目的同质性研究,虽然不能开展 Meta 分析,但可运用 Meta 整合(Meta-synthesis)的方法进行汇总。可见,系统评价不一定包括 Meta 分析。

　　(5)误区五:将循证护理等同于开展原始研究。

　　原始研究(primary research)指护理人员组成研究小组,根据事先确定的研究问题,设计科研方案、收集资料、分析资料,并将该研究结果应用到临床护理工作中,指导其护理实践。目前某些护理人员错误地认为这一开展原始科研及应用科研结果的过程就是开展循证护理。对照循证实践的概念和步骤,可以清楚地认识到无论是循证医学还是循证护理均强调"引用来自研究的外部证据"(external evidence),这是循证实践期望充分利用已有的卫生信息资源,避免不必要的重复和浪费的初衷。因此从概念上分析,开展循证护理不能等同于开展研究。但循证的过程可能成为产生新的研究问题的第一步,例如如果护理人员根据研究问题从以往的文献中没能找到可靠的研究证据,或以往的研究结果存在较多不足,则可进一步设计科研项目,开展临床研究回答这一问题,并将自己的研究结果用在临床实践中改进临床护理。

　　可见,循证护理虽然不等于开展研究,但可引出进一步的研究问题,开展下一步的原始研究。

　　(6)误区六:将证据等同于随机对照试验(RCT)结果。

　　有人认为应用 RCT 的结果作为护理决策的依据和指南,才可以称为循证护理,这种看法错误地将循证护理局限化。尽管在循证实践中,RCT 因其设计严谨,结果的可信度高,被称为"最佳证据",但在我国护理研究领域高质量的 RCT 论文数量较少,而且这些论文在研究设计上还存在一些问题,如研究样本数量太少;如何随机分配未进行具体描述;采用盲法的文章极少,大多未报告纳入标准和排除标准;部分未阐明具体的统计分析方法,甚至有些研究结果未作统计分析。

　　RCT 被认为是最佳证据,但循证护理所遵循的证据并不仅仅局限于 RCT。护理学科的人文性决定了在护理领域的很多情形下,采取 RCT 既不可能,也不符合伦理道德。因此,设计严谨的其他研究方法,如非随机对照研究、前瞻性的队列研究、回顾性的病例对照研究等均可提供较有力的证据。同质性研究结果也提供有力证据。同时,经过评鉴的护理专家意见也具有较高的借鉴意义。

　　总之,循证实践运动倡导证据具有多元性和等级性,只要经过规范的、严格的质量评价,无论是 RCT 还是质性研究提供的证据对临床实践都具有重要指导意义。

第五节　临床护理科研与伦理

一、护理科研与伦理

　　临床护理科研的主要研究对象是患者,在临床护理科研中如何保护研究对象是每个临床护理研究者应重点考虑的问题之一。护理科研中的伦理问题得到各国护理工作者的普遍重视。美国护理学研究委员会在 1968 年就提出一系列的护理研究原则,呼吁护理教育要重视指导学生保护科研对象的人权。1972 年加拿大护士协会呼吁护理研究者对研究对象要注意保密和征得同意。美国护理学会于 1985 年发表了《护士临床及其他研究人员的人权指引》,说明了保护研究对象的相关注意事项。英国皇家护理学会等组织发表过类似的指南,均强调了护理科研中应注意的伦理问题。

护理科研伦理不是要阻碍或束缚护理学科的发展,而是要为护理学发展保驾护航,创造良好的伦理环境,促进护理学事业的健康发展,同时以必要的伦理学规范维护患者的权利和尊严。因此,在临床科研中广大护理科研工作者应认真处理好护理科研和医学伦理的关系。

(一)护理科研的特点

护理科研活动必须接受人类道德的检验。在临床研究中患者享有知情权和决定是否参与护理科研活动的权利,保护患者利益是护士应尽的责任,患者是一个相对弱势的群体,在临床护理研究中首先要注意保护患者的利益。《赫尔辛基宣言》中要遵循的最基本的 4 条原则:

1. 患者的人格和尊严必须得到尊重和保护。

2. 研究过程必须完整,临床研究必须在临床前期研究的基础上进行,其本身必须是科学、可行的。

3. 必须将临床研究的有关事宜通告受试者。

4. 只有受过训练及有经验的临床研究人员才有资格从事临床实验研究工作。

(二)护理科研中的护理伦理问题

在开展一项护理科研时,研究者必须对该研究可能带来的利益与风险进行认真的伦理学分析,使利益最大化、风险和伤害最小化。即使这项科研对护理学及医学发展非常有益,也不能在违背患者利益的情况下开展。只有在护理科研过程中每一步都时刻以患者利益为重,才能使患者利益第一的原则得以充分落实,使临床科研切实为患者服务。

(三)知情同意的落实

1964 年的《赫尔辛基宣言》对知情同意做了进一步、更细致的补充:

1. 若断定某一新的治疗方法具有挽救生命、恢复健康或减轻痛苦的作用,应首先采用之。采用之前应向患者解释清楚,征得患者的同意。

2. 对无行为能力的患者必须事先取得法定代理人的同意。

3. 必须对受试者说明该研究的性质、目的和危险性,在患者尚未完全知情及表示同意之前,不可对其施行临床研究。

4. 若其为无行为能力者,则必须取得其法定代理人的同意。

5. 受试者的同意须以书面为凭。

6. 知情同意书应以受试者容易理解的文字。

7. 详细描述其研究内容、可预见风险、预计利益、参与可能带来的益处、保密措施、对伤害的赔偿办法。

8. 说明谁来解决研究过程中的疑问。

9. 并解释是自愿参与。

10. 以及在任何时候不提供任何理由的情况下，可以自主决定退出研究而不受惩罚

11. 知情同意书是经研究者拟定，并经伦理委员会审批通过。

12. 知情同意书是具有法律效力的一种科研合同文书。

13. 知情同意书都有标准的格式，而且在内容和格式上都有非常详细的规定。

必须强调：

① 知情同意是患者的权利，各级医院都应加强护理人员伦理方面的学习和培训，有利于护理科研中知情同意书的填写。

② 通过培训学习，临床护理人员在开展临床护理科研时更加尊重患者权利的意识。

（四）临床护理研究各阶段应注意的伦理问题

1. 选择临床护理科研课题时应注意的伦理问题

选择临床护理科研课题是整个护理研究的开始，这是护理研究的关键。决定一项研究课题可行性与否的因素很多，但需重点并优先考虑的是该研究课题是否有违伦理道德问题，如果有，则应弃或改用动物试验。

在护理科研选题时应当注意遵循有利和不伤害原则。尽管护理研究本身就是探索未知的活动，但也不能把不成熟的护理干预措施应用到患者身上。在人体实验前，必须有可靠的动物实验作基础，当动物实验结果证明确实对人体无害后，才能逐步过渡到临床实验或人体实验。临床护理科研工作必须谨慎、周密，防止可能给人们带来的一切潜在危害。

2. 设计方案时应注意的伦理问题

临床护理研究开始前，实验方案需经医院伦理委员会审查同意，并签署批准意见后方可实施。实验进行期间方案的任何修改均应经医院伦理委员会批准后方可执行，试验中发生的任何严重不良事件均应向医院伦理委员会报告，临床护理研究应建立规范并认真执行。

在健康教育的研究中，将患者按有无健康教育进行分组研究是不妥当的。健康教育是护士的基本职业要求，这样人为的剥夺一组患者受健康教育权利的做法有违护士职业道德，同时也不符合护理要求。

研究方案中实验组和对照组要做到随机分组，使每位患者承受危害和享受到的利益机会均等。要特别注意不要使研究的危害不公平的过分集中在某些患者身上。

在进行改进的护理措施的有效性研究时，不能为了得到阳性结果而对试验组患者关怀备至，而对对照组患者关注少从而人为造成实验误差。

3. 资料收集时应注意的伦理问题

收集资料时应首先做到使研究对象知情同意，知情同意是对研究对象个人尊严和自主性的尊重，也是对其个人自由选择权的保护。研究项目负责人应对参与课题研究的项目组成员进行相关伦理培训，对资料收集过程及有关的问题进行强调。回收之后按照资料收集者所在医院等级不同对资料进行归类，对所有问卷进行一一查看。找出其中无知情同意书的。并对其缺少知情同意书的原因进行询问。

4. 进行人体实验时应注意的伦理问题

必须充分尊重被研究者的利益，必须始终把被研究者的利益放在第一位，应始终以被研究者的人权作为不可逾越的终极界限。

涉及人体实验的操作必须由从事此项研究的人员，对被试验者事先详细讲解该项研究

的目的、意义、方法及可能出现的不适和潜在的危险,征得被试验者的理解和同意使被试验者自愿地参加并配合该项实验。当被试验者有思想顾虑,不愿公开某些涉及个人隐私却对研究结果有用的资料时,研究者应诚恳地解释这些资料对研究的重要性,帮助被试验者消除思想顾虑。当被试验者仍拒绝回答时,应尊重被试验者的隐私权,不能逼迫、要挟。与研究无关的问题不要主动询问。

5. 分析、整理资料及撰写论文时应注意的伦理问题

应注意伦理问题的分析、整理资料时应注意客观、真实,不可弄虚作假。撰写论文时注意保护患者的隐私。应删除能直接表明研究对象身份的内容,如患者姓名、住址、病历号等。不用某某等不尊重患者的代号、符号。注意保护患者的秘密,尤其是写典型病例的个案护理时注意不损害患者的声誉,以免给研究对象造成不好的影响和引起不必要的纠纷。

(五)临床护理科研人员伦理素质的培养

护理学的发展基于护理科研水平的提高,护理科研水平的提高也有赖于护理科研工作者自身的素质和科研伦理道德水平的提高。必须在临床护理实践中加强对护理科研工作人员的护理伦理学知识的学习,可通过安排自学或专门的护理伦理学知识的教育培训,增强护理人员护理科研伦理道德意识,培养她们树立正确的科研伦理道德观念。对一些由于违反伦理原则而引发纠纷的临床护理科研案例进行剖析。

临床护理科研实践也具有其特殊性,决不能用医学伦理学教育代替护理伦理学教育。所以必须增强护理人员责任感,使其更为审慎地对待临床护理科研工作。

二、护理科研与选题

护理学是现代医学的重要组成部分,作为一门独立发展的学科,科学研究则是自身发展极为重要的内容。护理学科作为一级学科,有着其独特的专业内涵,而护理科研作为护理学科的重要组成部分,对学科发展又起着举足轻重的作用。护理研究是用科学的方法反复地探索、回答和解决护理领域的问题,直接或间接指导护理实践的过程。因此,如何从护理临床实践出发进行科研选题,又如何将护理科研成果应用于临床实践,是每一位护理人员应该认真思考和实践的问题。然而,作为在医院为患者提供高品质照护的关键人物,大多数护士并没有接触或进行护理研究或运用循证护理。国内调查也显示,临床护士科研现状不容乐观,对培训需求排在第一位的便是科研选题。

1. 什么是护理研究

简单地说,研究是指用有组织和系统的方法来找出对问题的答案。而问题则是一种神秘的、难解的、困惑的或令人烦恼的情形。首先,科学研究是一种认识活动,是人类为了深入正确反映未知或未完全知道的事物的本质及规律而进行的一种认识活动;其次,科学研究作为一种认识活动,有赖于实践观察获得感觉经验,而感觉经验又只有通过理论思维才能上升为理性认识,才能揭示未知事物的本质及规律,因此,实践观察和理论思维是构成科学研究的两大基本要素,且实践观察和理论思维必须在正确的观点指导下按照科学的方法来进行;最后,科学研究还有一个任务是验证(或修正、发展)已有的理论学说(包括科学假说)。综上所述,科学研究是人类在实践中用正确观点和客观精确方法观察未知事物并通过理论思维正确反映其本质规律或验证、发展有关知识的认识活动。

护理研究是验证或修正已有的知识或学说,直接或间接地影响护理活动的科学研究,是

用科学的方法反复地探索、回答和解决护理领域的问题,直接或间接地指导护理实践的过程。科研为临床提供了新的理论、新的方法,科研也可以改变临床护士的思维方式,提高临床护士的分析能力;而临床为科研提供研究的方向,为科研提供样本,临床也是对科研成果的检验,两者是密不可分的、相辅相成的。

2. 护理科研的基本程序

① 提出问题(problem);② 文献查阅(critical review of literatures);③ 假说形成(formulation of hypothesis);④ 陈述问题(statement of the problem);⑤ 实验设计(experimental design);⑥ 实验观察(experimental investigation);⑦ 数据资料积累(accumulation of raw data);⑧ 数据资料处理(treatment of raw data);⑨ 统计学分析(statistical analysis);⑩ 提炼出新发现、新概念、新理论,总结并撰写论文。

对初涉研究者而言,重要的是形成一种科学研究基本理念,选好一个课题题目,完成一份具体、切实可行的科研设计,查阅与个人课题相关的20～40篇中外文文献、并最好基于此完成一篇综述,根据科研设计框架,实施研究,最后撰写论文,投稿发表。

3. 护理科研选题

选题是进行科研活动的第一步,它是直接影响这一研究能否完成或有没有价值的大事。1932年诺贝尔物理奖获得者,德国物理学家沃纳·海森堡说过:"科学研究过程就是提出问题和解决问题的过程,选题就是提出问题,是科研的关键性第一步。提出正确的问题,往往等于解决了问题的一大半。"爱因斯坦也曾说过:"提出一个问题往往比解决一个问题更重要,因为解决问题也许仅是一个数学上或实验的技能而已,而提出问题却需要有创造性的想象力,而且标志着科学的真正进步。"

(1)选题的基本过程

① 问题的发现:要确定研究题目,首先要选择研究范围,这个范围的基本特性就是你有兴趣。假如没有兴趣,研究的过程会变得枯燥繁琐,就很不容易顺利完成了;假如对研究的题目有兴趣,热切地想知道研究结果,研究的过程就会很有教育价值,很令人着迷。

研究问题的主要来源是工作中发现,要从临床实践出发,明确你提出的问题的目的是什么? 能解决护理中什么实际问题? 在实际护理工作中你认为哪一方面最需要改进? 哪一点需要迫切解决? 首先从"研究什么"考虑,可以从以往的经验中回想,有哪些专业上不能给予正确答案的问题? 有哪些临床上、教学上常发生的问题? 书上曾建议哪些是值得探讨的问题? 还可以考虑自己的工作方法,护士可以考虑有关护理的特质、与患者的互动、与同事的互动;护理教师可以考虑教学方法、课程的组织、班级的组织、教材的内容、评价学生的方法等。我们常常会发现,目前我们所采用的做事方法,很多缺乏研究结果的支持,常常是遵循传统,知其然不知其所以然,还有很多研究等待着我们去做。若考虑"研究什么"得不到答案时,可以考虑研究"谁",可以想想你工作的对象,患者、学生、同事,有什么引起你的兴趣的? 可以去发掘这些对象有什么值得研究的题目。如:公共卫生护士每天工作的对象包括老人,便可以去探讨居家照顾有什么问题,患者家人对负责照顾上有什么问题;糖尿病的居家护理、自我概念等问题。

查阅文献也是获取研究课题信息的有效方法,可以从期刊文献中的"综述、论著"以及专业会议论文中了解研究动向。通过参加各类护理学术会议和护理科研培训班,通过学术交流获得课题灵感也是问题的来源之一。此外,还可以从科研招标项目指南中结合专科发展动态发现研究问题。

② 查阅文献,确立创新点:文献复习的目的是:避免重复,减少盲目性;启发研究方法和路径;获取理论依据;说明研究成功的可能性。通过阅读文献,需要回答以下几个问题:自己想要做的领域已经知道什么? 还有什么科学问题没有搞清楚? 你的研究希望解决其中的什么问题? 你猜测的答案是什么?(即你的研究假设)。

③ 对课题再评价,进行可行性论证:在实用性、科学性、创新性的基础上,还必须结合单位及本人的实际情况进行可行性论证,衡量是否具备完成本课题的基本条件,如样本的来源、数量是否足够,测量技术、指标是否能满足选题的要求,能否获得本单位及研究对象的配合与支持,本人是否具备研究的基本能力和时间等。

④ 确定课题。

(2) 选题原则

① 先进性(创新性):科学研究的本质就是探索未知,没有创新就不是科学研究,保持课题的先进性,是科研劳动的基本价值所在,因此,先进性(创新性)是选题中首先要考虑的重要因素,选择课题要选择前人没有解决或没有完全解决的问题,科研最忌不必要的重复,低水平的重复更应杜绝。

② 科学性:任何医学研究都是前人科研的继续,在确定课题之前,应阅读大量文献,了解有关研究题目的历史和现状,吸取别人的实践经验。护理研究课题的科学性主要取决于是否有科学依据、研究结果能否为以后的护理实践所证实,能否确切回答和解决有关的护理问题。

③ 实用性:研究是为了护理学科的发展,为解决护理实践中的实际问题,解决患者痛苦,促进患者康复。因此,选题一定要务实,贴近临床实践,要有可操作性。

④ 可行性:选题时需考虑本人的技术水平与单位的设备条件能否提供研究所要求的方法手段。有时候,为了验证所掌握的手段是否切实可行,还要在选题前做一些预实验以便更好的选定力所能及的科研题目。

(3) 选题注意事项

① 选题宜从临床实践出发,回归临床,指导临床。提出要研究的问题,首先要遵循实用性原则。护理是一门实践性很强的应用学科,正如刘苏君老师所说"贴近临床,贴近护理,是护理学术研究的主方向,是永恒的护理研究课题"。护理科研最终的目的是从护理实践中研究并探索护理理论、护理方法和先进的护理手段以指导临床实践,提高护理工作效率,减轻护士工作强度,改善工作环境,为患者提供高质量服务,降低医疗经费开支,提高人类的健康水平。因此,护理人员在临床实践中要善于观察,勤于思考,要结合自己的专业、专长、兴趣,选择护理实践中需要解决的问题作为科研选题。科研选题贵在密切联系实际,难在不断发现问题,成在努力创新。

在临床工作中,要关注工作中遇到的困难和患者经常发生的问题,这往往是护理科研选题很好的来源。如便秘是临床很常见的症状,但因为其发病机制复杂,尚无有效的治疗方法。笔者在读研究生期间,到胃肠动力中心轮转并开始参与对功能性便秘(FC)患者的生物反馈(BF)训练。在和患者的接触中发现,尽管便秘感觉上并非是很严重的状况,但长期便秘患者往往经过多种治疗手段,经受了很多痛苦,有较重的心理负担,常因排便问题影响出行,乃至一天的心情。而在治疗过程中护理人员通过倾听、评估、指导,患者情绪得到改善,对 BF 治疗的信心增加。在总结了一部分病例资料的基础上,发表了"对慢性便秘患者进行生物反馈训练的护理"、"慢性便秘行生物反馈治疗患者的心理分析及护理对策"、"慢性便秘患者生物反馈治疗中的心理指导"、"社会心理行为因素在功能性便秘发病中的作用研究"等文章,其中 2002 年发表在《中华护理杂志》上的"对慢性便秘患者进行生物反馈训练的护理"因是国内最早有关 BF 训练患者护理的文章,已被引用 80 余次。随后,指导研究生的课题就锁定了生物反馈治疗便秘患者。

② 选题不宜过大,应从小处着手,以点及面,纵深发展。任何科研工作都会受到主客观条件的制约,尤其护理人员与专职的科研技术人员不同,临床工作是他们最主要的任务,因此,科研选题宜小不宜大,尤其在刚刚起步时。选题太大不宜深入,内容太多混杂因素也多,目标太高实现很难。

一般说来,选题包括研究方向的确立和研究课题的选择。随着专业的发展和专科内涵的深入,护理人员选择一个研究方向,从小处着手,以点及面,围绕一个主题进行深入深度研究就越发重要,对临床工作的指导意义更大。

(3) 文献和学术交流是护理科研选题的重要信息来源。文献是对前人研究和工作的总结和经验,蕴藏了大量的科研信息或选题来源。临床工作者和科研人员应定期、尽可能多地检索行业内文献,通过网络、报纸、期刊跟踪国内外医学新进展。

查阅文献贯穿于护理研究的整个过程,选题前阅读相关文献,有助于掌握学科前沿动态,了解某专科或方向研究进展的情况,也可启迪思维,是选题重要的灵感来源;选题中和选题后查阅文献,不仅有助于验证选题的创新性,避免低水平的重复,也是确保选题具有科学的理论依据的重要途径。文献检索可以由中文到英文,由泛读到精读,并适当做一些读书笔记,边阅读、边思考,借助文献阅读与分析,回答"研究什么? 为什么研究? 怎样研究?"等问题。文献不仅仅局限于护理方面专业期刊,也可包括其他与护理密切相关的学科,如临床医学,心理学等方面的期刊。我们课题研究的主要是消化科患者的护理,因此除了阅读与消化科护理有关的文章,还阅读了在 Gastroenterology、《中华消化杂志》等权威杂志发表的与我们课题相关的文献,能够帮助我们更全面的掌握该学科科研的发展趋势,紧跟科研热点。

各类学术会议和同行间的相互交流也是获取选题信息的重要来源,除了护理学术会议,本课题组成员也会关注每年全国的消化病大会、每年一次的胃肠动力学术研讨会,可以获取本专科领域很多新的进展信息。如选题 2 中,有关便秘发病机制的说法很多,课题组成员以 FC 和生物反馈治疗为关键词,阅读了大量的文献,参加了该领域较前沿的学术会议,综合了在该领域的众多学说,最后选择了脑肠轴学说,就此验证精神心理状况和胃肠道功能之间的相互关系,并深入探讨在生理、心理联系中具体的发生机制。

(4) 选题应关注临床新技术、新业务的开展,在团队合作基础上进行,向多学科协作方向发展。

随着常见病、多发病诊断和治疗技术的发展,新技术、新疗法的开拓,与之相应的护理工作也就需要有一个质的飞跃。因此护理人员应密切关注本科室医疗开展的新业务、新技术、新方法。在临床工作中,护士与患者接触的机会远远多于医生,在病情观察、护患沟通、健康指导方面,护士更有优势,护理人员应加强与临床医生的协作,可以从医生设立的科研课题中寻找适合护理的科研课题。生物反馈是医学上治疗便秘的新兴的生物行为疗法,我们的课题在生物反馈的基础上加上护理干预采取综合干预探讨其治疗功能性便秘的最佳疗效,体现了护理学科的真正价值,填补了该方面的空白。本课题就是在多学科团队共同努力下完成的,医生的主要职责是对患者进行诊断与分型;护士团队包括获得心理咨询师的专科护士与护理研究生,专科护士制订护理干预路径并培训研究生,和护理研究生一起对患者生物反馈训练进行具体指导及全面护理干预;严重心理障碍者则寻求心理医生的帮助。

科研源于兴趣,成功贵在坚持。选题是护理科研起步和成功的首要因素,护理人员要结合临床工作实践,借助文献和学术交流,掌握学科领域前沿知识,关注多学科交叉信息,勤于思考,善于总结,提高自身科研素质和能力,将科研成果运用于临床,服务于患者。

第九章　手术室 N4 级护士培训

【培训对象】　手术室副主任护师及以上人员。

【培训目标】　达到手术室 N4 级护士能力要求。

1. 掌握

手术患者病情评估及观察、手术患者的抢救配合、手术室三级专科操作技术、专科 4 级手术的配合及相关理论知识、手术室护理教学、手术室护理管理相关理论、手术室护理研究及应用。

2. 熟悉

各专科发展及手术进展。

3. 了解

手术室专科护理新进展。

第一节　手术室护理发展与创新

1895 年后的 100 年中,随着外科技术进步,止血技术、预防感染理论、麻醉技术的发展,现代手术室的管理越来越规范,手术室护理专业理论及技术逐步成熟,在外科手术团队中的作用越来越受到重视和认可。

1984 年,美国手术室注册护士协会(AORN)确定手术室护理服务范围包括术前、术中和术后三个阶段。2010 年,我国卫生部启动专科护理重点学科建设项目;2011 年 3 月 8 日,国务院学位委员会发布《学位授予与人才培养学科目录》,正式确立护理为一级学科。手术室护理学科的专业领域,将逐步形成一套完整的基础、临床、教育和研究体系。

一、手术室专科护士的培养

20 世纪 20 年代,美国开始专科护士培训和临床实践,随后于 60 年代在北美和欧洲,90年代在亚洲的日本、新加坡和我国的香港地区展开,并有规范化的培训、认证和立法等一系列配套措施。2000 年起,我国引进专科护士概念,相继在北京、广州、上海等城市开展了如造口、重症监护病房、急救、手术室和感染控制等专科护士培训和使用的尝试。中国护理事业发展规划纲要(2005—2010 年)提出要根据临床工作需要,分步骤在重点临床专科护理领域开展专业护士培训,培训一批临床专业化护理骨干,以提高护士在临床专科护理领域的专业技术水平,促进护理工作与临床诊疗技术的同步发展。2007 年,广东省卫生厅与香港医院管理局联合培养了首批手术室专科护士,它标志着我国护理专业化发展进入了新的时期。

"十二五"期间,随着手术室护理专业培训基地的逐渐增多和优质护理服务不断深化,手术室专科护士培养和岗位管理将得到快速发展,手术室专业理论的内涵建设将得到进一步提升,手术室服务质量和水平将得到更大的提高,实现为手术患者提供连续、全面、全程、专业、人性化服务,让患者满意。

二、手术室护理学术组织

美国手术室注册护士协会(AORN)于1949—1954年成立,目前拥有分会351个、专业委员会23个、州委员会30个。全球范围内注册护士超过4万人,分布在6 700家医院及3 500家流动外科中心。协会每年组织年会1次、每两年举行国际性学术交流1次。中华护理学会手术室专业委员会于1997年成立,各省、市、县和特殊团体均设立相应分会,每年组织学术交流会1次。其宗旨是加强专业技术交流与协作,建立密切业务指导关系,规范质量管理标准,开展专科护理教育,提高专业技术水平,促进学科可持续发展等。

在几个世纪中,手术室从医生的演示教学发展成诊疗救治的重要场所经历了巨大的变化;手术室护理学科从无到有、手术护士从单纯看护发展成为专科护士也经历了巨大的变化。随着社会进步,外科技术发展,信息化数字化建设,药品、器材换代更新,新理论、新技术、新方法层出不穷,手术室护理学和手术室护士职能也将随之发生、发展和变化。

三、手术室护理创新

现代科技的迅猛发展,从一个侧面要求我们创新护理,手术室是一家医院的最主要战场,手术台上掌管着患者的生命,一场手术的主导者是医生,但手术室中的护理人员也有着很大的作用。现代科技的进步推动了医学模式的发展,手术室护理质量也会影响到患者的生命安全,护理的整体性在手术中也变得越来越重要。手术室护理创新,是保障患者生命法则之一。因此,对手术室护士的要求也越来越高,需要良好心理素质,在面对手术室中的突发情况要有处变不惊的应变能力,在面对不同患者时也要有良好的职业素养。创新精神也是一项重要的考察指标。

1. 创新思维概述

创新思维即有创见的思维,通过思维不仅能揭示事物的本质,还能在此基础上提出新的、建树性的设想和意见。创造性思维与一般性思维相比,其特点是思维方向的求异性、思维结构的灵活性、思维进程的飞跃性、思维效果的整体性、思维表达的新颖性等。创新性思维的特点为求实性、批判性、灵活性、跨越性、综合性。

拥有创见性的思维,可以在一定程度上创新手术室的护理,不仅仅是看到目前护理的状况,更重要的是深度剖析和有独特的见解,在面对护理科研的问题上拥有飞跃性和整体性的思维,立足在一个新颖的问题上提出有利于手术室护理发展的好的方向。除此之外,护理人员还要有坚定的务实性,任何一项事物是不可能在一瞬间就发展成你所想要的样子,要脚踏实地的,不怕困难勇往直前。敢于向权威挑战,思维充满批判性。在进行相关研究时要具体问题具体对待,灵活应对每一个困难。思维的跳跃性有助于我们提高创新意识,利用连贯性和跨越性思维的相互结合,增加科研的可信度。要全方位的去吸收他人成果的优点,在书的海洋中找寻科技的真正魅力,做到厚积薄发。

2. 手术室护理创新内容

（1）理念创新：在人们的传统认识中，手术台上的护士，只是一味地、机械的配合医生完成这场生命之战。这样的工作环境让护士有了不思进取、安于现状等不良的工作思想，这样就成为了手术室护理发展的一大桎梏，阻碍了护理科研的及时应用与手术室中的护理科技进步。在科技快速发展的年代，手术室的护理人员在观念上应该有很大的改变，在配合手术顺利完成的基础上，加强创新意识，不断在手术设备、器材、用具等方面自主创新，为手术开展提供适用的手术用品。同时，手术室的护理人员在角色上也应该有巨大的改变，手术护理不能仅仅局限于在手术台上对患者的呵护备至，而应在患者入手术室之前关注患者的心理状况，鼓励患者勇于战胜病魔，增强患者的信心，在术后也要及时关注病人的身体变化，适时与医生沟通，尽快治愈患者，让患者带着健康的身体和愉快的心情离开医院。医院也要选出医护工作做得出色的护理人员，安排她们到国内知名的医院进行学习，加强医护人员的职业素养，安排短期的手术室知识与学习的培训班，让她们不断开拓自己的视野，增强自身的工作能力，提高工作效率，不断完善配合手术的技巧。

（2）制度创新：一个好的护理管理制度是一家医院提高护理水平的决定性因素。一个好的高质量的护理队伍，能提高手术的质量和手术过程中的稳定性。不同的手术环境就要配置不同的护理队伍，要不断地进行护理队伍管理的创新。通常在安排护士在手术室值班时，护士长会根据这场手术的大小进行相应的护理人员安排，往往护士的年龄、资历、体力是安排手术室护理的首要考虑因素，但是这样的安排流动性太大，没有专业知识的集中，不同科系的医生所具备的专业知识是不一样的，不同医生的手术习惯也是不一样的，这样的流动性安排，导致了医生和护士之间的默契培养需要一个暖场的过程，不利于手术的顺利完成和工作的相互配合。随着现代手术技术不断向细微化、复杂化的方面发展，各个科系的手术要求也越来越专业化和科学化，这对于手术室的护理人员是一个不小的挑战。为了配合越来越趋向专业化的现代手术，在配置护理人员时，我们更要将护理人员严格分门别类，通过她们不同的业务水平、年龄大小、资历的长短进行分组，将她们分配给不同的医生，专人定制，专人负责，相对固定的护理人员队伍可以提高手术的效率。这样护士不仅可以巩固了她们的专业基础知识，也加强了她们的技术操作能力，也可以掌握专门科系的知识和相关的护理知识。一组默契好的医护人员在一定程度上为手术的安全创造了保障，也提高了手术质量，让病患可以得到最好的治疗。一组医护人员之间的相互取长补短，分工合作，突出了一支医疗队伍的专业素养及对生命负责的态度。

（3）服务创新：有一个好的服务态度是一个大的优势，现代社会生活节奏快，医院除了高超的医疗技术，好的医疗设备，还有一个制胜的法宝就是好的服务态度，让患者感受到温馨体贴的服务，是一个需要创新的项目。一个好的护理内涵就是以人为本，护士对患者进行好的心理干预，弄清楚患者心里是什么想法，需要一个怎样的服务，需要一个什么帮助，消除患者因为手术带来的紧张、害怕、焦虑等情绪，为手术室营造一个轻松愉快的环境，加强与患者的沟通。在患者进入手术室之后，相关的医护人员要安抚家人的不安情绪，用温和的态度为家人讲解手术的相关事宜。要根据不同的患者，不同的病症，进行不同的服务。手术室护士也要提高自己本身的服务技艺，不断进行改进和延伸相关的服务知识，普及个性化的服务。诚信是一个可贵的品质，答应了病患的就要及时完成。创造一个平等、尊重、关心病患健康的护理模式。加强对手术室护士的服务理念教育，设立"服务之星"评选活动，设置奖品,激发工作的积极性,促进医院护理事业的发展,这样不仅能提高医院业务,也可以树立好的医院品牌。

(4)管理创新:在手术技术日益发达的今天,手术室护理人员的培养与创新面临着一个严峻的形势。运用好的机制来鼓励创新人才,积极使用创新人才,打破以资历来培养人才。让护士有机会可以在专业知识提升中增强自身能力,提高业务水平。通过反复强化,让她们学习到系统的专业知识,明确的分工,可以激发护士的上进心、责任心,形成人力资源的合理应用,基础设施的正确管理,促进医院的工作顺利进行。采用公开招聘和合同制的方法来聘用护理人员,这样可以形成压力效应,使每个护士尽忠职守。这样不仅可以提高护理质量,也可以给患者留下良好的印象,对医院的发展有着好的促进推动作用。

创新手术室护理可以增强护士的学习力、行动力、观察力、说明力、凝聚力和创造力,促进医院日常运作的正常运行,同时也使医院跟上了时代的步伐。面对护理方面的欠缺,护士要培养自身的能力,突出自己的特点,打造良好的手术室护理环境。

在手术室临床实践中护士必须通过评判性思维正确解决临床问题,满足服务对象康复的需要。增强创新意识是提高护理科研能力和水平的关键。培养创新思维,加强护理科研管理的具体措施,健全组织架构,建立科技处、护理部、手术室科研小组三级组织。建立良好的激励机制,营造良好的科研氛围创造条件,为科研提供支撑,加强科研知识培训和对外交流。

护理人员要树立创新意识,主动学习新知识、培养自己的科研能力和素质,才会在护理实践中用评判性思维,从研究的角度去观察分析事物,从而获得科研灵感。形成人人重学习、重学术、重创新的医院文化。

作为21世纪的手术室护理工作者必须进行创新思维,打破传统观念,突破常规,以创新思维和视角去审视当前护理工作中的问题,寻找新办法处理问题,适应医学模式转变和医学科学技术的发展,将创新思维渗透到护理工作的全过程,努力提高护理质量和手术室护理科研。

第二节 手术室优质护理

手术室优质护理以提高手术室护士能力素质为核心,深化手术室专业内涵,提供安全、专业、全程的优质护理服务,全面提升护理服务的满意度。是促进手术室优质护理服务可持续发展的重要举措。

手术室护理要以护理程序作为工作框架,将现代护理观的整体思想融入具体的护理工作中,从而实现整体护理所制定的优质护理目标。

一、开展优质护理的指导思想

贯彻落实卫计委关于"开展和推广优质护理服务"的部署和要求,围绕院优质护理开展方案,坚持和深化"以患者为中心"的服务理念,紧紧围绕"改革护理模式,履行护理职责,提供优质服务,提高护理水平"的工作宗旨,进一步规范临床护理工作,切实加强基础护理,深化专业内涵建设,改善护理服务,保障护理安全,提高护理质量,充分调动科室护士工作的积极性,按照卫计委《特殊科室优质护理服务评价标准》,为患者提供全程、全面、优质的护理服务,促进医患和谐,最终让患者满意、护士满意、医生满意。

二、开展优质护理的目标

提高患者满意度,提高护士对工作的满意度,提高医生对护理工作的满意度。

1. 患者满意　手术室护理工作直接服务于患者,通过护士为患者提供主动、优质的护理服务,强化护理服务意识及内涵,使患者感受到护理服务的改善,感受到广大护士以爱心、细心、耐心和责任心服务于患者的职业文化,感受到护理行业良好的职业道德素养和高质量的护理服务。

2. 护士满意　通过让护士为患者提供专业的护理,密切接触患者,发现问题解决问题,来体现护理职业的价值,体现综合运用知识的价值,在为患者提供优质护理的同时,营造一种积极向上的团队氛围,并激发不断提升水平的欲望;通过激励机制,多劳多得,优劳优得的分配原则,加大患者对护士评价与个人绩效挂钩的力度,使护士体会到劳动价值。

3. 医生满意　手术医生和护士共同合作为患者的手术各自履行职责的同时,护士通过密切接触患者,仔细观察病情,及时发现病情变化,为医生的诊疗提供依据,通过各种护理措施,预防并发症、维护患者的功能等,促进患者的康复,提高治愈率,提高抢救成功率,减少并发症,使医生感受到护理的水平,从而增加对合作者的满意度。

三、优质护理内涵及具体内容

以人性化为理念,以整体化为内容,以专业化为特色,以手术医生和患者满意为要求——达到患者安全,对质量放心。

1. 推行责任制整体护理工作模式:从患者的手术需要出发,实行小时化弹性排班,引入全过程、全方位、整体护理理念,护士要从患者的心理、生理、社会、文化、精神各方面评估患者的问题,并采取针对性的护理措施,评价护理效果。

2. 全面履行护理职责:关注患者身心健康,做好心理支持、病情观察、手术配合、沟通协调等工作,为患者提供整体护理服务。

3. 不断加强护理内涵建设。

4. 根据部、厅及院各种文件如临床护理实践指南和护理技术规范,及手术室的实际情况,进一步细化工作标准,规范护理行为。

5. 护士在正确实施手术配合、密切观察、评估患者病情的同时,及时与手术医生沟通,为患者提供高质量的手术室护理服务。

6. 结合本专科的特色,运用专业技术知识,对患者开展个性化的护理服务,促进患者功能恢复。

7. 结合本专科特色,拓展专科护理,丰富服务内涵,保障患者安全,体现人文关怀。对患者的需求及时应答和主动服务,解决护理疑难问题,提供心理支持。

8. 积极开展延伸服务。将服务对象由患者延伸至患者家属,并结合手术室特点开展延伸服务。

四、开展优质护理的原则

始终坚持服务宗旨:以患者需求为导向,以专业要求为原则,以患者满意为目标。分步骤实施,稳步推进,不断提高。探索和完善适应科室的优质护理服务模式,建立护理质量持续改进的长效机制,形成手术室护理服务特色,不断提高护理工作水平。

手术室优质护理是现代医院管理的客观要求,在手术室实行优质护理,必须要有完善的护理管理制度,实行全员参与的全面质量管理和整体护理,护理人员要尽心尽责,规范高效地开展手术配合,保障患者安全,体现人文关怀,建立护理质量评价体系,完善绩效考核机制,推动护理质量持续改进。

1. 完善各项护理管理规范,健全各项护理管理制度

结合科室具体情况,制定适用于本科室使用的护理人员岗位职责,保证优质护理开展的制度,排班原则,及护理共性的业务和管理流程、岗位流程。修订手术室科室管理考核标准、手术室护理质量考核标准,形成手术室优质护理实际操作运作指南。

2. 培养护理人员关爱病患,主动提供优质护理服务意识,提高服务能力

护理人员按"五心"内涵要求提供服务,即以满腔的热情为患者服务,体现服务中的"热心";用仁爱之心去关心同情患者,体现服务中的"关心";用精湛的技术服务于患者,体现服务中的"精心";用宽容之心去理解患者,不厌其烦地做好每项工作,体现服务中的"耐心";对患者一视同仁,体现服务中的"公心"。

3. 提高手术室运转效能和工作效率,体现手术室特色的人性化管理

按手术需求实行连台连班,小时化弹性排班工作制。根据护士能级管理原则和手术分级分类管理制度,做到能级对应,能岗对应,建立手术室护理人员调配方案,保证突发事件及急诊人员的应急安排,确保手术质量和效率。根据护士休假要求,在顺利完成各项任务的基础上尽量满足护士要求,使护士能劳逸结合,迅速恢复体力,上班后能更高效地完成各项工作。护士长不在岗时,由组长全权负责手术管理。

4. 实行全面质量管理、全员参与质量管理的质控模式

实行护士长分工分片管理,专科组长每月完成规定的质控检查内容,手术间质量管理落实到个人,科室相关工作落实到责任人,制定护士长、专科组长、专科导师工作质量考核标准,月月考评,和个人绩效挂钩。做到事事有人管,事事有考核。合理运用质量持续改进的管理方法,对平时工作中发现的问题,进行分析,提出改进措施,并对改进效果进行评价。建立护理质量持续改进项目计划,再造手术配合流程。

5. 实行整体护理,全面落实护理职责

巡回、洗手护士全面履行护理职责,为患者提供周到的整体护理,做到主动、有预见性地配合手术,术前认真做好各项准备工作,备齐手术所需物品,保证仪器设备性能良好处于备用状态,为患者提供心理护理,运用亲切、通俗的语言与患者沟通,注意为患者保暖,避免不必要的暴露,术中密切观察患者病情,及时与医生沟通。

工作中充分体现手术室特色,深化护理工作内涵,保障患者安全,促进患者康复,体现人文关怀。

(1)提供规范、及时、主动、到位、安全、专业、全程、人性化、全方位的整体护理,有具体措施并组织实施,全面提升护理服务满意度。

（2）每个专科有1~2个专科特色的护理，并检测其成效。

（3）开展科学评估，结合手术室的特点，制定适合于手术室的护理评估技术，包括评估量表和使用，完善与此相匹配的护理措施，如手术患者护理评估规范、压疮的评估等。

6. 制定和完善科学的细化的绩效考核标准：绩效考核应将岗位质量考核标准、满意度、护理工作质量与绩效挂钩，并加大满意度测评的力度。每月护士长和手术医生沟通；专科组长负责进行1次手术医生对手术室护士的满意度测评，及时了解和发现手术患者的护理工作完成情况和对护理工作的满意度。

7. 确定科学客观的护理质量评价指标

（1）手术医生对护理服务的满意度90％以上。

（2）手术护理合格率95％以上。

（3）安全护理合格率100％。

（4）护理文件书写合格率95％以上。

（5）核心制度执行合格率100％。

（6）物品仪器管理合格率95％以上。

（7）感控管理合格率90％以上。

（8）服务规范合格率95％以上。

（9）严重过失≤1。

8. 在常规护理质量管理基础上，针对存在主要问题开展持续质量改进。

第三节　手术室护士培训与考核

一、手术室护士培训

手术室护理专科性强，目前国内护理教育的课程设置中没有开设专科护理内容，手术室护理必须从进入手术室工作开始起步，所以手术室护士的规范化培训对手术室专科护理人才的成长及手术室护理工作质量起着至关重要的作用。手术室护士培训按照不同能级进行循序渐进的规范化培训。工作第一年的N0级护士的规范化培训尤其重要，以手术室基础知识、基本技能、基本操作培训为主。N1级和N2级的护理人员注重专科知识和实际操作能力及独立工作能力的培训。N3级和N4级护理人员注重临床教学、质量管理、科研工作能力的培训。通过建立分级、分层次培训制度，使手术室护士形成良好的专业素质，熟悉手术室护理工作制度，掌握手术室专业护理知识和相关手术专科的基本理论，熟练掌握手术室护理技术操作和各专科手术配合护理常规。具备独立工作能力，能够胜任和其能级对应的手术室护理工作。科室根据各能级护士的工作要求和需要，结合专科发展，统一安排组织培训内容，主要的培训方式以自学和不断的临床实践为主。要求科室护理人员参加科内组织的对应层次教育培训率达标，并与个人当年考核挂钩。

(一) 手术室 N0 级护士培训方案

【培训目标】

(1) 手术室护士规范化培训率、达标率达100％。

(2) 完成护理部组织的护士规范化培训,培训率、达标率达100％。

(3) 通过为期一年的培训和护理实践,掌握手术室各项护理工作制度及各班各岗工作任务和质量标准。掌握手术室专业基础理论知识和基础护理操作。掌握手术室常见中小手术的洗手配合,掌握各种常见应急问题的处理,通过 N0 级护士独立工作能力评估考核。

【培训对象】

新入手术室的 N0 级护理人员。

【培训方法】

集体授课、小组讨论、情境演练、操作示范、案例实践、口头交流、实际操作、导师一对一带教等形式。

(1) 手术室入职培训:集中一个月全脱产培训。

(2) 上岗后培训:跟随导师完成临床实践培训及阶段理论培训。

【培训内容】

(1) 理论培训:手术室各项护理工作制度;各班各岗工作任务和质量标准;手术室专业基础理论知识;手术室基础护理操作;手术室医院感染预防与控制、手术室安全护理;手术室职业损伤及预防等知识和技能,手术患者的护理评估等。

(2) 技能培训:对手术室基础护理操作项目集中进行培训,由分管教学护士长及教学组长进行操作示范,并逐项讲解,相互练习观摩。

(3) 实际工作能力培训:完成一个月的入职培训后,经理论考核和操作考核合格,跟随专科导师进入临床实践阶段培训。

【培训要求】

(1) 课件由教学组组稿,集体讨论、备课及审核。

(2) 规范化培训人员要准时参加培训,培训时间为每个月第一周的周五。参加培训人员应主动按培训要求达到培训目标,在培训记录本中认真记录每次参加培训的内容。

(3) 进入实际工作能力培训阶段后,每轮转一专科,须及时认真做好手术配合笔记,出科前进行小结,重点小结专科理论及操作技术掌握程度,手术配合技能掌握程度,存在问题及今后努力方向,于轮转结束后一周内完成。

(4) 每个专科轮转结束前,必须通过出科考核,成绩合格才能进入下一个专科轮转培训。

(5) 护理部年中和年终的操作考核、三基理论考核、临床实际能力考核成绩不合格者,当年不晋级。

【考核要求】

(1) 手术室入职培训考核:完成手术室护士入职培训后,进行理论和操作考试。理论考核优秀:90～100 分,合格:80～89 分,不合格:79 分及以下;操作考核:优秀:90～100 分,合格:85～89 分,不合格:84 分及以下。

(2) 上岗后培训考核:按照轮转计划进入各专科轮转培训,出科前由轮转专科组长、教学组长负责进行理论、技能、临床能力考核,进行评价并作出鉴定,记录于《规范化培训考核手册》中。

（3）分阶段分目标考核：每月对专科基础操作项目、专项内容及项目进行考核，考核结果与导师绩效挂钩。

（4）独立工作能力评估考核：护士完成为期一年的《手术室护士规范化培训》后，由教学护士长、教学组长、专科组长、导师组成的考核组，对培训对象进行工作表现、知识、技能、临床实践能力四方面的综合考评，具体包括专业素质、手术室基础及专业理论知识和技术操作、护理制度及应急预案、护理文件书写、常见手术配合护理常规及沟通交流技能等。考核合格，可以独立参加手术室值班、夜班、加班等工作，未通过考核者，继续进行临床工作能力培训，直至考核合格。

（5）考核组织：专科导师、教学组长对规范化培训阶段护士每月综合评价一次，护士长每季度进行一次综合评价，科护士长每半年进行一次综合评价，护理部每年进行一次综合评价。

（6）考核结果：日常工作质量检查考核结果，计入个人绩效考核。导师、教学组长、护士长经常与护士沟通，并帮助其分析原因，明确努力方向。对多次培训效果不佳者，及时提报护理部。考核结果与奖金、年终考核、定级、晋级等挂钩。

（二）手术室 N1～N4 级护士培训方案

【培训目标】

手术室各能级护士培训率、达标率达 100%。

【培训对象】

手术室 N1～N4 级的护理人员。

【培训方法】

根据培训要求和内容不同，实行分层次分级培训，培训形式不限，读书报告、集体授课、小组讨论、情境演练、操作示范、案例实践、护理查房、早会提问等形式均可。

【培训内容】

手术室专科理论及操作，各专科手术相关理论及知识，护理管理、护理教育、护理科研、手术室护理进展等。

【培训要求】

（1）护理人员培训要求全员参与，人人达标。

（2）培训应结合岗位需求和岗位特点，采取多种形式，建立以岗位培训为主、集中授课和自学为辅的培训体系，按能级体现分层次分级培训的原则，注重实效，注重护理人员综合素质和实际工作能力的培养，以提高专业技术队伍整体素质。

（3）三基培训：重点对象为工作 N1 级和 N2 级的护士，围绕临床工作与优质护理相关的重点内容进行培训，以核心制度、应急预案、急救技能、护理管理制度作为全年常规培训内容，对参加三基理论及操作薄弱的护士重点监控。

（4）继续教育：重点是参与院护理部、大科组织的专科进展、优质护理内涵建设相关内容培训。其次可以有计划的派遣护士外出参加专科的继续教育学习班的理论与实践学习。相关学习培训内容记录在护士培训手册中。

（三）各能级护士培养计划

表 9-1　各能级护士培养计划

层级	目标	要求
N4	1. 能对各类护理人员进行专业培训； 2. 能指导下级护理人员解决本科护理工作中的疑难问题，并指导科研论文写作； 3. 熟练掌握专科护理评估与沟通交流技巧； 4. 每年Ⅰ类学分达到 10 分，Ⅱ类学分达到 15 分； 5. 每年在核心期刊发表专业论文 1 篇以上。	1. 主持护理查房 2~3 次； 2. 主持疑难、重大、新开展手术讨论； 3. 继续教育讲座授课 2~3 次； 4. 负责进修士带教； 5. 开展新技术新业务 1 项； 6. 参与手术室护理科研，3 年内争取立项 1~2 个； 7. 参加院护理各专业学组并在科室发挥相应作用。
N3	1. 能对 N2、N1、N0 护士进行专业培训； 2. 能进行实习生带教； 3. 熟练掌握专科理论及技术； 4. 能指导下级护理人员解决本科室护理工作中的一般问题； 5. 熟练掌握专科护理评估与沟通交流技巧； 6. 每年Ⅰ类学分达到 10 分，Ⅱ类学分达到 15 分； 7. 每年投稿 1 篇，每 2 年在护理期刊发表专业论文 1 篇以上。	1. 主持护理查房 1 次； 2. 主持疑难、重大、新开展手术讨论 1 次； 3. 科室继续教育讲座授课 1~2 次； 4. 参与进修士带教； 5. 配合开展新技术新业务 1 项； 6. 参与手术室护理科研，5 年内争取立项 1 个； 7. 鼓励参加院护理各专业学组并在科室发挥相应作用。
N2	1. 能对实习生进行带教； 2. 能指导 N1、N0 护士进行工作； 3. 掌握专科理论及技术； 4. 熟悉专科用药知识； 5. 掌握专科护理流程及专科护理进展； 6. 掌握专科护理评估与沟通交流技巧； 7. 每 2 年投稿 1 篇，争取每 3 年在护理期刊上发表论文 1 篇。 8. 每年Ⅱ类学分达到 15 分。	1. 参与或主持护理查房 1 次； 2. 实习生讲座授课 1~2 次； 3. 每月文献学习 1 次（早会或业务学习）汇报。
N0~N1	1. 熟悉专科理论； 2. 掌握专科操作； 3. 完成规范化培训，考核合格； 4. 熟练掌握工作流程、三基理论、核心制度等； 5. 指导实习护士工作； 6. 熟悉专科护理评估与沟通交流技巧； 7. 每年Ⅱ类学分达到 15 分。	1. 参与护理查房 1 次； 2. 临床护理实践体会交流 1 次； 3. 及时完成规范化培训手册； 4. 读书报告 1 次； 5. 参加学习型小组活动并在科室以 PPT 形式进行汇报。

（四）各能级护士具体培训内容及要求

1. 讲师在讲课前一周需将准备的课件交给教学组审核；
2. 规范化培训人员要准时参加培训，培训时间为每个月第一周的周五；
3. 规范化培训人员参与率达到 100%；
4. 每个月完成操作和理论考核。

二、手术室护士临床工作能力考核

护理专业的特殊性要求护士必须具备良好的综合素质,而临床能力是从事护理工作最基本的必备能力。护士实际工作能力主要包括:护理评估能力、观察病情的能力、解决问题的能力及执行护理规章制度、操作规范、护理记录、沟通能力以及专科知识掌握情况等能力。护士临床实际工作能力考核是落实岗位管理及能级培训制度要求,针对不同层次、不同知识结构的人员,按护士能级结合专科知识和技能要求进行分层级考核,也是对手术室护士专科培训效果的检验,通过考核发现问题,帮助护士改进工作,针对问题和不足再次制定个性化的培训计划,使个人能力得到提升。对普遍存在的共性问题和缺陷,科室应改进培训方式,增加培训内容,增加培训效果,达到提高各级护士临床实际工作能力的目的。

1. N1~N2 级护士考核

按整体护理模式,用护理程序方法进行考核,重点考核护士的临床护理思维、病情观察评估能力、专业知识点掌握、规范的动手能力、表达沟通能力、应变处理能力、人文关怀及素养等是否胜任临床工作需要。

(1)形式:手术间进行。

(2)考核程序:安排考核计划—提前告知被考人员—选择考核患者—看病历了解患者情况(考核人员)—到手术间观察护士评估、手术准备及手术配合情况(必要时模拟一情境)(考核人员、护士长)—询问护士评估结果、患者当日主要护理问题及护理重点(护士长)—提问专科问题(护士长)—查看护理记录看措施落实情况(考核人员)—自我评价(被考人员)—指导与点评(护士长)—总结(考核人员)—护士完成案例分析交考核人员(3 天内)—考核人员将评分表及案例分析书面材料交培训科

2. N3~N4 级护士考核

(1)形式:采取 PPT 汇报+问题回答的形式进行考核评分。

(2)考核程序:安排考核计划—提前 1 个月通知被考人员—被考人员 PPT 汇报(8分钟)—回答相关专科理论问题(5 分钟)—所在科室护士长点评指导(5 分钟)—考核人员评分

3. 评分标准

(1)手术室 N0 级护士独立工作能力评价(表 9-2)

表 9-2 手术室 N0 级护士工作能力评价表

姓名:_____   得分:_____

手术名称:_____

项 目	内 容	扣 分 (2分/项)	备 注
安全核查	方式(2 种以上方法)		
	内容(姓名、性别、住院号、诊断、手术方式及部位)		
环境管理	物品表面无积灰		
	物品表面无污迹		

项　目	内　容	扣　分 （2分/项）	备　注
手卫生	操作洗手		
	合理使用检查手套		
	外科洗手正确		
无菌管理	检查无菌物品有效期		
	正确穿手术衣（切皮前互相转）		
	无菌物品超出无菌台		
	器械加盖开刀巾		
	台面潮湿加盖开刀巾		
	接触空腔脏器器械的处理		
	无菌物品污染后处理正确		
	血纱布丢弃方法正确		
	无菌操作的范围正确		
	手术中禁止使用器械桌（特殊情况除外）		
	特殊情况下使用器械桌，与器械车等连接方法正确		
物品清点	器械清点后使用		
	清点不及时		
	清点不全面（完整性）		
	清点不全面（使用的器械）		
	清点顺序正确		
	清点方法正确（双人核对）		
操作规范	器械传递正确		
	器械清洁无血迹		
	穿针方法正确		
	压线与带线方法正确		
	锐器传递正确		
	器械放置合理		
手术配合	熟悉手术步骤		
	术式改变及时沟通		
	手术未结束整理器械		
	盐水纱布的准备方法正确		
	手术配合及时（要就有）		

续表

项　目	内　　容	扣　分 (2分/项)	备　注
手术配合	无瘤处理		
标本管理	术中标本保存方法正确		
	术后处理规范		
术后整理	器械轴节打开,无血迹,下送及时		
	下送方法正确		
理论问题 回答正确	1.		
	2.		
其　他			

备注:

1. 此表使用的范围:① 每种术式导师带教洗手 10 台以上;② 每个手术间轮转结束前实践能力考核时。

2. 此表记录后上交保存。

签名:_____

（2）手术室 N1 级护士独立工作能力评价（表 9 - 3）

表 9 - 3　手术室 N1 级护士工作能力评价表

姓名:_____　工作时间:_____　轮转手术间:_____　手术名称:_____　得分_____

评价项目		分　值	扣　分	备　注
查　对	患者查对方法	4		
	无菌物品查对方法	3		
	输血输液的查对方法	3		
基础操作	外科洗手	5		
	整理无菌台	5		
清　点	顺序	3		
	方法	3		
	时机	4		
器械传递	锐器传递(刀、针持)	5		
	压线与带线	5		
手术配合	对手术关注度	5		
	对手术步骤熟悉程度	5		
	主动配合的意识	5		
	标本的管理	5		

评价项目		分　值	扣　分	备　注
手术配合	终末处理	5		
	无菌意识	5		
团队意识	工作主动性	3		
	配合协调性	3		
	服从安排	3		
	工作热情	3		
	向老师请教与自学能力	3		
关爱患者	关心爱护患者	3		
	同理心	3		
	同质化护理	4		
	环境准备（温湿度）	5		
其他建议与意见				

签名_____　时间_____

（3）手术室 N2 级护士临床实际工作能力考核评价（表 9-4）

表 9-4 手士室 N2 级护士临床实际工作能力考核评价表

护士姓名：_____ 得分：_____ 考核时间：_____年_____月_____日

患者情况：_____ 床号：_____ 姓名：_____ 性别：_____ 年龄：_____

医疗诊断：_____ 手术名称：_____

专科理论问题：1. _____

　　　　　　　 2. _____

考核能力	评分标准		扣　分	存在问题
护理评估能力（30分）	评估流程合理	10		
	评估方法恰当、准确	10		
	评估内容全面	4		
	正确评估手术过程中的动态变化（能说出患者的病情、手术配合要领、手术特点、护理的重点、个性化护理配合，对护理工作有影响的相关症状、体征、生化等指标）	4		
	护理评估层次分明、重点突出；语言使用恰当、有针对性	2		
分析判断能力（10分）	根据评估结果，综合分析得出患者的个性化问题和措施，问题全面，有轻重缓急	5		
	对手术步骤及可能出现的并发症了解清楚，明确观察重点	5		
临床护理能力（50分）	术前环境准备到位，仪器、物品、器械、敷料、一次性用物及其他手术需要物品准备齐全到位，处于备用状态	5		
	热情接待患者，做好自我介绍、环境介绍	2		
	手术核查方式正确，内容全面	3		
	体位安置符合流程及质量标准要求	5		
	输液、用药、输血按规定执行，观察及时	5		
	手术开台及时，准备充分，手术配合主动默契，手术清点、无菌操作、器械传递等操作符合规范要求	5		
	术中观察仔细，有重点、有预见性地配合手术所需，能及时处理手术临时需求	5		
	熟悉仪器设备性能，能处理常见故障，操作熟练	5		
	术后处理规范到位（标本、手术间、仪器、患者、器械）	5		
	各护理过程中人性化措施落实到位，与患者、医生沟通良好，关注患者感受，体现对患者的关爱	5		
	各项护理记录客观、准确、完整、及时、规范	5		
理论回答（10分）	回答条理清晰，理论基础扎实，熟悉相关理论知识	10		

考核小组签名：_____

表 9 - 5　护理案例分析(护士填写)

一、患者病情

床号：　　姓名：　　　　性别：　年龄：　　籍贯：

入院日期：　　　　　入院医疗诊断：

主诉：

现病史：

过去史(疾病史,用药史,手术史,过敏史)：

家庭遗传史：

日常生活规律及自理程度：
1. 饮食情况：
2. 休息与睡眠情况：
3. 排泄情况：
4. 日常活动与自理情况：
5. 嗜好：

心理社会资料(包括心理状态、对疾病的认识、个人工作学习情况、经济与家庭支持系统等)

二、身体评估(包括生命体征、身高、体重、一般状况、阳性体征、专科情况)
T:　℃ P:　　次/分 R:　　次/分 Bp:　　mmHg 身高:　　cm 体重:　　kg

三、实验室及其他诊断性检查结果

四、目前的主要手术方案及准备(仪器、环境、患者、物品、药品、器械、敷料、其他等)

五、主要护理问题

六、主要护理措施(突出该患者手术特点、护理的重点、个性化护理配合,含需考核的护理操作)

（4）手术室 N3～N4 级护士专科工作能力考核评价（表 9 - 6）

表 9 - 6　手术室 N3～N4 级护士专科工作能力考核评价表

科室：_____　护士姓名：_____　工号：_____　学历：□本科　□大专

工作时间：_____年

考核形式：□读书报告　□个案报告　□持续质量改进计划　□科研设计

题目：

项　目	评分标准	分数	存在问题	扣　分
选题 （10 分）	与所在专科内容相关	5		
	反映当前的研究热点（读书报告、科研设计）	5		
	体现疑、难、危、重、新（个案报告）			
	聚焦本科室存在的质量问题（持续质量改进）			
	对实际护理工作有指导意义	5		
格式 与内容 （30 分）	读书报告：背景阐述清晰（5 分）；内容全面、重点突出（5 分）；能反映目前研究现状（5 分）；对主要观点的分析全面、透彻（5 分）；进行全面总结和归纳（5 分）；提出新的护理观点和建议（5 分）	30		
	个案报告：病史摘要条理清晰、重点突出，使用医学术语（5 分）；护理评估全面（5 分）；内容突出护理特点（5 分）；诊断/问题和护理目标明确、有明确的主客观资料为依据（5 分）；护理措施体现个性化、具体、针对性强、有科学依据（5 分）；评价量化、可测（2 分）；护理小结简明、到位（3 分）			
	质量持续改进：背景阐述清晰（5 分）；原因分析到位、有数据（5 分）；对原因分析科学、合理（5 分）；适当应用分析工具（5 分）；改进措施具体、针对性强、依据充分（5 分）；改进效果明显，有数据支撑（5 分）			
	科研设计：立项依据充分（5 分）；研究问题明确（5 分）；由国内外研究现状分析（5 分）；研究对象、方法阐述全面、清晰，评价指标客观、针对性强（10 分）；技术路线合理、清晰（5 分）			
参考 文献 （10 分）	读书报告、科研设计：10 篇以上（3 分），2/3 在 5 年内（3 分），知名期刊（2 分），有外文文献（2 分）	5		
	专案报告、持续质量改进：5 篇以上（5 分），2/3 在 5 年内（3 分），知名期刊（2 分）			
汇报 情况 （20 分）	思路清晰（4 分），表达流利（4 分），重点突出（4 分）	12		
	PPT 清晰（2 分），图文并茂（2 分），效果好（2 分）	6		
	在规定时间内完成	2		
答辩 （30 分）	问题 1：	15		
	问题 2：	15		

评分人签名_____

第四节 手术室护理管理

一、手术室行政管理

手术室行政管理指在执行手术室规章制度及其日常工作运作的过程中,对所经历的程序、环节以及所处理的事项和解决问题等的管理活动。是手术室护理管理的重要组成部分,是涉及面最广和最具有权威性的管理。从其管理过程来看,最简单的环节和要素就是决定和运行,以及日益受到重视的决策、法规、信息、应急等。

1. 手术室行政管理内容

包括手术室组织结构、手术室人事管理、手术室财务管理及手术室规章制度四个部分。具体内容包括:环境(形势)、目标、预测、计划、谋略、决策、组织、人力资源、培训、领导、授权、执行、协调、公共关系、财务、后勤、文化、心理、沟通、咨询、服务对象、宣传、发展、创新、效率、标准、方法、评估、研究、总结及应急等。

2. 手术室行政运行职能

(1)决策职能:贯穿于手术室行政管理全过程,是首要职能。一般越往高层,战略性决策越多,越往基层,执行性决策越多。

(2)组织职能:确定手术室职责职权,协调相互关系将手术室内部各个要素联结成有机的整体,使人、财、物得到最合理的使用,这就是组织职能。其具体表现就是:对手术室的设置、调整和有效运用,搞好编制管理;对手术室的职权划分和人员选拔、调配、培训和考核;对具体行政工作的指挥、监督等。

(3)协调职能:是手术室行政管理过程的重要环节。设计和保持良好的手术室工作环境,使医务人员在组织内协调的开展工作,有效地完成工作目标。其具体表现为:协调组织之间、组织与个人之间、人员之间的关系。通过协调,理顺、沟通各方面的关系,减少消除不必要的冲突,以建立和谐分工合作、相互促进的联系,实现行政管理的目标。

(4)控制智能:是按行政计划标准,来衡量计划完成情况并纠正计划执行中的偏差,确保目标实现的管理活动。具体分为:前馈控制、现场控制和反馈控制。

二、手术室护理质量管理

手术室护理质量的高低是手术成败的关键因素之一,涉及多个环节、多种程序和大量的人力、财力、物力的管理。只有实施科学的管理,才能有效提高护理配合质量,保证患者手术安全,提高手术室整体护理质量。

(一)全面质量管理(TQM)

1. 发展沿革及定义

全面质量管理一词于1985年由美国海军行为科学家华伦(N. Warren)所提出,目的在为海军建立一套日本式的质量改进模式。此模式源自美国品管大师戴明(W. E. Deming)等人在日本企业推动建立的"全公司质量管理制"(company-wide quality control,CWQC)。

全面质量管理(total quality management,TQM)系指组织中所有成员、部门和系统,大家一起来不断改进组织的产品及服务过程(即全面),以满足或超越顾客的期望及需求(即质量),使组织得以持续发展的一套原则与程序(即管理)。全面质量管理的管理模式经过十余年来的理论研究与实践,已经趋于成熟。全面质量管理的意义可界定如下:

(1) 一个组织中所有成员、部门和系统大家一起来不断改进组织的产品及服务过程(全面),以满足或超越顾客的期望及需求(质量),促使组织得以持续发展的一套原则与程序(管理)。

(2) 换而言之,全面质量管理旨在通过系统的原则与方法,引领组织中所有部门及人员不断为满足顾客的需求或超越顾客的期望而努力,使得组织可永久地生存与发展。

2. 重要理念及实施原则

全面质量管理以事先预防、系统、动态、前瞻四大理念为核心,简要说明如下:

(1) 事先预防:全面质量管理强调事先预防的概念,希望能"每一次的第一次就做对"。

(2) 系统导向:凡事要从整体团队来思考,从设计到生产到售后服务,每一部门、每一个人的表现都会影响到质量的好坏。其中的一个环节出了差错,产品的质量就有问题。因此,"环环相扣、互相倚赖"是全面质量管理所强调的第二个理念。

(3) 动态导向:多数人对于使用的产品有"喜新厌旧"的倾向,因此,如果要长期掌握顾客,必须配合顾客的心理,不断推陈出新,求新求变。

(4) 前瞻导向:强调要能带领风潮以"掌握先机"。如何推出具有前瞻性的产品,带起流行风潮,以完全掌握顾客,是全面质量管理最终的追求目标。

在实际作为上,TQM遵循以客为尊、全员参与、质量承诺、持续改进、事实管理的原则:

(1) 以客为尊:全面质量管理以顾客满意为核心,提供广受欢迎的产品及服务。全面质量管理强调兼顾内外顾客的满足。

(2) 全员参与:全面质量管理则强调组织中的所有部门、所有人员都肩负着品管的责任,也享受生产高质量产品之后所带给每一个人的成就感。这种"伙伴关系"(partnership)的建立,是实施全面质量管理的重要策略。

(3) 质量承诺:上层人员必须重视并全力推动品管工作,全面质量管理才有实施的可能。其次,组织必须营造追求高质量的气氛,使所有人员齐心一致共同为提升产品及服务质量而努力。

(4) 持续改进:持续改进的工作包括两个部分,第一部分是指组织内部的持续性质量改进,第二部分是指不断了解外部顾客的需求情形,推出新产品。

(5) 事实管理:一个组织如要持续改进质量以满足顾客的需求,必须随时掌握可靠的信息,因此,事实管理(management by fact)或信息的有效搜集、处理与解读是实施全面质量管理必须掌握的重要原则。

因此,随时掌握"每一次的第一次就做对"、"环环相扣、相互倚赖"、"推陈出新"、"掌握先机"、"满足顾客"、"追求质量"、"逐步改进"、"搜集证据"的要领,做到持续提升质量、继而创新品牌的目标。

3. 手术室护理质量管理需关注

(1) 健全手术室各项管理制度,防范各种差错事故的发生:现代化医院应有高度系统化、规范化、程序化、标准化、信息化的手术室,担负着繁重而复杂的手术治疗和诊断任务。

由于工作量大,头绪多,突发性强,各类工作人员流动大,容易出现工作中的忙乱,甚至出现差错事故的苗头。因此,在实践的基础上建立一套完整、严谨的科学管理制度,是完成手术室工作的基础和保证。

一般的管理制度包括手术室一般规则、出入规则、参观规则等,使所有出入手术室的相关人员能够了解掌握。但是由于人员流动性大,各类人员混杂,给制度的落实工作带来很大的困难,因此管理者应抓住新人入科、实习进修生轮转等关键时刻加强教育,并会同各手术科室及院主管部门共同教育、监督,结果与科室考核挂钩,才能确实落到实处。

手术室工作制度包括清洁消毒制度、查对制度、交接班制度、接送患者制度、标本管理制度、安全措施及制度、物品仪器管理制度等,手术室各项操作流程及质量标准,这些是在日常工作中必须牢记的工作规范,必须责任到人,常抓不懈。在护理人员培训时,必须作为重点内容认真讲解。管理人员应经常性地检查制度的落实情况,并采取严格的奖惩措施。任何一个环节的疏忽都可能给患者造成严重的后果,甚至危及生命。因此,必须采取多种措施教育全体护士加强责任心,总结经验教训。如定期讲评护理质量,总结工作中出现的缺点和不足,对于出现的护理缺陷应进行深入分析,杜绝类似错误重复出现。

手术室职务制度包括各级人员职责、护士长职责、洗手巡回护士职责及各个班次、不同岗位护士职责。护理人员明确了各自的任务和要求,对护士的工作能起到提示和监督作用,并激励护理人员不断提高,向更高层次发展。

总之,在工作中必须始终以制度为本,以建立科学完整的规章制度为基础和开端。任何制度都应该切合实际情况,由全体人员讨论商定,为制度的严格落实打下良好的基础。科学的制度还必须由实践检验,严格的执行也证明了制度的科学性。只有这样,才能真正做到有章可循,照章办事,保证手术的完成,杜绝差错事故的发生。

(2)实行正规的技术化管理,提高护士临床技能:手术室的技术管理是护理工作中的重要环节之一。由于手术室专业涉及的知识面广,包括普通外科、神经外科、胸心外科、矫形外科、五官科等各个外科及专科手术的解剖和手术步骤,还包括手术室基础操作和理论,如消毒灭菌技术与方法、基本手术配合步骤和方法、各种体位的摆放及常用手术物品的使用等。因此,正规化的技术培训与管理,提高手术室护士业务和技能,对于提高护理质量具有重要意义。

技术管理的正规化就是要求每位护士的每一项业务水平都达到规定的要求。因此,首先应形成规范的技术标准,然后通过有效的基础理论和技能的培训,使全体护士达到这一标准和要求。只有掌握了扎实的理论知识和过硬的操作技能,才能在临床工作中做到动作统一规范,物品放置有序,严格执行无菌技术,密切配合手术,使整体工作井然有序,忙而不乱,保证手术顺利进行。

另外,科学有效的培训方法是保证护士专业素质不断提高的前提。手术室护理工作的特殊性决定了培养一名合格护士的周期延长,一般至少需要 3 年以上。因此,应根据护士的实际掌握情况制定相应的培训和轮转计划。一般 N0 护士主要以基本技能的培训为主,重点掌握基础理论和操作方法,担任中、小手术的配合工作;N1 护士进行普通外科、泌尿外科、神经外科、矫形外科等各个专科的轮转,基本掌握某一专科的常见手术配合工作,通过考核可以进行下一专科轮转,直到基本掌握所有外科常见手术的护理配合工作,能够独立承担晚夜班工作;N2 及以上的护士可以根据其特点选择相应的专科进行重点培养,熟练掌握该专科所有重大、疑难复杂手术的护理配合,成为专业水平过硬的专科护士;N3 及以上的护士根据实际工作能力,可担任某专科组的组长,实行人员分组管理,落实组长责任制,进一步提高护士的业务培训和管理。

为达到好的培训效果,促进护理人员的成长,应采取多种培训方式,如专业讲座、现场示教、读书报告、情景模拟等形式,同时结合严格的考核,避免由于手术室工作的知识面分散、工作场地相对独立而造成的放任自流现象。

(3) 实行护理工作量化考核,奖金分配和绩效挂钩。手术室实行量化管理,以真正实现按劳分配,多劳多得,体现公平、公开、公正的原则,并取得了良好效果。在手术室实行量化管理,非常符合科室工作的特点,如配合手术大小不一,工作时间和各个班次变化较大,工作量不能均匀划分等,这样也解决了临床工作安排的矛盾。通过实行按需弹性排班,奖惩制度和量化考评,提高了手术室的工作效率,保证了工作的顺利安排,使护士努力工作和学习。

手术室护理工作量化考核的主要指标一般包括以下几个方面。

(1) 执行一般规章制度情况:如出勤率、是否违反科室劳动纪律、服务态度等,根据相关规章制度,如有违反进行相应的奖金扣发。

(2) 手术配合完成量:一般可根据手术大小、难易程度、手术费的多少,对不同手术进行量化,确定分值,然后将工作量进行累计,并与奖金直接挂钩。

(3) 结合按需弹性排班,统计实际工作时数:为了合理利用人力资源,手术室应根据手术实际需要进行排班,完成手术配合后即下班,无论何时,手术需要则继续上班。每天统计工作时数,通过弹性排班,改变以往手术结束后无事可做等待下班的局面,不再是干与不干一个样,而是劳有所得,从而最大限度实行满负荷工作,理顺工作秩序,护士的积极性得到提高,护士长排班也变得容易了。

(4) 工作质量和护理缺陷:规定基本质量分,由主管部门、护士长、组长进行日常考核,如工作表现突出则在此基础上奖励,如工作表现差则扣分;出现护理缺陷按照有关规定相应扣发奖金,使护理人员在完成工作量的基础上还必须抓住质量关,否则直接影响奖金分配。

(5) 其他调整部分:根据工作需要,如实行组长负责制、导师负责制等不同形式,负责各专科护理工作质量、人员培训考核、仪器设备维护等,尤其是各专科的护理安全和内涵建设,避免单纯追求临床工作的完成,忽略了教学、管理、科研等整体的发展。

总之,量化管理与奖金分配应根据实际临床情况,综合多方面因素,从不同角度激发不同层次护理人员的积极性,在公平公正的前提下最大限度利用人力资源,规范护理行为,提高护理质量。

(二) 建立 ISO9000 质量管理体系,实行规范化护理管理

ISO 是国际标准化组织(International Organization for Standardization)的英文缩写。该组织下属的质量管理与质量保证技术委员会,经过 10 余年的努力,建立了一套科学、系统、先进、实用的"质量管理与质量管理的标准",即 ISO9000 质量管理体系。该体系的原理是通过一种系统和透明的方式进行管理,针对所有相关方面的需求,以"过程"管理为目标,实施管理并不断改进,最后取得成功。

在手术室实行这一科学的管理方法,首先应建立 ISO9000 质量管理标准体系。这是一项非常科学、细致的工作,也是日后运行这一管理方法的前提。因此必须建立一支强有力的质量管理小组,对手术室护理工作的现状进行调查和研究,负责起草"文件化"的质量标准,形成一套完整严密、适合临床应用、统一协调并可持续改进的护理质量文件体系。具体来说,就是对于手术室各项具体工作,如手术患者搬动、无菌物品使用和管理、患者安全防护等,结合临床的护理常规、法律、规章制度和要求,明确各项工作的目的、人员职责、工作流程等,形成"手术室运作指导书"。

建立各项护理工作和管理的质量体系文件后,应加强宣传,调动全体人员积极参加。在具体实施中,应严格按照 PDCA 的基本工作方式,遵循"手术室运作指导书"的要求,首先做好工作计划(plan),然后实施(do),在工作中发现问题(check),并提出改进措施(action)、做好相应的文书记录,保证工作持续改进。护理管理人员也应按照这一方法进行工作和质量监督,同时不断发现问题,不断改进护理和质量管理。

总之,在手术实行 ISO9000 的指导原则是"确定该做的事,写下必须做的事,做好写下的事,记录做了的事,预防做错事,纠正已错的事",注重量化过程,注重文书与实际的结合。ISO9000 质量管理体系看似繁琐,但却是非常科学有效的管理方式,使手术室工作有法可依,明确清晰,消除事故隐患,杜绝事故发生。同时,护理管理工作不断规范化和制度化,责任明确,管理公平公开。通过相对应的文件进行指导,对每一个步骤、过程进行控制,并不断反馈,进行自查和专查,不断提高改进。

例如:采用 ISO9000 质量管理方法加强对于妇科腔镜手术的护理配合,在遵循一般手术的配合常规和流程的前提下:首先制定详细的"妇科腔镜手术的洗手和巡回工作配合流程",包括物品的准备、患者体位、消毒、铺单顺序,各种仪器设备的使用和管理方法,生命体征监测项目等各项护理工作,然后根据具体手术方法制定相应的手术配合程序,如腹腔镜子宫肌瘤剔除术、腹腔镜全子宫切除术、腹腔镜子宫颈癌盆腔淋巴结清扫术等;其次,根据手术特殊和紧急情况制定手术配合预案,如术中大出血、术中过敏等;最后掌握各组医生和专家教授的习惯和个人喜好,并形成文字资料,指导护士准备相应的物品,采取相应的配合方式。另外,还应根据实际工作中的具体情况,总结易于出现的问题和事故隐患,提醒护理人员不能违反相关制度,预防差错事故的发生,提高护理配合质量。所有护理人员均应按照有关流程和制度方法进行工作,并在相应的护理记录单上记录所有完成的工作。管理人员应定期检查制度落实情况和工作效率,对于工作过程中出现的问题及时予以调整和解决,并及时完善和补充相关文书资料。

ISO9000 质量体系的实施是一项非常艰苦而细致的工作,在国内尚未完全成熟。尤其是在医疗护理行业,具有其特殊性,有别于其他企业和服务对象。因此,我们应不断学习、探索和实践,按照 ISO9000 的管理精髓,持续发展,直至完善。

(三)护理质量控制

1. 护理质量控制的概念

控制工作是管理的重要职能之一。它是为了确保组织的目标以及为此而拟定的计划能得以实现,各级主管人员根据预定标准或发展的需要而重新拟定的标准,对下级的工作进行衡量和评价,并在出现偏差时进行纠正,以防止偏差继续发展或今后再度发生。管理活动中的控制是一个复杂并反复进行的工作过程。

护理质量控制是一种有目的的管理行为,其实质是保持(或改变)管理对象的某种状态,使其达到管理者预期的目的。如果管理对象没有状态变化,也就不需要控制。因而,研究管理对象状态变化及其与目的的关系,也就成为控制理论需要研究解决的核心问题。控制理论正是从这一角度出发,把主观和客观有机地结合起来,把预先的愿望同实现这种愿望的活动结合起来,铺平了理论通向实践的道路。护理质量管理活动中控制的过程也就是主客观逐步统一的过程。护理管理者能否对管理对象的变化状态进行有效的控制,主要取决于两方面的因素:一是要有明确的目的;二是要有实现目的的相应手段。护理质量控制,首先必须要有明确的护理质量指标,如手术室的各项护理质量指标,同时还必须具有必要的人力、物力、财力、信息及组织机构。

护理质量控制工作贯穿在护理质量管理活动的全过程中,当护理质量控制发现原定目标和标准不能实现时,管理者可能采取调整原计划、重新确定目标或标准的行动,可能调整组织机构,或重新配备合适人选,采取加强领导和指导等重大改变,以便纠正偏差,完成工作任务。因此,护理质量控制工作对于衡量标准的执行程度,揭示标准执行中的偏差以及指明纠正措施等均非常重要。

2. 护理质量控制的原则

护理质量控制必须针对具体目标,由控制者与控制对象共同参与,按实际情况设计质量控制系统。建立控制系统时应遵循以下基本原则。

(1)组织机构健全的原则:在质量控制工作中,被控制的组织要机构健全、责任明确,所设计的控制系统能反映机构中岗位的责任,使控制工作有利于纠正偏差。当出现偏差时,应责任分明,责任与负责执行质量管理计划的岗位职务相适应。有效的质量控制不仅可以指出偏差,而且可以纠正这种偏差。如护理质量中发生的偏差应能明确地判明科室、病房和人员的责任,并加以纠正。

(2)与计划相一致的原则:质量控制系统的建立要反映质量计划所提出的要求。确立质量控制标准和控制手段也都要依据质量计划,质量控制过程中应力求使实际活动与计划目标相一致。在设计质量控制系统,运用控制技术进行控制活动之前,必须制订质量计划,控制系统要反映计划所提出的要求。

(3)控制关键问题的原则:管理者在护理质量控制工作中,应着重于计划完成的关键性问题和实现质量计划的主要影响因素上。关键点的选择是一种管理艺术。临床护理工作细致,项目繁多,质量控制应选择对完成工作目标有重要意义的关键标准和指标,重点放在容易出现偏差或偏差造成危害较大的环节,如手术室的安全核查和清点制度。

(4)直接控制的原则:直接控制原理的指导思想是:合格的人员发生差错最少,并能及时察觉,及时纠正,减少或防止出现偏差。直接控制相对于间接控制而言,是控制工作的重要方式,采取措施保证所属人员的质量,提高人员素质,而不只在工作出现了偏差后采取纠正措施,追究责任。下属人员越能胜任所担负的职务,自身就越能察觉执行计划的偏差,及时采取措施纠正偏差。因此,在护理质量管理中,应不断提高护理人员的医德、医风、专业、心理、身体等素质,保证提供护理的人员质量。

(5)标准合理性原则:应建立客观、准确、有效、适当的质量标准。标准太高或不合理,不会起到激励作用;标准不准确,不能测量,控制工作就会失败。

(6)追求卓越的原则:要使所属的人员有追求卓越的精神。在质量控制工作中,发现问题、分析原因、纠正偏差时,应寻求发展,追求卓越;在制订质量计划和质量标准、控制指标时,应具有一定的先进性、科学性,使组织和个人经过一定的努力方能达到,而不是可以随意轻取。

3. 护理质量控制方法

前馈控制、同期控制和反馈控制称为控制的三级结构理论，也是护理质量控制的基本方法(图9-1)。

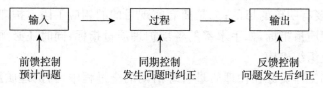

图9-1　护理质量控制方法

(1) 前馈控制：前馈控制又称预先控制，是一种积极的、主动的控制，指在活动之前就对结果进行认真的分析、研究、预测，并采取必要的防范措施，使可能出现的偏差在事先就得以控制的方法。前馈控制的纠正措施作用在计划执行过程的输入环节上，工作重点是防止所使用的各种资源在质和量上产生偏差，是通过对人力、财力、物力和资源的控制来实现的。其优越性在于面向未来，通过控制影响因素，而不是控制结果来实现控制目的。

(2) 同期控制：同期控制又称过程控制或环节质量控制，是管理人员对正在进行的各种具体工作方法和过程进行恰当的指导、监督和纠正。同期控制的纠正措施作用于正在进行的计划过程之中，是在执行计划过程中对环节质量的控制，这是护士长经常使用的一种控制方法，其有效性很大程度上取决于管理者的素质与能力，以及护士对管理者指示的理解程度。

(3) 反馈控制：反馈控制又称后馈控制或结果质量控制，主要是分析工作的执行结果，并与控制标准相比较，发现已经产生或即将出现的偏差，分析其原因和对未来的可能影响，及时拟定纠正措施并予以实施，防止偏差继续发展或再度发生。反馈控制是一个不断进行的过程，管理过程中的各种信息会直接影响控制的结果，因此，质量信息的反馈应当做到灵敏、准确、及时，使反馈控制为管理者提供关于计划效果的真实信息，也可通过对计划执行结果的评价达到增强员工积极性的目的。

4. 护理质量控制的过程

护理质量控制工作的过程包括3个基本程序：确立工作标准；根据标准衡量成效；纠正计划执行过程中偏离了标准的误差。

(1) 确立标准：标准是计量现实或预期工作成果的尺度。标准是根据计划而制定的，是计划工作的具体化，是在完整的计划程序中选出的对工作成果进行衡量的关键点。确立护理质量控制标准，首先应明确控制的对象，即体现目标特性和影响目标实现的要素。护理质量控制的对象有护理工作和提供护理的人员，控制标准应针对这两方面来制定。护理服务质量的控制应抓住影响护理服务质量的关键点制定出标准。标准的类型很多，如实物标准、费用标准、时间标准、效率指标，有形和无形标准，定量和定性的标准等等。一般把目标作为标准是一类比较理想的控制标准，即在各级质量管理机构中建立可考核的完整的目标网络，以使无形标准的作用逐渐减少。

(2) 衡量成效：衡量成效是为了确定实际工作绩效而对所控制的管理系统运行效果作定性或定量的描述和评价，直接关系到能否实现管理目标。管理者首先需要收集必要的信息,然后将实际绩效与标准进行比较,确定计划执行的进度和出现的偏差。在实施过程中,要考虑到衡量的精度和频率的问题。所谓精度是衡量指标能够反映出被控制对象多大幅度的变化,精度越高,越能准确反映管理活动状况,但同时也越复杂。频率是指对被控对象多长时间进行一次考核和评定,频率越高,越能及时掌握情况,但同时也增加了监测机构的工作量,或者根本做不到。在护理质量控制工作中,许多问题很难定出精确的标准,工作成效也难以用定量的方法进行衡量,因此,除了用定量的方法进行考核和评定外,大量的定性指标要规定得尽量具体,并按不同的重要性用一定的级数表示出来,最后用权重方法进行综合评价,使定性的指标趋向定量。权重的确定可以采用专家评审法进行。

(3) 纠正偏差:成效与标准之间总存在着一定的偏差。偏差的出现总有一定的原因。系统变化不只是受到控制影响的作用,还受其他一些影响因素的作用,找到这些因素也就找到导致偏差的原因。找到偏差的原因后,应根据偏差的大小和控制能力,制定纠正偏差的方案。有两种方法:一种是当系统的控制能力有限,在现有条件下根本无法达到要求的目标时,只有改变标准,才能纠正偏差;另一种是改变输入的质量和数量,对人工系统包括改变人、财、物、信息和系统的结构,提高系统的控制能力,使输出满足目标的要求。

在某种活动中难免会出现一些偏差,但要确定可以接受的偏差范围。衡量成效要通过实际绩效与标准的比较找出偏差,并确定是否在可以接受的范围,如护理技术操作合格率控制范围是 90%~95%,低于 90% 则不能接受。管理者要把握好偏差的大小和方向,这是非常重要的。

(四) 护理质量评价

我国医院护理质量管理经历了由定性管理到定量管理、由经验管理向科学管理的发展过程。科学的质量评价不仅有利于维护患者的利益,对劣质服务进行惩处和改进,同时也有利于维护医院与医护人员的利益,使优质服务得到肯定。然而由于护理工作面临的情况复杂,不可控因素多,如何建立起更加科学、客观、可信、有效的护理质量评价方法,是值得卫生主管部门和医院管理者共同深入探讨的问题。

1. 护理质量评价和评价指标的概念

护理质量的评价是护理管理中的控制工作。评价一般指衡量所订标准或目标是否实现或实现的程度如何,即对一项工作成效大小、工作好坏、进展快慢、对策正确与否等方面作出判断的过程。评价贯穿在工作的全过程中,而不应仅在工作结束之后。护理质量评价的意义在于:① 说明护理工作的价值,证明和使人确信提供给患者的是有质量的护理。② 衡量工作计划是否完成,并按预定的目标或方向进行,工作进展的程度和达到的水平。③ 根据提供护理服务的数量、质量,评价护理工作需要满足患者需求的程度、未满足的原因及其影响因素,为管理者改进和提高护理质量提供参考。④ 通过比较评价,选择最佳方案,达到肯定成绩,纠正偏差,持续改进提高的目的。

在进行护理质量评价时应遵循两项原则:① 实事求是的原则,即评价应尊重客观事实,将实际执行情况与制定的标准进行比较,而标准应是评价对象能够接受的,并在实际工作中能够衡量的。② 评价标准适当的原则,即确定的标准应适当,不能过高或过低,并具有可比性。

一项护理质量评价指标只能反映医院护理工作的某个或某些侧面,只有当不同来源和用途的各个方面护理质量评价指标有序地集合在一起,形成护理质量评价指标体系,才能对医院的全面护理质量发挥评价作用。随着护理学科水平的不断提高和发展以及医学模式的转变,人们的健康观、质量观都发生了较大的改变,原有的评价指标有待进一步调整和扩大。

指标及指标体系是管理科学的产物,也是进行质量管理最基本、最重要的手段。护理质量评价指标对医院护理工作起着关键的导向性作用。

2. 护理质量评价指标的设置原则

护理质量评价指标的设立是一项复杂的系统工程。要紧紧围绕进行护理质量评价的目的来设置。一项质量指标就是一项原则、程序、标准、评价尺度或其他能保证提供高水平护理的测量手段,是反映护理工作质量特性的科学概念和具体素质的统一体。因此,每一项指标的设置都应建立在科学、充分的论证和调研,以及对收集的数据进行准确统计分析的基础上。指标的设置除了遵循科学性原则外,还应遵循以下原则。

(1) 实用性和可操作性:即确定的指标应能切实反映护理质量的核心,能合理解释护理质量现象,同时应考虑到质量管理的成本因素。指标的概念和原理要便于理解,指标的计算公式、运算过程也要简单实用。

(2) 代表性和独立性:即选择能反映目标完成程度的指标。如患者满意度较好地反映了服务水平、技术水平和管理水平,具有一定的代表性。指标还应具有独立的信息,互相不能替代。

(3) 确定性和灵敏性:即指标必须客观、确定、容易判断,不会受检查人员的主观因素影响。某些需要现场检查判定结果的指标,如基础护理合格率、手术室管理合格率、护理文件合格率等,由于评价结果容易受检查人员主观因素的影响,故确定性较差,必须通过合理设计调查和正确的统计学处理以提高其确定性。对于需要通过患者发放调查问卷才能取得数据的指标,如患者满意度,只有经过严格设计的调查方式和统计方法取得的数值才具说服力。指标还应有一定的波动范围,以区别质量的变化。如抢救药品完好率多为100%,其灵敏度较差,达不到比较评价的作用。

评价指标的筛选可采用:① 专家咨询法;② 基本统计量法;③ 聚类分析法,即将评价指标分类,选择出具有代表性的指标,以减少评价信息的交叉重复;④ 主成分分析法,即将多个相关评价指标合成转化为数个相互独立的主成分,并保留大部分信息;⑤ 变异系数法(CV法),即选择 CV 值中的指标,筛除迟钝和过于敏感指标。

3. 护理质量评价指标体系的构成

传统的护理质量评价指标主要侧重临床护理质量,即执行医嘱是否及时、准确;护理文书、表格填写是否正确、清晰;生活护理是否周到、舒适、整洁、安全;有无因护理不当而给患者造成痛苦和损害等。随着整体护理模式的广泛应用和护理工作内涵与功能的扩展,护理质量评价也应由上述狭义的概念发展为广义概念。

美国学者 Avedis Donabedian 于 1968 年首次提出质量评价的 3 个层次,即卫生服务系统的基本框架是结构质量、过程质量和结果质量的动态构成。我国则按管理流程分为要素质量、环节质量和终末质量。

(1) 要素质量评价:要素质量是指构成护理工作的基本要素,主要着眼于评价执行护理工作的基本条件。评价内容如下。

① 机构和人员:建立健全与等级医院功能、任务和规模相适应的护理管理体系。可设置 2~3 级质控组织,即护理部专职质量监控组;科(总)护士长级(专科)质量监控组;护士长

级(病区)质量监控小组,定期进行质量控制与改进活动。护理人员编配数量、结构合理。

② 环境、物资和设备:反映医院设施、医疗护理活动空间、环境卫生监测、护理装备水平及物资设备等合格程度。如手术室是否安全、整洁、舒适、便捷,常规物品器械消毒灭菌合格率、仪器设备完好率、急救物品完好率等。

③ 知识和技术:反映护理业务功能与水平、开展的技术服务项目及执行护理技术常规的合格程度。如护理人员"三基"考核达标率、护理人员年考核合格率、护理人员年培训率、年发表论文数、年科研成果或革新项目数等。

④ 管理制度:护理工作有计划并按计划落实,规章制度健全并严格贯彻执行,护理资料齐全并尽量达到计算机管理。如年计划目标达标率。

(2)环节质量评价:环节质量管理注重在护理工作的过程中实施控制,将偏差控制在萌芽状态,属前馈控制。目前国内医院进行护理环节质量评价最常用的指标主要包括以下两类:① 患者护理质量指标,如基础护理合格率、患者对护理工作满意度等。② 护理环境和人员管理指标,如消毒隔离管理合格率、急救物品准备完好率、护理表格书写合格率、护理技术操作合格率等。部分医院还增加了一些反映护理观察和诊疗处置及时程度的指标,如护理处置及时率、观察病情及时率。环节质量管理作为质量监控的重点,取得了一定的经验。

(3)终末质量评价:终末质量是患者所得到的护理效果的综合反映,终末质量评价是对患者最终的护理结果的评价,属于传统的事后评价或后馈控制。这些指标的主要特点是从患者角度进行评价。常用指标包括:年度压疮发生数、年度护理事故发生次数、年度严重护理差错发生率、年度护理差错发生率、抢救成功率、手术患者对护理工作满意度、患者投诉数、护理纠纷发生次数等。

为了全面反映护理服务的质量要求,一般采用要素质量、环节质量和终末质量相结合的评价,三者的关系应是:着眼于要素质量,以统筹质量控制的全局;具体抓环节质量以有效实施护理措施;以终末质量评价进行反馈控制。

4. 护理质量评价方法

护理质量评价是一项系统工程。评价主体由患者、工作人员、科室、护理部、医院及院外评审机构构成系统;评价客体由护理项目、护理病历、护士、科室和医院构成系统;评价过程按收集资料——资料与标准比较——做出判断的系统过程实施。

(1)护理质量评价形式:常用的评价形式有医院外部评价、上下级评价、同级间评价、自我评价和患者评价。国外近期采用的同行评议(peer review),能依据护理服务标准提供客观的评价。目前多采用定期评价和不定期评价相结合的评价方式。定期评价是综合性的全面、定期的检查评价,可按月、季度、年度进行,注意把握重点部门、重点问题和薄弱环节;不定期评价是各级护理管理人员、质量管理人员随机按质量标准进行的检查评价。

(2)护理质量评价的结果分析:护理质量评价结果分析的方法很多,根据收集数据的特征可采用不同的方法进行分析,每一种方法都有其适应性和局限性。常用的方法有:① 评分法。如百分法(负值法),将护理工作与质量标准对照,以百分为基础,根据检查中问题的程度做分值扣分,此法易被管理者、评价对象和患者所接受;加权平均法,将检查结果赋值,并根据管理者所认为的重要程度加权,计算平均值来评价护理质量。② 等级分。即用已形成的标准来评价护理工作质量,并对每项标准设立分值,将所得分相加,评分越高质量越好。

③ 因素比较法(素比较法)。是将评估者的工作质量分为若干因素或要求,把每个要素的评分又分为 3 个等级(好、中、差)或 5 个等级(优、良、中、及格、差),也可分为很满意、满意、较满意、可接受和不满意。3 个等级的评价比较容易产生聚中趋势,趋向评中,而 5 个等级较为科学,评价结果更接近实际。随着护理管理不断向科学化、信息化和数字化发展,统计学及管理学中常用的质量分析方法也在护理质量评价中较好地应用,如寻找质量原因(因果图、排列图法)、控制质量过程(控制图法)和针对质量问题提出改进措施(对策表法)等,对护理质量管理起到有效的促进作用。

5. 护理质量评价中的误差分析

评价误差是指评价结果与实际工作质量之间存在的差距。评价过程中许多主观、客观因素,如评价程序不规范,评价方法不得当,评价标准掌握不严格,凭主观感觉或第一印象,融入情感因素等均可造成误差。误差的形成会不同程度影响评价结果的客观、公平、公正和工作人员的积极性。为了防止或尽可能减少评价中的误差,提高评价信度与效度,护理管理者应重视评价人员的挑选与培训,本着科学、严谨、实事求是的态度实施评价工作。王美珍等总结分析了评价工作中常见的误差与效应。

(1) 宽厚误差:宽厚误差在管理实践中最为常见,是将工作质量基本上定为合格。其主要原因是评价标准定得偏低,其次是评价者为了化解护理人员的压力而对标准掌握的过松。

(2) 苛严误差:这种误差与宽厚误差相反,是将护理工作质量都评为不合格,其原因是质量标准定得过高。

(3) 近期误差:近期误差是评价者对被评估的近期工作质量印象深刻,而忽视了前期也属于评价期内的工作质量,以近期的记忆替代了被评估的整个过程中的工作质量。

(4) 偏见误差:偏见误差是评价者在评估过程中融入了个人情感因素而造成对工作质量评价偏高或偏低。此外,平均主义、论资排辈、嫉能妒才等传统观念也会影响评价结果。

(5) 光圈效应:光圈效应是评价者对被评估人某种特征有特别印象而影响到对该人的整体认识,以偏概全。这是一种十分微妙的社会心理现象,往往会不知不觉地影响着评价者的判断方向。

(6) 触角效应:触角效应是指对工作实绩评价过低现象。如一个全年表现超越平均水准的护理单位或人员,可能因一时与评价者的意见相左,而得到较低的评价;一个表现优越的员工,可能因为没有达到主管理想中的表现而得到较低的评价。

(7) 暗示效应:暗示是一种特殊的心理现象,是人们通过语言行为或某种事物提示别人,使其接受或照办而引起的迅速心理反应。评价者在领导或权威人士的暗示下,很容易接受他们的看法,而改变自己原来的观点,就可能造成评价误差的暗示效应。

(8) 后继效应:当对多个评价者依次进行评价,或者对绩效的各个方面先后进行评价时,先前评价结果对随后评价的影响称为后继效应。如评比中,评委总是将第一位参评者的成绩作为参照,在给其他参评者评分时既不会评分太高,也不会评分太低,这就是后继效应的表现。

(9) 自我中心效应:自我中心效应是评价者以自我感受代替绩效标准进行评价。有两种类型:一种是对比型,表现为评价者拿被评估者与自己相比较;另一种是相似型,表现为评价者寻找评价对象与自己相似的地方进行评价。

（五）质量持续改进

持续质量改进（continuous quality improvement CQI）是在全面质量管理基础上发展起来的、更注重过程管理和环节质量控制的一种新的质量管理理论。

实施步骤：

（1）成立效果质量改进策划部门，持续质量改进策划部门的职责，就是发现本组织的各个方面、各个层次存在的质量问题，分析问题的原因。

（2）进行持续质量改进，持续质量改进组织部门的职能是负责组织资源，制定持续质量改进程序，协调持续质量改进活动中的各种关系。

（3）建立持续质量改进评审部门，持续质量改进评审是为确定持续质量改进活动是否遵守了持续质量改进计划安排，以及持续质量改进活动结果是否达到了预期目标所做的系统的、独立的检查和评审。它的工作就是为达到持续质量改进目标，使持续质量改进活动顺利、有效地进行。

简言之，学习和掌握 CQI 的理论和方法，成立 CQI 小组，收集资料，确定存在的问题，分析原因，制定并实施改进措施，评价。

（六）根本原因分析

根本原因分析（RCA）是一项结构化的问题处理法，用以逐步找出问题的根本原因并加以解决，而不是仅仅关注问题的表征。根本原因分析是一个系统化的问题处理过程，包括确定和分析问题原因，找出问题解决办法，并制订问题预防措施。在组织管理领域内，根本原因分析能够帮助利益相关者发现组织问题的症结，并找出根本性的解决方案。所谓根本原因，就是导致我们所关注的问题发生的最基本的原因。因为引起问题的原因通常有很多，物理条件、人为因素、系统行为或者流程因素等，通过科学分析，有可能发生不止一个根源性原因。

实施步骤：

（1）根本原因分析法最常见的一项内容是，提问为什么会发生当前情况，并对可能的答案进行记录。

（2）再逐一对每个答案问一个为什么，并记录下原因。这种方法通过反复问一个为什么，能够把问题逐渐引向深入，直到你发现根本原因。

（3）找到根本原因后，就要进行下一个步骤，评估改变根本原因的最佳方法，从而从根本上解决问题。这是另一个独立的过程，一般被称之为改正和预防。

（4）我们在寻找根本原因的时候，必须要记住对每一个已找出的原因都要进行评估，给出改正的办法，因为这样做也将有助于整体改善和提高。

如电刀负极板致皮肤完整性受损原因分析，可能是负极板大小尺寸选择不当，黏贴部位不妥，黏贴、拆除方法不正确等等，层层剖析，找出根本性原因。

（七）失效模式原因分析

失效模式和效果分析（failure mode and effect analysis，FMEA）是一种用来确定潜在失效模式及其原因的分析方法。具体来说，通过实行 FMEA，可在产品设计或生产工艺真正实现之前发现产品的弱点，可在原形样机阶段或在大批量生产之前确定产品缺陷。FMEA 最早是由美国国家宇航局（NASA）形成的一套分析模式，FMEA 是一种实用的解决问题的方法，可适用于许多工程领域，目前世界许多汽车生产商和电子制造服务商（EMS）都已经采用这种模式进行设计和生产过程的管理和监控。

实施步骤：

（1）确定作业中需要涉及的技术、能够出现的问题。

（2）记录 FMEA 的序号、日期和更改内容，保持 FMEA 始终是一个根据实际情况变化的实时现场记录。需要强调的是，FMEA 文件必须包括创建和更新的日期。

（3）建立作业流程图，作业流程图应按照作业的顺序和技术流程的要求而制订。

（4）列出所有可能的失效模式、效果和原因，以及对于每一项操作的控制手段。

（5）对事件发生的频率、严重程度和检测等级进行排序（严重程度是评估可能的失效模式对于产品的影响，10 为最严重，1 为没有影响）。

（八）PDCA 循环

PDCA 循环最早是由 Walter Shewhart 在 1924 年提出，之后在 20 世纪 50 年代由戴明博士发表而著名。戴明博士（W. Edwards Deming）在 50 年代受邀日本讲习时，介绍了一个"戴明循环"的概念，也就是 PDCA 循环的前身。最初应用于质量管理，再逐步地被推广到各个行业组织及各阶层的管理理念与行动上，日本人将其中的改善观念与管理功能的观念相结合，经由不断的改进而成现在的 PDCA 循环。

其构成要素包括：由 P 计划（Plan）、D 执行（Do）、C 确认（Check）及 A 处置（Action）四个字母所构成，取其 4 个英文单词第一个字母即组成众所周知的"PDCA 循环"。PDCA 每一个字母都代表着一个流程，其流程的意义如下所示：

Plan：建立一个与期望结果一致的目标或流程；或者是建立一项改进目标与流程完整与正确的计划。

Do：施行新的流程或对策。

Check：检查新的程序和达成的成效与预期目标的差距。

Action：分析达成目标与预定目标不同的原因。每一个原因都有可能是 P-D-C-A 中的一个步骤或多个步骤，并决定出在哪一个环节可进行修正，可以缩小达成目标与预期目标的差距。并针对其变更的部分去修正 Plan，直到所有的成效都达到改善为止。

PDCA 循环四个基本步骤：

（1）P 计划：首先对现有流程进行研究并以书面形式描述流程，搜集数据以明确所要解决的问题；然后分析数据并制订改进计划；最后详细说明如何来评价计划。

（2）D 执行：如果可能的话，在一个小范围内实施计划。书面描述在这个阶段所发生的所有变化。全面收集数据，对计划实施做出评价。

（3）C 确认：分析在实施阶段所收集到的数据。检查计划实施结果是否符合在计划阶段所制订的最初目标，并一一进行确认。

（4）A 处置：如果达到预期目标，质量改进项目成功。将有效的新方法及对策予以标准化并在与该工序有关的所有人员当中贯彻新的方法，就新方法开展培训工作。如果质量改进项目未取得成功就重新修订计划并重复上面的步骤或者中断这一项目。

戴明循环有三个特点：

（1）大环带小环：如果把整个企业的工作作为一个大的戴明循环，那么各个部门、小组还有各自小的戴明循环，就像一个行星轮系一样，大环带动小环，一级带一级，有机地构成一个运转的体系。

（2）阶梯式上升：戴明循环不是在同一水平上循环，每循环一次，就解决一部分问题，取得一部分成果，工作就前进一步，水平就提高一步。到了下一次循环，又有了新的目标和内容，更上一层楼。

（3）科学管理方法的综合应用：戴明循环应用以 QC 七种工具为主的统计处理方法，作为开展工作和发现、解决问题的工具。

通过在组织的其他部门或环节推广成功经验，不断推动质量循环向前发展。如果没有达到预期目标，项目失败了，就需要做出进一步的修改，采用这一系列相继的步骤就为持续不断的改进质量提供了一种系统方法。

滚球理论认为品质如同一颗球，处在管理系统及标准化所建构的斜坡上。若不加以牵引及刹车，立即会滚下坡，而 QA、SS、ISO 等就像是刹车的力量，确保品质不会下滑。如找出问题所在，则需要牵引的力量，如 PDCA、QCC、BM、CP、5S 等方式做持续改善，才能推动品质持续上升，逐渐达到理想的标杆。

（九）品管圈活动改善流程与步骤

品管圈（quality control circle，QCC）就是由在相同、相近或有互补性质工作场所的人们自动自发组成数人一圈的活动团队，通过全体合作、集思广益，按照一定的活动的程序，活用科学统计工具及品管手法，来解决工作现场、管理、文化等方面所发生的问题及课题。

上述定义可从以下几个方面来解释：

（1）活动小组：同一工作现场或工作性质相关联的人员组成圈，人员上至公司高层、中层管理干部、技术人员、基层管理人员，下至普通的员工。QCC 小组一般由 5～12 人组成。人数太少，方案对策不全面；人数太多，意见难统一，效率低，效果反而不明显。

（2）自动自发：QCC 小组活动由各级员工自发组成，通常公司高层领导不宜强制员工实施 QCC 活动，只提供实施 QCC 活动条件和奖励机制。

（3）活动主题：每次 QCC 活动都会有一个明显的主题，围绕产品生产、技术攻关、工艺改良、质量改进、工作流程改造等方面提出，主题范围广泛多样。

（4）活动目的：每次活动都是为了改进组织或部门工作的某个方面，目的是提高效率、效果、效益，降低成本或减少差错等。

（5）活动方法：解决问题的方法多应用一种或几种相结合的现代组织管理科学统计技术和工具。

1. 品管圈活动目的

品管圈活动过程就是理性解决问题程序的引申，以往的管理方式大多由上而下、指示命令，而通过品管圈可由基层人员共同拟定解决对策，达成共同解决组织问题的主要目标。因此，品管圈活动的推动，重要目的如下：

（1）增加发现问题的能力。通过品管圈，增加员工自主发现工作中大大小小问题的能力，能发现上级无法发现的需改善问题。

（2）提升组织解决问题的能力。配合各种改善手法、专业知识训练，提升品管圈成员能力，进而累积组织内众多品管圈的能力，而组织解决问题的能力也将得以增强。

（3）使管理活动由"点"至"面"。通过品管圈活动，可让许多小处改善累积成大改善，使组织获得许多有形的改善效益，且让单位与其他部门间有所联系、沟通与学习、合作，使管理活动由浅入深、由点至面，此亦有利于学习型组织的建设。

(4) 使全体组织上下一体、团结和谐。参与品管圈的成员包括第一线员工、管理阶层等,通过各阶段活动的运作让全体员工紧密结合、团结合作,建立组织整体概念,并借以提高工作现场管理水平以及员工士气。

创建尊重人性的组织环境。依著名管理学者马斯洛(Abraham Maslow)提出的需求层次理论(need-hierarchy theory),通过品管圈活动的团队互动,可满足第三层次以上的社会需求。因此,组织在满足员工对生理及安全的需求下,品管圈活动将更有效推动、提高员工品质意识与解决问题的能力,进而改善工作质量、追求自我提升,且为组织节省和降低成本。

品管圈的推动适用于各类组织,手术室开展品管圈,能解决临床的具体问题,如提高手术物品准备完好率,降低婴幼儿手术中负极板致皮肤受损发生率,提高手术患者等容性稀释自体血回输率及规范率等。从而提升患者满意度、节约医院成本、提高工作效率、优化流程等。若品管圈活动推行成效卓著,亦可成为医院同行标杆,提升医院知名度,更重要的是能提升医疗护理质量,为患者提供更多的优质服务。

近年来,许多质量管理手法应运而生,如 PDCA 循环、5S、目标管理、流程改造等等,其中,PDCA 循环的概念运用最广,在质量管理中,有人称其为质量管理的基本方法,而品管圈亦是由其延伸发展出的品管工具。质量管理的发展经历了四个阶段。

(1) 传统检验(石器时代——简陋手段)。

(2) 质量检验(工业革命——独立质量检验)。

(3) 统计质量控制(20 世纪四五十年代——戴明理论)。

(4) 全面质量管理(1961 年至今——费根保姆、桑德霍姆、克劳斯比)。

全面质量管理的四大支柱:卓越领导、患者导向、全员参与、持续改进。

2. 品管圈基本要素

品管圈之所以称为"圈",旨在通过圈的组成使圈员具有团体归属感,且以组织化运作,使组织目标、方针能贯彻到基层员工。圈的基本组成条件如下:

(1) 成员:圈员、圈长、辅导员各司其职,共同投入参与。通过组圈过程,遴选合适的圈长及辅导员,其职责如下:

① 辅导员职责

a. 创造使品管圈能自主活动的气氛及环境。

b. 担任品管圈组成的催化及协助工作。

c. 对圈活动计划予以指导及建议。包括改善主题的提示与指引。进度的控制、改善过程的协助。参与圈的集会,倡导品管圈活动。

② 圈长的职责

a. 圈长为圈的代表人,为全体圈员的代表。

b. 领导圈员积极参与活动。

c. 统一全体圈员的意志、观念、做法。

d. 圈活动计划的拟定与执行。

e. 率先接受教育,自我能力提升。

f. 培养后继圈长人选。

g. 向上级报告活动状况,并参与指导活动。

③ 圈员的职责

a. 积极参与圈的活动。

b. 积极发言,提出自己意见、创意。

c. 服从群体意见,从事改善活动。

d. 接受教育,设法提升自己的能力。

e. 遵守已订的标准从事工作。

f. 通过圈建立良好的人际关系。

g. 以"圈"为荣。

(2) 圈名:好像给予一个人以名字,或说给一个组织起名字一样,给予它生命,并珍惜它。定圈名,没有一定的规定,只要是圈员们达成一个共识,依据主题讨论建立共同信念,进行圈名讨论直到达成目标。

定圈名的方式

① 开一次圈会,现场进行头脑风暴,然后投票决定"圈名",再一起想"圈名意义"。或先请圈员预先想好"圈名",于开会前一天将数据交给主席汇整,然后开一次圈会,投票或利用亲和图法决定"圈名",再一起想"圈名意义"。

② 圈员自行想好"圈名"及其代表的含义,制作成 PPT,于开会时报告,再由大家投票决定。

(3) 圈徽:同时设计圈徽也很重要,一个好的圈徽能第一眼给人以深刻印象,并将自己圈的宗旨、个性表达出来。根据选好的圈名,圈员们集思广益,展开头脑风暴,进行圈徽设计。并做圈徽意义说明,应从圈徽的整体、局部、与工作关联、颜色等方面加以阐述。

(4) 圈会:品管圈活动是由圈长及圈员们运用现场的资料,通过头脑风暴的方式,不断发掘现场问题,并利用一些 QC 的手法加以分析、改善。因此在品管圈活动中,圈会是最主要的活动之一,通过有效的圈会召开与记录,充分沟通改善活动并激发创意,达成目的。

① 圈会的目的

a. 整合圈员全体意见决定圈活动的进行方式。

b. 通过圈会达成圈员意见的相互沟通。

c. 通过圈会充分激发圈员的创意。

② 召开圈会的时机

a. 利用午餐的时间开会、下班前的半小时和下班后的半小时开会、"提早上班"及"延后下班"的方法、"时间缩短、次数增加"的方式。

b. 让开会变成一种习惯。

c. 固定开会频率、预先定出圈活动期间所有的开会时间。

③ 圈会地点:在医院内医院外均可,最好是有桌椅及白板的会议室,由于人数不多,因此两张桌子并排对坐即可。如没有桌椅时,席地而坐也是可以的,可选野外如烧烤、溪边、餐馆、茶馆或在圈员家等都是很好的场所。甚至可建立 QQ、微信群,召开网络圈会。

④ 开圈会的准备

a. 开会一周前,圈长必须参照圈活动的计划,了解状况及问题点,决定开会时要讨论的内容,并准备开会相关事宜。

b. 日期场所决定后,呈上级核准,必要时请上级列席指导。

c. 开会前三日,以书面或口头联络圈员参加。

d. 开会前还必须确认出席圈员及场所等。

⑤ 圈会程序

a. 主席说明本次圈会的目的。

b. 上次圈会决议事项及实施结果追踪讨论。

c. 本次议题的讨论与决议:活动进行状况及问题提出。

d. 工作分配。

e. 临时决议。

f. 总结(决议事项确认,请辅导员讲评)。

g. 下次圈会日期、主席、记录的预定。

(5) 教育培训

① 必要时可利用圈会时间安排一些教育训练,以启发或提高圈员水准。

② 可由圈员轮流宣读。

③ 可请上级、辅导员作教导,但必须事先征得同意。

④ 内容可含 QC 手法、QCC 精神及意义、作法、对策、提出的创造性思考法,数据的收集,新标准书的宣传等。

(6) 会议记录的整理

① 记录作成后由圈长复读一次。

② 分配工作。

③ 决定下次开会预定时间。

④ 圈会后 2~3 天内应将会议记录交当天缺席的圈员阅读,如有任何意见,可补入。

(7) 成果:即整理活动报告书。推动品管圈活动的前提,除掌握工作岗位的问题点,选定主题,设定目标外,更需领导阶层对活动的重视与实质支持,员工对活动的认知与期待,通过相关教育训练培养人才,借以建立健全规章制度,通过品管圈一期一期不断地、落实地活动,以获得很多有形及无形的成果。

① 有形成果:一般很容易可以用数量来表示的成果,如不良率,延迟率,抱怨次数,缺勤率等,可以算出由改善前的多少进步至改善后的多少,这种成果称之为有形成果。常见的有形成果有:抱怨次数的降低,设备故障次数的降低,人员缺勤率的降低,差错异常次数的降低,成本的降低,费用浪费的降低,就诊时间的缩短,等待时间的降低,工作质量的提升等。这些有形成果要马上降至零或提升至 100 分或许不容易,但只要确切地活动,一期下来,可以很容易地将不良率降至改善前的一半。

② 无形成果:比较不容易以数量表示,也可以说是比较属于圈长,圈员们的个人成长或收获,称之为无形成果。品管圈活动只要确实地活动,不但可获得大量的有形成果,还可使基层员工改头换面,大幅改变对质量,对做事的理念,进而强化员工和部门体质。常见的无形成果有:员工质量意识的提升,员工问题意识的提升,员工改善意识的提升,员工对工作产生了兴趣,员工享受到成就感,员工之间感情更为融洽,部门间的沟通协调更为顺畅,员工士气高昂,员工向心力提升,员工做事更自动自发,更积极,员工们更扩大了视野,员工们获得了成长,部门的体质更为强化等。

有形成果及无形成果同样重要,但无形成果是根本,如果员工们有了无形成果,那么有形成果自然产生,反之,如果没有无形成果,员工们观念没有改变,对品管圈活动是被逼的,不是发自内心的,这种有形成果绝不能维持,问题很快就会"旧病复发"的。

相反的,如果品管圈活动能一步一步踏实地活动,慢慢地就会产生无形成果,员工们更爱工作,爱品质,爱医院,观念改了,即使这一期没能获得可观的有形成果,但员工们在这种心态下,有形成果必会自然产生,因此推行品管圈活动一定不能忽视无形成果。

3. 品管圈(QCC)流程与方法

(1) 组织品管圈:综合前述品管圈基本精神及组成条件,由一群工作性质相似的人组成,且要有适当的组圈人数,并有圈员,圈长,辅导员等分工各司其职,共同参与。

(2) 掌握问题点及主题选定:题目来源可依身边的问题,如日常感觉困扰或不便,上级反复强调和关注的,工作场所的问题,日常管理差异处、前后工程及相关部门的诉求或期望、上一期活动的反省及残留、上级主管指定等选定主题。

① 如何发现主题:选题时先同圈员们讨论,并列出自己现场的问题点,刚开始时圈员们比较没有问题意识,不容易找出现场的问题点,此时圈长可引导圈员们思考,问题点必将一一呈现出来。当数个备选主题选出后,则进入主题确认的工作,确认前须对各个主题的内容进行检查,以确认是否列举明确。明确的主题应具有具体性及用来衡量的指标,一般而言,明确的主题应包含三项元素:①动词(正向或负向)＋②名词(改善的主题)＋③衡量指标。例如"降低＋手术中患者＋低体温的发生率","提高＋手术患者＋满意率","降低＋手术患者＋物品准备完好率"。

② 如何选定主题:圈员们列出了4～8个问题点后,即可通过讨论选出一个最适当的问题,作为本期活动题目。主题选定的方法大致可分成下列6种。

a. 实际状况的需求:根据目前的状况(数据)来选择最需改善的项目。

b. 文献查证所得的结果或目前的医院、本部门管理的重要议题。

c. 强制投票法:用赞成或反对的投票方式,以少数服从多数的原则决定活动主题,此法较为主观。

d. 记名式团体技巧法:是头脑风暴的延续,此法将每个团体成员提出的意见按重要程序排列优先级,使圈员很快地对比较重要的问题和解决方法取得一致的共识。

e. 优先次序矩阵法:团体成员以系统的方式将所表达的意见予以浓缩,再通过选择、加权的程序,利用标准来进行方案的比较与选取。

f. 评价法:进行程序为列出评价项目,所有成员依评价项目给予分数,经计算后将备选主题的分数予以加总,分数最高者则为本期品管圈的活动主题。因此法较为实用。评价的角度有:是否属于本身的问题? 患者是否常抱怨? 上级是否要求改善? 迫切性高吗? 可能性如何?

③ 说明衡量指标的定义及计算公式:主题选定后须对"衡量指标"进行具体的定义与说明。如选出的问题为"降低＋手术中患者＋低体温的发生率",需针对衡量指标"低体温的发生率"的计算方式加以说明。

低体温的定义:围术期低体温的定义为核心体温小于36℃。

低体温发生率的计算公式:低体温发生率＝(当日手术低体温发生的例数÷当日总手术例数)。

④ 说明主题选定的理由:主题选定的理由可由五个角度进行说明:① 强调主题对于本

圈、医院的重要程度；② 表达方式需力求具体且应为事实；③ 数据能够量化，并尽可能以数据表示；④ 全体圈员有兴趣参加的原因；⑤ 全员具有共识且能通力合作。

⑤ 选题阶段应注意的事项

a. 一个圈在一期活动期间选下一个主题即可，不要想在同一时期内同时解决数个题目。

b. 题目的选定最好是经过全体圈员讨论决定，自己圈讨论出来的题目，活动起来比较有乐趣、有干劲，如有困难，可请辅导员协助。

c. 选定题目时应了解上级方针，两者绝不可违背。题目选定无论如何必须经主管同意才可展开活动。

d. 如数个圈属于一个部门时，题目或许会相同也无妨，因为探讨的方向可能不同，对策可能不同，此时可联合讨论最适对策，也可达到品管圈有形无形的效果。

（3）制定活动计划：预估各步骤所需时间，决定活动日程及工作分配。拟订活动计划书。并取得上级核准、进行活动管控。

拟定活动计划书可以分为以下四个步骤：

① 预估各步骤所需时间；

② 决定活动日程及圈员的工作分配；

③ 制定活动计划书，并取得上级核准；

④ 进行活动进度管控。

以上步骤完成后可以绘制甘特图。一般用虚线表示计划线，用实线表示实施线。实施线若与计划线不符，各步骤负责人应记录两者差异的原因，以便活动后的检讨与改善。

拟定活动计划时，可按下列规则分配时间：

① Plan（步骤1～6，从主题选定到对策拟定）：30%的时间。

② Do（步骤7，对策实施与检讨）：40%的时间。

③ Check（步骤8～9，效果确认和标准化）：20%的时间。

④ Action（步骤10，检讨与改进）：10%的时间。

⑤ 也可根据实际情况和圈的经验及能力作适当调整。

（4）现状把握：收集某一段时间的资料做分析，了解目前的状况（率或分布），文字说明或以流程图表示。

① 如何绘制流程图（HOW）：针对特定的工作流程，定义其流程的结构（开始点和结束点）；描述该工作的所有步骤；将所有步骤按先后顺序进行排列；利用适当的符号绘制；检查是否完整。

② 现状把握需要做以下工作

a. 将现行工作内容充分掌握：可通过各种形式的小组讨论，把现行工作进行归纳总结，绘制策划那个流程图，以便查找原因和制定对策。

b. 到现场，针对现物，做现实观察（三现原则）：制订查检表，把现状与标准的差距、不对的地方及变化加以观察和记录。

c. 归纳出本次主题的特征（重点掌握）：当收集到一堆密密麻麻的数据之后怎么办？为了解数据的意义，必须将之加以整理，缩小范围，就可找到重点，此时最常用手法就是柏拉图分析。

(5) 目标设定:主题选定、现状了解后,便要拟定改善的目标。

① 可以依下列公式或方式来制订,如:目标值＝现况值－(现况值×改善重点×圈能力)。

② 目标设定可以通过查找文献、参考兄弟单位的标准或进行自我挑战。要检讨目标达成的可能性,是否为能力所及? 是否能于活动期限内完成?

③ 目标需资料化及明确化,并考察活动结束后是否能进行评价或被肯定,以活用的统计方法来决定目标,要善用图表表达意义,如柏拉图、条形图、推移图等。

④ 目标值的计算公式:"目标值＝现况值－改善值＝现况值－(现况值×改善重点×圈员能力)"。其中:改善重点是现状把握中需要改善的特性的累计影响度,数值可根据柏拉图得到。目标需根据医院或单位的方针及计划并考虑目前圈能力,由全体圈员共同制订。

(6) 解析:以头脑风暴、名目团体法或问卷调查的方式找出要因。

某一项结果的形成,必有其原因的存在,应设法把原因找出来。此时可使用特性要因图法,即将造成某项结果的众多原因,以系统的方式图解之,亦即以图来表达结果(特性)与原因(要因)之间的关系。因其形状像鱼骨,又称"鱼骨图"。其他解析的方法还有系统图和关联图等,可根据实际情况选用。

鱼骨图的绘制方法为:① 列出问题,即需要分析的原因或需要拟定的对策。② 决定大要因(4M1E):方法(method)、人员(man)、材料(material)、设备或工具(machine)、环境(environment),可根据流程中包含的项目选取相应的大要因(大骨)。③ 决定中小要因(中骨和小骨),可通过小组讨论来归纳。④ 选出重要的原因(要因)。⑤ 填写鱼骨图制作的目的、日期及制作者等基本资料。

如时间允许,可把要因重新查检或分析找出真正的原因。

(7) 对策拟定:前一步骤利用鱼骨图已将改善主题的主要原因找出来了,接着就要提出改善的对策。以系统图方法、80/20原则及头脑风暴等拟定对策,针对主要的要因拟定具体对策,一个原因可衍生多个对策,依效益性、可行性、经济性、预算等各种因素作综合评价,选择要实施的改善方案。改善实施前,先要获得上级的核准。

① 针对要因或真因来思考改善对策,可用头脑风暴的方式进行讨论。

原因:所有可能造成问题的因素都可称之为"原因"。

要因:根据经验或投票所圈选出来的原因称为"要因",这些要因并没有经过现场数据收集的方式来加以验证。

真因:到现场针对现场进行数据收集,所验证出来的真正原因,也就是用数据圈选出来的原因。

真因的确认对于品管圈活动极为重要,若真正原因没有被发掘出来,在以后的"对策拟定"时就无法针对影响最大的原因作深入的对策研拟,结果可能导致对策效果不佳,甚至是无效的对策。因此,在这一步骤,发现真正影响因素是非常重要的一件事。

② 评价改善对策,全体圈员就每一评价项目,依可行性、经济性、圈能力等指标进行对策选定。

③ 对策内容应为永久有效对策,而不是应急临时对策。

④ 考虑对策相互关系,拟订实施顺序及时间并进行圈员的工作分配。

⑤ 对策拟订后,需获得上级核准方可执行。

(8) 对策实施与检讨:将改善方案依 PDCA 循环彻底实施,有效运用统计方法,以数据表示实施的成果。发现方案无效时应立即停止,并重新拟定对策。

① 实施前应召集相关人员进行说明及教育训练。取得相关人员的了解及正确教导做法,对对策实施过程成败相当的关键。

② 实施过程中,负责专项责任的圈员,应负起指导的责任,并控制过程中的正确做法。

③ 在这过程中,应密切注意实施状况,对发生的任何状况,无论正面或反面的,必须详加记录,作为检讨用。

④ 实施中,如发现效果不佳,可重新调整后实施。如发现有反效果或异常时,应立即停止,改用其他对策。

(9) 效果确认:对策试行后,到底有没有效果,应把实施结果与改善目标加以比较,注意衍生的效果,尤其负效果应采取对应措施,列举出直接的、定量的、经过确认的效果(经济效益),列举出间接的、衍生的、或无形的效果,必须做一一确认。改善前后结果以柏拉图或其他图形比较。

① 此阶段的效果确认是全部的对策实施完毕一段时间后得到的效果,某些对策也许会有相辅相成的效果,所以在这一阶段是做总效果的确认。

② 有形成果是直接的、可定量的、经过确认的效果。目标达成率与进步率的计算:

$$达成率=[(改善后数据-改善前数据)/(目标设定值-改善前数据)]×100\%$$

$$进步率=[(改善后数据-改善前数据)/改善前数据]×100\%$$

目前达成率100%±10%是不错的,目标达成率高于80%者应提出说明。有形成果的效果确认可用柱状图、推移图、柏拉图来直观表示。

③ 无形成果是间接的、衍生的、无形的效果。无形成果的效果确认可以用文字条例的方式表示,也可用更直观的雷达图评价法表示。

④ 如果效果不佳,应重新探讨,也许是原因找错,也许是对策措施不对,此时应考虑是否重新回到原因解析,还是回到对策拟定,重新来一遍。如此的 PDCA 管理循环,有耐心地去做,终究可以达到预期的效果。

(10) 标准化:做好文书(标准书)上的手续、对新的标准实施教育训练、拟定预防再度发生的措施、水平展开、纳入日常管理体系,进行管理。

① 效果确认后,若对策有效,应继续维持改善后的成效,此时就需要将改善的操作方法加以标准化,或建立起作业标准书,标准书的书写不可长篇大论或模棱两可。需明确制订各阶层人员对于作业项目责任与权责,以作为作业程序制定标准作业基准,使该作业程序确认并拟定防止再发的方法,亦可为相同其他单位部门的作业参考与效仿。

② 需将标准化所规范的操作程序,通过持续的教育与训练的方式,使部门内所有同事能够了解、遵守进而加以落实。标准化后的对策,需持续进行监控并转化成日常管理项目,以防范问题再度发生。

(11) 检讨与改进:以上各项步骤均需持续检讨与改进,将改善过程作全盘性的反省及评价,明确残留的问题或新发生的问题,把今后的计划具体整理出来,作为活动报告书,呈报上级主管(如护理部质量管理委员会)承认、定期核查,追踪本次标准化的遵守状况,定期核查是否有维持预计的效果。

由于品管圈的运作并非一个圈完成而终止,而是持续不断的针对部门内的问题进行改善,因此活动结束后应列出下期活动主题,以贯彻品管圈的精神。就品管圈活动而言,此即为 PDCA 的 A 部分,通过此步骤让下一期"QCC"运作更流畅。

三、手术室绩效管理

绩效考核(performance appraisal)是人力资源管理中的重要环节,它能给人力资源管理的各个方面提供反馈信息,是工资管理、晋升、人员使用和培训的主要依据,也是调动员工工作积极性的重要手段。简单地说,绩效考核是"知人"的主要手段,而"知人"是用人的主要前提和依据,即绩效考核是人力资源与开发的手段、前提和依据。

(一)绩效考核的定义

绩效考核,又称人事考核、绩效评估、员工考核等,是指按照一定的标准,采用科学的方法,检查和评定员工对职务所规定的职责履行程度,以确定其工作成绩的一种有效管理方法。简而言之,它是指主管或相关人员对员工的工作做系统的考核。

(二)绩效考核的功能

1. 控制功能

绩效考核是人力资源管理中主要的控制手段。通过考核,可以使工作过程保持合理的数量、质量、进度和协作关系,使各项管理工作能够按计划进行。对员工本人来说,也是一种控制手段,员工能明确自己的工作职责,因而能提高员工按照规章制度工作的自觉性。

2. 激励功能

通过考核,对员工的工作成绩给予肯定,使员工能够体验到对成功的满足感、对成就的自豪感,由此调动员工的积极性。

3. 标准功能

考核为各项人事管理提供了一项科学而公平的标准,管理者依据这个考核结果决定人员的晋升、奖惩、调配等。这样,便可使组织形成事事按标准办事的风气,从而促进人力资源管理标准化。

4. 发展功能

考核的发展功能,主要表现在两个方面:一方面,组织可以根据考核的结果制定正确的培训计划,达到提高全体素质的目标,以推动专业的发展;另一方面,它可以发现员工的长处和特点,从而决定员工的培养方向和使用办法,充分发挥人员的长处,促进个人的发展。

5. 沟通功能

考核的结果出来后,管理者向员工说明考核结果、听取员工的申诉与看法,并帮其分析原因、提出改进措施,为领导与员工的沟通提供了相互了解的机会。

(三)绩效考核的内容

考核护理人员绩效时,管理者所选定的考核标准,对考核结果有重要的影响,如用"能遵守三查七对制度"来评价护理人员行为不如用"差错事故的发生率"来评价更直接、更有意义。因此,对护理人员应该考核什么? 3 种最为常用的标准是:个人完成任务的结果、行为、特质。

1. 个人完成任务的结果

如果重要的是结果,而不是手段,那么管理者就应对护理人员任务完成的结果进行考核。比如,使用任务结果来评价护士长的标准是:行政管理质量、业务管理质量、安全管理质量。

2. 行为

在许多情况下,工作效果很难直接归结为护理人员活动的具体结果,因为许多护理工作任务属于群体工作的一部分。在这种情况下,群体的绩效可能易于评价,但每个成员的贡献就很难判断。因此,管理者可对护理人员的行为进行评价,如职业态度、缺勤次数、夜班数等。

3. 特质

个人特质是最弱的一个标准,因为它离实际的工作绩效最远,但应用很广泛。如:"态度好","合作"、"经验丰富"这样的特质,不一定与良好的绩效高度相关,但不能忽视,因此也常被组织用作评价人员绩效的标准。

由于每个医院都有它自身的特点、独特的历史和未来的目标。因此,工作评价内容要与医院的任务、目标和宗旨相一致。史密斯(Smith)和埃尔伯特(Elbert)建立绩效考核的内容应包括个人、部门及医院的行为表现。个人行为表现的标准包括任务的完成情况、工作满意度、个人的成长;部门的行为标准包括有效地护理患者、组织纪律、缺勤情况、周转率和有效的资源利用;医院的行为反映在有效的资源利用和投入回报。

(四)绩效考核的原则

为确保考核的公平性,管理者应遵循以下考核的原则。

1. 必须根据该工作职位的相应标准进行

不同的工作职位有不同的考核标准。在考核之前,管理者应把相关的工作说明及行为标准,事先介绍给护理人员作为努力的目标,如不同职称,不同职务护士的行为标准。考核时,也应参考这些标准来对照员工的表现。如护士长和护士的考核标准不一样,手术间一线岗和供应、收费辅助岗不一样。

2. 应考核具代表性的行为

由于特好或特差的行为比经常性的行为更容易引起考核者的注意。因此,在考核员工时,应防止夸大一项优异或不好的特例行为,而应评价经常性及一致性的行为。

3. 注重行为的改进

在护理人员绩效考核的记录中,管理者应当指出哪些表现是满意的、哪些是需要改进的。在评价时,也必须以这些满意和不满意的行为为基础。如果应当改进的行为有很多,管理者应当指出改进的优先次序,以提升护理人员工作绩效。

4. 营造良好的评价氛围

考核报告及会谈都应列入正式的程序中,使护理人员觉得考核对他们很有帮助。一个员工通常会因为一个管理者表现出的关心及提供他改进的帮助,而淡化管理者对她的批评。另外,考核会谈应安排在一个舒适的环境里,并给予双方充分的时间做讨论。

(五)绩效考核的类型

在传统观念中,管理者权力的表现形式之一就是评估下属的绩效。这种观念背后的理论基础是管理者对下属的绩效负有责任,因此只有他们来进行绩效评估才有意义。但实际上,采取多种考核方式,可能会达到更好的效果。

1. 上级考核

医院对护理人员的绩效评估,95%是由她们的直接上司来做的。但是,有些医院已经认识到这种评估方式的缺陷,因为管理者负责的事务太多,不可能充分地和每个部属直接接触,也不可能熟悉所有部属整体的表现。因此,要想准确地考核每个部属的表现,上级管辖的范围必须缩小到使每个管理者都有时间和机会去观察每个员工的主要专业活动。最理想的办法是由每个员工的上一级督导人员来考核该员工的表现。

2. 同行评议

同事的评估是最可靠的评估资料来源之一。因为同事之间的行动密切相关,日常接触使他们对自己同事的绩效有一个全面的认识。通过同行评议,可以增加人员之间的信任、减少冲突,使人员勇于面对困难和努力改进行为,同时还能使护士提高交流技能,增加责任感。

3. 自我考核

让护理人员评估自己的工作绩效,与自我管理和授权观念是一致的。自我评估法得到了员工的高度评价,因为它有助于消除员工对评估过程的抵触,有效地刺激员工和他们的上司就工作绩效问题展开讨论。但是,这种方法难免存在自我服务的偏见,造成评估结果被夸大。因此,自我评估更适用于员工的自我开发计划。

4. 下属评价

直接下属的评估也能够提供关于管理者行为的准确信息,因为评估者与被评估者的接触比较频繁。但是,这种评价方式存在的问题是,员工害怕上司的评价太低而受到不利影响。因此,要想得到准确的评估效果,在评估中应采取匿名的形式。

5. 全方位评估(360°评估)

最新的绩效评估方法是360°评估法,这种方法所提供的绩效反馈比较全面。评估者可为护理人员在日常工作中接触的所有人,如患者、家属、上级、同事等。但实施起来比较困难。

(六)绩效考核的方法

明确了绩效评估的内容和评估方式后,就要采用具体的考核技术来评估员工的绩效。下面介绍几种主要的绩效考核方法。

1. 书面报告法

即写一篇短文来描述一下员工的优点、缺点、过去的绩效状况、潜能和改善建议。书面报告不需要复杂的形式,也不需要多少训练就可以做。但是,这种评估法反映的常常是写作者的能力,表现在评估结果的好坏往往一半取决于评估者的写作技巧,一半取决于员工的实际绩效水平。

2. 关键事件法

关键事件法(critical incidents)将绩效考核的注意力集中在那些有效从事一项工作与无效从事一项工作的关键行为上。也就是说,评估者记录下护理人员的哪些行为是特别有效和无效的。这里的关键是描述的重点,必须是具体的行为,而不是定义模糊的人格特质。此种方法有助于护理人员提高应变能力和维持较高的工作水准,也可以提高丰富的行为榜样,让护理人员知道哪些行为是符合要求的,哪些行为是需要改进的。

3. 评定量表法

评定量表法(graphic rating scales)由于编制和实施中花费时间较少,而且还可以进行定量分析和比较,因此是绩效考核中使用的一种最古老又最常用的方法。这种方法是把一系列绩效因素罗列出来,如工作的质与量、知识能力、合作、忠诚感、出勤率、主动性等。评估者就用这张表对各个因素逐项进行评估。

4. 专家复审法

专家复审法(field review)是所有绩效考核方法中成本最高的,需要外请护理专家与各单位主管、护理成员与同事一起讨论工作人员的表现。由于考核人员为外聘,因此考核结果比较公正,也较专业。

5. 多人比较法

这种评估法是在与别人绩效水平进行对比的过程中评估每个人的绩效水平,因而是一种相对的而非绝对的测量手段。最常用的 3 种比较方法是:小组顺序排列法、个人排序法和配对比较法。

(1) 小组顺序排列法(group order ranking):要求评估者把员工置于一个特定的类别中,如最好的 1/5 或次好的 1/5。在挑选护理骨干时,可采用这种方法,以判断某个护士是否排在全科护士优等之列,还是中等之列。当管理者用此方法来评价员工时,他们就要评价全部下属。所以,一个评价者有 20 个下属,就只有 4 个人可以排在前 1/5,也必须有 4 个人排在后 1/5。

(2) 个人排序法(individual ranking):是把护理人员从最好到最差排出顺序。近几年在手术室的绩效考核中常用,排在前 15% 年终评定等次为优秀。

(3) 配对比较法(paired comparison):是把每一个人与另外所有人进行比较。在两个人的比较中,评出优劣。然后,在配对比较得分的基础上,给每个员工一个总和的等级。这种方法可以保证每个员工都与其他员工比较一次比较,但如果员工人数太多,这种比较就难以进行了。

多人比较法可与一种或多种其他方法混合使用,以获得相对评估法和绝对评估法的优势。例如可用评定量表法与个人排序法,对人员的绩效提供更准确的信息。

(七) 考核潜在的问题及解决方法

虽然组织在绩效评估的过程中努力摆脱个人偏见和主观武断的影响,但仍然可能出现各种问题,常见的有以下几种。

1. 单一标准

一般来说,员工的工作是由多种任务组成的。例如,手术室护理人员的工作包括:术前准备、术中配合、术后处理等。如果用单一标准来衡量他们的工作绩效,比如仅用术中配合的主动性、熟练程度,那么评估结果就有很大的局限性。更重要的是,单一的考核标准会使员工忽视其他工作内容。同样,如果对护理人员的考核标准仅为手术医生的满意度,那么她可能会放弃一些引起手术医生不满的措施,包括督促手术人员无菌技术的执行及物品的规范使用等。因此,对员工的绩效评估要根据工作任务的要求,制定多个标准,这样才会使员工重视工作中的各种任务。

2. 宽厚错误

每个评估者都有自己的评判标准。对于员工所表现出来的真实或实际的绩效,有些评估者评分过高,有些则过低。前者被称为积极的宽厚错误(leniency error),后者则为消极的宽厚错误。如果评估者在评估过程中积极地宽容错误,一个人的绩效就被高估了。而消极的宽厚错误则低估员工的绩效,使其得到低于应得的评估。如果组织中全体员工都由同一个人进行评估,那么标准就比较统一。

3. 晕轮错误

晕轮效应或晕轮错误是指评估者对员工个人一种特质的评估影响到对这个人其他特质的评估。例如,如果一个员工比较可靠,那么,我们可能偏颇地认为他在别的方面也很出色。同样,当评估护士长的绩效时,如果上级管理者对某护士长的某种做法比较欣赏,那么他就有可能在评估表的所有栏目中都填写"优秀"。

4. 相似性错误

如果评估者对其他人进行评估时,特别注意别人是否具有他自己所具有的某些特点,那么他就犯了相似性错误(similarity error)。例如,假如一个评估者认为自己进取心很强,在评估他人时,他就可能寻找进取心的特点。

5. 低区分度

评估者客观、准确的评估能力会受到社会区分度——即评估者评定行为的风格的阻碍。一般认为,评估者可分两类:① 高区分度者,能应用评定量表中的各个分数级别进行评估;② 低区分度者,评估者只应用量表中有限范围的等级。低区分度者倾向于忽视或缩小差别,他们看到的同一性比实际情况更高。相反,高区分度者则善于最大限度地利用可得到的信息,从而能比低区分度者更好地定义差别和冲突,发现差异。这个发现告诉我们,有必要对低区分度者的评估工作进行仔细审查,那些在低区分度者手下工作的人,其绩效评估结果很有可能十分相似,而实际上他们的工作绩效差别很大。

6. 实际非绩效标准

在评估实践中常有这样的情况:管理者在对员工的工作情况作出了判断之后,再进行正式的绩效评估。这似乎不合逻辑,但人们很少认识到,主观的然而却是正式的决定,经常在获得客观信息之前就做出来了。例如,如果评估者事先以资历为基础对员工的工作情况进行了评估,他就可能无意识地调整每一项绩效评估结果,使之与员工的资历排位相一致。

7. 问题的解决

针对考核中潜在的问题,可采取以下措施来解决。

(1)运用多种标准:既然成功的绩效需要完成多种任务,那么就应对所有这些任务加以识别和评估。工作越复杂,所要识别和评估的标准就应该多。但是,并不是每一件事情都要进行评估,只需要评估那些能够决定绩效高低的关键活动就够了。应重视行为而非特质,因为许多特质通常被认为与好的绩效有关,但实际上关系不大或者根本无关。而且,不同的评估者的特质概念不同,就会使评估者之间的一致性受到影响。

(2)工作日记法:记录每个员工的特定关键行为的日记会使评估更准确些。例如,工作日记法能减少评估中的宽厚错误和晕轮错误,因为这种方法鼓励评估者把注意力集中在与绩效有关的行为上,而不是员工特质上。

(3)使用多个评估者:评估者数量增大,也会获得更准确的信息。多个评估者的逻辑也适用于组织环境。如果一位员工有 10 个主管,9 个认为他很出色,1 个认为他能力很差,那么我们可以对较差的评估打个折扣。因此,让员工经常在组织内部流动,以获得多种评估,或者使用多个评估者(如 360 度评价),我们就更容易得到有效而可靠的评估结果。

(4)有选择地评估:有专家建议,评估者只应在自己熟悉的领域发挥评估作用。如果评估者能在合适的岗位上评价那些自己熟悉的维度,就会提高评估者间的一致性,提高评估过程的有效性。这种方法也认识到,不同的组织层次常常对被评估者强调的重点不一样,在不同的背景下对他们进行观察。所以,一般来讲,就组织层次这一点来说,我们建议评估者与被评估者的组织距离越近越好。相反,评估者与被评估者之间的层次越多,评估者观察被评估者行为的机会就越少,毫不奇怪,不准确的可能性就越大。

(5)培训评估者:如果找不到优秀的评估者,那么你可以造就他们。大量事实证明,对评估者进行专门培训,可以使他们成为更精确的评估者。让管理者参加研讨会,进行观察和行为评定的实践,可以大大减少甚至消除晕轮或宽厚错误。这种研讨会一般开 1~3 天,但这并不意味着一定要对评估者进行长时间的专门训练。例如,评估者听过 5 分钟解释性的培训报告之后,晕轮和宽厚错误马上就大大减少了。然而,培训的效果随着时间的推移会逐渐衰退。这就告诉我们,有必要定期进行培训。

(八)提供绩效反馈

多数管理者不愿意提供绩效反馈,主要有 3 个原因:① 与员工讨论绩效的不足,常常使管理人员感到比较困难。虽然每个员工的工作都有可改善之处,但管理人员还是不愿意向员工提供消极反馈。② 当自己的缺点被指出来时,许多员工会自我辩护。有些员工不是虚心接受反馈,把它看成建设性的意见和改进绩效的基础,而是指责管理者的评估结果有问题,或责备别人。③ 员工对自己的绩效往往评价过高。从统计学的角度讲,有一半员工的绩效低于平均水平,但一般员工对自己绩效水平的估计都在 75% 左右。因此,即使管理者提供的是好消息,员工们也往往认为它不够好。

对于绩效反馈存在问题的解决方法是训练管理者们学会建设性的反馈,使员工感到评估是公平的,管理者是真诚的,气氛是富有建设性的,这样使员工在结束反馈面谈时心情振奋,了解自己有待改进的绩效领域,并决心改正差错。另外,应该把绩效评估设计成一种咨询活动,而不是判断过程。要做到这一点,可以让员工自己参与评估。

由于良好的绩效反馈可以去除护理人员的一些不良工作习惯、维持好的工作表现,因此医院必须经常对护理人员的绩效进行考核。

四、手术室人力资源管理

我国从 20 世纪 80 年代开始运用这一概念,目前对于人力资源的定义有几种不同的观点。归纳起来,主要有以下几种:第一种观点认为,人力资源就是人口资源。第二种观点认为人力资源即劳动力资源。第三种观点认为人力资源是指劳动者的能力。以上各种观点,目前在学术界交叉通用着。

护理人力资源的特点:

1. 护理人力资源培养周期长

护理人力资源是护理资源中最珍贵的资源,需要最长时间的培养。要满足日益提高和不断变化的护理保健的需要,必须高瞻远瞩,用长远的、发展的眼光来考虑和培养护理人力资源。手术室护理人员的培养至少需要 5 年手术室基本知识、技能的培训,尤其是现如今诸多医院在进行手术室的扩建,要做好人力资源的培养及储备。

2. 护理人力资源是有情感有思维的资源

人是有情感和思维活跃的,护理人力的投入和产出不像其他资源那样容易计算,护理人力资源中的每一个成员都蕴藏着极大的潜力。护理人力资源的合理分配也不像其他资源那样容易实现;激励护理人力资源开发的因素是众多的复杂的,不同类型的护理人力,其激励因素也各不相同。因此,护理人力资源的使用、管理要比其他资源困难得多,必须采取多种措施,最大限度的发挥每个成员和每个群体的积极性和创造性,用最小的投入,得到最大的效益。

3. 护理人力资源的组合是复杂的和不断变化的

护理人力资源中存在技术专业和活动的差异性,要完成一项护理工作有赖于各成员的分工,有赖于不同部门、人员的复杂的组织结构,有赖于一个能协调任务、职能和各项社会反馈作用的精心设计的系统。

4. 护理人力资源的管理是个复杂的过程

护理人力资源的管理包括护理人员的培养、分配、考核、晋升、继续教育、职业发展和奖惩等。其中,某一环节出了问题都会影响护理人力资源的开发,而且这些环节单靠护理部门是不能解决的,需要全社会的重视和支持。

（一）护理人力资源管理

人力资源管理(human resource management,HRM)也称人员管理或人员配备,包括一切对组织中的员工构成直接影响的管理决策及实践活动。就其职能来说,就是通过采取措施,对组织的人和事进行合理安排,以达到调动员工的积极性,使组织成员的个人潜能发挥到最大限度,减低人员成本,提高组织效率、实现组织目标的工作过程。

护理人力资源管理就是对护理人员进行有效选择、安置、考评、培训和开发,使之达到岗位和组织的要求。美国 Gillies(1983)对护理人员管理的解释是:经过一系列系统的科学管理方法,将能胜任的护理人员安排于医疗行政体系中所设计的护理角色的过程。

1. 护理人力资源管理的目的和步骤

（1）护理人力资源管理的目的:根据医院的结构、目标、护理模式,给予每个护理单元、每个班次提供足够的、高质量的护理人员。

（2）护理人力资源管理的步骤:包括 7 项连续相关步骤:① 确认要提供的护理方式与工作量;② 决定何种等级的护理人员担负此项工作;③ 预测有多少工作人员担任此项工作;④ 征聘所需的护理工作人员;⑤ 筛选护理人员;⑥ 分配聘用的护理人员;⑦ 赋予她们护理患者的责任。

2. 护理人员的编配

护理人员的编配,是指对护理人员进行恰当有效的选择,以充实组织机构中所规定的各项职务,完成各项护理任务。人员编制是否合理,比例是否合适,直接影响到工作效率、护理质量、服务水平和成本消耗,甚至影响护理人员的流动及流失率。因此,护理管理者要在有限的内部经费限制下,合理配置护理人员,最大限度地满足患者的需要。

护理人员编制除了遵循人员管理的基本要求,还应该遵守以下原则:

（1）以患者为中心:医院护理工作的目标是为患者提供最佳的整体护理。因此,配置护理人员的数量、结构(职称、学历、年龄,护龄结构)等应满足患者的护理需要,既有利于护理目标的实现,又结合医院情况和护理工作的科学性、社会性和持续性等特点,进行全面安排。

（2）结构合理:护理人员编配不仅要考虑数量,而且要考虑人员群体的结构比例。护理队伍中,高、中、初级专业技术职务人员,老、中、青不同资历人员,护士与护理员、临床护理与教学、科研人员等,都应有合理的比例。只有编设不同数量和不同层次结构的护理人员,才能优化人才组织结构,做到不同个性、智能、素质特长优势互补,从而充分发挥个人潜能,以最少的投入达到最大效益。手术室根据实际手术量及工作需要,配备护理人员、辅助工作人员和设备技术人员。手术室护理人员与手术间台之比不低于3∶1。明确各级人员的资质及岗位技术能力要求。

(3) 能级对应:即按照工作职能编制人员,使护理人员的资历、级别等与之相适应。由于各级医院及医院各科室的性质、规模不同,服务对象的数量和层次不同,护理人员编制标准也就不同。如普通病房从事护理技术操作的以初级护理人员为主,而重症监护病房则需要配备较多高学历、实践能力较强、专科知识扎实、有临床护理经验的护理人员。对于手术室不同的岗位、不同的病种手术,应根据风险系数、难易复杂程度、所需的专业知识和技能水平、工作强度等,选择合适的人去担任所规定的各项任务,做到人员的资历、能力、素质与所负担的工作职务、能级相适应,才能提高护理工作的质量和运转速度。

(4) 控制成本:护理人员的配置不仅要根据患者和护理工作的需要,同时也要参照医院的经济效益。护理管理者应考虑预算中的人事费用,制定合理的人员编制,较大限度地发挥人力资源的效能,减少成本。

(5) 动态调整:护理专业的发展,服务对象的变化,医院在体制、制度、机构等方面的不断变革,客观上对人员编制的动态管理提出要求。护理管理者应根据实际情况,不断进行人员动态调整,包括引进新的护理人员、重视和落实在编人员的继续教育,从而在人事工作上发挥对护理人员的筛选、调配、选用、培养的作用,为配合医院总体发展,提供护理人员编配的决策性建议。

2. 影响护理人员编配的因素

(1) 工作任务和工作量:医院的不同等级和患者需求的不同使护理人员所承担的任务和工作量有所不同。护理人员除了完成符合标准的常规工作量和各项统计指标外,还经常因收治疑难患者、急诊危重患者和突发事件的抢救等而增加工作任务。医院整体护理的开展,对护理人员的数量和质量提出了更高要求;专科特色的发展和新的诊断治疗、仪器设备使用,都需要增加护理人员的编配。

(2) 人员数量和质量:工作量的大小与人员数量成正比,但工作的质量与人员的素质密切相关。护理人员编配中要尽可能用技术熟练、心理素质高的人才,使编制少而精,提高工作效率。

(3) 人员比例和管理水平:医院内各类人员比例直接影响护理工作效果和护理人员的编配。目前,医院的护理技术人员普遍呈金字塔,基本为初级职称护理人员,以后逐渐向圆锥形发展,以中级职称护理人员为主。此外,护理管理系统若能科学地组织、使用人力资源,并有效协调好各部门的关系,则可节省财力,提高工作效率。

(4) 工作条件和社会环境:医院内装备、布局和自动化设备等不同工作条件,医院在社会中的地位和护理服务对象的年龄、文化、经济等条件,都会影响到医院人员编制。不同地区、不同自然条件的医院,需要的人力也有所不同。因此,护理人员的合理编设要符合我国社会实际状况。

附录一：
医院手术部(室)管理规范
（试行）

第一章 总 则

第一条 为加强医院手术安全管理,指导并规范医院手术部(室)管理工作,保障医疗安全,根据《医疗机构管理条例》、《护士条例》和《医院感染管理办法》等有关法规、规章,制定本规范。

第二条 本规范适用于各级各类医院。其他设置手术部(室)的医疗机构,参照本规范进行管理。

第三条 医院应当根据本规范,完善医院手术部(室)管理的各项规章制度、技术规范和操作规程,并严格遵守执行,加强手术安全管理,提高医疗质量,保障患者安全。

第四条 各级卫生行政部门应当加强对医院手术安全的管理工作,对辖区内医院手术部(室)的设置与管理进行指导和检查,保证患者安全和医疗质量。

第二章 基本条件

第五条 医院手术部(室)应当具备与医院等级、功能和任务相适应的场所、设施、仪器设备、药品、手术器械、相关医疗用品和技术力量,保障手术工作安全、及时、有效地开展。

第六条 手术部(室)应当设在医院内便于接送手术患者的区域,宜临近重症医学科、临床手术科室、病理科、输血科(血库)、消毒供应中心等部门,周围环境安静、清洁。

医院应当设立急诊手术患者绿色通道。

第七条 手术部(室)的建筑布局应当遵循医院感染预防与控制的原则,做到布局合理、分区明确、标识清楚,符合功能流程合理和洁污区域分开的基本原则。

手术部(室)应设有工作人员出入通道、患者出入通道,物流做到洁污分开,流向合理。

第八条 手术间的数量应当根据医院手术科室的床位数及手术量进行设置,满足医院日常手术工作的需要。

第九条 手术间内应配备常规用药,基本设施、仪器、设备、器械等物品配备齐全,功能完好并处于备用状态。

手术间内部设施、温控、湿控要求应当符合环境卫生学管理和医院感染控制的基本要求。

第十条 手术部(室)应当根据手术量配备足够数量的手术室护士,人员梯队结构合理。

三级医院手术部(室)护士长应当具备主管护师及以上专业技术职务任职资格和 5 年及以上手术室工作经验,具备一定管理能力。二级医院手术部(室)护士长应当具备护师及以上专业技术职务任职资格和 3 年及以上手术室工作经验,具备一定管理能力。

手术室护士应当接受岗位培训并定期接受手术室护理知识与技术的再培训。

根据工作需要,手术室应当配备适当数量的辅助工作人员和设备技术人员。

第十一条 洁净手术部的建筑布局、基本配备、净化标准和用房分级等应当符合《医院洁净手术部建筑技术规范 GB50333—2002》的标准,辅助用房应当按规定分洁净和非洁净辅助用房,并设置在洁净和非洁净手术部的不同区域内。

第三章 手术安全管理

第十二条 手术部(室)应当与临床科室等有关部门加强联系,密切合作,以患者为中心,保证患者围手术期各项工作的顺利进行。

第十三条 手术部(室)应当建立手术标本管理制度,规范标本的保存、登记、送检等流程,有效防止标本差错。

第十四条 手术部(室)应当建立手术安全核查制度,与临床科室等有关部门共同实施,确保手术患者、部位、术式和用物的正确。

第十五条 手术部(室)应当加强手术患者体位安全管理,安置合适体位,防止因体位不当造成手术患者的皮肤、神经、肢体等损伤。

第十六条 手术部(室)应当建立并实施手术中安全用药制度,加强特殊药品的管理,指定专人负责,防止用药差错。

第十七条 手术部(室)应当建立并实施手术物品清点制度,有效预防患者在手术过程中的意外伤害,保证患者安全。

第十八条 手术部(室)应当加强手术安全管理,妥善保管和安全使用易燃易爆设备、设施及气体等,有效预防患者在手术过程中的意外灼伤。

第十九条 手术部(室)应当制订并完善各类突发事件应急预案和处置流程,快速有效应对意外事件,并加强消防安全管理,提高防范风险的能力。

第二十条 手术部(室)应当根据手术分级管理制度安排手术及工作人员。

第二十一条 手术部(室)工作人员应当按照病历书写有关规定书写有关医疗文书。

第四章 医院感染预防与控制

第二十二条 手术部(室)应当加强医院感染管理,建立并落实医院感染预防与控制相关规章制度和工作规范,并按照医院感染控制原则设置工作流程,降低发生医院感染的风险。

第二十三条 手术部(室)应当通过有效的医院感染监测、空气质量控制、环境清洁管理、医疗设备和手术器械的清洗消毒灭菌等措施,降低发生感染的危险。

手术部(室)应当严格限制非手术人员的进入。

第二十四条 手术部(室)应当严格按照《医院感染管理办法》及有关文件的要求,使用手术器械、器具及物品,保证医疗安全。

第二十五条 手术部(室)的工作区域,应当每 24 小时清洁消毒一次。连台手术之间、当天手术全部完毕后,应当对手术间及时进行清洁消毒处理。

实施感染手术的手术间应当严格按照医院感染控制的要求进行清洁消毒处理。

第二十六条 手术部(室)应当与临床科室等有关部门共同实施患者手术部位感染的预

防措施,包括正确准备皮肤、有效控制血糖、合理使用抗菌药物以及预防患者在手术过程中发生低体温等。

第二十七条 医务人员在实施手术过程中,必须遵守无菌技术原则,严格执行手卫生规范,实施标准预防。

第二十八条 手术部(室)应当加强医务人员的职业卫生安全防护工作,制订具体措施,提供必要的防护用品,保障医务人员的职业安全。

第二十九条 手术部(室)的医疗废物管理应当按照《医疗废物管理条例》及有关规定进行分类、处理。

第五章 质量管理

第三十条 医院应当建立健全手术部(室)的质量控制和持续改进机制,加强质量管理和手术相关不良事件的报告、调查和分析,定期实施考核。

第三十一条 医院应当建立手术部(室)质量管理档案追溯制度,加强质量过程和关键环节的监督管理。

第三十二条 各级卫生行政部门应当加强对所辖区域医院手术部(室)工作的检查与指导,促进手术部(室)工作质量的持续改进和提高。

第六章 附 则

第三十三条 本规范自 2010 年 1 月 1 日起施行。

附录二：
内镜清洗消毒技术操作规范(2004 年版)

第一章　总　则

第一条　为规范医疗机构内镜清洗消毒工作,保障医疗质量和医疗安全,制定本规范。

第二条　本规范适用于开展内镜诊疗工作的医疗机构。

第三条　开展内镜诊疗工作的医疗机构,应当将内镜的清洗消毒工作纳入医疗质量管理,加强监测和监督。

第四条　各级地方卫生行政部门负责辖区内医疗机构内镜清洗消毒工作的监督管理。

第二章　基本要求

第五条　开展内镜诊疗工作的医疗机构应当制定和完善内镜室管理的各项规章制度,并认真落实。

第六条　从事内镜诊疗和内镜清洗消毒工作的医务人员,应当具备内镜清洗消毒方面的知识,接受相关的医院感染管理知识培训,严格遵守有关规章制度。

第七条　内镜的清洗消毒应当与内镜的诊疗工作分开进行,分设单独的清洗消毒室和内镜诊疗室,清洗消毒室应当保证通风良好。

内镜诊疗室应当设有诊疗床、吸引器、治疗车等基本设施。

第八条　不同部位内镜的诊疗工作应当分室进行;上消化道、下消化道内镜的诊疗工作不能分室进行的,应当分时间段进行;不同部位内镜的清洗消毒工作的设备应当分开。

第九条　灭菌内镜的诊疗应当在达到手术标准的区域内进行,并按照手术区域的要求进行管理。

第十条　工作人员清洗消毒内镜时,应当穿戴必要的防护用品,包括工作服、防渗透围裙、口罩、帽子、手套等。

第十一条　根据工作需要,按照以下要求配备相应内镜及清洗消毒设备:

一、内镜及附件:其数量应当与医院规模和接诊病人数相适应,以保证所用器械在使用前能达到相应的消毒、灭菌合格的要求,保障病人安全。

二、基本清洗消毒设备:包括专用流动水清洗消毒槽(四槽或五槽)、负压吸引器、超声清洗器、高压水枪、干燥设备、计时器、通风设施,与所采用的消毒、灭菌方法相适应的必备的消毒、灭菌器械,50 ml 注射器、各种刷子、纱布、棉棒等消耗品。

三、清洗消毒剂:多酶洗液,适用于内镜的消毒剂、75%乙醇。

第十二条　内镜及附件的清洗、消毒或者灭菌必须遵照以下原则:

一、凡进入人体无菌组织、器官或者经外科切口进入人体无菌腔室的内镜及附件,如腹腔镜、关节镜、脑室镜、膀胱镜、宫腔镜等,必须灭菌。

二、凡穿破黏膜的内镜附件,如活检钳、高频电刀等,必须灭菌。

三、凡进入人体消化道、呼吸道等与粘膜接触的内镜,如喉镜、气管镜、支气管镜、胃镜、肠镜、乙状结肠镜、直肠镜等,应当按照《消毒技术规范》的要求进行高水平消毒。

四、内镜及附件用后应当立即清洗、消毒或者灭菌。

五、医疗机构使用的消毒剂、消毒器械或者其它消毒设备,必须符合《消毒管理办法》的规定。

六、内镜及附件的清洗、消毒或者灭菌时间应当使用计时器控制。

七、禁止使用非流动水对内镜进行清洗。

第十三条 内镜室应当做好内镜清洗消毒的登记工作,登记内容应当包括,就诊病人姓名、使用内镜的编号、清洗时间、消毒时间以及操作人员姓名等事项。

第十四条 医院感染管理部门应当按照本规范,负责对本机构内镜使用和清洗消毒质量的监督管理。

第三章 软式内镜的清洗与消毒

第十五条 软式内镜使用后应当立即用湿纱布擦去外表面污物,并反复送气与送水至少 10 秒钟,取下内镜并装好防水盖,置合适的容器中送清洗消毒室。

清洗步骤、方法及要点包括:

一、水洗

(一)将内镜放入清洗槽内

1. 在流动水下彻底冲洗,用纱布反复擦洗镜身,同时将操作部清洗干净;

2. 取下活检入口阀门、吸引器按钮和送气送水按钮,用清洁毛刷彻底刷洗活检孔道和导光软管的吸引器管道,刷洗时必须两头见刷头,并洗净刷头上的污物;

3. 安装全管道灌流器、管道插塞、防水帽和吸引器,用吸引器反复抽吸活检孔道;

4. 全管道灌流器接 50 ml 注射器,吸清水注入送气送水管道;

5. 用吸引器吸干活检孔道的水分并擦干镜身。

(二)将取下的吸引器按钮、送水送气按钮和活检入口阀用清水冲洗干净并擦干。

(三)内镜附件如活检钳、细胞刷、切开刀、导丝、碎石器、网篮、造影导管、异物钳等使用后,先放入清水中,用小刷刷洗钳瓣内面和关节处,清洗后并擦干。

(四)清洗纱布应当采用一次性使用的方式,清洗刷应当一用一消毒。

二、酶洗

(一)多酶洗液的配置和浸泡时间按照产品说明书。

(二)将擦干后的内镜置于酶洗槽中,用注射器抽吸多酶洗液 100 ml,冲洗送气送水管道,用吸引器将含酶洗液吸入活检孔道,操作部用多酶洗液擦拭。

(三)擦干后的附件、各类按钮和阀门用多酶洗液浸泡,附件还需在超声清洗器内清洗 5~10 分钟。

(四)多酶洗液应当每清洗 1 条内镜后更换。

三、清洗

(一)多酶洗液浸泡后的内镜,用水枪或者注射器彻底冲洗各管道,以去除管道内的多酶洗液及松脱的污物,同时冲洗内镜的外表面。

(二)用 50 ml 的注射器向各管道冲气,排出管道内的水分,以免稀释消毒剂。

第十六条 软式内镜采用化学消毒剂进行消毒或者灭菌时,应当按照使用说明进行,并进行化学监测和生物学监测。

第十七条 采用 2% 碱性戊二醛浸泡消毒或者灭菌时,应当将清洗擦干后的内镜置于消毒槽并全部浸没消毒液中,各孔道用注射器灌满消毒液。

非全浸式内镜的操作部,必须用清水擦拭后再用 75% 乙醇擦拭消毒。

第十八条 需要消毒的内镜采用 2% 碱性戊二醛灭菌时,浸泡时间为:

(一)胃镜、肠镜、十二指肠镜浸泡不少于 10 分钟;

(二)支气管镜浸泡不少于 20 分钟;

(三)结核杆菌、其他分枝杆菌等特殊感染患者使用后的内镜浸泡不少于 45 分钟。

第十九条 需要灭菌的内镜采用 2% 碱性戊二醛灭菌时,必须浸泡 10 小时。

第二十条 当日不再继续使用的胃镜、肠镜、十二指肠镜、支气管镜等需要消毒的内镜采用 2% 碱性戊二醛消毒时,应当延长消毒时间至 30 分钟。

第二十一条 采用其它消毒剂、自动清洗消毒器械或者其他消毒器械时,必须符合本规范第十二条第五款的规定,并严格按照使用说明进行操作。

在使用器械进行清洗消毒之前,必须先按照第十五条的规定对内镜进行清洗。

第二十二条 软式内镜消毒后,应当按照以下方法、步骤进行冲洗和干燥:

一、内镜从消毒槽取出前,清洗消毒人员应当更换手套,用注射器向各管腔注入空气,以去除消毒液。

二、将内镜置入冲洗槽,流动水下用纱布清洗内镜的外表面,反复抽吸清水冲洗各孔道。

三、用纱布擦干内镜外表面,将各孔道的水分抽吸干净。取下清洗时的各种专用管道和按钮,换上诊疗用的各种附件,方可用于下一病人的诊疗。

四、支气管镜经上述操作后,还需用 75% 的乙醇或者洁净压缩空气等方法进行干燥。

第二十三条 采用化学消毒剂浸泡灭菌的内镜,使用前必须用无菌水彻底冲洗,去除残留消毒剂。

第二十四条 内镜附件的消毒与灭菌方法及要点包括:

一、活检钳、细胞刷、切开刀、导丝、碎石器、网篮、造影导管、异物钳等内镜附件必须一用一灭菌。首选方法是压力蒸汽灭菌,也可用环氧乙烷、2% 碱性戊二醛浸泡 10 小时灭菌,或者选用符合本规范第十二条第五款规定的适用于内镜消毒的消毒剂、消毒器械进行灭菌,具体操作方法遵照使用说明。

二、弯盘、敷料缸等应当采用压力蒸汽灭菌;非一次性使用的口圈可采用高水平化学消毒剂消毒,如用有效氯含量为 500 mg/L 的含氯消毒剂或者 2000 mg/L 的过氧乙酸浸泡消毒 30 分钟。消毒后,用水彻底冲净残留消毒液,干燥备用;注水瓶及连接管采用高水平以上无腐蚀性化学消毒剂浸泡消毒,消毒后用无菌水彻底冲净残留消毒液,干燥备用。注水瓶内的用水应为无菌水,每天更换。

第二十五条 灭菌后的附件应当按无菌物品储存要求进行储存。

第二十六条 每日诊疗工作结束,用 75% 的乙醇对消毒后的内镜各管道进行冲洗、干燥，储存于专用洁净柜或镜房内。镜体应悬挂，弯角固定钮应置于自由位。

储柜内表面或者镜房墙壁内表面应光滑、无缝隙、便于清洁，每周清洁消毒一次。

第二十七条 每日诊疗工作结束，必须对吸引瓶、吸引管、清洗槽、酶洗槽、冲洗槽进行清洗消毒，具体方法及要点包括：

一、吸引瓶、吸引管经清洗后，用有效氯含量为 500 mg/L 的含氯消毒剂或者 2000 mg/L 的过氧乙酸浸泡消毒 30 分钟，刷洗干净，干燥备用。

二、清洗槽、酶洗槽、冲洗槽经充分刷洗后，用有效氯含量为 500 mg/L 的含氯消毒剂或者 2000 mg/L 过氧乙酸擦拭。

消毒槽在更换消毒剂时必须彻底刷洗。

第二十八条 每日诊疗工作开始前，必须对当日拟使用的消毒类内镜进行再次消毒。如采用 2% 碱性戊二醛浸泡，消毒时间不少于 20 分钟，冲洗、干燥后，方可用于病人诊疗。

第四章 硬式内镜的清洗消毒

第二十九条 硬式内镜的清洗步骤、方法及要点包括：

一、使用后立即用流动水彻底清洗，除去血液、黏液等残留物质，并擦干。

二、将擦干后的内镜置于多酶洗液中浸泡，时间按使用说明。

三、彻底清洗内镜各部件，管腔应当用高压水枪彻底冲洗，可拆卸部分必须拆开清洗，并用超声清洗器清洗 5～10 分钟。

四、器械的轴节部、弯曲部、管腔内用软毛刷彻底刷洗，刷洗时注意避免划伤镜面。

第三十条 硬式内镜的消毒或者灭菌方法及要点包括：

一、适于压力蒸汽灭菌的内镜或者内镜部件应当采用压力蒸汽灭菌，注意按内镜说明书要求选择温度和时间。

二、环氧乙烷灭菌方法适于各种内镜及附件的灭菌。

三、不能采用压力蒸汽灭菌的内镜及附件可以使用 2% 碱性戊二醛浸泡 10 小时灭菌。

四、达到消毒要求的硬式内镜，如喉镜、阴道镜等，可采用煮沸消毒 20 分钟的方法。

五、用消毒液进行消毒、灭菌时，有轴节的器械应当充分打开轴节，带管腔的器械腔内应充分注入消毒液。

六、采用其他消毒剂、消毒器械必须符合本规范第十二条 第五款的规定，具体操作方法按使用说明。

第三十一条 采用化学消毒剂浸泡消毒的硬式内镜，消毒后应当用流动水冲洗干净，再用无菌纱布擦干。

采用化学消毒剂浸泡灭菌的硬式内镜，灭菌后应当用无菌水彻底冲洗，再用无菌纱布擦干。

第三十二条 灭菌后的内镜及附件应当按照无菌物品储存要求进行储存。

第五章 内镜消毒灭菌效果的监测

第三十三条 消毒剂浓度必须每日定时监测并做好记录，保证消毒效果。

消毒剂使用的时间不得超过产品说明书规定的使用期限。

第三十四条 消毒后的内镜应当每季度进行生物学监测并做好监测记录。

灭菌后的内镜应当每月进行生物学监测并做好监测记录。

消毒后的内镜合格标准为：细菌总数＜20cfu/件，不能检出致病菌；灭菌后内镜合格标准为：无菌检测合格。

第三十五条 内镜的消毒效果监测采用以下方法：

（一）采样方法：监测采样部位为内镜的内腔面。用无菌注射器抽取 10 ml 含相应中和剂的缓冲液，从待检内镜活检口注入，用 15 ml 无菌试管从活检出口收集，及时送检，2 小时内检测。

（二）菌落计数：将送检液用旋涡器充分震荡，取 0.5 ml，加入 2 只直径 90 mm 无菌平皿，每个平皿分别加入已经熔化的 45～48℃营养琼脂 15～18 ml，边倾注边摇匀，待琼脂凝固，于 35℃培养 48 小时后计数。

结果判断：菌落数/镜＝2 个平皿菌落数平均值×20。

（三）致病菌检测：将送检液用旋涡器充分振荡，取 0.2 ml 分别接种 90 mm 血平皿、中国蓝平皿和 SS 平皿，均匀涂布，35℃培养 48 小时，观察有无致病菌生长。

第六章 附 则

第三十六条 医疗机构设有内镜诊疗中心的，其建筑面积应当与医疗机构的规模和功能相匹配，设立病人候诊室（区）、诊疗室、清洗消毒室、内镜贮藏室等。

诊疗室内的每个诊疗单位应当包括：诊疗床 1 张、主机（含显示器）、吸引器、治疗车等，每个诊疗单位的净使用面积不得少于 20 m^2。

第三十七条 本规范自 2004 年 6 月 1 日起施行。

原《医院感染管理规范（试行）》第六章第十一节"内镜室的医院感染管理"同时废止，其他与本规范不一致的规定以本规范为准。

手术部医院感染预防与控制技术规范

（征求意见稿）

第一章 总 则

第一条 为加强手术部的医院感染预防与控制工作,保证医疗质量和患者手术安全,制定本规范。

第二条 本规范适用于各级各类医院手术部的管理。

第三条 各级各类医院应当严格按照本规范要求,加强手术部的管理工作,有效预防和控制医院感染,保障患者安全。

第四条 各级地方人民政府卫生行政部门负责本辖区内手术部医院感染预防与控制的监督管理工作。

第二章 手术部的基本要求

第五条 医院应当按照本规范的要求,制定并实施手术部的各项规章制度、工作流程、操作规范及人员的岗位职责。

第六条 医院手术部的管理人员、工作人员和实施手术的医师,应当具备手术部医院感染预防与控制及环境卫生学管理方面的知识,接受相关医院感染管理知识的培训,严格执行有关制度、规范。

第七条 医院手术部的建筑布局应当符合功能流程合理和洁污区域分开的原则。功能分区应当包括:无菌物品储存区域;医护人员刷手、患者手术区域;污物处理区域。各个区域应有明显的标志,区域间避免交叉污染。

第八条 为传染病患者或者其他需要隔离的患者实施手术时,应当按照《传染病防治法》有关规定,严格按照标准预防原则并根据致病微生物的传播途径采取相应的隔离措施,加强医务人员的防护和手术后物品、环境的消毒工作。

第九条 医院手术部环境的卫生学管理应当达到以下基本要求:

（一）手术部的墙壁、地面光滑、无裂隙,排水系统良好。

（二）手术部用房的墙体表面、地面和各种设施、仪器设备的表面,应当在每日开始手术前和手术结束后进行湿式擦拭方法的清洁、消毒,墙体表面的擦拭高度为 $2\sim2.5$ m。未经清洁、消毒的手术间不得连续使用。

（三）不同区域及不同手术用房的清洁、消毒物品应当分开使用。用于清洁、消毒的拖布、抹布应当是不易掉纤维的织物材料。

（四）手术部应当选用环保型中、高效化学消毒剂,周期性更换消毒剂,避免长期使用一种消毒剂导致微生物的耐药性。

第十条 医务人员在手术操作过程中应当遵循以下基本要求：

（一）在手术部的工作人员和实施手术的医务人员应当严格遵守无菌技术操作规程。

（二）进入手术室的人员应当严格按照规定更换手术室专用的工作衣、鞋帽、口罩。

（三）在无菌区内只允许使用无菌物品，若对物品的无菌性有怀疑，应当视其为污染。

（四）医务人员不能在手术者背后传递器械、用物，坠落在手术床边缘以下或者手术器械台平面以下的器械、物品应当视为污染。

（五）实施手术刷手的人员，刷手后只能触及无菌物品和无菌区域。

（六）穿好无菌手术衣的医务人员限制在无菌区域活动。

（七）手术室的门在手术过程中应当关闭，尽量减少人员的出入。

（八）患有上呼吸道感染或者其他传染病的工作人员应当限制进入手术部工作。

（九）手术结束后，医务人员脱下的手术衣、手套、口罩等物品应当放入指定位置后，方可离开手术室。

第十一条 手术使用的无菌医疗器械、器具应当达到以下基本要求：

（一）手术使用的医疗器械、器具以及各种敷料必须达到灭菌要求；

（二）一次性使用的医疗器械、器具不得重复使用；

（三）接触病人的麻醉物品应当一人一用一消毒；

（四）医务人员使用无菌物品和器械时，应当检查外包装的完整性和灭菌有效日期，包装不合格或者超过灭菌有效期限的物品不得使用。

第十二条 手术后的废弃物管理应当严格按照《医疗废物管理条例》及有关规定进行分类、处理。

第十三条 进入手术部的新设备或者因手术需要外带的仪器、设备，应当对其进行检查、清洁处理后方可进入和使用。

进入手术部洁净区域的物品、药品应当拆除其外包装后进行存放，设施、设备应当进行表面的清洁处理。无菌物品应当存放于无菌物品区域中。

第十四条 传染病患者的手术应当在隔离手术间进行手术。手术结束后，应当对手术间环境及物品、仪器等进行终末消毒。

第三章　洁净手术部的基本要求

第十五条 洁净手术部的建筑布局、基本装备、净化空调系统和用房分级等应符合《医院洁净手术部建筑技术规范 GB50333－2002》的标准，辅助用房应按规定分洁净和非洁净辅助用房，并设置在洁净和非洁净手术部的不同区域内。

第十六条 洁净手术部的管理应当达到以下基本要求：

（一）进入洁净手术部清洁区、无菌区内的人员应当更换手术部专用的产尘少的工作服；

（二）洁净手术部各区域的缓冲区，应当设有明显标识，各区域的门应当保持关闭状态，不可同时打开出、入门；

（三）医务人员应当在气流的上风侧进行无菌技术操作时，有对空气产生污染的操作选择在回风口侧进行；

（四）洁净手术室温度应在 20～25℃；相对湿度为 40%～60%；噪声为 40～50 dB；手术室照明的平均照度为 500Lx 左右；洁净手术室在手术中应保持正压状态，洁净区对非洁净区的静压差为 10Pa；

（五）洁净手术部的净化空调系统应当在手术前 30 分钟开启，手术结束后 30 分钟关闭；

（六）洁净手术部的净化空调系统应当连续运行，直至清洁、消毒工作完成。Ⅰ～Ⅱ级用房的运转时间为清洁、消毒工作完成后 20 分钟，Ⅲ～Ⅳ级用房的运转时间为清洁、消毒工作完成后 30 分钟；

（七）洁净手术部每周定期对设备层的新风机组设备进行彻底清洁，每两周对净化机组设备进行彻底清洁，并进行记录；

（八）消毒气体、麻醉废气的控制排放，应当利用单独系统或与送风系统连锁的装置。

第十七条 洁净手术部空气净化设备的日常管理应当符合以下基本要求：

（一）对洁净区域内的非阻漏式孔板、格栅、丝网等送风口，应当定期进行清洁；

（二）对洁净区域内回风口格栅应当使用竖向栅条，每天擦拭清洁 1 次，对滤料层应按照附表一的规定更换；

（三）负压手术室每次手术结束后应当进行负压持续运转 15 分钟后再进行清洁擦拭，达到自净要求方可进行下一个手术。过滤致病气溶胶的排风过滤器应当每半年更换一次；

（四）热交换器应当定期进行高压水冲洗，并使用含消毒剂的水进行喷射消毒；

（五）对空调器内部加湿器和表冷器下的水盘和水塔，应当定期清除污垢，并进行清洗、消毒；

（六）对挡水板应当定期进行清洗；

（七）对凝结水的排水点应当定期进行检查，并进行清洁、消毒。

第十八条 洁净手术部空气净化系统应当达到以下基本要求：

（一）Ⅰ～Ⅲ级洁净手术室和Ⅰ～Ⅱ级其他洁净用房应当实行空气洁净系统送、回风的动态控制；Ⅳ级洁净手术室和Ⅲ、Ⅳ级其他洁净用房可以通过末端为高效或者亚高效过滤器的局部空气净化设备实行动态控制，并设置工程专职人员负责手术进行中的计算机动态监控；非洁净区可以利用局部净化设备进行循环自净。

（二）严禁使用有化学刺激、致癌因素的局部空气净化设备。

（三）空气净化系统的送风末端装置应当保证密闭，不泄露。

（四）负压手术室和产生致病性气溶胶的房间应当设置独立的空气净化系统，并且排风口安装高效过滤器。

（五）排放有致病气溶胶的风口应采用密闭装置。

第十九条 洁净手术部的环境卫生学控制指标应当符合附表二的要求。检测方法符合附表三的规定。

静态含尘浓度和沉降菌浓度以综合性能评定的测定数据或年检数据为准。消毒后的染菌密度以每次消毒后的检测数据为准。

第二十条 洁净手术部的质量评价及监测工作包括以下内容：

（一）洁净手术部投入运行前，应当经有资质的工程质检部门进行综合性能全面评定，并作为手术部基础材料存档。

（二）洁净手术部日常实行动态监测，必测项目为细菌浓度和空气的气压差。

（三）每天可通过净化自控系统进行机组监控并记录，发现问题及时解决。

（四）每月对非洁净区域局部净化送、回风口设备进行清洁状况的检查，发现问题及时解决。

（五）每月对各级别洁净手术部手术室至少进行1间静态空气净化效果的监测并记录。

（六）每半年对洁净手术部进行一次尘埃粒子的监测，监控高效过滤器的使用状况并记录。

（七）每半年对洁净手术部的正负压力进行监测并记录。

第四章　附　则

第二十一条　本指南中的名词解释：

（一）洁净手术部（clean operating department）：以数间洁净手术室为核心包括各类辅助用房，自成体系的功能区域。

（二）空气洁净技术：是指通过科学设计的多级空气过滤系统，最大程度地清除空气中的悬浮微粒及微生物，创造洁净环境的有效手段。

（三）空气洁净度（air cleanliness）：表示空气洁净的程度，以含有的微粒（无生命微粒和有生命微粒）浓度衡量，浓度高则洁净度低，反之则高，无量纲。

（四）空气洁净度级别（air cleanliness class）：以数字表示的空气洁净度等级，数字越小，级别越高，洁净度越高；反之则洁净度越低。

（五）洁净度100级（cleanliness class 100）：大于等于0.5μm的尘粒数大于350个/m³（0.35个/L）且小于等于3500个/m³（3.5个/L）。

（六）洁净度1000级（cleanliness class 1000）：大于等于0.5μm的尘粒数大于3500个/m³（3.5个/L）且小于等于35000个/m³（35个/L）。

（七）洁净度10000级（cleanliness class 10000）：大于等于0.5μm的尘粒数大于35000/m³（35个/L）且小于等于350000个/m³（350个/L）。

（八）洁净度100000级（cleanliness class 100000）：大于等于0.5μm的尘粒数大于350000/m³（350个/L）且小于等于3500000个/m³（3500个/L）。

（九）洁净度300000级（cleanliness class 300000）：大于等于0.5μm的尘粒数大于3500000/m³（3500个/L）且小于等于10500000个/m³（10500个/L）。

（十）浮游菌浓度（airborne bacterial concentration）：利用采样培养基培养得出的单位体积空气中的浮游菌数（cfu/m³）。

（十一）沉降菌浓度（depositing bacterial concentration）：用直径为90 mm的培养皿静置于室内30 min，然后培养得出的每一皿的沉降菌落数

（十二）表面染菌密度（density of surface contaminated bacteria）：用特定方法擦拭表面并按要求后得出的菌落数（cfu/cm²）。

（十三）手术区（operation zone）：需要特别保护的手术台及其周围区域，Ⅰ级手术室的手术区是指手术台两侧边各外推0.9 m、两端各外推至少0.4 m后（包括手术台）的区域；Ⅱ级手术室的手术区是指手术台两边各外推至少0.6 m、两端各外推至少0.4 m后（包括手术台）的区域；Ⅲ级手术室的手术区是指手术台四边各外推至少0.4 m后（包括手术台）的区域。Ⅳ级手术室不分手术区和周边区。Ⅰ级眼科专用手术室手术区每边不小于1.2 m。

附表 1:过滤器更换周期

类　别	检 查 内 容	更 换 周 期
新风入口过滤网	网眼是否一半以上已堵	1 周左右清扫 1 次,多风砂地区周期更短
粗低效过滤器	阻力已超过额定初阻力 60Pa,或等于 2×设计或运行初阻力	1～2 个月
中效过滤器	阻力已超过额定初阻力 80Pa,或等于 2×设计或运行初阻力	2～4 个月
亚高效过滤器	阻力已超过额定初阻力 100Pa,或等于 2×设计或运行初阻力(低阻亚高效时为 3 倍)	1 年以上
高效过滤器	阻力已超过额定初阻力 160Pa,或等于 2×设计或运行初阻力	3 年以上

附表 2:环境污染控制指标

级别	空 气 微粒(粒/L) ≥0.5μm 静态	空 气 微粒(粒/L) ≥0.5μm 动态	空 气 微粒(粒/L) ≥5.0μm 静态	空 气 微粒(粒/L) ≥5.0μm 动态	空 气 沉降菌浓度(个/φ90 皿·0.5h) 静态	空 气 沉降菌浓度(个/φ90 皿·0.5h) 动态	地面 染菌密度(个/cm²) 消毒后	地面 染菌密度(个/cm²) 工作中	墙面与物体表面 染菌密度(个/cm²) 消毒后	墙面与物体表面 染菌密度(个/cm²) 工作中	五指手套印 染菌密度(个/手套) 新手套	五指手套印 染菌密度(个/手套) 工作中
Ⅰ	≤3.5	动静比=5	0	动静比=5	≤0.2	动静比=7.5	≤3	动静比=10	≤3	动静比=5	0	≤1
Ⅱ	≤350		≤3		≤1.5		≤5		≤5		0	≤3
Ⅲ	≤3500		≤30		≤4		≤5		≤5		0	≤5
Ⅳ	≤10500		≤90		≤5		≤5		≤5		0	≤5
非洁净区	/	/	/	/	≤10/5min		≤10		≤10		/	/

附表三:细菌浓度监测方法

一、空气沉降菌浓度

(一)手术室空气沉降菌浓度应在手术开始、中间和结束前抽检 3～4 次。

在每个回风口中部摆放 3 个 φ90 培养皿,沉降 0.5 小时后,在 37℃下培养 24 h,菌落计数的每皿平均值应符合表 2.1 的动态要求,单皿最大值不应超过平均值 3 倍。

(二)其他洁净用房在当天上午 10 时和下午 4 时各测 1 次,在每个回风口中部摆放 3 个 φ90 培养皿,沉降 0.5h 后在 37℃下培养 24h,菌落计数的每皿平均值应符合附表 2 的动态要求,单皿最大值不应超过平均值 3 倍。

二、表面染菌密度

(一)采样时间:消毒后 10 分钟之内(各类洁净用房,作为静态实测数据)、手术室手术结束后和各类洁净用房的上午 10 时。

(二)采样地点:有代表性地点,每间个房间每种表面不少于 2 点。

（三）采用方法：

平皿压印法：

培养基倒注在 5 cm 的平皿内，并使琼脂高出平皿边 1～2 mm，将冷后的平皿中琼脂表面压贴生物体表面，然后放入 37℃温箱培养 24 h 后，数菌计算表面污染度。

计算公式：

$$菌含量(cfu/m^2) = \frac{平皿上总菌落数}{平皿面积(19.63cm^2)}$$

三、五指手套印细菌数

（一）每次抽检人数不少于 3 人。

（二）《消毒技术规范》规定的方法。

（三）结果应符合附表 2 的要求。

四、气压差监测方法

（一）方法：仪器测定法。

（二）仪器：液柱式微压计，最小刻度 2 Pa。

（三）人员：一人持测定胶管并复核，一人操作仪器。

（四）步骤

1. 关门　应把洁净区域内所有的门关闭，最好有人守护。

2. 测定　应从平面上最里面级别最高的房间依次向外测定，凡是可相通的相邻两室都要测定，一直测到可与室外相通的房间。应有一人在待测房间手持伸入该房间的胶管，使管口处于 0.8 m 高度，管口端面垂直于地面，避开气流方向和涡流区。

3. 检查　如果静压太小，不易判断正负，可用线头之类放在门缝外观察。

4. 调节　如发现测出的压差未达到要求，可调节风口或阀门开度重测。

手术部位感染预防与控制技术指南

外科手术必然会带来手术部位皮肤和组织的损伤,当手术切口的微生物污染达到一定程度时,会发生手术部位的感染。手术部位的感染包括切口感染和手术涉及的器官或腔隙的感染,手术部位感染的危险因素包括患者方面和手术方面。患者方面的主要因素是:年龄、营养状况、免疫功能、健康状况等。手术方面的主要因素是:术前住院时间、备皮方式及时间、手术部位皮肤消毒、手术室环境、手术器械的灭菌、手术过程的无菌操作、手术技术、手术持续的时间、预防性抗菌药物使用情况等。医疗机构和医务人员应当针对危险因素,加强外科手术部位感染的预防与控制工作。

一、外科手术切口的分类

根据外科手术切口微生物污染情况,外科手术切口分为清洁切口、清洁－污染切口、污染切口、感染切口。

（一）清洁切口　手术未进入感染炎症区,未进入呼吸道、消化道、泌尿生殖道及口咽部位。

（二）清洁－污染切口　手术进入呼吸道、消化道、泌尿生殖道及口咽部位,但不伴有明显污染。

（三）污染切口　手术进入急性炎症但未化脓区域;开放性创伤手术;胃肠道、尿路、胆道内容物及体液有大量溢出污染;术中有明显污染(如开胸心脏按压)。

（四）感染切口　有失活组织的陈旧创伤手术;已有临床感染或脏器穿孔的手术。

二、外科手术部位感染的定义

外科手术部位感染分为切口浅部组织感染、切口深部组织感染、器官/腔隙感染。

（一）切口浅部组织感染　手术后30天以内发生的仅累及切口皮肤或者皮下组织的感染,并符合下列条件之一:

1. 切口浅部组织有化脓性液体。

2. 从切口浅部组织的液体或者组织中培养出病原体。

3. 具有感染的症状或者体征,包括局部发红、肿胀、发热、疼痛和触痛,外科医师开放的切口浅层组织。

下列情形不属于切口浅部组织感染:

1. 针眼处脓点(仅限于缝线通过处的轻微炎症和少许分泌物)。

2. 外阴切开术或包皮环切术部位或肛门周围手术部位感染。

3. 感染的烧伤创面,及溶痂的Ⅱ、Ⅲ度烧伤创面。

（二）切口深部组织感染　无植入物者手术后30天以内、有植入物者手术后1年以内发生的累及深部软组织(如筋膜和肌层)的感染,并符合下列条件之一:

1. 从切口深部引流或穿刺出脓液,但脓液不是来自器官/腔隙部分。

2. 切口深部组织自行裂开或者由外科医师开放的切口。同时,患者具有感染的症状或者体征,包括局部发热,肿胀及疼痛。

3. 经直接检查、再次手术探查、病理学或者影像学检查,发现切口深部组织脓肿或者其他感染证据。同时累及切口浅部组织和深部组织的感染归为切口深部组织感染;经切口引流所致器官/腔隙感染,无须再次手术归为深部组织感染。

(三)器官/腔隙感染　无植入物者手术后 30 天以内、有植入物者手术后 1 年以内发生的累及术中解剖部位(如器官或者腔隙)的感染,并符合下列条件之一:

1. 器官或者腔隙穿刺引流或穿刺出脓液。

2. 从器官或者腔隙的分泌物或组织中培养分离出致病菌。

3. 经直接检查、再次手术、病理学或者影像学检查,发现器官或者腔隙脓肿或者其他器官或者腔隙感染的证据。

三、外科手术部位感染预防要点

(一)管理要求

1. 医疗机构应当制定并完善外科手术部位感染预防与控制相关规章制度和工作规范,并严格落实。

2. 医疗机构要加强对临床医师、护士、医院感染管理专业人员的培训,掌握外科手术部位感染预防工作要点。

3. 医疗机构应当开展外科手术部位感染的目标性监测,采取有效措施逐步降低感染率。

4. 严格按照抗菌药物合理使用有关规定,正确、合理使用抗菌药物。

5. 评估患者发生手术部位感染的危险因素,做好各项防控工作。

(二)感染预防要点

1. 手术前

(1)尽量缩短患者术前住院时间。择期手术患者应当尽可能待手术部位以外感染治愈后再行手术。

(2)有效控制糖尿病患者的血糖水平。

(3)正确准备手术部位皮肤,彻底清除手术切口部位和周围皮肤的污染。避免不必要的术前备皮,毛发不影响手术视野时不需备皮。如果确需去除手术部位毛发时,应当使用不损伤皮肤的方法如:剪毛、化学性脱毛剂。使用常规备皮方法时必须采用一次性刀片,并在在手术当日进行。

(4)消毒前要彻底清除手术切口和周围皮肤的污染,采用卫生行政部门批准的合适的消毒剂以适当的方式消毒手术部位皮肤,皮肤消毒范围应当符合手术要求,如需延长切口、做新切口或放置引流时,应当扩大消毒范围。

(5)如需预防用抗菌药物时,手术患者皮肤切开前 30 分钟至 2 小时内或麻醉诱导期给予合理种类和合理剂量的抗菌药物。需要做肠道准备的患者,还需术前一天分次、足剂量给予非吸收性口服抗菌药物。

(6)有明显皮肤感染或者患感冒、流感等呼吸道疾病,以及携带或感染多重耐药菌的医务人员,在未治愈前不应当参加手术。

（7）手术人员要严格按照《医务人员手卫生规范》进行外科手消毒。

（8）重视术前患者的抵抗力，纠正水电解质的不平衡、贫血、低蛋白血症等。

2. 手术中

（1）保证手术室门关闭，尽量保持手术室正压通气，环境表面清洁，最大限度减少人员数量和流动。

（2）保证使用的手术器械、器具及物品等达到灭菌水平。

（3）手术中医务人员要严格遵循无菌技术原则和手卫生规范。

（4）若手术时间超过 3 小时，或者手术时间长于所用抗菌药物半衰期的，或者失血量大于 1500 ml 的，手术中应当对患者追加合理剂量的抗菌药物。

（5）手术人员尽量轻柔地接触组织，保持有效地止血，最大限度地减少组织损伤，彻底去除手术部位的坏死组织，避免形成死腔。

（6）术中保持患者体温正常，防止低体温。需要局部降温的特殊手术执行具体专业要求。

（7）冲洗手术部位时，应当使用温度为 37℃ 的无菌生理盐水等液体。

（8）对于需要引流的手术切口，术中应当首选密闭负压引流，并尽量选择远离手术切口、位置合适的部位进行置管引流，确保引流充分。

3. 手术后

（1）医务人员接触患者手术部位或者更换手术切口敷料前后应当进行手卫生。

（2）为患者更换切口敷料时，要严格遵守无菌技术操作原则及换药流程。

（3）术后保持引流通畅，根据病情尽早为患者拔除引流管。

（4）外科医师、护士要定时观察患者手术部位切口情况，出现分泌物时应当进行微生物培养，结合微生物报告及患者手术情况，对外科手术部位感染及时诊断、治疗和监测。

医院空气净化管理规范

1 范围
本标准规定了医院空气净化的管理及卫生学要求、空气净化方法和空气净化效果自本标准适用于各级各类医院。其他医疗机构可参照执行。

2 规范性引用文件
下列文件对于本文件的应用是必不可少的。凡是注日期的引用文件，仅注日期的件。凡是不注日期的引用文件，其最新版本（包括所有的修改单）适用于本文件。

GB15982 医院消毒卫生标准

GB50333 医院洁净手术部建筑技术规范

公共场所集中空调通风系统卫生规范卫生部

公共场所集中空调通风系统卫生学评价规范卫生部

公共场所集中空调通风系统清洗规范卫生部

3 术语和定义
下列术语和定义适用于本文件。

3.1 空气净化 air cleaning
降低室内空气中的微生物、颗粒物等使其达到无害化的技术或方法。

3.2 洁净手术部（室）clean operating department（room）
采取一定空气洁净技术，使空气菌落数和尘埃粒子数等指标达到相应洁净度等级标准的手术部（室）。

3.3 自然通风 natural ventilation
利用建筑物内外空气的密度差引起的热压或风压，促使空气流动而进行的通风换气。

3.4 集中空调通风系统 central air－conditioning ventilation system
为使房间或封闭空间空气温度、湿度、洁净度和气流速度等参数达到设定的要求，中处理、输送、分配的所有设备、管道及附件、仪器仪表的总和。

3.5 空气净化消毒装置 air cleaning and disinfection device
去除集中空调通风系统送风中微生物、颗粒物和气态污染物的装置。

4 管理及卫生学要求
4.1 空气净化管理要求

4.1.1 医院应根据空气净化与消毒相关法律、法规和标准的规定，结合医院实际情况，制定相应的空气净化管理制度，并组织实施。

4.1.2 医院应对空气净化与消毒设施的使用和管理人员、医务人员进行空气净化与消毒相关法律、法规和标准等知识的培训，明确各自的职责和任务，确保空气净化设施的正常运行。

4.1.3 医院应根据临床科室的感染风险评估,采取适宜的空气净化措施,使其室内空气质量符合国家相应标准的要求。

4.1.4 医院应对全院有关临床科室的空气质量进行检查和指导。

4.2 空气净化卫生要求

4.2.1 洁净手术部(室)和其他洁净场所(如洁净骨髓移植病房),新建与改建验收时、更换高效过滤器后、日常监测时,空气中的细菌菌落总数应符合 GB50333 的要求。

4.2.2 非洁净手术部(室)、非洁净骨髓移植病房、产房、导管室、新生儿室、器官移植病房、烧伤病房、重症监护病房、血液病病区空气中的细菌菌落总数≤4cfu/(15min·φ9cm 平皿)。

4.2.3 儿科病房、母婴同室、妇产科检查室、人流室、治疗室、注射室、换药室、输血科、消毒供应中心、血液透析中心(室)、急诊室、化验室、各类普通病室、感染疾病科门诊及其病房空气中的细菌菌落总数≤4cfu/(5min·直径 9cm 平皿)。

5 空气净化方法

5.1 通风

5.1.1 自然通风

应根据季节、室外风力和气温,适时进行通风。

5.1.2 机械通风

5.1.2.1 工作原理

通过安装通风设备,利用风机、排风扇等运转产生的动力,使空气流动。

5.1.2.2 通风方式

5.1.2.2.1 机械送风与自然排风适用于污染源分散及室内空气污染不严重的场所。机械送风口宜远离门窗。

5.1.2.2.2 自然送风与机械排风适用于室内空气污染较重的场所。室内排风口宜远离门,宜安置于门对侧墙面上。

5.1.2.2.3 机械送风与机械排风适用于卫生条件要求较高的场所。根据通风的需要设定换气次数或保持室内的正压或负压。

5.1.3 注意事项

5.1.3.1 应充分考虑房间的功能要求、相邻房间的卫生条件和室内外的环境因素,选择通风方式及室内的正负压。

5.1.3.2 应定期对机械通风设备进行清洁.遇污染及时清洁与消毒.

5.2 集中空调通风系统

5.2.1 集中空调通风系统应加强卫生管理.并符合国家有关规定。

5.2.2 集中空调通风系统的卫生要求及检测方法应符合《公共场所集中空调通风系统卫生规范》的规定。

5.2.3 集中空调通风系统的卫生学评价应符合《公共场所集中空调通风系统卫生学评价规范》的规定。

5.2.4 集中空调通风系统的清洗应符合《公共场所集中空调通风系统清洗规范》的规定。

5.3 空气洁净技术

5.3.1 设计要求

洁净手术部(室)和其他洁净场所的设计应遵循 GB50333 的要求。

5.3.2 维护与保养要求

5.3.2.1 空气处理机组、新风机组应定期检查,保持清洁。

5.3.2.2 新风机组粗效滤网宜每 2d 清洁一次;粗效过滤器宜 1~2 个月更换一次;中效过滤器宜每周检查,3 个月更换一次;亚高效过滤器宜每年更换。发现污染和堵塞及时更换。

5.3.2.3 末端高效过滤器宜每年检查一次,当阻力超过设计初阻力 160Pa 或已经使用 3 年以上时宜更换。

5.3.2.4 排风机组中的中效过滤器宜每年更换,发现污染和堵塞及时更换。

5.3.2.5 定期检查回风口过滤网,宜每周清洁一次,每年更换一次。如遇特殊污染,及时更换,并用消毒剂擦拭回风口内表面。

5.3.2.6 设专门维护管理人员,遵循设备的使用说明进行保养与维护;并制定运行手册,有检查和记录。

5.4 紫外线消毒

5.4.1 适用范围

适用于无人状态下室内空气的消毒。

5.4.2 消毒方法

紫外线灯采取悬吊式或移动式直接照射。安装时紫外线灯(30 W 紫外线灯,在 1.0 m 处的强度＞70μW/cm²)应≥1.5 W/m³,照射时间≥30 min。

5.4.3 注意事项

5.4.3.1 应保持紫外线灯表面清洁,每周用 75%～80%(体积比)乙醇棉球擦拭一次。发现灯管表面有灰尘、油污时,应及时擦拭。

5.4.3.2 紫外线灯消毒室内空气时,房间内应保持清洁干燥,减少尘埃和水雾。温度＜20℃或＞40℃时,或相对湿度＞60%时,应适当延长照射时间。

5.4.3.3 室内有人时不应使用紫外线灯照射消毒。

5.5 循环风紫外线空气消毒器

5.5.1 适用范围

适用于有人状态下的室内空气消毒。

5.5.2 消毒原理

消毒器由高强度紫外线灯和过滤系统组成,可以有效杀灭进入消毒器空气中的微生物,并有效地滤除空气中的尘埃粒子。

5.5.3 使用方法

应遵循卫生部消毒产品卫生许可批件批准的产品使用说明,在规定的空间内正确安装使用。

5.5.4 注意事项

5.5.4.1 消毒时应关闭门窗。

5.5.4.2 进风口、出风口不应有物品覆盖或遮挡。

5.5.4.3 用湿布清洁机器时，须先切断电源。

5.5.4.4 消毒器的检修与维护应遵循产品的使用说明。

5.5.4.5 消毒器应取得卫生部消毒产品卫生许可批件。

5.6 静电吸附式空气消毒器

5.6.1 适用范围

适用于有人状态下室内空气的净化。

5.6.2 消毒原理

采用静电吸附和过滤材料，消除空气中的尘埃和微生物。

5.6.3 使用方法

应遵循卫生部消毒产品卫生许可批件批准的产品使用说明，在规定的空间内正确安装使用。

5.6.4 注意事项

5.6.4.1 消毒时应关闭门窗。

5.6.4.2 进风口、出风口不应有物品覆盖或遮挡。

5.6.4.3 消毒器的循环风量(m^3/h)应大于房间体积的 8 倍以上。

5.6.4.4 消毒器应取得卫生部消毒产品卫生许可批件。

5.6.4.5 消毒器的检修与维护遵循产品的使用说明。

5.7 化学消毒法

5.7.1 超低容量喷雾法

5.7.1.1 适用范围

适用于无人状态下的室内空气消毒。

5.7.1.2 消毒原理

将消毒液雾化成 $20\mu m$ 以下的微小粒子. 在空气中均匀喷雾. 使之与空气中微生物颗粒充分接触，以杀灭空气中的微生物。

5.7.1.3 消毒方法

采用 3% 过氧化氢、5000 mg/L 过氧乙酸、500 mg/L 二氧化氯等消毒液，按照 20～30 ml/m^3 的用量加入到电动超低容量喷雾器中，接通电源，即可进行喷雾消毒。消毒前关好门窗，喷雾时按先上后下、先左后右、由里向外，先表面后空间，循序渐进的顺序依次均匀喷雾。作用时间：过氧化氢、二氧化氯为 30～60 min，过氧乙酸为 1 h。消毒完毕，打开门窗彻底通风。

5.7.1.4 注意事项

5.7.1.4.1 喷雾时消毒人员应作好个人防护。佩戴防护手套、口罩，必要时戴防毒面罩，穿防护服。

5.7.1.4.2 喷雾前应将室内易腐蚀的仪器设备，如监护仪、显示器等物品盖好。

5.7.2 熏蒸法

5.7.2.1 适用范围

适用于无人状态下的室内空气消毒。

5.7.2.2 消毒原理

利用化学消毒剂具有的挥发性，在一定空间内通过加热或其他方法使其挥发达到空气消毒。

　　5.7.2.3　消毒方法

　　采用 0.5%～1.0%(5000～10000 mg/L)过氧乙酸水溶液(1 g/m³)或二氧化氯(10～20 mg/m³),加热蒸发或加激活剂;或采用臭氧(20 mg/m³)熏蒸消毒。消毒剂用量、消毒时间、操作方法和注意事项等应遵循产品的使用说明。消毒前应关闭门窗,消毒完毕,打开门窗彻底通风。

　　5.7.2.4　注意事项

　　5.7.2.4.1　消毒时房间的温度和湿度应适宜。

　　5.7.2.4.2　盛放消毒液的容器应耐腐蚀,大小适宜。

6　不同部门空气净化方法

　　6.1　手术部(室)可选用下列方法净化空气:

　　a) 安装空气净化消毒装置的集中空调通风系统;

　　b) 空气洁净技术;

　　c) 循环风紫外线空气消毒器或静电吸附式空气消毒器或其他获得卫生行政部门消毒产品卫生许可批件的空气消毒器;

　　d) 紫外线灯照射消毒;

　　e) 能使消毒后空气中的细菌总数≤4cfu/(15 min・φ9 cm 平皿)、获得卫生部消毒产品卫生许可批件的其他空气消毒产品。

　　6.2　产房、导管室、新生儿室、器官移植病房、烧伤病房、重症监护病房、血液病病区等,可选用下列方法净化空气:

　　a) 通风;

　　b) 安装空气净化消毒装置的集中空调通风系统;

　　c) 空气洁净技术;

　　d) 循环风紫外线空气消毒器或静电吸附式空气消毒器或其他获得卫生部消毒产品卫生许可批件的空气消毒器;

　　e) 紫外线灯照射消毒;

　　f) 能使消毒后空气中的细菌总数≤4cfu/(15 min・φ9 cm 平皿)、获得卫生部消毒产品卫生许可批件的其他空气消毒产品。

　　6.3　儿科病房、母婴同室、妇产科检查室、人流室、注射室、治疗室、换药室、输血科、消毒供应中心、血液透析中心(室)、急诊室、化验室、各类普通病室、感染疾病科门诊及其病房等可选用下列方法净化空气:

　　a) 通风;

　　b) 集中空调通风系统;

　　c) 循环风紫外线空气消毒器或静电吸附式空气消毒器或其他获得卫生行政部门消毒产品卫生许可批件的空气消毒器;

　　d) 紫外线灯照射消毒;

　　e) 化学消毒;

　　f) 能使消毒后空气中的细菌总数≤4cfu/(5 min・φ9 cm 平皿)、获得卫生行政部门消毒产品卫生许可批件的其他空气消毒产品。

7 不同情况下空气净化方法

7.1 有人情况下可选用下列方法:

a) 普通病房首选自然通风;自然通风不良,宜采取机械通风;

b) 集中空调通风系统;

c) 循环风紫外线空气消毒器或静电吸附式空气消毒器或其他获得卫生部消毒产品卫生许可批件的空气消毒器;

d) 空气洁净技术;

e) 获得卫生部消毒产品卫生许可批件、对人体健康无损害的其他空气消毒产品。

7.2 无人情况下可采用以下方法:

a) 可选用7.1的空气净化方法;

b) 紫外线灯照射消毒;

c) 化学消毒;

d) 其他获得卫生部消毒产品卫生许可批件、适宜于超低容量喷雾消毒的消毒剂进行喷雾消毒,其使用方法、注意事项等遵循产品的使用说明。

7.3 呼吸道传染病患者所处场所可选用以下方法:

a) 受客观条件限制的医院可采用通风,包括自然通风和机械通风,宜采用机械排风;

b) 负压隔离病房;

c) 安装空气净化消毒装置的集中空调通风系统;

d) 使用获得卫生部消毒产品卫生许可批件的空气净化设备,其操作方法、注意事项等应遵循产品的使用说明。

7.4 普通患者出院或死亡后病室可选用以下方法:

a) 通风;

h) 紫外线灯照射消毒;

c) 使用获得卫生部消毒产品卫生许可批件的空气净化设备.其操作方法、注意事项等应遵循产品的使用说明。

7.5 呼吸道传染病患者出院或死亡后病室可选用以下方法:

a) 紫外线灯照射消毒;

b) 化学消毒;

c) 使用获得卫生部消毒产品卫生许可批件的空气净化设备,操作方法、注意事项等应遵循产品的使用说明。

8 空气净化效果的监测

8.1 监测部门

医院应对感染高风险部门如手术部(室)、产房、导管室、层流洁净病房、骨髓移植病房、器官移植病房、重症监护病房、新生儿室、母婴同室、血液透析中心(室)、烧伤病房的空气净化与消毒质量进行监测。

8.2 监测要求

8.2.1 监测频度

医院应对感染高风险部门每季度进行监测;洁净手术部(室)及其他洁净场所.新建与改建验收时以及更换高效过滤器后应进行监测;遇医院感染暴发怀疑与空气污染有关时随时

进行监测,并进行相应致病微生物的检测。

8.2.2 监测方法及结果判定

8.2.2.1 洁净手术部(室)及其他洁净场所,根据洁净房间总数,合理安排每次监测的房间数量,保证每个洁净房间能每年至少监测一次,其监测方法及结果的判定应符合GB50333的要求。

8.2.2.2 未采用洁净技术净化空气的部门,其监测方法及结果的判定应符合 GB15982 的要求。

1. 朱丹,周力. 手术室护理学. 北京:人民卫生出版社,2008
2. 裴雨晶,邹家峰. 九型人格与职业生涯规划. 北京:北京大学出版社,2013
3. 张宝丽. 洁净手术部护理工作指南. 西安:西安交通大学出版社,2013
4. 高兴莲,田莳. 手术室专科护士培训与考核. 北京:人民军医出版社,2012
5. 胡必杰,郭燕红,高光明,等. 医院感染预防与控制标准操作规程. 上海:上海科学技术出版社,2010
6. 丁淑贞,么莉. 实用洁净手术部护理管理. 北京:中国协和医科大学出版社,2012
7. 马建中,荣秋华,刘冬华. 洁净手术部护理工作手册. 北京:军事医学科学出版社,2010
8. 宋烽,王建荣. 手术室护理管理学. 北京:人民军医出版社,2004
9. 杨美玲. 实用手术室护理指南. 南京:东南大学出版社,2009.12
10. 金惠铭,王建枝. 病理生理学. 第 6 版. 北京:人民卫生出版社,2004
11. 岳云,吴新民,罗爱伦,主译. 摩根临床麻醉学. 第 4 版. 北京:人民卫生出版社,2007
12. 盛卓人,王俊科. 实用临床麻醉学. 第 4 版. 北京:科学出版社,2009
13. 庄心良,曾因明,陈伯銮. 现代麻醉学. 第 3 版. 北京:人民卫生出版社,2004
14. 王伟鹏,李立环,主译. 临床麻醉学. 第 4 版. 北京:人民卫生出版社,2006
15. 邓小明,曾因明,主译. 米勒麻醉学. 第 7 版. 北京:北京大学医学出版社,2011
16. 杨美玲. 手术室优质护理指南. 南京:东南大学出版社,2014
17. 任南,文细毛,耿瑞娥,等. 实用医院感染监测方法与技术. 长沙:湖南科学技术出版社,2007
18. 徐福涛,韩光曙. 手术室建设管理规范与操作常规. 南京:东南大学出版社,2006
19. 李六亿,刘玉村,等. 医院感染管理学. 北京:北京大学医学出版社,2010
20. 魏革,刘苏君. 手术室护理学. 第 3 版. 北京:人民军医出版社,2014
21. 王宇. 手术室护理技术手册. 第 4 版. 北京:人民军医出版社,2011
22. 孙育红. 手术室护理操作指南. 北京:人民军医出版社,2011
23. 钱蒨健,周嫣. 实用手术室护理. 上海:上海科学技术出版社,2005
24. 亓月琴. 手术室护理管理与操作规范手册. 北京:清华大学出版社,2009
25. 曲华,宋振兰. 手术室护士手册. 北京:人民卫生出版社,2011
26. 郭曲练,姚尚龙. 临床麻醉学. 北京:人民卫生出版社,2011
27. 杨拔学,李文志. 麻醉学. 北京:人民卫生出版社,2013
28. 马育璇. 手术室护士必读. 北京:人民军医出版社,2011
29. 吴阶平. 吴阶平泌尿外科学. 济南:山东科学技术出版社,2004
30. 胥少汀. 骨科手术并发症预防及处理. 北京:人民军医出版社,2006

31. 刘玉村,梁铭会. 医院消毒供应中心岗位培训教程. 北京:人民军医出版社,2013

32. 杨英华. 护理管理学. 北京:人民卫生出版社,1999

33. 郭莉. 手术室护理实践指南. 北京:人民卫生出版社,2014

34. 陈湘玉. 新编临床护理指南. 南京:江苏科学技术出版社,2009

35. 黄宇光,主译. 约翰·霍普金斯麻醉学手册. 北京:人民军医出版社,2013

36. 医院洁净手术部建筑技术规范(GB50333—2013). 北京:中国建筑工业出版社,2014

37. 医院空气净化管理规范(WS/T368—2012). 北京:中华人民共和国卫生部,2012

38. 医院隔离技术规范. 北京:中华人民共和国卫生部,2009

39. 医疗废物管理条例. 北京:中华人民共和国卫生部,2003

40. 中华人民共和国卫生行业标准——医院消毒供应中心(WS310.1—2009)

41. 医疗机构消毒技术规范. 北京:中华人民共和国卫生部,2012

42. 外科手术部位感染预防与控制技术指南(试行). 北京:中华人民共和国卫生部,2010

43. 黄婵,娄洒彬. 酸性氧化电位水的应用研究进展. 护理研究,2010,24(4):1040-1041

44. 刘翠芬,张少娟. 自体血液回收机在术中的安全管理. 实用心脑肺血管病杂志,2011,19(1):139-140

45. 魏斌,田卓平. 医疗不良事件SH9分类法及其现实意义. 中国医院,2011,15(1),44-45

46. 邵红玉,汤磊雯,叶志弘. 急诊手术安全管理的实践. 中华护理杂志,2013,48(3):35-237

47. 倪乐丹,陈静,陈延茹. 抢救流程图结合情景模拟训练提高手术室护士抢救应急能力. 护理学报,2010,17(12B):24-25

48. 吴新民,于布为,薛张纲,等. 麻醉手术期间液体治疗专家共识(2007). 中华麻醉学杂志,2008,28(6):485-489

49. 王天龙. 羟乙级淀粉电解质注射液的研究进展. 中华麻醉学杂志,2013,33(12):1419-1420

50. 杨俊茹,蒋海琼. 自体血液回收机在心脏瓣膜置换术中的应用护理. 全科护理,2012,10

51. 王翔. 德国MELAG 23VS型灭菌器工作原理及维修实例. 医疗卫生装备,2013,34(8):145

52. 胡春燕. 预防围术期低体温的护理进展. 全科护理,2013,11(1):79-81

53. 李军,蒋婧妍. 内窥镜手术的灌注液吸收与麻醉管理. 现代实用医学,2014,26(2):123-124

54. 潘丽芬,张春燕,谭淑芳. 32例同期双侧人工髋关节置换术中感染控制的细节管理. 全科护理,2014,12(6)

55. 庄颜峰,魏梅洋,李杰,等. 人工全膝关节置换术后切口感染的危险因素分析及对策. 中华医院感染学杂志,2013,23(14):3390-3391

56. 钱黎明,王雪辉,王晓宁,等. 医院外来手术器械的管理探讨. 中国护理管理,2009,3(3):14-15

57. 董薪,于秀荣,武伟. 医院手术室供应部对外来器械的质量控制与管理. 中华医院感

染学杂志,2013,23(19):47-59

58. 陈志美,曾俊,程勤,等.改良式护生教学查房在手术室实施效果探讨.重庆医学,2009,38(5):617-618

59. 王汝娜,李红.陈艳,等.情景教学在手术室带教中的应用及效果研究.护士进修杂志,2008,23(8):714-715

60. 恽菊香,郁婷婷.人性化管理在"双导师制"带教中的应用.全科护理,2011,9(6):1680-1682

61. 朱秀静,张佳颖,等.手术室护生带教中实施双导师制的效果分析.中国实用护理杂志,2012,28(13):91-92

62. 龙彩雪,许晨耘.周淑萍.基本技能手册在手术室护生教学中的应用.护士进修杂志,2011,26(5):424-425

63. 高玲.本科护生"双导师制"临床带教初探.护理实践与研究,2010,7(4):88-89

64. 薛丽娟,姜亚琴.双导师制运用于护生带教的实践与体会.全科护理,2008,6(11):3093-3094

65. 李成太,陈荣珠.双导师制用于手术室护生带教管理的实践与效果.全科护理,2011.9(6):1401-1402

66. 郭李龙,李拥军.深静脉血栓及其诊断.中国实用内科杂志,2013,5(33):359-362

67. 胡炜,熊衍君,严缨,等.实习护生岗前锐器伤预防培训及效果评价.中国误诊学杂志,2011,11(22):5358

68. Cowan DT,Norman I,Coopamah VP. Competence in nursing practice:A concept-a focused review of literature. Accid Emerg Nurs,2007,15(1):20-26

69. 冯兴慧,张永康,李世英.护理人员进修学习交流汇报的做法与体会.全科护理,2009,7(5A):1193

70. 唐小芬.人性化带教模式对提高高压氧科实习生和进修生实习积极性的作用.中国实用护理杂志,2012,27(17):93-94

71. 陈善泽,林征.规范化培训护士临床护理能力评估的实施与评价.江苏医药,2010,36(8):988-989

72. 童彬,陈肖敏.多部门合作火灾应急顶案在我院手术室的运行.中国护理管理,2009,9(10):14-16

73. 陈琨,舒慧慧.手术室火灾原因分析及预防.消防技术与产品信息,2007,6:42-44

74. 李玲娣.手术室火灾的原因分析及预防.齐齐哈尔医学院学报,2012,33(4):557-558

75. 董桂福,李建华,李成太.术中压疮预防的研究进展.护理管理杂志,2011,11(7):496-498

76. 刘英,高兴莲.我国术中压疮的研究进展.中华现代护理杂志,2013,19(8):981-983

77. 刘秋含,王晓芳,左默.全麻体外循环术中压疮的各种因素及预防护理措施.世界最新医学信息文摘,2014,14(1):446-447